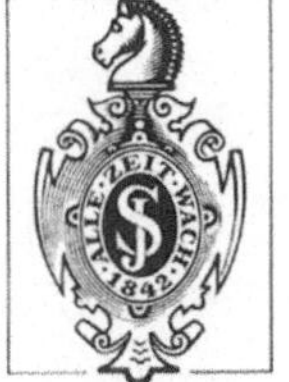

B. Köhler R. Keimer (Hrsg.)

Aktuelle Neuropädiatrie 1991

Reflexanfälle und Reflexepilepsien
Therapie maligner Hirntumoren
Rehabilitation von Kindern mit Spina bifida

Mit 140 Abbildungen und 89 Tabellen

Springer-Verlag
Berlin Heidelberg New York
London Paris Tokyo
Hong Kong Barcelona
Budapest

Dr. med. Burkhard Köhler
Dr. med. Reinhard Keimer
Olgahospital
Pädiatrisches Zentrum, Kinderklinik
Bismarckstraße 8
D-7000 Stuttgart 1

ISBN-13: 978-3-642-77130-9 e-ISBN-13: 978-3-642-77129-3
DOI: 10.1007/978-3-642-77129-3

Die Deutsche Bibliothek – CIP-Einheitsaufnahme

Aktuelle Neuropädiatrie 1991 – Berlin ; Heidelberg ; New York ; London ; Paris ; Tokyo ; Hong Kong ; Barcelona ; Budapest : Springer
Teilw. Zusatz zum Hauptsachtitel: 17. Jahrestagung der Gesellschaft für Neuropädiatrie. – Teilw. im Hippokrates-Verl., Stuttgart. – Teilw. im Verl. Thieme, Stuttgart
ISSN 0721-6106
NE: Gesellschaft für Neuropädiatrie
1991. Reflexanfälle und Reflexepilepsien, Therapie maligner Hirntumoren, Rehabilitation von Kindern mit Spina bifida. – 1992

Softcover reprint of the hardcover 1st edition 1992

Gesamtverarbeitung: K. Triltsch, 8700 Würzburg
25/3145/5 4 3 2 1 0 – gedruckt auf säurefreiem Papier

Vorwort

Zum ersten Mal seit der Gründung der Gesellschaft für Neuropädiatrie fand vom 8. bis 10. November 1991 die 17. Jahrestagung der Gesellschaft für Neuropädiatrie in Stuttgart, einer Stadt ohne eigene medizinische Fakultät, statt.

Richtungsgebend bei der Gestaltung des Kongresses, welcher mit mehr als 800 Teilnehmern ein sehr großes Echo fand, war das Bemühen, nicht nur Themen von wissenschaftlicher Aktualität, sondern auch von praktischer Bedeutung für Kinderneurologen und pädiatrische Nachbardisziplinen zu behandeln. Reflexepilepsien sind zwar kein häufiges Krankheitsbild, sie stellen aber hinsichtlich der Differentialdiagnose und Therapie ein großes Problem dar.

Das zweite Hauptthema des Kongresses galt den malignen Hirntumoren des Kindesalters. Vor allem wurden Grundlagen und neue Erkenntnisse der Behandlungsmöglichkeiten (Operation, Bestrahlung, Chemotherapie) dieser nach der Leukämie häufigsten Krebsart im Kindesalter dargestellt und vor dem Hintergrund der erreichten Lebensqualität der betroffenen Kinder kritisch gewertet. Ein besonderer Aspekt galt den Hirntumoren im Neugeborenen- und Säuglingsalter.

Den dritten Schwerpunkt bildete das interdisziplinäre Behandlungskonzept der mehrfach behinderten Kinder und Jugendlichen mit Spina bifida, beginnend mit der neurochirurgischen Versorgung über die orthopädische Behandlung, die pädiatrisch-nephrologische Betreuung bis hin zu den vielschichtigen sozialmedizinischen und psychologischen Auswirkungen dieser schwerwiegenden angeborenen Störung.

Ergänzt wurde das Programm der 17. Jahrestagung durch zahlreiche freie Vorträge zu wichtigen Themen wie Entwicklungsneurologie, Kopfschmerzen, neuromuskuläre Erkrankungen und Entzündungen des zentralen Nervensystems.

Allen Autoren, Referenten, den Mitarbeitern des OLGAHOSPITALS und auch der Industrie sei an dieser Stelle nochmals für ihren Einsatz und ihre großzügige Unterstützung gedankt.

Stuttgart, Oktober 1992 Burkhard Köhler

Inhaltsverzeichnis

1. Epileptologie

1.1 Reflexepilepsien

1.2 Übrige Epilepsieformen

2.3 Therapie und Prognose von Hirntumoren

3.2 Neurochirurgische Probleme

3.3 Neurogene Blase

3.4 Orthopädische Probleme

3.5 Psychosoziale Probleme

3.6 Sonstiges

4. Entwicklungs-Neurologie

5. *Neuromuskuläre Erkrankungen*

6. *Entzündliche Erkrankungen des zentralen Nervensystems*

7. *Diagnostik*

8. *Kopfschmerzen*

9. *Sonstige Themen*

Autorenverzeichnis

Aksu, F., Prof. Dr. med.
Klinik für Neuropädiatrie der Medizinischen Universität, Kahlhorststraße 31–35, 2400 Lübeck 1

Albani, M., Prof. Dr. med.
Dr.-Horst-Schmidt-Kliniken, Kinderklinik, Ludwig-Erhard-Straße 100, 6200 Wiesbaden

Anker, L., Dr. med.
Universitätskrankenhaus Eppendorf, Abteilung für Neurochirurgie, Martinistraße 52, 2000 Hamburg 20

Asenbauer, C., Dr. med.
Universitätskinderklinik, Frondsbergstraße 23, 7400 Tübingen

Backmerhoff, A., Dr. med.
Kinderklinik, Heusner Straße 40, 5600 Wuppertal

Baenzinger, O., Dr. med.
Universitätskinderklinik, Steinwiesstraße 75, CH-8032 Zürich

Ball, M., Dr. med.
Kreiskrankenhaus, Kinderabteilung, Schloßhausstraße 100, 7920 Heidenheim

Ballmann, M., Dr. med.
Universitätskinderklinik, Martinistraße 52, 2000 Hamburg 20

Bamberg, M., Prof. Dr. med.
Radiologische Universitätsklinik, Abteilung für Strahlentherapie, Hoppe-Seyler-Straße 3, 7400 Tübingen

Bauer, H., Dr. med.
Kinderzentrum, Heigelhofstraße 63, 8000 München 70

Baumann, J. U., Prof. Dr. med.
Orthopädische Universitätsklinik, CH-4005 Basel

Beck, J. D., Dr. med.
Kinderklinik der Universität, Loschgestraße 15, 8500 Erlangen

Behl, J., Dr. med.
Universitätsklinikum Rudolf Virchow, Neurologische Abteilung, Spandauer Damm 130, 1000 Berlin 19

Behnke, J., Dr. med.
Neurochirurgische Universitätsklinik, Robert-Koch-Str. 40, 3400 Göttingen

Bennek, M., Dr. med.
Klinik für Kinderchirurgie der Universität,
Theresienstraße 43, O-7021 Leipzig
Benninger, C., PD Dr. med.
Universitätskinderklinik, Abteilung Pädiatrische Neurologie,
Im Neuenheimer Feld 51, 6900 Heidelberg 1
Bentele, K., PD Dr. med.
Universitätskinderklinik, Martinistraße 52, 2000 Hamburg 20
Berthold, F., Prof. Dr. med.
Universitätskinderklinik, 5000 Köln
Besken, E., Dipl.-Psych.
Kliniken der Stadt Wuppertal, Kinderklinik,
EEG und Schmerzambulanz Dr. Pothmann,
Heusner Straße 40, 5600 Wuppertal
Bianchi, L., Dr. med.
Institut für Pathologie der Universität, CH-4005 Basel
Bigenzahn, W., Dr. med.
Universitätsklinik für Hals-Nasen-Ohrenheilkunde,
Garnisongasse 8, A-1090 Wien
Bleich, S., Dr. med.
Universitätskinderklinik (KAVH), Universitätsklinikum Rudolf Virchow,
Heubnerweg 6, 1000 Berlin 19
Blum, W., Dr. med.
Universitätskinderklinik, Rümelinstraße 23, 7400 Tübingen
Bode, H., PD Dr. med.
Universitäts-Kinderspital, Römergasse 8, CH-4005 Basel
Böse, S., Dr. med., Behandlungszentrum Vogtareuth, Neuropädiatrische
Abteilung, Krankenhausstraße 20, 8097 Vogtareuth
Bohl, J., Dr. med.
Abteilung für Neuropathologie der Universität,
Langenbeckstraße, 6500 Mainz
Boltshauser, E., Prof. Dr. med.
Kinderspital der Universität, Neuropädiatrische Abteilung,
Steinwiesstraße 75, CH-8032 Zürich
Boor, R., Dr. med.
Universitätsklinik, Langenbeckstraße, 6500 Mainz
Born, H., Dr. med.
Sozialpädiatrisches Zentrum der Diakonieanstalten, 6550 Bad Kreuznach
Bosch, F., Dr. med.
Universitätskinderklinik, Theodor-Kutzer-Ufer, 6800 Mannheim 1
Brack, Ch., Dr. med.
Klinik für Pädiatrie der Medizinischen Universität,
Kahlhorststraße 31–35, 2400 Lübeck 1
Braus, D. F., Dr. med.
Pathologisches Institut der Universität, Albertstraße, 7800 Freiburg
Britzelmeier, J., Dr. med.
Kinderklinik, Heusner Straße 40, 5600 Wuppertal

Brix, W., Dr. med.
Universitätsklinik für Hals-Nasen-Ohrenheilkunde,
Garnisongasse 8, A-1090 Wien
Brock, M., Prof. Dr. med.
Universitätsklinikum Steglitz, Abteilung für Neurochirurgie,
Hindenburgdamm, 1000 Berlin 30
Brunner, R., Dr. med.
Neuroorthopädische Abteilung des Kinderspitals,
Römergasse 8, CH-4005 Basel
Bubl, R. H., Dr. med.
Universitäts-Kinderspital, Römergasse 8, CH-4005 Basel
Buchwald-Saal, M., Dr. med.
Universitätskinderklinik, Frondsbergstraße 23, 7400 Tübingen
Burkart, P., Dr. med.
Epilepsiezentrum Kork, Landstraße 1, 7640 Kehl-Kork

Caliskan, M., Dr. med.
Ataköy, 1. Kisim Itipi, Blok 9, Daire 4
Istanbul, Türkei
Capone, A., Dr. med.
Universitäts-Kinderspital, Römergasse 8, CH-4005 Basel
Carstens, C., Dr. med.
Orthopädische Universitätsklinik,
Schlierbacher Landstraße 200, 6900 Heidelberg
Castiglione, E., Dr. med.
Universitätskinderklinik, Schwanenweg 20, 2300 Kiel 1
Christen, H.-J., Dr. med.
Universitätskinderklinik, Robert-Koch-Str. 40, 3400 Göttingen
Class, D., Dr. med.
Neurochirurgische Universitätsklinik,
Schleusenweg 2–16, 6000 Frankfurt (Main)
Claussen, M., Dr. med.
Universitätskinderklinik, Martinistraße 52, 2000 Hamburg 20
Correll, J., Dr. med.
Orthopädische Klinik, 8213 Aschau

Dannheim, F., Dr. med.
Universitätsaugenklinik, Martinistraße 52, 2000 Hamburg 20
Daumiller, E., Dr. med.
Städtische Frauenklinik Berg, Abteilung für Klinische Genetik,
Obere Straße 3, 7000 Stuttgart 1
Degen, R., Prof. Dr. med.
Epilepsiezentrum Bethel, Maraweg 21, 4800 Bielefeld 13
Degner, H., Dr. med.
Psychiatrische Universitätsklinik,
Nußbaumstraße 8, 8000 München 2

Diebold, U., Dr. med.
Universitätskinderklinik, Schwanenweg 20, 2300 Kiel 1
Dörr, H. G., Dr. med.
Klinik mit Poliklinik für Kinder und Jugendliche der Universität, Loschgestraße 15, 8520 Erlangen
Doose, H., Prof. Dr. med.
Norddeutsches Epilepsie-Zentrum, Henry-Dunant-Straße, 2313 Raisdorf
Drexler, S., Dr. med.
Klinik mit Poliklinik für Kinder und Jugendliche der Universität, Loschgestraße 15, 8520 Erlangen

Ebner, F., Dr. med.
Radiologisches Institut der Universität, A-8032 Graz
Edebol-Eeg-Olofsson, K., Dr. med.
University of Göteborg, Dept. of Pediatrics and Child Psychiatry, East Hospital, S-41685 Göteborg
Egger, J., PD Dr. med.
Dr.-von-Haunersches Kinderspital der Universität, Kinderklinik, Lindwurmstraße 4, 8000 München 2
Egli, M., PD Dr. med., Schweizerische Epilepsieklinik, Bleulerstr. 60, CH-8008 Zürich
Einzinger-Gabriel, H., Dr. med.
Universitätskinderklinik Wien, Währinger Gürtel 18–20, A-1090 Wien
Enders, H., Dr. med.
Institut für Anthropologie und Humangenetik der Universität, 7400 Tübingen
Erhardt, J., Dr. med.
Kinderklinik der Universität, Loschgestraße 15, 8520 Erlangen
Erlewein, R., Dr. med.
Universitätskinderklinik, Frondsbergstraße 23, 7400 Tübingen
Ermert, J. A., Dr. med.
Kinderarzt, Christophstraße 2, 6500 Mainz
Ernst, J. P., Dr. med.
Dr.-Horst-Schmidt-Kliniken, Kinderklinik, Ludwig-Erhard-Straße 100, 6200 Wiesbaden

Fabian, T., Dr. med.
Universitäts-Kinderspital, Römergasse 8, CH-4005 Basel
Felber, S., Dr. med.
Institut für Magnetresonanztomographie und Spektroskopie der Universität, A-6020 Innsbruck
Feuerhahn, M., Dr. med.
Universitätskinderklinik, Robert-Koch-Str. 40, 3400 Göttingen

Fiedler, A., Dr. med.
Zentrum für Kinderheilkunde der Universität,
Theodor-Stern-Kai 7, 6000 Frankfurt
Filipowicz, A., Dr. med.
Wittekindshof, Wasserriedstraße 9, 4970 Bad Oeynhausen 4
Fischer, P. J., Dr. med.
Pädiatrisches Zentrum, Olgahospital, Kinderklinik,
Bismarckstraße 8, 7000 Stuttgart 1
Förster, C., Prof. Dr. med.
Dr.-von-Haunersches Kinderspital der Universität, Kinderklinik,
Lindwurmstraße 4, 8000 München 2
Frischhut, B., Dr. med.
Universitätsklinik für Orthopädie, A-6020 Innsbruck
Früchtenicht, K.-D., Dr. med.
Universitätskinderklinik (KAVH), Universitätsklinikum
Rudolf Virchow, Heubnerweg 6, 1000 Berlin 19
Fürmaier, R., Dr. med.
Facharzt für Radiologie, Gartenstraße 28, 7800 Freiburg
Funk, B., Dr. med.
Dr.-von-Haunersches Kinderspital der Universität, Kinderklinik,
Lindwurmstraße 4, 8000 München 2

Gassner, J., Dr. med.
Universitätsklinik für Kinderheilkunde, A-6020 Innsbruck
Glagau, C., Dr. med.
Universitätskinderklinik, Langenbeckstraße 1, 6500 Mainz
Gnekow, A., Dr. med.
Kinderklinik, KZV, Neusässerstr. 47, 8900 Augsburg
Goebel, H., Prof. Dr. med.
Pathologisches Institut, Abteilung Neuropathologie der Universität,
Langenbeckstraße 1, 6500 Mainz
Göbel, U., Prof. Dr. med.
Universitätskinderklinik, Moorenstr. 5, 4000 Düsseldorf
Gottschalk, J., Dr. med.
Neurochirurgische Abteilung des Universitätsklinikums Rudolf Virchow,
Heubnerweg 6, 1000 Berlin 19
Graf, M., Dr. med.
Wilhelminenspital der Stadt Wien, Neurologische Abteilung,
Montleartstraße 37, A-1171 Wien
Graf, N., Dr. med.
Universitätskinderklinik, 6650 Homburg (Saar)
Greiving, G., Dr. med.
Universitätskinderklinik, Albert-Schweitzer-Str. 33, 4400 Münster
Grisold, W., Dr. med.
Kaiser-Franz-Josef-Spital, Neurol. Abteilung,
Kundratgasse 3, A-1100 Wien

Grubbauer, M., Dr. med.
Universitätskinderklinik, Auenbrugger Platz, A-8032 Graz
Gruber, R., Dr. med.
Kinderzentrum, Heigelhofstraße 63, 8000 München 70
Grzybowski, W., Dr. med.
Abt. für Neurologie des Gesundheitszentrums, Lodz/Polen
Gustorf-Aeckerle, R., Dr. med.
Katharinenhospital, Neuroradiologisches Institut,
Kriegsbergstraße 60, 7000 Stuttgart 1
Gut, E., Dr. med.
Radiologische Universitätsklinik, Abteilung Neuroradiologie,
Hoppe-Seyler-Straße 3, 7400 Tübingen
Gutjahr, P., Prof. Dr. med.
Universitätskinderklinik, Langenbeckstraße 1, 6500 Mainz

Haas, G., PD Dr. med.
Universitätskinderklinik, Frondsbergstraße 23, 7400 Tübingen
Hagberg, B., Prof. Dr. med.
University of Göteborg, Dept. of Pediatrics and Child Psychiatry,
East Hospital, S-41685 Göteborg
Hagberg, G., Dr. med.
University of Göteborg, Dept. of Pediatrics and Child Psychiatry,
East Hospital, S-41685 Göteborg
Hager, J., Dr. med.
I. Universitätsklinik für Chirurgie, A-6020 Innsbruck
Hamel, W., Dr. med.
Neurochirurgische Abteilung, Universitätskrankenhaus Eppendorf,
Martinistraße 52, 2000 Hamburg 20
Hanefeld, F., Prof. Dr. med. Dr. h. c.
Universitätskinderklinik, Abteilung Neuropädiatrie,
Robert-Koch-Str. 40, 3400 Göttingen
Hartmann, O., Dr. med.
Institut Gustave Roussy, Rue Camille Desmoulins, F-94805 Villejuif
Harzer, K., Prof. Dr. med.
Institut für Hirnforschung der Universität, Calwer Str. 3, 7400 Tübingen
Havers, W., Prof. Dr. med.
Universitätskinderklinik, Hufelandstr. 55, 4300 Essen
Hecker, Angelika, Dr. med.
Krankenhaus Tabor, Hoffnungstaler Anstalten, O-1281 Lobetal
Hecker, W., Dr. med.
Pädiatrisches Zentrum, Olgahospital, Kinderklinik,
Bismarckstraße 8, 7000 Stuttgart 1
Heinen, F., Dr. med.
Universitätskinderklinik, Abteilung für Neuropädiatrie
und Muskelerkrankungen, Mathildenstraße 1, 7800 Freiburg
Heinzl, S., Dr. med.
Universitäts-Kinderspital, Römergasse 8, CH-4005 Basel

Helge, H., Prof. Dr. med.
Universitätskinderklinik (KAVH), Universitätsklinikum Rudolf Virchow, Heubnerweg 6, 1000 Berlin 19

Hellmeier, B., Dr. med.
Institut für Dokumentation, 4800 Bielefeld

Helwig, H., Prof. Dr. med.
Kinderkrankenhaus St. Hedwig, Hermann-Herder-Str. 1, 7800 Freiburg

Herb, E., Dr. med.
Klinik für Neurochirurgie der Medizinischen Universität, Ratzeburger Allee 160, 2400 Lübeck

Herkenrath, P., Dr. med.
Universitätskinderklinik, Josef-Stelzmann-Str. 9, 5000 Köln 41

Herrmann, H.-D., Prof. Dr. med.
Universitätskrankenhaus Eppendorf, Abteilung für Neurochirurgie, Martinistraße 52, 2000 Hamburg 20

Higer, H.P., Dr. med.
Deutsche Klinik für Diagnostik, 6200 Wiesbaden

Höpner, F., Prof. Dr. med.
Schwabinger Krankenhaus, Kinderchirurgische Klinik, Kölner Platz 1, 8000 München 40

Holder, M., Dr. med.
Pädiatrisches Zentrum, Olgahospital, Kinderklinik, Bismarckstraße 8, 7000 Stuttgart 1

Hort, A., Dr. med.
Universitätskinderklinik, Bereich Neuropädiatrie, Albert-Schweitzer-Straße 33, 4400 Münster

Iglesias-Rozas, J.R., PD Dr. med.
Katharinenhospital, Pathologisches Institut, Kriegsbergstraße 60, 7000 Stuttgart 1

Indisow, J., Dr. med.
Abt. für Neurologie des Gesundheitszentrums, Lodz/Polen

Irtel von Brenndorff, A., Dr. med.
Kreiskrankenhaus, Kinderabteilung, Schloßhausstraße 100, 7920 Heidenheim

Jacobi, G., Prof. Dr. med.
Klinikum der Johann-Wolfgang-Goethe-Universität, Zentrum der Kinderheilkunde, Abt. für Pädiatrische Neurologie, Theodor-Stern-Kai 7, 6000 Frankfurt

Jedlicka-Köhler, I., Dr. med.
Universitätskinderklinik, Währinger Gürtel 18–20, A-8090 Wien

Just, M., Dr. med.
Universitätskinderklinik, Langenbeckstraße, 6500 Mainz

Kaatsch, P., Dr. med.
Institut für Medizinische Statistik und Dokumentation der Universität, 6500 Mainz

Kalff, R., Dr. med.
Neurochirurgische Universitätsklinik, Hufelandstraße 55, 4300 Essen
Kalifa, C., Dr. med.
Institut Gustave Roussy, Rue Camille Desmoulins, F-94805 Villejuif
Kaufmann, M., Dr. med.
Universitäts-Kinderspital, Römergasse 8, CH-4005 Basel
Keimer, R., Dr. med.
Pädiatrisches Zentrum, Olgahospital, Kinderklinik,
Bismarckstraße 8, 7000 Stuttgart 1
Kessler, U., Dr. med.
Dr.-von-Haunersches Kinderspital der Universität, Kinderklinik,
Lindwurmstraße 4, 8000 München 2
Kiefer, Ch., Dr. med.
Psychiatrische Universitätsklinik, Nußbaumstraße 8, 8000 München 2
Kiess, W., Dr. med.
Dr.-von-Haunersches Kinderspital der Universität, Kinderklinik,
Lindwurmstraße 4, 8000 München 2
Kleihues, P., Prof. Dr. med.
Abt. Neuropathologie der Universität, CH-8032 Zürich
Klein-Vogler, U., Dr. med.
Universitätskinderklinik, Frondsbergstraße 23, 7400 Tübingen
Klepel, H., Prof. Dr. med.
Abteilung für Neuropsychiatrie des Kindes- und Jugendalters,
Leipziger Straße 44, O-3090 Magdeburg
Knecht, B., Dr. med.
Universitäts-Kinderklinik, Rehabilitationsabteilung,
Mühlebergstraße 104, CH-8910 Affoltern a. A.
Koch, H., Dr. med.
Gemeinschaftspraxis für Pathologie, 7800 Freiburg
Koch, S., Dr. med.
Universitätskinderklinik (KAVH), Universitätsklinikum Rudolf Virchow,
Heubnerweg 6, 1000 Berlin 19
Köhler, B., Dr. med.
Pädiatrisches Zentrum, Olgahospital, Kinderklinik,
Bismarckstraße 8, 7000 Stuttgart 1
Koelfen, W., Dr. med.
Universitätskinderklinik, Theodor-Kutzer-Ufer, 6800 Mannheim 1
Kohlschütter, A., Prof. Dr. med.
Universitätskinderklinik, Martinistraße 52, 2000 Hamburg 20
Korinthenberg, R., Prof. Dr. med.
Universitätskinderklinik, Mathildenstraße 1, 7800 Freiburg
Krägeloh-Mann, I., Dr. med.
Universitätskinderklinik, Frondsbergstraße 23, 7400 Tübingen
Kraft, R., Dr. med.
Katharinenhospital, Neuroradiologisches Institut,
Kriegsbergstraße 60, 7000 Stuttgart 1

Kröner-Herwig, B., Dr. med.
Psychologisches Institut der Universität, 4000 Düsseldorf

Kruse, R., Prof. Dr. med.
Epilepsiezentrum Kork, Landstraße 1, 7640 Kehl-Kork

Kühl, J., Dr. med.
Universitätskinderklinik, Josef-Schneider-Straße 2, 8700 Würburg

Kugler, K., Dr. med.
Dr.-von-Haunersches Kinderspital der Universität, Kinderklinik, Lindwurmstraße 4, 8000 München 2

Kuhls, E., Dr. med.
Pädiatrisches Zentrum, Olgahospital, Kinderklinik, Bismarckstraße 8, 7000 Stuttgart 1

Kurlemann, G., Dr. med.
Kinderklinik der Universität, Albert-Schweitzer-Straße 33, 4400 Münster

Kutzner, J., Dr. med.
Institut für Klinische Strahlenkunde, Klinikum der Johannes-Gutenberg-Universität, Langenbeckstraße 1, 6500 Mainz

Lakomek, M., Dr. med.
Universitätskinderklinik, Robert-Koch-Straße 40, 3400 Göttingen

Langenbeck, U., Prof. Dr. med.
Institut für Humangenetik der Wolfgang-Goethe-Universität, 6000 Frankfurt

Lanksch, W. R., Dr. med.
Universitätskinderklinik (KAVH), Universitätsklinikum, Rudolf Virchow, Heubnerweg 6, 1000 Berlin 19

Laub, M. C., Dr. med.
Behandlungszentrum Vogtareuth, Neuropädiatrische Abteilung, Krankenhausstraße 20, 8097 Vogtareuth

Lauffer, H., Dr. med.
Klinik mit Poliklinik für Kinder und Jugendliche der Universität, Loschgestraße 15, 8520 Erlangen

Laute, S., Dr. med.
Allgemeines Krankenhaus Harburg, 2100 Hamburg 90

Lehmenkühler, A., Dr. med.
Institut für Physiologie der Universität, 4400 Münster

Lehrke, R., Dr. med.
Neurochirurgische Universitätsklinik, Joseph-Stelzmann-Str. 9, 5000 Köln 41

Lennert, Th., Dr. med.
Universitätskinderklinik (KAVH), Universitätsklinikum Rudolf Virchow, Heubnerweg 6, 1000 Berlin 19

Lipinski, C. G., Dr. med.
Rehabilitationszentrum für Kinder- und Jugendliche, Im Spitzerfeld 25, 6903 Neckargemünd

Lischka, A., Prof. Dr. med.
Kinderklinik Wien-Glanzing, Glanzinggasse 35–37, A-1190 Wien

Lösche, G., Dr. med.
Psychiatrische Universitätsklinik, Abteilung für Kinder und Jugendpsychiatrie, Osianderstraße 14, 7400 Tübingen
Lohse-Busch, H., Dr. med.
Theresienklinik, Herbert-Hellmann-Allee 11, 7812 Bad Krotzingen
Lütticke, B., Dr. med.
St.-Josefs-Krankenhaus, Hermann-Herder-Straße 1, 7800 Freiburg

Maass, E., Dr. med.
Pädiatrisches Zentrum, Olgahospital, Kinderklinik, Bismarckstraße 8, 7000 Stuttgart 1
Maibach, G., Dr. med.
Psychologisches Institut der Universität, 4000 Düsseldorf
Maisch, U., Dr. med.
Universitäts-Kinderklinik, Mathildenstraße 1, 7800 Freiburg
Markakis, E., Prof. Dr. med.
Neurochirurgische Klinik der Universität, Robert-Koch-Str. 40, 3400 Göttingen
Martin, E., Dr. med.
Universitätskinderklinik, Steinwiesstraße 75, CH-8032 Zürich
Matti, K., Dr. med.
Pädiatrisches Zentrum, Olgahospital, Radiologisches Institut, Bismarckstr. 8, 7000 Stuttgart 1
Mattigk, G., Dr. med. habil.
Abteilung Kinderneuropsychiatrie der Universitätskinderklinik, Kochstraße 2, O-6900 Jena
Mautner, V. F., Dr. med.
Allgemeines Krankenhaus Ochsenzoll, Neurologische Abteilung, Langenhorner Chaussee 560, 2000 Hamburg 62
Mayr, U. G., Univ.-Doz. Dr. med.
Universitätsklinik für Neurologie, Anichstraße 35, A-6020 Innsbruck
Meineke, P., Dr. med.
Abteilung Medizinische Genetik, Altonaer Kinderkrankenhaus, Bleickenallee 38, 2000 Hamburg
Meisel, H.-J., Dr. med.
Universitätsklinikum Steglitz, Abteilung für Neurochirurgie, Hindenburgdamm, 1000 Berlin 30
Meisner, C., Dr. med.
Institut für Medizinische Informationsverarbeitung der Universität, Westbahnhofstraße 55, 7400 Tübingen
Meister, C., Dr. med.
Universitätskinderklinik, Steinwiesstraße 75, CH-8032 Zürich
Merkenschlager, A., Dr. med.
Dr.-von-Haunersches-Kinderspital der Universität, Lindwurmstraße 4, 8000 München 2

Merkt, C., Dr. med.
Klinikum der Johann-Wolfgang-Goethe-Universität, Abteilung für Allgemeine Röntgendiagnostik, Zentrum der Radiologie der Universität, Theodor-Stern-Kai 7, 6000 Frankfurt

Michael, Th., Dr. med.
Universitätskinderklinik (KAVH), Neuropädiatrische Abteilung, Universitätsklinikum Rudolf Virchow, Heubnerweg 6, 1000 Berlin 19

Michaelis, R., Prof. Dr. med.
Universitätskinderklinik, Frondsbergstraße 23, 7400 Tübingen

Michilli, R., Dr. med.
Katharinenhospital, Neurochirurgische Klinik, Kriegsbergstraße 60, 7000 Stuttgart 1

Millner, M. M., Dr. med.
Universitätskinderklinik, Auenbrugger Platz 30, A-8036 Graz

Mittermaier, G., Dr. med.
Universitätskinderklinik, Abteilung Pädiatrische Neurologie, Im Neuenheimer Feld 51, 6900 Heidelberg 1

Möller, P., Dr. med.
Universitätskinderklinik, Abteilung Neuropädiatrie, Robert-Koch-Straße 40, 3400 Göttingen

Mohadjer, M., PD Dr. med., Neurochirurgische Universitätsklinik, Hugstetterstraße 55, 7800 Freiburg

Molinari, L., Dr. med.
Universitätskinderklinik, Steinwiesstraße 75, CH-8032 Zürich

Mothersill, J., Dr. med.
Schweizerische Epilepsieklinik, Bleulerstraße 60, CH-8008 Zürich

Müllegger, R., Dr. med.
Universitätskinderklinik, Auenbrugger Platz 30, A-8036 Graz

Müller, B., Dr. med.
Abteilung für Klinische Psychologie der Universität, Heusner Straße 40, 5600 Wuppertal

Müller-Breckwoldt, H., Dipl.-Psychologe,
Adalbert-Seifriz-Straße 23, 6903 Neckargemünd

Mundinger, F., Prof. Dr. med.
Neurochirurgische Universitätsklinik, Abteilung Stereotaxie, Hugstetterstraße 55, 7800 Freiburg

Nausch, H., Dr. med.
Universitätskrankenhaus Eppendorf, Abteilung für Neurochirurgie, Martinistraße 52, 2000 Hamburg 20

Nawracala, J., Dr. med.
Universitätskinderklinik, Robert-Koch-Straße 40, 3400 Göttingen

Neirich, U., Dr. med.
Zentrum der Kinderheilkunde, Theodor-Stern-Kai 7, 6000 Frankfurt

Neubauer, U., Dr. med.
Neurochirurgische Klinik der Universität, Schwabachanlage 6, 8520 Erlangen

Neumann, K., Dr. med.
Radiologische Abteilung des Universitätsklinikums Rudolf Virchow, Heubnerweg 6, 1000 Berlin 19
Niederberger, U., Dr. med.
Psychologisches Institut der Universität, 2300 Kiel
Niemann, G., Dr. med.
Universitätskinderlinik, Rümelinstraße 23, 7400 Tübingen
Niethard, F. U., Prof. Dr. med.
Orthopädische Universitätsklinik,
Schlierbacher Landstraße 200, 6900 Heidelberg
Niethammer, D., Prof. Dr. med.
Universitätskinderklinik, Rümelinstraße 23, 7400 Tübingen
Nolte, R., Prof. Dr. med.
Universitätskinderklinik, Rümelinstraße 23, 7400 Tübingen

Oexle, K., Dr. med.
Universitätskinderklinik, Martinistraße 52, 2000 Hamburg 20
Ohrt, B., Dr. med.
Dr.-von-Haunersches-Kinderspital der Universität, Kinderklinik, Entwicklungsneurologische Abteilung, Lindwurmstraße 4, 8000 München 2

Palm, D. G., Prof. Dr. med.
Universitätskinderklinik, Bereich Neuropädiatrie,
Albert-Schweitzer-Straße 33, 4400 Münster
Parsch, K., Prof. Dr. med.
Pädiatrisches Zentrum, Olgahospital, Orthopädische Klinik,
Bismarckstraße 8, 7000 Stuttgart 1
Paul, K., Dr. med.
Universitätskinderklinik, Im Neuenheimer Feld 150, 6900 Heidelberg
Petersen, D., Dr. med.
Radiologische Universitätsklinik, Abteilung Neuroradiologie,
Hoppe-Seyler-Straße 3, 7400 Tübingen
Pfeil, J., Dr. med.
Orthopädische Universitätsklinik,
Schlierbacher Landstraße 200, 6900 Heidelberg
Plump, U., Dr. med.
Psychologisches Institut der Universität, 4000 Düsseldorf
Popplow, K., Dipl.-Psychologin
Orthopädische Universitätsklinik,
Schlierbacher Landstraße 200, 6900 Heidelberg
Pospiech, J., Dr. med.
Neurochirurgische Universitätsklinik,
Hufelandstraße 55, 4300 Essen
Pothmann, R., Dr. med.
Kinderklinik, Heusner Straße 40, 5600 Wuppertal

Preisler, B., Dr. med.
Zentrum der Kinderheilkunde, Theodor-Stern-Kai 7, 6000 Frankfurt
Puchhammer, E., Dr. med.
Virologisches Institut der Universität, A-8090 Wien

Rackowitz, A., Dr. med.
Universitätskinderklinik, Robert-Koch-Str. 40, 3400 Göttingen
Rating, D., Prof. Dr. med.
Universitätskinderklinik, Abteilung Pädiatrische Neurologie,
Im Neuenheimer Feld 150, 6900 Heidelberg
Rauscher, V., Dr. med.
Universitätskinderklinik, Mathildenstraße 1, 7800 Freiburg
Reichel, M., Dr. med.
Universitätsklinikum Steglitz, Abteilung für Radiologie,
Hindenburgdamm, 1000 Berlin 20
Reitter, B., Prof. Dr. med.
Universitätskinderklinik, Langenbeckstraße 1, 6500 Mainz
Reitz, S., Dr. med.
Strahlentherapeutische Klinik der Universität,
Loschgestraße 15, 8520 Erlangen
Reker, M., Dr. med.
Epilepsiezentrum Bethel, Maraweg 21, 4800 Bielefeld 13
Renneberg, A., Dr. med.
Universitätskinderklinik, Robert-Koch-Straße 40, 3400 Göttingen
Rett, A., Dr. med.
Ludwig-Boltzmann-Institut zur Erforschung kindlicher Hirnschäden,
A-8090 Wien
Richard, K. E., Prof. Dr. med.
Neurochirurgische Universitätsklinik,
Josef-Stelzmann-Straße 9, 5000 Köln 41
Ried, S., Dr. med.
Universitätsklinikum Rudolf Virchow, Neurologische Abteilung,
Spandauer Damm 130, 1000 Berlin 19
Riethmüller, J. Dr. med.
Universitätskinderklinik, Frondsbergstraße 23, 7400 Tübingen
Rigas, N., Dr. med.
Neurochirurgisch-neurologische Klinik am Universitätsklinikum Steglitz,
Hindenburgdamm 30, 1000 Berlin 45
Ring, E., Dr. med.
Dr.-von-Haunersches-Kinderspital der Universität, Kinderchirurgische Klinik,
Lindwurmstraße 4, 8000 München 2
Roth, B., Dr. med.
Universitätskinderklinik, Joseph-Stelzmann-Str. 9, 5000 Köln 41
Roy Choudhury, A., Dr. med.
Universitätskinderklinik, Robert-Koch-Str. 40, 3400 Göttingen
Rudin, C., Dr. med.
Universitäts-Kinderspital, Römergasse 8, CH-4005 Basel

Ruschewski, W., Dr. med.
Klinik für Thorax-, Herz- und Gefäßchirurgie der Universität,
Robert-Koch-Str. 40, 3400 Göttingen

Sanker, P., Dr. med.
Neurochirurgische Universitätsklinik,
Josef-Stelzmann-Str. 9, 5000 Köln 41
Sartory, G., Dr. med.
Psychologisches Institut der Universität,
Heusnerstraße 40, 5600 Wuppertal
Sauer, M., PD Dr. med.
Universitätskinderklinik, Abt. Neuropädiatrie und Muskelerkrankungen,
Mathildenstraße 1, 7800 Freiburg
Schäfer, H., Dr. med.
Universitätskinderklinik, Abteilung Pädiatrische Neurologie,
Im Neuenheimer Feld 51, 6900 Heidelberg 1
Schaidinger, B., Dr. med.
Universitätskinderklinik, Währinger Gürtel 18–20, A-8090 Wien
Scheffner, D., Prof. Dr. med.
Universitätsklinik (KAVH), Neuropädiatrische Abteilung,
Universitätsklinikum Rudolf Virchow, Heubnerweg 6, 1000 Berlin 19
Schelp, B., Dr. med.
Institut für Medizinische Informationsverarbeitung der Universität,
Westbahnhofstraße 55, 7400 Tübingen
Schenker, K., Dr. med.
Spectrospin, CH-8117 Fällanden
Scheremet, R., Dr. med.
Neurochirurgische Universitätsklinik,
Hugstetterstraße 55, 7800 Freiburg
Schmidt, D., Prof. Dr. med.
Universitätsklinikum Rudolf Virchow, Neurologische Abteilung,
Spandauer Damm 130, 1000 Berlin 19
Schmidt, E., Dr. med.
Orthopädische Universitätsklinik,
Schlierbacher Landstraße 200, 6900 Heidelberg
Schmiedel, G., Dr. med. Dr. rer. nat.
Städtische Kliniken, Klinik für Kinder und Jugendliche,
Hirschlandstraße 97, 7300 Esslingen
Schmitt, H., Prof. Dr. med.
Pathologisches Institut der Universität Heidelberg,
Abteilung Neuropathologie,
Im Neuenheimer Feld 220–221, 6900 Heidelberg
Schmitt, S., Dr. med.
Dr.-von-Haunersches Kinderspital der Universität,
Abt. Pädiatrische Endokrinologie, Lindwurmstraße 4, 8000 München 2

Schmitt-Mechelke, Th., Dr. med.
Universitätskinderklinik, Neuropädiatrische Abteilung, Langenbeckstraße 1, 6500 Mainz

Schneble, H., Dr. med.
Epilepsiezentrum Kork, Landstraße 1, 7640 Kehl-Kork

Schörner, W., Dr. med.
Radiologische Abteilung des Universitätsklinikums Rudolf Virchow, Heubnerweg 6, 1000 Berlin 19

Schott, G., Dr. med.
Urologische Universitätsklinik, Maximiliansplatz, 8520 Erlangen

Schüler, P., Dr. med.
Neurologische Klinik der Universität, Schwabachanlage 6, 8520 Erlangen

Schulemann, H., Dr. med.
Neurochirurgische Klinik der Universität, Schwabachanlage 6, 8520 Erlangen

Schultze, Ch., Dr. med.
Universitätskinderklinik, Theodor-Kutzer-Ufer, 6800 Mannheim 1

Schwarz, H. P., Dr. med.
Dr.-von-Haunersches Kinderspital der Universität, Kinderklinik, Lindwurmstraße 4, 8000 München 2

Schwarz, M., Dr. med.
Klinik für Neurochirurgie und Klinik für Strahlenkunde, Langenbeckstraße, 6500 Mainz

Schwechheimer, K., Dr. med.
Pathologisches Institut der Universität, Albertstraße, 7800 Freiburg

Selbmann, H. K., Dr. med.
Institut für Medizinische Informationsverarbeitung der Universität, Westbahnhofstraße 55, 7400 Tübingen

Sextro, W., Dr. med.
Universitätskinderklinik, Martinistraße 52, 2000 Hamburg 20

Seyer, H., Dr. med.
Neurochirurgische Klinik der Universität, Schwabachanlage 6, 8520 Erlangen

Sörensen, N., Prof. Dr. med.
Neurochirurgische Universitätsklinik, Abteilung Pädiatrische Neurochirurgie, Josef-Schneider-Straße 11, 8700 Würzburg

Speckmann, E.-J., Prof. Dr. med.
Institut für Physiologie der Universität, 4400 Münster

Sperner, J., Dr. med.
Universitätskinderklinik (KAVH), Neuropädiatrische Abteilung, Universitätsklinikum Rudolf Virchow, Heubnerweg 6, 1000 Berlin 19

Spork, K., Dr. med.
Universitätskinderklinik, Auenbrugger Platz 30, A-8036 Graz

Stanek, G., Dr. med.
Hygiene-Institut der Universität, A-8090 Wien

Stefan, H., Prof. Dr. med.
Neurologische Klinik der Universität, Schwabachanlage 6, 8520 Erlangen

Steinlin, M., Dr. med.
Universitätskinderklinik, Steinwiesstraße 75, CH-8032 Zürich
Stephani, U., Prof. Dr. med.
Universitätskinderklinik, Abteilung Neuropädiatrie,
Robert-Koch-Straße 40, 3400 Göttingen
Stötter, M., Dr. med.
Universitätskinderklinik, Frondsbergstraße 23, 7400 Tübingen
Stolke, D., Prof. Dr. med.
Neurochirurgische Universitätsklinik,
Hufelandstraße 55, 4300 Essen
Stork, M., Dr. med.
Universitätskinderklinik, Ruemelinstraße 23, 7400 Tübingen
Sturm, V., PD Dr. med.
Neurochirurgische Klinik der Universität Köln, Abteilung Stereotaxis,
5000 Köln
Straßburg, H.-M., Prof. Dr. med.
Universitäts-Kinderklinik, Josef-Schneider-Straße 2, 8700 Würzburg
Strehl, E., Dr. med.
Klinik mit Poliklinik für Kinder und Jugendliche der Universität,
Loschgestraße 15, 8520 Erlangen

Tau, V., Dr. med.
Klinik für Kinderchirurgie der Universität,
Theresienstraße 43, O-7021 Leipzig
Thun-Hohenstein, L., Dr. med.
Universitätskinderklinik, Steinwiesstraße 75, CH-8032 Zürich
Thyen, U., Dr. med.
Klinik für Pädiatrie der Medizinischen Universität,
Kahlhorststraße 31–35, 2400 Lübeck
Tischer, W., Prof. Dr. med.
Klinik für Kinderchirurgie der Universität,
Theresienstraße 43, O-7021 Leipzig
Traupe, H., Dr. med.
Universitätskinderklinik, Albert-Schweitzer-Str. 33, 4400 Münster
Trefz, F.K., PD Dr. med.
Universitätskinderklinik, Im Neuenheimer Feld 150, 6900 Heidelberg
Trollmann, R., Dr. med.
Klinik mit Poliklinik für Kinder und Jugendliche der Universität,
Loschgestraße 15, 8520 Erlangen

Urban, Ch., Dr. med.
Universitätskinderklinik, Auenbrugger Platz 30, A-8036 Graz

Valkoun, M., Dr. med.
St.-Josefs-Krankenhaus, Jägerstraße 15, 7800 Freiburg
Van Gool, J.D., Dr. med.
Pediatric Renal Centre, University Children's Hospital, Het Wilhelmina
Kinderziekenhuis, PO Box 18009, NL-3501 CA Utrecht

Van Velthoven, V., Dr. med.
Neurochirurgische Universitätsklinik,
Hugstetterstraße 55, 7800 Freiburg
Vassal, G., Dr. med.
Institut Gustave Roussy, Rue Camille Desmoulins, F-94805 Villejuif
Veling, G., Dr. med.
Universitätskinderklinik, Abteilung für Neuropädiatrie
und Muskelerkrankungen, Mathildenstraße 1, 7800 Freiburg
Voderholzer, U., Dr. med.
Psychiatrische Universitätsklinik, Nußbaumstraße 8, 8000 München 2
Von Frankenberg, S., Dr. med.
Kinderklinik, Heusner Straße 40, 5600 Wuppertal
Von Moers, A., Dr. med.
Universitätskinderklinik (KAVH), Universitätsklinikum Rudolf Virchow,
Heubnerweg 6, 1000 Berlin 19
Voth, D., Prof. Dr. med.
Neurochirurgische Universitätsklinik, Langenbeckstraße 1, 6500 Mainz

Waltz, S., Dr. med.
Universitätskinderklinik, Schwanenweg 20, 2300 Kiel
Weber, G., Dr. med.
Institut für Psychologie der Universität, A-8090 Wien
Weigel, K., Dr. med.
Abt. für Neurochirurgie, Universitätsklinikum Steglitz,
Hindenburgdamm, 1000 Berlin 30
Weinel, P., PD Dr. med.
Kinderklinik der Medizinischen Hochschule,
Konstanty-Gutschow-Str. 8, 3000 Hannover
Weis, S., Dr. med.
Institut für Neuropathologie der Universität,
Thalkirchner Straße 36, 8000 München 2
Weisser, J., Dr. med.
Rehabilitationszentrum für Kinder und Jugendliche,
Im Spitzerfeld 25, 6903 Neckargemünd
Wendorff, J., Dr. med.
Abt. für Neurologie des Gesundheitszentrums, Lodz/Polen
Wenzel, D., Prof. Dr. med.
Klinik mit Poliklinik für Kinder und Jugendliche der Universität,
Loschgestraße 15, 8520 Erlangen
Wessel, A., Dr. med.
Kinderkardiologie der Universität,
Robert-Koch-Straße 40, 3400 Göttingen
Westphal, M., Dr. med.
Universitätskrankenhaus Eppendorf, Abteilung für Neurochirurgie,
Martinistraße 52, 2000 Hamburg 20
Wiemer-Kruel, A., Dr. med.
Epilepsiezentrum Kork, Landstraße 1, 7640 Kehl-Kork

Wilken, B., Dr. med.
Klinik für Pädiatrie der Medizinischen Universität,
Kahlhorst-Straße 31–35, 2400 Lübeck 1
Wisniewska, B., Dr. med.
Abt. für Radiotherapie des Onkologischen Zentrums, Lodz/Polen
Wörle, H., Dr. med.
Pädiatrisches Zentrum, Olgahospital, Kinderklinik,
Bismarckstraße 8, 7000 Stuttgart 1
Wolff, M., Dr. med.
Gesundheitsamt der Stadt, 5600 Wuppertal

Zafeiriou, D.I., Dr. med.
Kinderpoliklinik der Universität, Pettenkoferstraße 8a, 8000 München 2
Zieger, M., Dr. med.
Pädiatrisches Zentrum, Olgahospital, Radiologisches Institut,
Bismarckstraße 8, 7000 Stuttgart 1
Zirkel, D., Dr. med.
Universitätskrankenhaus Eppendorf, Abteilung für Neurochirurgie,
Martinistraße 52, 2000 Hamburg 20

1. Epileptologie

1.1 Reflexepilepsien
1.2 Übrige Epilepsieformen
1.3 Nicht-epileptische Anfälle

Epileptische Reflexanfälle und -epilepsien – Definitionen, Erscheinungsformen, Abgrenzungen

H. Schneble

Einleitung

Anfallsbegünstigende bzw. -auslösende Faktoren

Seit epileptische Anfälle und Epilepsien im medizinischen Schrifttum beschrieben werden, hat Ärzte und Patienten immer wieder die Frage beschäftigt, warum sich ein Anfall gerade in diesem Augenblick – und nicht im nächsten – ereignet, warum es gerade heute – und nicht morgen oder erst in drei Wochen – zu einem Anfallsgeschehen kommt.

Überlegungen zu dieser Fragestellung und Beobachtungen bei einer Vielzahl von Patienten haben zur Entdeckung unterschiedlicher Auslösungsmechanismen für epileptische Anfälle geführt. In aller Regel ist die Ursache epileptischer Anfälle nicht identisch mit ihrer Auslösung; wir wissen heute, daß das Auftreten von epileptischen Anfällen – auch unabhängig von ihrer Ursache – an sehr unterschiedliche Gegebenheiten oder Voraussetzungen geknüpft sein kann.

Es gibt unspezifische und inkonstante Auslösungsmechanismen auf der einen, spezifische und zuverlässig reproduzierbare auf der anderen Seite. Im Wissen also, daß es sehr unterschiedliche, z. T. auch noch unbekannte Auslösungsmechanismen für epileptisches Geschehen gibt, die sich zudem überlagern und gegenseitig beeinflussen können, lassen sich – vereinfacht! – folgende Faktoren anführen, die das Auftreten epileptischer Anfälle bahnen, begünstigen oder direkt auslösen können:

1. Unspezifische Faktoren,
2. Definierte Noxen,
3. Physiologische Reize.

Unspezifische Faktoren

Bei Personen, bei denen eine Anfallsbereitschaft besteht, sei sie genetisch oder exogen bedingt, können bestimmte unspezifische Faktoren einen epileptischen Anfall auslösen, der ausgeblieben wäre, wenn man dieses auslösende Moment vermieden hätte: Schlafmangel, Hyperventilation, physischer und psychischer Streß, Alkohol- oder Medikamentenentzug.

Definierte Noxen

Prinzipiell können bei jedem Menschen durch unphysiologische, schädigende Reize epileptische Anfälle ausgelöst werden. Das schädigende Agens muß lediglich eine bestimmte Intensität aufweisen, deren erforderliche Stärke von der jeweiligen Disposition des betroffenen Menschen, epileptisch zu reagieren, abhängig ist. Als praxisrelevante Beispiele seien angeführt: intrakranielle Entzündungen, Fieberzustände (vorzugsweise bei Kindern), metabolische Störungen, Schädel-Hirn-Traumen oder zerebrale Durchblutungsstörungen. Solche, durch ein aktuelles schädigendes Agens ausgelösten Anfälle bezeichnen wir als akute epileptische Reaktionen oder als Gelegenheitsanfälle.

Physiologische Reize

Die dritte Gruppe anfallsbegünstigender bzw. anfallsauslösender Faktoren soll uns hier und heute besonders beschäftigen – nämlich bestimmte physiologische Reize aus dem sensiblen, sensorischen oder psychischen Bereich, die bei Personen, die hierfür eine Bereitschaft haben, epileptische Anfälle provozieren können; wegen des reflexhaft ablaufenden Geschehens werden solche Anfälle *Reflexanfälle* genannt. Wenn solche spezifisch ausgelösten Anfälle bei einem Menschen immer wieder auftreten, so sprechen wir von einer *Reflexepilepsie*.

Reflexepilepsie – Reflexanfälle

Der Begriff der Reflexepilepsie (RE) hat seit seiner erstmaligen Verwendung vor über 100 Jahren [10] zahlreiche Definitionen, Erklärungsversuche und Bedeutungsänderungen erfahren. Auch heute, im Zeitalter der internationalen Klassifikationen, gibt es noch keine allgemein anerkannte Definition des Begriffes. Auch die im folgenden vorgeschlagene Definition kann lediglich als Versuch apostrophiert und als Diskussions-Angebot gewertet werden: Von RE sprechen wir dann, wenn epileptische Anfälle ausschließlich oder überwiegend durch physiologische extrazerebrale Reize aus dem sensorischen oder sensiblen Bereich oder durch physiologische intrazerebrale Abläufe im psychischen (rationalen oder emotionalen) Bereich reproduzierbar ausgelöst werden.

Die Bezeichnung Reflex*epilepsie* entspricht dabei nur in sehr wenigen Fällen den Kriterien, die wir heute international mit dem Begriff Epilepsie verbinden – nämlich ein definiertes Krankheitsbild oder zumindest ein Syndrom, das durch bestimmte ätiologische, elektroklinische und prognostische Faktoren beschrieben ist. Eine solche nosographische Kennzeichnung trifft für die wenigsten Reflex-„Epilepsien" zu – am ehesten für die photogene Epilepsie und die primäre Leseepilepsie (s. S. 6). Deshalb wäre es meist richtiger, einfach von Reflex*anfällen* zu sprechen; aber der Begriff Reflexepilepsie hat sich im epileptologischen Sprachgebrauch so eingebürgert, daß wir ihn auch weiter in dem oben definierten Sinn gebrauchen wollen.

Epilepsien, bei denen reflektorisch ausgelöste Anfälle neben den dominierenden spontanen Anfällen nur eine nebensächliche Rolle spielen, sollten nicht als

Reflexepilepsien bezeichnet werden; hier sollte die Benennung entsprechend der zugrundeliegenden Epilepsie-Entität erfolgen – evtl. mit dem Zusatz, daß es außerdem zu Reflexanfällen kommt (z. B. juvenile myoklonische Epilepsie mit photogenen Anfällen).

Nach den Untersuchungen verschiedener Autoren liegt die Prävalenz für Reflexepilepsien (in dem oben beschriebenen Sinn) bei 5–6 % aller Epilepsiepatienten (Servit et al. 1952; Symonds 1959) – am häufigsten (55 %) sind die photogenen Epilepsien, an zweiter Stelle (40 %) folgt die Startle-Epilepsie. Neben diesen beiden Formen sind alle anderen Reflexepilepsien bzw. -anfälle sehr selten – ihre vergleichsweise häufige Berücksichtigung in der Literatur verdanken sie den oft faszinierenden Auslösungsmechanismen und ihrem Modellcharakter für epileptisches Geschehen.

Systematik der Reflexepilepsien

Klassifikation nach dem auslösenden Reiz

Sucht man ein nosographisches Gerüst, in dem sich die Vielzahl der Reflexepilepsien bzw. -anfälle einordnen läßt, so bietet sich zunächst eine Einteilung nach der Reizqualität an, d. h. nach der Art und Weise des anfallsauslösenden Stimulus. Eine solche Einteilung zeigt die folgende Übersicht:

Einteilung der Reflexepilepsien (Reflexanfälle) nach dem auslösenden Sinnesreiz

1. Optisch ausgelöste Anfälle,
2. Akustisch ausgelöste Anfälle,
3. Olfaktorisch-gustatorisch ausgelöste Anfälle,
4. Taktil ausgelöste Anfälle,
5. Thermisch ausgelöste Anfälle,
6. Kinästhetisch ausgelöste Anfälle,
7. Schreckinduzierte Anfälle,
8. durch Leistungen auf höherer zerebraler Funktionsebene ausgelöste Anfälle.

Werfen wir also zunächst einen Blick auf diesen den Anfall auslösenden Reiz, auf den Stimulus, der bei entsprechender Disposition des Betroffenen in der Lage ist, epileptische Anfälle auszulösen. Bei den oben aufgelisteten ersten fünf Reizen ist es nicht schwierig, sich den pathogenetischen Ablauf des reflektorisch ausgelösten Anfallsgeschehens im Prinzip vorzustellen – er ähnelt (sehr vereinfacht dargestellt!) dem Geschehen bei einem Reflexbogen (s. Abb. 1). In Wirklichkeit ist der Vorgang um vieles komplizierter und hängt neben der prinzipiellen Anfallsbereitschaft der zerebralen Strukturen nicht zuletzt vom physischen und psychischen Zustand des Patienten ab.

Bei diesen Reflexanfällen besteht der auslösende Stimulus in einem extrazerebralen physiologischen Reiz, der über ein definiertes Rezeptororgan in den Organismus gelangt und zum ZNS geleitet wird, um dort – bei entsprechender Disposition – ein epileptisches Geschehen in Gang zu setzen. Wir bezeichnen diese Reize auch als einfache oder *elementare*, anfallsauslösende Reize. Die Dauer dieses

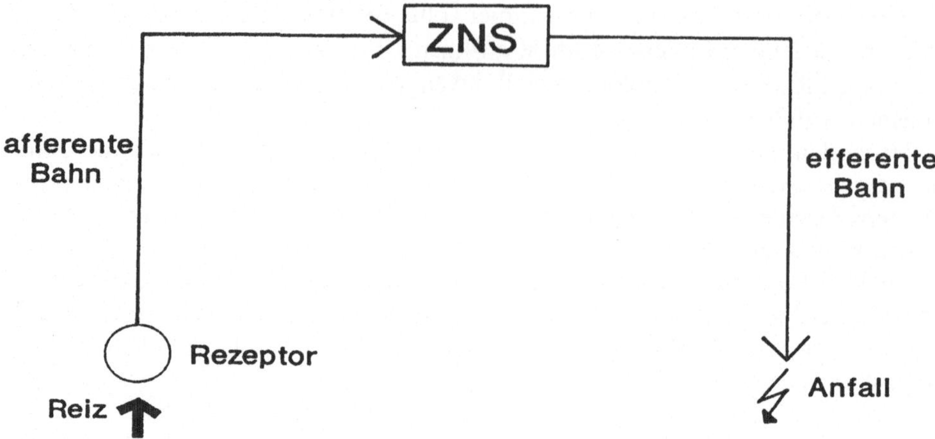

Abb. 1. Elementarer Reiz und Anfallsauslösung

„Reflexbogens", also die Zeit (Latenz) zwischen dem Reizbeginn und der Reizantwort (Anfall), ist in der Regel kurz, oft weniger als eine Sekunde. Ob es nach der Reizexposition tatsächlich zu einem ausgelösten Anfall kommt, hängt (neben manch anderen Faktoren) nicht zuletzt von der Intensität des gesetzten Reizes ab.

Etwas anders (und um vieles komplizierter) liegen die Verhältnisse bei den Anfällen, die in der Übersicht (s. S. 5) unter Punkt 8 aufgelistet sind, und die durch Leistungen auf höherer zerebraler Funktionsebene ausgelöst werden. Auch hier steht meist ein extrazerebraler Stimulus am Beginn des reflektorischen Geschehens – er ist bei der Auslösung des Anfallsgeschehens aber nicht der entscheidende Faktor, mitunter kann er überhaupt nicht eruiert werden (z. B. bei der „thinking epilepsy" – s. unten). Die Anfallsauslösung erfolgt bei diesen Anfällen im wesentlichen durch die intrazerebralen Verarbeitungs-Vorgänge, die i. allg. (aber nicht ausschließlich) durch einen extrazerebralen Reiz angestoßen werden (Abb. 2). Der in den Organismus gelangte und zum ZNS geleitete Reiz setzt im Gehirn einen „Verarbeitungsmechanismus" in Gang, der – losgelöst von dem ursprünglichen Sinnesreiz – im wesentlichen für das ausgelöste Anfallsgeschehen verantwortlich ist. Es handelt sich also hier um Reflexanfälle, die durch intrazerebrale höhere oder höher organisierte Funktionen ausgelöst werden. Unter Vernachlässigung dieser Tatsache, daß nämlich weniger der anstoßende Reiz als vielmehr seine intrazerebrale Verarbeitung für das Anfallsgeschehen verantwortlich ist, können wir solche Stimuli im Gegensatz zu den einfachen oder elementaren Reizen *komplexe* Reize nennen. Die intrazerebralen Abläufe, die diese Reflexanfälle „triggern", sind häufig mit der Funktion des Erinnerns oder Erkennens verbunden, wie z. B. die Musterepilepsie, bei der die Konfrontation des Patienten mit bestimmten optischen Strukturen anfallsauslösend ist, oder die musikogene Epilepsie, bei der das (Wieder-)Hören bestimmter Musikstücke zu epileptischen Anfällen führt (Berman 1981), oder die Leseepilepsie, bei der wahrscheinlich mehrere Faktoren (wie z. B. Augenmuskelbewegungen, visuelle Exploration des Textes, Transkodierung, Textverständnis) an der Auslösung des Anfallsgesche-

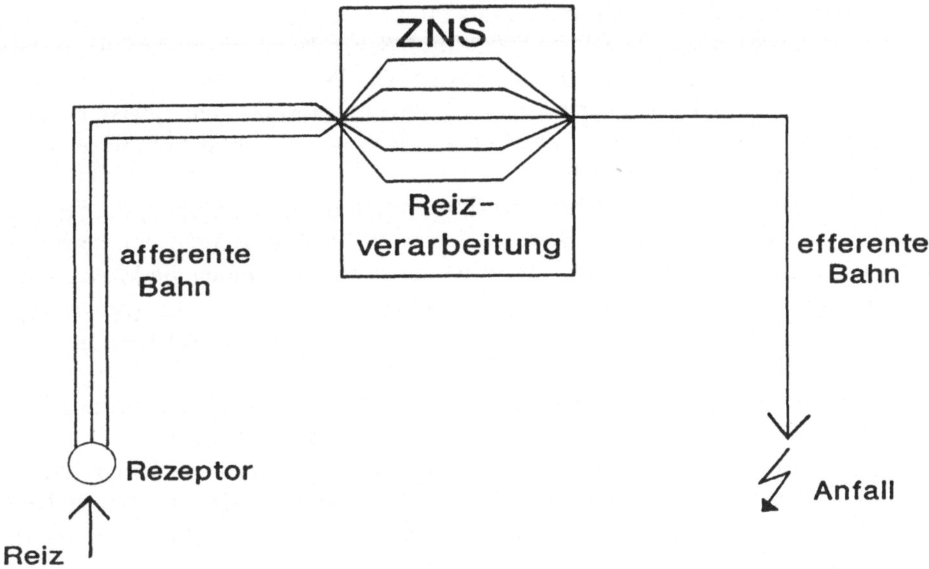

Abb. 2. Komplexer Reiz und Anfallsauslösung

hens beteiligt sind [13–15]. Auch durch Schreiben, Singen, Rezitieren oder durch Lösen komplizierter Rechenaufgaben („arithmetic epilepsy"), durch Beschäftigung mit ganz bestimmten, eng umschriebenen Gedankeninhalten („thinking epilepsy" [4]), durch bestimmte, meist hohe Konzentration erfordernde Spiele [3, 18, 19] oder durch den Vorgang des Essens („eating seizures" [9, 12, 13]) können epileptische Anfälle ausgelöst werden.

Der Auslösungsmodus für diese durch höhere zerebrale Leistungen provozierten Anfälle ist häufig sehr individuell geprägt – die Fachliteratur ist voll von Kasuistiken über ungewöhnliche, z. T. bizarre Auslösungsmechanismen. Im Gegensatz zu den durch elementare Reize ausgelösten Reflexanfällen, bei denen die Reizintensität ein wichtiges Auslösungsmoment darstellt, ist bei diesen durch intrazerebrale höher organisierte Funktionen getriggerten Anfällen die Spezifität des Reizes und seiner Verarbeitung der entscheidende Faktor. Die Dauer des Reflexablaufes, also die Latenz zwischen Reizbeginn und Reizantwort (Anfall), ist dabei in der Regel länger als bei den einfachen Reflexanfällen – sie kann durchaus einige Minuten und länger betragen.

Augenfälliger als bei den durch elementare Reize provozierten Anfällen spielt bei der Auslösung durch komplexe Reize die *emotionale Verfaßtheit* des Patienten eine besondere Rolle – gerade für die Reflexanfälle, bei denen sich der anfallsauslösende Verarbeitungsmechanismus auf sehr hoher zerebraler Ebene abspielt (z. B. bei der musikogenen Epilepsie), ist für die Auslösung eine *psychische Bereitschaft* erforderlich.

Die klinische Symptomatik dieser Anfälle ist meist durch partial-komplexe Anfälle gekennzeichnet; es können aber auch elementar-fokale, Grand-mal-, myoklonische oder tonische Anfälle beobachtet werden.

Die in der obigen Übersicht (s. S. 5) als Punkt 6. und 7. aufgeführten Reflexanfälle, also kinästhetisch ausgelöste bzw. durch Schreck induzierte Anfälle, stehen zwar den durch elementare Reize ausgelösten Anfällen nahe; der Pathomechanismus ist aber etwas komplizierter, so daß diesen Reflexanfällen gewissermaßen eine Stellung zwischen den durch elementare und den durch komplexe Reize ausgelösten Anfällen zukommt.

Unter kinästhetisch ausgelösten Anfällen versteht man ein epileptisches Geschehen, das durch bestimmte Bewegungen oder durch Lageänderung herbeigeführt wird. Das wichtigste Reizmoment ist dabei wahrscheinlich die Muskelkontraktion mit zentripetaler Aussendung eines propriozeptiven Reizes (*propriozeptive Epilepsie*). Die Anfälle sind meist partiell, evtl. zeigen sie Ausbreitungstendenz, das Bewußtsein ist in aller Regel erhalten.

Leidet ein Patient an rezidivierenden, durch Schreck ausgelösten Anfällen, so spricht man von einer Startle-Epilepsie (to startle: erschrecken, [1]).

Zur Auslösung des epileptischen Geschehens im Rahmen einer solchen Startle-Epilepsie ist das Überraschungsmoment besonders wichtig. Der auslösende Reiz kann dabei prinzipiell aus allen Sinnesgebieten stammen. (Einzelheiten zu dieser Epilepsieform finden sich in mehreren Beiträgen dieses Kapitels.)

Elektroklinische Klassifikation

Die Einteilung der Reflexepilepsien kann auch unabhängig von der Modalität des auslösenden Reizes nach anderen Gesichtspunkten erfolgen. In Anlehnung an die internationale Epilepsieklassifikation kann auch bei den Reflexepilepsien zwischen fokalen und generalisierten Epilepsien unterschieden werden (s. Abb. 3).

Diese Art der Einteilung entspricht mehr als die Klassifikation nach auslösenden Sinnesreizen dem derzeitigen internationalen epileptologischen Sprachgebrauch.

Fokale Reflexepilepsien

Sowohl unter den fokalen als auch unter den generalisierten Epilepsien wird in der internationalen Epilepsie-Klassifikation zwischen idiopathischen und symptomatischen Epilepsien unterschieden. Eine solche Unterteilung ist auch bei den Reflexepilepsien möglich und sinnvoll (s. Abb. 3). In der letzten Revision der internationalen Klassifikation der Epilepsien und epileptischen Syndrome von 1989 [7] findet sich unter den fokalen Epilepsien in der Gruppe der *idiopathischen*

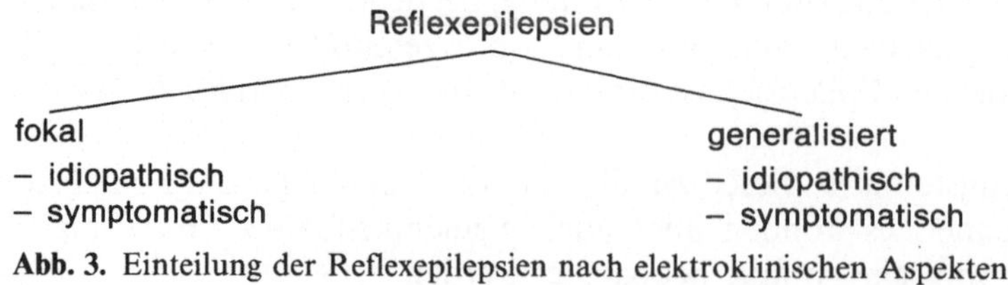

Abb. 3. Einteilung der Reflexepilepsien nach elektroklinischen Aspekten

Epilepsien an dritter Stelle (nach der Rolando-Epilepsie und der Epilepsie des Kindesalters mit okzipitalen Paroxysmen) die primäre Leseepilepsie (PLE). Details der PLE sind in einem gesonderten Beitrag (s. S. 43) abgehandelt. An dieser Stelle sei lediglich festgehalten, daß die PLE in aller Regel den Kriterien genügt, die wir für die Charakterisierung *idiopathisch* (die ja keineswegs identisch ist mit *kryptogen* oder *essentiell*) fordern müssen [17, 26]: bezüglich der Ätiologie weder klinisch noch apparativ nachweisbare zerebral-organische Läsion, dafür häufig genetische Komponente; in bezug auf den klinischen Befund weitgehend unauffälliger neuropsychiatrischer Status; und schließlich im Hinblick auf die Prognose günstiger Verlauf – sowohl was den Epilepsieverlauf als auch was die neuropsychiatrische Entwicklung anbelangt.

Manche Autoren vermuten aufgrund von Einzelbeobachtungen, daß es entsprechend der PLE eine bestimmte Form der musikogenen Epilepsie gibt, die als fokale idiopathische Epilepsie angesehen werden kann („primäre musikogene Epilepsie" – PmE). Sie tritt in einem späteren Lebensalter als die PLE auf (meist erst im Erwachsenenalter) und geht mit partial-komplexen Anfällen einher [21, 25].

Schließlich finden sich in der Literatur immer wieder Einzel- oder Sammelkasuistiken, in denen Patienten beschrieben werden, deren Epilepsien aufgrund anamnestischer, klinischer, elektroenzephalografischer und Verlaufskriterien der Gruppe der fokalen idiopathischen Epilepsien zuzuordnen sind, und deren lokale oder lokal beginnende Anfälle durch extrazerebrale elementare sensible oder sensorische, oder auch durch emotionale Reize auslösbar sind – z. B. durch interkurrente Lichtreize [16, 23]. Die so resultierende Unterteilung der Gruppe der fokalen idiopathischen Reflexepilepsien kann aus Tabelle 1 ersehen werden.

Tabelle 1. Elektroklinische Einteilung der Reflexepilepsien

1. Fokale Reflexepilepsien
   - 1.1 Idiopathisch
   - 1.1.1 Auslösung durch elementare Reize (z. B. durch intermitt. Lichtreize)
   - 1.1.2 Auslösung durch komplexe Reize
   - 1.1.2.1 Primäre Leseepilepsie (PLE)
   - 1.1.2.2 Primäre musikogene Epilepsie (PME)
   - 1.2 Symptomatisch
   - 1.2.1 Auslösung durch elementare Reize (taktil, thermisch, olfaktorisch-gustatorisch, akustisch)
   - 1.2.2 Auslösung durch komplexe Reize (Eß-, Muster-, Schreibepilepsie; musikogene Epilepsie [außer PmE])
   - 1.2.3 Auslösung durch Schreckreize (Startle-Epilepsie)
2. Generalisierte Reflexepilepsien
   - 2.1 Idiopathisch
   - 2.1.1 Photogene Epilepsie
   - 2.1.2 Taktil ausgelöste Myoklonien im frühen Kindesalter
   - 2.1.3 Auslösung durch komplexe Reize („arithmetic epilepsy", „thinking epilepsy")
   - 2.2 Symptomatisch
   - 2.2.1 Photosensibilität bei spezifischen prozeßhaften Enzephalopathien
   - 2.2.2 Auslösung durch komplexe Reize (z. B. Eßepilepsie beim Lennox-Gastaut-Syndrom)

Häufiger als fokale idiopathische sind fokale *symptomatische* Reflex-Epilepsien. Der anfallsauslösende Mechanismus bei diesen Epilepsien kann sich auf alle Sinnesgebiete erstrecken; insbesondere weisen taktil, thermisch, akustisch und olfaktorisch-gustatorisch auslösbare Anfälle auf eine fokale zerebral-organische Läsion hin. Auch die schreckinduzierten Anfälle im Rahmen einer Startle-Epilepsie finden sich bevorzugt bei Patienten mit fokalen (oder multifokalen) zerebralen Läsionen [1, 2]. Seltener finden sich fokale symptomatische Epilepsien (des Okzipitallappens), bei denen sich neben spontanen Anfällen auch solche finden, die durch elementare Lichtreize ausgelöst werden können.

Daß diese durch elementare sensible bzw. sensorische oder Schreckreize ausgelösten Anfälle tatsächlich mit umschriebenen zerebralen Läsionen in Zusammenhang stehen, läßt sich auch experimentell wahrscheinlich machen: im Tierversuch lassen sich beispielsweise fokale oder generalisierte Anfälle durch periphere taktile Reize erst dann auslösen, wenn man im entsprechenden zentralen Repräsentationsfeld eine epileptogene Läsion gesetzt hat [11].

Auch die fokalen Epilepsien, bei denen die Anfälle durch komplexe Reize ausgelöst werden, haben häufig eine symptomatische Genese (Ausnahmen: PLE und PmE).

Zu ihnen gehören beispielsweise die meisten Formen der Eßepilepsien, bei denen Anfälle durch Kauen oder Schlucken, ja selbst schon durch die Erwartung auf Essen ausgelöst werden; aber auch ein Teil der musikogenen Epilepsien (mit Ausnahme der oben erwähnten PmE), oder auch Epilepsien, deren Anfälle durch Muster-Sehen oder Schreiben ausgelöst werden. Bei diesen fokalen symptomatischen Reflexepilepsien finden sich meist Alterationen im Bereich der Temporalregion. (Unterteilung der symptomatischen fokalen Reflexepilepsien s. Tabelle 1.)

Generalisierte Reflexepilepsien

Zu den generalisierten *idiopathischen* Reflex-Epilepsien ist insbesondere die häufigste und – auch dem Laien – bekannteste Reflexepilepsie zu zählen, nämlich die photogene Epilepsie, deren Anfälle durch intermittierende Lichtreize auslösbar sind. Durch die Lichtreize werden generalisierte epileptische Anfälle in Form von Myoklonien, Absencen oder Grand-mal-Anfällen ausgelöst. Diesem generalisierten klinischen Bild entspricht ein generalisiertes bilateral-synchrones Pattern im EEG (weitere Einzelheiten über diese häufigste Form der Reflexepilepsie finden sich in einigen der folgenden Beiträge).

Neben der photogenen Epilepsie gibt es weit seltenere Epilepsie-Entitäten, die aufgrund des klinischen Bildes der ausgelösten Anfälle und der mit ihnen korrelierenden EEG-Pattern ebenfalls zu den generalisierten idiopathischen Reflexepilepsien gerechnet werden können – so z. B. myoklonische Epilepsien des frühen Kindesalters mit meist gutartigem Verlauf, bei denen durch Berührung bilateral-symmetrische Myoklonien ausgelöst werden können, die im EEG wiederum mit generalisierten bilateral-synchronen Mustern einhergehen [8]. Es gibt Kinder, die ausschließlich solche durch taktile Reize provozierte Anfälle aufweisen, und andere, die zusätzlich an spontanen Anfällen leiden.

Möglicherweise gehören auch einige Reflexepilepsien, deren Anfälle durch komplexe Reize, also durch Leistungen auf höher organisierter zerebraler Funktionsebene ausgelöst werden, zu den generalisierten idiopathischen Reflexepilepsien; so z. B. die durch das Beschäftigen mit rechnerischen oder strategischen Aufgaben ausgelösten Anfälle, die klinisch mit Absencen oder bilateralen Myoklonien und im EEG mit generalisierten Mustern einhergehen können [4, 6, 18, 19, 21] – also beispielsweise die *Rechenepilepsie* („arithmetic epilepsy") und die *Denkepilepsie* („thinking epilepsy"). (Unterteilung der generalisierten idiopathischen Reflex-Epilepsien s. Tabelle 1.)

Bei manchen *symptomatischen* generalisierten Epilepsien stellen Photosensibilität bzw. photogen ausgelöste Anfälle ein wichtiges und mitunter kennzeichnendes Moment der klinischen bzw. elektroklinischen Symptomatik dar. Insbesondere bei bestimmten Formen der Myoklonusepilepsien läßt sich häufig eine Photosensibilität feststellen, oft schon zu Beginn der Erkrankung. Diese Photosensibilität und die durch intermittierende Lichtreize auslösbaren Anfälle stellen nicht das wesentliche Moment der Epilepsie dar, die spontanen generalisierten Anfälle stehen im Vordergrund. Man wird in diesen Fällen – wie eingangs bereits ausgeführt – also besser nicht von einer photogenen Reflexepilepsie, sondern besser von photogen auszulösenden Anfällen oder auch nur (bei fehlendem klinischem Korrelat) von einer Photosensibilität im Rahmen der bestehenden Grundkrankheit sprechen.

Zu diesen Krankheitsbildern gehören z. B. die spätinfantile und die adulte Form der Ceroidlipofuszinose (also M. Jansky-Bielschowski bzw. M. Kufs), der infantile Typ der Huntington-Krankheit, die juvenile Form des M. Gaucher, die Lafora-Krankheit, die degenerative progressive Myoklonusepilepsie Typ Lundborg und das Ramsay-Hunt-Syndrom.

Die Eßepilepsie („eating seizures") ist in aller Regel zu den fokalen symptomatischen Reflexepilepsien zu rechnen. In seltenen Fällen kann es auch bei generalisierten symptomatischen oder kryptogenen Epilepsien zu Eßanfällen kommen, die mit generalisierter Symptomatik einhergehen (generalisierte tonische Anfälle, astatische Sturz-Anfälle, Myoklonien) – z. B. im Rahmen eines Lennox-Gastaut-Syndroms [24].

Das sich so ergebende Unterteilungsschema der symptomatischen generalisierten Reflexepilepsien ist ebenfalls aus Tabelle 1 ersichtlich.

Zwei Möglichkeiten für eine Klassifikation der Reflexepilepsien bzw. -anfälle wurden vorgestellt, zum einen die nach der Modalität des auslösenden Reizes, zum anderen die nach elektroklinischen Gesichtspunkten, die auch die Ätiologie berücksichtigt, und die nach den Grundzügen der internationalen Epilepsieklassifikation ausgerichtet ist. Welches der beiden Schemata das geeignetere ist, läßt sich wohl nicht objektivieren – vielleicht ist es im epileptologischen Alltag praktikabler, sich nach der Art der Auslösung zu orientieren; für prinzipielle Erwägungen, auch in therapeutischer Hinsicht, mag die elektroklinische Einteilung die geeignetere sein.

Es ist sicherlich nicht nachteilig, wenn beide Einteilungsschemata nebeneinander gebraucht werden.

Differentialdiagnose

Differentialdiagnostisch müssen gegenüber den Reflexepilepsien – je nach Auslösungsmodus und Anfallbild – unterschiedliche *nicht-epileptische* Krankheitsbilder abgegrenzt werden:

Bei der Startle-Epilepsie ist es insbesondere die Hyperekplexie („startle disease"); auch an den affektiven Tonusverlust (Stichwort: „Lachschlag") und an narkoleptische Anfälle muß gedacht werden. Vor allem bei bewegungsgestörten Kindern mit Spastik kann es zu taktil oder akustikogen ausgelösten Streckspasmen kommen – die Unterscheidung gegenüber taktilen oder akustikogen ausgelösten Reflexanfällen kann dabei sehr schwierig, evtl. unmöglich sein. Bei den bewegungsinduzierten Anfällen müssen paroxysmale Choreoathetose und Hirnstammanfälle ausgeschlossen werden; letztere können, da sie häufig durch Berührung zu provozieren sind, auch gegenüber den taktil ausgelösten Reflexanfällen ein differentialdiagnostisches Problem darstellen. Selbstverständlich müssen bei vielen ausgelösten Anfällen auch psychogene Mechanismen differentialdiagnostisch bedacht werden – vom Blinzeltic bis hin zu hysterischen Anfällen.

Synopsis

Abschließend seien die wichtigsten Aussagen bezüglich Charakteristik, Symptomatik und Klassifikation der Reflexanfälle bzw. -epilepsien nochmals aufgelistet:

1. „Reine" Reflexepilepsien sind selten – also Epilepsien, die durch ätiologische, klinische, Verlaufs- und prognostische Kriterien definiert sind, und bei denen Anfälle ausschließlich oder überwiegend durch physiologische elementare oder komplexe Reize ausgelöst werden. Die Definition trifft am ehesten für die photogene Epilepsie und die primäre Leseepilepsie zu. Häufiger sind die Epilepsien, bei denen es neben dominierenden spontanen Anfällen auch zu reflektorisch ausgelösten Anfällen kommt.
2. Die Anfälle im Rahmen von Reflexepilepsien können durch sehr unterschiedliche Reize aus sensiblen, sensorischen und psychischen Funktionsbereichen ausgelöst werden – man unterscheidet dabei einfache oder elementare und komplexe Reize; letztere sind im wesentlichen bestimmt durch Verarbeitungsmechanismen in höheren zerebralen Funktionsebenen.
3. Elektroklinisch kann zwischen fokalen und generalisierten Reflexepilepsien unterschieden werden – diese Einteilung muß somit klinische Symptomatik als auch EEG-Befunde berücksichtigen.
4. Ätiologisch lassen sich idiopathische von symptomatischen Reflexepilepsien trennen – die wichtigsten Vertreter der idiopathischen Reflexepilepsien sind die Photoepilepsie, die bedeutsamste und häufigste Form der symptomatischen Reflexepilepsien ist die Startle-Epilepsie.
5. Die Differentialdiagnose der Reflexanfälle gegenüber nichtepileptischen situationsabhängigen Ereignissen kann schwierig, mitunter gar unmöglich sein.

Zusammenfassung

In der vorliegenden Übersicht werden einleitend anfallsauslösende bzw. -bahnende Mechanismen beschrieben und die Begriffe Reflexepilepsie und Reflexanfall gegeneinander abgegrenzt. Anschließend werden zwei Klassifikationsmöglichkeiten für Reflexepilepsien dargestellt – eine Einteilung nach der Qualität des auslösenden Reizes und eine elektroklinische Klassifikation (in Anlehnung an die internationale Epilepsieklassifikation). Ausführlich wird dabei auf die differenzierten Auslösungsmechanismen für fokale und generalisierte bzw. idiopathische und symptomatische Reflexepilepsien eingegangen. Die Differentialdiagnose gegenüber nichtepileptischen Anfällen wird beispielhaft aufgezeigt.

Literatur

1. Aguglia U, Tinuper P, Gastaut H (1984) Startle-induced epileptic seizures. Epilepsia 25:712–720
2. Alajouanine T, Gastaut H (1955) Le syncinésie-sursaut et l'épilepsie-sursaut à déclenchement sensoriel ou sensitif inopiné. Rev Neurol 93:29–41
3. Altafullah I, Halgren E (1988) Focal medial temporal lobe spike-wave complexes evoked by a memory task. Epilepsia 29:8–13
4. Bencze K, Troupin A, Prockop L (1988) Reflex absence epilepsy. Epilepsia 29:48–51
5. Berman W (1981) Musicogenic epilepsy. S Afr Med J 59:49–52
6. Cirignotta F, Lugaresi E, Montagna P (1980) Epileptic seizures during card games and draughts. Epilepsia 21:137–140
7. Commission on Classification and Terminology of the ILAE (1989) Proposal for Revised Classification of Epilepsies and Epileptic Syndromes. Epilepsia 30:389–399
8. Deonna T, Despland P (1989) Sensory-evoked (touch) idiopathic myoclonic epilepsy of infancy. In: Beaumanoir A, Gastaut H, Naquet R (eds) Reflex seizures and reflex epilepsies. Médecine & Hygiène, Genève
9. Fiol M, Leppik I, Pretzel K (1986) Eating epilepsy: EEG and clinical study. Epilepsia 27:441–445
10. Hall M (1850) Synopsis of the spinal system. Mallet, London
11. Janz D (1973) Über sensorisch ausgelöste epileptische Anfälle (Reflexepilepsien). Dt Ärztebl 26:1745–1748
12. Loiseau P, Guyot M, Loiseau H et al. (1986) Eating seizures. Epilepsia 27:161–163
13. Matthes A, Schneble H (1992) Epilepsien – Diagnostik und Therapie für Klinik und Praxis, 5. Aufl. Stuttgart
14. Mesri J, Pagano M (1987) Reading epilepsy. Epilepsia 28:301–304
15. Sáenz-Lope E, Herranz-Tanarro F, Masdeu J (1985) Primary reading epilepsy. Epilepsia 26:649–656
16. Santanelli P (1989) Idiopathic partial epilepsy with reflex visual seizures and both multifocal and generalized EEG changes. In: Beaumanoir A, Gastaut H, Naquet R (eds) Reflex seizures and reflex epilepsies. Médecine & Hygiène, Genève
17. Schneble H (1989) Die internationale Klassifikation der Epilepsien. Therapiewoche 39:1253–1259
18. Senanayake N (1987) Epileptic seizures evoked by card games, draughts, and similar games. Epilepsia 28:356–361
19. Senanayake N (1987) Epileptic seizures evoked by the Rubik's cube. J Neurol Neurosurg Psychiatry 50:1553–1559
20. Servit Z, Machek J, Stercova A et al. (1962) Reflex influences in the pathogenesis of epilepsy in the light of clinical statistics. Epilepsia 3:315–322

21. Striano S, Meo R, Bilo L, Perrone M (1989) An attempt to classify reflex seizures in accordance to the recent proposals for classification of epilepsies. In: Beaumanoir A, Gastaut H, Naquet R (eds) Reflex seizures and reflex epilepsies. Médecine et Hygiène, Genève
22. Symonds C (1959) Excitation and inhibition in epilepsy. Brain 82:133–146
23. Tassinari C, Rubboli G, Plasmati R et al. (1989) Television-induced epilepsy with occipital seizures. In: Beaumanoir A, Gastaut H, Naquet R (eds) Reflex seizures and reflex epilepsies. Médecine et Hygiène, Genève
24. Tassinari C, Rubboli G, Michelucci R (1991) Reflex epilepsy. In: Dam M, Gram L (eds) Comprehensive epileptology. New York
25. Titeca J (1965) L'épilepsie musicogénique. Revue générale à propos d'un cas personnel suivi pendant quatorze ans. Acta Neurol Belg 65:598–648
26. Wolf P (1989) Reflex epilepsies and syndrome classification. In: Beaumanoir A, Gastaut H, Naquet R (eds) Reflex seizures and reflex epilepsies. Médecine et Hygiène, Genève
27. Wolf P, Wagner G, Amelung F (Hrsg) (1987) Anfallskrankheiten. Berlin Heidelberg New York Tokyo

Photosensibilität und photosensible Epilepsien

R. Kruse

Einleitung

Häufigkeit: Epilepsien mit reflektorisch ausgelösten Anfällen finden sich innerhalb eines allgemeinen neurologischen Krankengutes bei deutlich weniger als 1 % der Epilepsiepatienten, dagegen in einer Epilepsieabteilung oder einem Epilepsiezentrum in 2–5 % der Fälle [5, 12, 33]. Unter ihnen ist der Anteil der photosensiblen Reflexepilepsien mit ⅔ am höchsten [5, 32].

Betrachtet man unter allen Reflexepilepsien die Gruppe von Patienten gesondert, die ihre Anfälle durch Autostimulation auslösen können, so sind auch hierbei die durch visuelle Reize selbst ausgelösten Anfälle die häufigsten. Im EEG-Labor ist der Nachweis einer sogenannten Photosensibilität auf das Flickerlicht des Stroboskops der am häufigsten durch Provokationen ausgelöste abnorme Befund unserer EEG-Diagnostik.

Diese drei Feststellungen rechtfertigen hinreichend, in einem Übersichtsreferat über Reflexepilepsien solche mit visuell ausgelösten Anfällen gesondert darzustellen und dabei von der EEG-Photosensibilität auszugehen.

Photomyoklonische und photokonvulsive Reaktion

Von Apuleius, einem römischen Schriftsteller des 2. Jahrhunderts n. Chr. ist uns überliefert, daß schon die Römer auf dem Sklavenmarkt eine photogen-visuelle Provokationsmethode zur Auslösung von Anfällen angewendet haben, indem sie Sklaven auf eine rotierende Töpferscheibe blicken ließen [35]. Heutzutage wird dazu im EEG-Labor in erster Linie das Stroboskop benutzt, das bekanntlich aus einer rotierenden Lochscheibe entwickelt worden ist. Damit können zwei Phänomene ausgelöst werden:

- die photomyoklonische Reaktion,
- die photokonvulsive Reaktion.

Bei der *photomyoklonischen Reaktion* werden periokuläre, eventuell sich auf die ganze mimische Muskulatur ausbreitende Myoklonien im Rhythmus der Reizfrequenz und über die gesamte Reizzeit hinweg ausgelöst, es handelt sich um eine frontopolare EMG-Antwort, zu deuten als ein unspezifisches, nichtepileptisches retinopalpebrales Reflexgeschehen, ein seltenes und fast nur im Erwachsenenalter auftretendes Phänomen ohne Bedeutung für die Epilepsiediagnostik [29].

Das zweite, sprachlich ähnlich klingende Phänomen, das aber neurophysiologisch eine ganz andere Bedeutung hat, ist die *photokonvulsive Reaktion*, worunter ursprünglich nur die Auslösung generalisierter hypersynchroner Aktivität in Form von Spike-waves, Poly-spike-Waves oder Poly-spikes im EEG durch die intermittierende Photostimulation verstanden worden ist.

Der Terminus *photokonvulsive Reaktion* ist ein ähnlich schlechter Begriff wie das deutsche Wort *Krampfpotentiale*, denn in der Regel gehen diese EEG-Veränderungen gerade nicht mit Konvulsionen oder Krämpfen einher. Daher sollten besser die Begriffe *Photosensibilität* oder *photoparoxysmale Reaktion* benutzt werden, und zwar jeweils mit dem Zusatz *klinisch*, wenn diese EEG-Antwort mit klinischen Anfallssymptomen kombiniert ist, oder *subklinisch*, wenn dies nicht der Fall ist.

Subklinische und klinische Photosensibilität

Subklinische Photosensibilität

Literaturangaben über die Häufigkeit einer photoparoxysmalen Reaktion (PPR) im EEG-Labor auf intermittierende Photostimulation (IPS) schwanken stark in Abhängigkeit von zahlreichen, sehr verschiedenen Faktoren, vor allem in Abhängigkeit von der Methodik der IPS (Reizstärke, d.h. Abstand und Helligkeit der Lampe, Reizfrequenz, Reizdauer, binokulares oder monokulares Reizen bei zentraler oder exzentrischer Fixation mit offenen oder geschlossenen Augen), aber auch von der *Vigilanz* des Patienten und seinem *Alter*, der *Ätiologie* einer eventuellen zerebralen Grunderkrankung und von der *Häufigkeit* der EEG-Untersuchungen.

Am ergiebigsten ist die Ausbeute an abnormen Befunden im Alter von 5–15 Jahren bei hoher Reizstärke und Reizfrequenzen ab 8 Hz aufwärts mit Prüfung des On-off-Effektes während jeder Reizserie [6], besonders bei IPS-Frequenzen zwischen 15 und 25 Hz [22].

Die Häufigkeit hängt aber vor allem auch von der *Definition* der abnormen EEG-Antworten ab, ob nämlich nur voll ausgeprägte, generalisierte oder nahezu vollständig generalisierte Spike-wave- oder Poly-spike-wave-Ausbrüche gewertet werden oder darüber hinaus auch rudimentäre Veränderungen bzw. Varianten [7], die z.B. mehr lokalisiert okzipitoparietal auftreten, eventuell gar solche ohne Spikepotentiale.

Nach den grundlegenden genetischen EEG-Studien von Doose und Mitarbeitern seit 1969 haben wir heute allen Grund, uns seiner Methode der IPS und seiner erweiterten Definition und Bewertung der EEG-Merkmale anzuschließen, wonach 4 verschiedene Ausprägungsgrade der PPR unterschieden werden können [36]. Nur Grad 3 und 4 entspricht der alten Definition von PPR im engeren Sinne mit (fast) vollständig generalisierter hypersynchroner Aktivität, Grad 1 und 2 umfassen auch lokalisiert bleibende Spikepotentiale mit und ohne langsame Wellen okzipital.

Eine Aktivierung oder umgekehrt eine Blockierung von okzipitalen oder temporookzipitalen Herden durch die IPS ist sehr selten. Dagegen werden Reizantworten der Grade 1 bis 4 nach Doose bei etwa 8% aller hirngesunden Kinder gefunden [11]. Diese 4 Reizantworten sind als ein einheitliches EEG-Merkmal in verschiedener Ausprägungsart zu werten, das genetisch bedingt ist und wahrscheinlich autosomal-dominant vererbt wird mit verschiedener, altersabhängiger Penetranz unter Bevorzugung des weiblichen Geschlechts. Für sich allein, als isoliert auftretendes Merkmal ist es für die Pathogenese einer Epilepsie nicht bedeutsam und ohne Krankheitswert. Pathogenetisch sehr bedeutsam kann es aber dann werden, wenn weitere endogen-genetische Faktoren und/oder exogen hirnschädigende Faktoren hinzutreten. So ist es zu erklären, daß nur 2–2,5% aller Kinder, die einen der 4 Ausprägungsgrade von PPR nach Doose zeigen, epileptische Anfälle haben oder bekommen. Bei epilepsiekranken Kindern dagegen ist diese PPR in ¼ der Fälle nachzuweisen.

Klinische Photosensibilität

Wird die PPR von Symptomen begleitet, werden also durch die IPS Anfallssymptome ausgelöst, sprechen wir von klinischer Photosensibilität. Am häufigsten handelt es sich dabei um *Myoklonien*, entweder um eine Einzelmyoklonie oder um einen kurzen myoklonischen Schauer, z.B. beschränkt auf die Augenlider als (rhythmische) Lidmyoklonien oder als (arrythmisches) Blinzeln; oder es wird ein voll ausgeprägter generalisierter myoklonisch-impulsiver Anfall ohne Bewußtseinsstörung ausgelöst. Ist eine flüchtige Bewußtseinsstörung erkennbar, kann auch von *Mikroabsence* mit Lidmyoklonien gesprochen werden [16].

Seltener wird eine länger dauernde *Absence* provoziert, z.B. als typische Absence mit milden rhythmischen Myoklonien der Lider oder der Arme, noch seltener ein tonisch-klonischer generalisierter *großer Anfall*, und zwar besonders dann, wenn die Reizdauer zu lang ausgedehnt wird. Deshalb muß an die Mitarbeiter im EEG-Labor die ärztliche Anweisung ergehen, nach Auslösung einer längerdauernden generalisierten Reizantwort die Stimulation abzubrechen.

Sehr selten dagegen wird ein *Herdanfall* z.B. visuell-versiven Charakters ausgelöst, eventuell mit nachfolgender Kephalgie-Migräne-Attacke oder mit Übergang in einen sekundär generalisierten großen Anfall.

Immer dann, wenn das Auftreten hypersynchroner Aktivität die Reizdauer deutlich überschreitet, ist dies ein starker Hinweis dafür, daß diese Reizantwort mit einem klinisch erkennbaren Anfall einhergeht und daß daher auch im Alltag epileptische Anfälle reflektorisch oder spontan auftreten können [31, Abb. 1]. Einen Beweis für das Vorliegen einer chronischen Epilepsie stellt diese elektroklinische Reaktion im EEG-Labor aber noch nicht dar.

Photosensible Epilepsie

Erst wenn im Alltag unter den normalen Bedingungen des täglichen Lebens und bei gewöhnlichen visuellen Reizen reflexepileptische Anfälle auftreten, sprechen wir von visueller, photogener, photosensitiver Reflexepilepsie. Solche Epilepsien treten bei 2% aller epilepsiekranken Kinder auf [12].

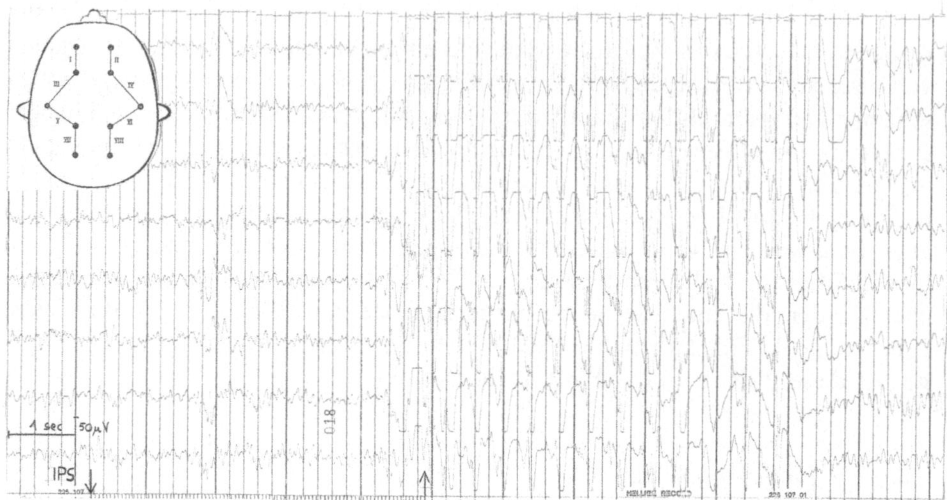

Abb. 1. Auslösung einer Absence über 6 s durch die IPS mit 19 Hz; spontanes Öffnen der Lider und milde rhythmische Lidmyoklonien in der Frequenz der Spike waves; 13 J. alter Junge, idiopathische generalisierte Epilepsie mit typischen Absencen (juvenile Verlaufsform) und Fernsehepilepsie (tonisch-klonisch generalisierte Anfälle); Wach-EEG-Nr. 3123/91; Zeitkonstante 0,3; Frequenzblende 30; Augenschluß

Bei solchen Alltagsreizen handelt es sich zunächst einmal um *diskontinuierliche* Außenreize ähnlich der Photostimulation im EEG-Labor wie:

- *flickerndes Sonnenlicht*, das beim Passieren einer Allee, eines Zauns in Augenhöhe oder von Baulücken bei tiefstehender Sonne entsteht oder durch Lichtreflexe auf sich kräuselnder Wasseroberfläche, auf Schnee- und Eisfeldern, beim Blick auf sich bewegende Blätter, auf rotierende Helikopterflügel, auf glitzernde Gegenstände ähnlich der altrömischen Töpferscheibe;
- *flackerndes Kunstlicht*, das erzeugt wird durch defekte Neonröhren, schnelles Passieren von Lampenreihen der Straßenbeleuchtung oder eines Tunnels, vor allem aber durch eine „Lichtorgel" bzw. einen flackernden Laserstrahl in Diskotheken und anderswo. Letzteres ist für sensible Jugendliche besonders dann gefährlich, wenn Müdigkeit, Ermüdung nach Feierabend und durch das Tanzen, Schlafmangel und Alkoholgenuß hinzukommen;
- *defekte* und mangelhafte *Bildwiedergabe* bei alten Kinofilmen, Bildschirmen, Monitoren und Schwarzweißfernsehgeräten sowie beim Wechsel des Fernsehkanals.

Zum anderen können *kontinuierliche* bzw. für die Wahrnehmung kontinuierlich wirkende Außenreize anfallsauslösend wirken wie:

- das *Fernsehen*, nämlich die Bildfrequenz des europäischen Fernsehens mit 50 Hz [19] oder die Zeilensequenz, das Linienraster besonders des Schwarz-Weiß-Fernsehers bei intaktem Fernsehbild [6, 20];

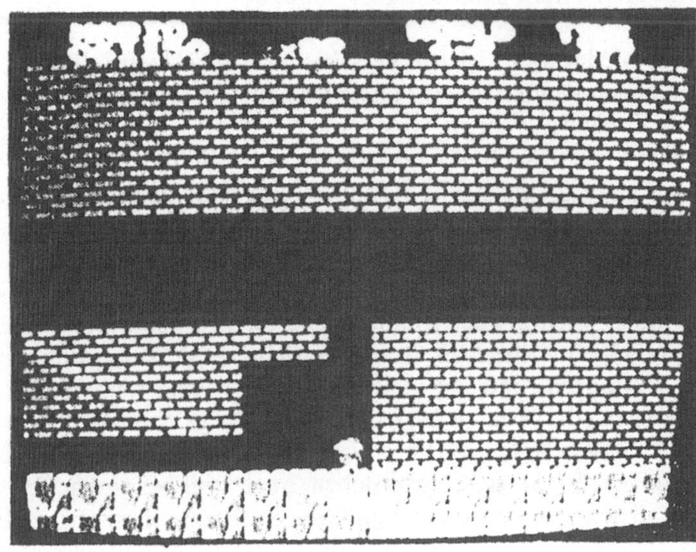

Abb. 2. Videomuster, das im Gegensatz zu anderen Videobildern und -mustern photoparoxysmale Reaktionen auslöst; 7 J. alter Junge mit Videospielepilepsie (Maeda et al. 1990)

- bestimmte *Muster* (Pattern), vor allem kontrastreiche Schwarzweißmuster in Streifenform, aber auch Schachbrett- oder Karomuster oder entsprechende mustergebende Gegenstände der Umgebung wie Fensterrollos, Rolltreppen, gerippte Heizungskörper, Geländer, Holzdecken oder Textilien, vereinzelt auch das Schriftbild als ein Faktor unter mehreren möglichen Auslösebedingungen für eine sensorische *Leseepilepsie* [1, 27, 28]. Eine solche *Mustersensibilität* kann leicht auch im EEG-Labor nachgewiesen werden, indem entsprechende Muster während der EEG-Ableitung vor die Augen gebracht werden. Auf diese Weise und bei systematischer Anwendung im EEG-Labor zeigt ein hoher Prozentsatz, etwa 40–50% der Patienten mit generalisierter PPR im EEG auch eine Mustersensibilität [1, 37]. Diese kann ebenso bei *Videospielen* entscheidend für die Anfallsauslösung sein [25, Abb. 2].

Bemerkenswert ist, daß durch Diskothek-Lichtspiele, Fernsehen und Videospiele am ehesten große Anfälle provoziert werden.

Gelegentlich kann auch der einfache abrupte Wechsel von Dunkelheit zu Helligkeit zum Anfall führen, vereinzelt und paradoxerweise sogar der umgekehrte Wechsel von Helligkeit zu Dunkelheit (sogenannter *skotogener Anfall*). Auch ein Verlaufswandel von der einen in die andere Auslösungsart beim gleichen Patienten ist möglich, also von photogenen zu skotogenen Anfällen und wieder zurück zu photogenen Anfällen – eine Rarität, auf die hier nicht näher eingegangen werden kann [4].

Selbstinduktion photosensibler Anfälle

Das wiederholte Erleben versehentlich ausgelöster photogener Anfälle führt bei manchen Kindern dazu, solche Reizquellen ängstlich zu meiden, was verständlich ist. Zunächst weniger verständlich, aber hoch interessant aus neurophysiologischer und zugleich psychopathologischer Sicht ist dagegen, daß andere Patienten statt einer solchen „Photophobie" eine zunehmend zwanghafte Neigung entwikkeln, ihre spezielle Reizquelle immer wieder aufzusuchen. Sie werden von solchen äußeren Reizen magisch angezogen oder erzeugen sich diese Reize selbst, um damit Blinzelanfälle, Absencen, Dämmerzustände bzw. Absencestaten und gelegentlich auch große Anfälle auszulösen. Diese Autostimulation erzeugt offensichtlich ein schlechtes Gewissen, denn diese Angewohnheit wird oft schamhaft verschwiegen, und die meisten Patienten sind nicht bereit oder nur schwer zu bewegen, darüber zu berichten. Und doch können sie von dieser Gewohnheit nicht lassen, stehen sie unter Zwang und gleichen darin Süchtigen. In der Tat hat man von *Flickersucht* gesprochen, auch weil bei einem Teil dieser Patienten sich Parallelen ziehen lassen zu anderen Suchterkrankungen, z. B. was die schlechten Behandlungserfolge bei schlechter Compliance anbelangt [23, 24]. Aus Langeweile oder in Streßsituationen, aus Frustration oder zur Lustgewinnung, gelegentlich bei gleichzeitiger Erektion oder Masturbation [24, 26] werden Anfälle erzeugt z. B. durch

- Wedeln mit der Hand oder Fächeln mit gespreizten Fingern vor dem Auge, durch Nicken des Kopfes und Rumpfes oder durch willkürliches Blinzeln vor einer Lichtquelle [3],
- größte Annäherung an den Fernseh- oder Bildschirm oder durch Manipulation des entsprechenden Gerätes auf eine Bildstörung hin [24, 34],
- anhaltendes Betrachten ganz bestimmter Muster (s. S. 19).

Anfallsauslösung durch flüchtigen oder anhaltenden Lidschluß

Zwei Arten photogen getriggerter Anfälle, die zwar bewußt ausgelöst werden können, häufig aber unbewußt, unwillkürlich auftreten, bedürfen einer besonderen Erwähnung:

- zum einen die häufige Form der Auslösung durch *flüchtigen* Lidschluß, der langsamer als der normale Blinkreflex erfolgt [10] und mit trägem Aufwärtsrollen der Bulbi einhergeht, was zur *Augenlidmyoklonie mit kurzer Absence* führt [9, 24], auch als *Mikroabsence mit Lidmyoklonie* bezeichnet [16]. Diese Anfälle dauern sehr kurz, ½ bis 2 s und wirken oft wie ein nichtepileptischer Blinzeltic. Die Latenzzeit zwischen Augenschluß und Anfall ist sehr kurz (Abb. 3), eine Auslösung im Dunkeln gelingt nicht. Diese Form photogener Anfälle findet sich hauptsächlich bei intakten Jugendlichen und jungen Erwachsenen, oft in Kombination mit spontanen Absencen und seltenen spontanen Aufwach-Grand-mal-Anfällen, ihre Prognose ist gut [9].
- zum anderen die seltene Form durch *länger anhaltenden* Augenschluß mit längerer Latenz zwischen Lidschluß und Anfallsbeginn evtl. von Minutendauer, mit langdauernden Ausbrüchen generalisierter hypersynchroner Aktivität,

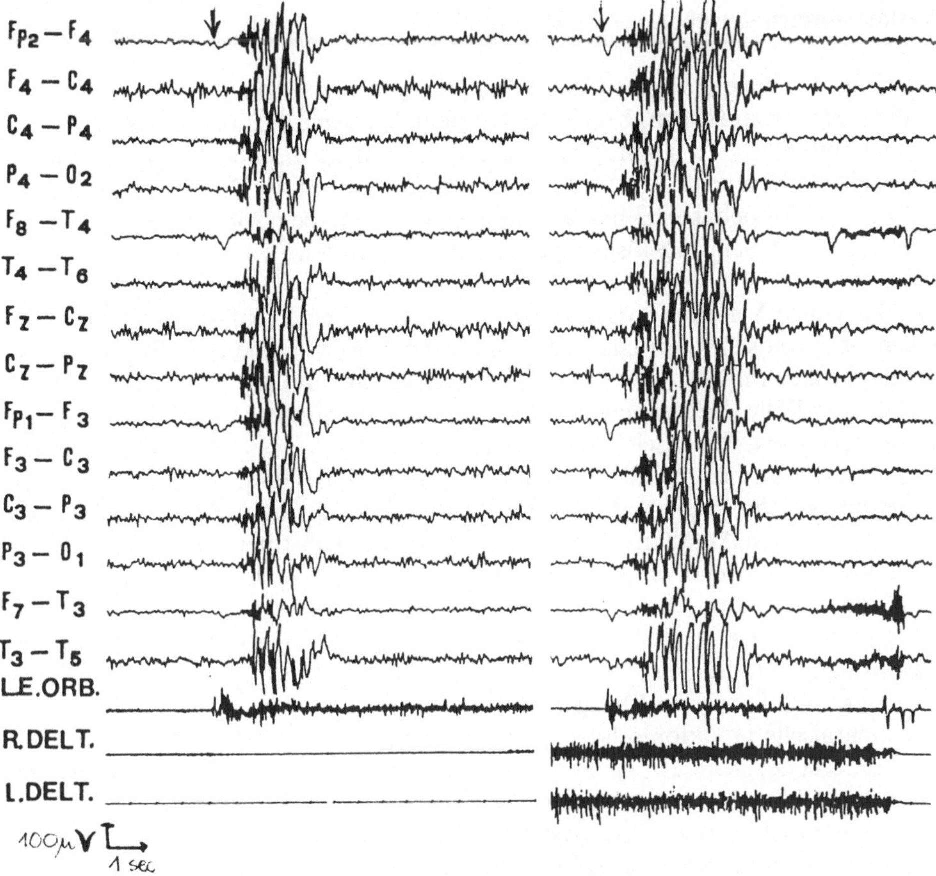

Abb. 3. Augenlidmyoklonien mit Absence: Jeweils mit Augenschluß (Pfeil, siehe auch Elektromyogramm linker M. orbicularis oculi LE.ORB.) mit einer Latenz von 1/2 s Auslösung einer flüchtigen Absence über 2–3 s mit raschen Lidmyoklonien ohne Armbeteiligung (siehe EMG rechter und linker M. deltoides R. + L. DELT.) mit generalisierten Polyspikes/Poly-spike-Waves im EEG; 10;10 J. alter Junge (Dalla Bernardina et al. 1989)

evtl. sogar mit Auslösung eines nur subklinischen Status oder auch klinischen Absencestatus oder Myokloniestatus [17]. Beide Statusarten sind aber jeweils blockierbar durch Augenöffnen und damit zu fragmentieren in kurze Blinzel- oder Myokloniephänomene [18, 19]. Diese Form ist allerdings auch durch Lidschluß in Dunkelheit auslösbar [19], was beweist, daß die Anfallsauslösung nicht allein durch Licht getriggert wird. Sie findet sich häufiger bei geistig behinderten als bei normal entwickelten Kindern, beginnt häufig schon im Kleinkindalter, tritt – im Gegensatz zur Lidmyoklonie mit Absence der Jugendlichen – wesentlich seltener auf und ist häufig therapieresistent.

Verlaufsformen der photogenen Reflexepilepsien

Zwei verschiedene Hauptverlaufsformen müssen unterschieden werden:
- die reine Verlaufsform, bei der stets nur reflexogene Anfälle auftreten;
- die kombinierte Verlaufsform, bei der neben reflektorischen Anfällen – und oft sogar viel häufiger – auch spontane Anfälle auftreten. Diese Kombinationsform ist doppelt so häufig wie die reine Form, bei beiden Formen ist die Neigung zur Selbstauslösung gleich häufig vertreten.

Bei der *reinen* Verlaufsform herrscht meistens nur eine Anfallsform myoklonischen oder tonisch-klonischen generalisierten Typs vor, die Anfallsfrequenz ist gering, große Anfälle treten oft nur als Einzelanfälle auf [1]. Ganz überwiegend, in 75% der Fälle [32] handelt es sich dabei um *generalisierte idiopathische Epilepsien* bei neuropsychiatrisch intakten Patienten mit guter bis sehr guter Prognose [30], nämlich im beginnenden Erwachsenenalter ausheilend.

Bei den *kombinierten* Verlaufsformen mit reflektorischen und nichtreflektorischen, spontanen Anfällen treten verschiedene Anfallsformen auf, handelt es sich ebenfalls überwiegend um *generalisierte idiopathische Epilepsien* mit myoklonischen oder myoklonisch-astatischen Anfällen, mit typischen Absencen oder tonisch-klonischen generalisierten Anfällen und mit Kombinationen aus diesen Anfallsformen, z. B. als
- benigne myoklonische Epilepsie des frühen Kindesalters,
- idiopathische myoklonisch-astatische Epilepsie,
- Absenceepilepsien des frühen Kindesalters, des Schulalters (Pyknolepsie) und des juvenilen oder Adoleszentenalters,
- juvenile myoklonische Epilepsie (Impulsiv-Petit-mal) oder als
- Aufwach-Grand-mal-Epilepsie,

Epilepsien, deren Prognose von der Art dieser Syndrome abhängt. Daneben werden aber auch *symptomatische generalisierte Epilepsien* mit atypischen Absencen, myoklonischen, myoklonisch-astatischen Grand-mal-Anfällen gefunden und gelegentlich auch fokale oder multifokale Epilepsien mit klinischer Photosensibilität, symptomatische Epilepsien entweder bekannter oder unbekannter Ätiologie als *Residual-* oder als *Prozeßsyndrome.*

Unter diesen prozeßartig verlaufenden Epilepsiesyndromen mit photogener Reflexepilepsie ist die sogenannte *schwere myoklonische Epilepsie des frühen Kindesalters* [14] besonders erwähnenswert, die allerdings nicht, wie die Namensgebung suggeriert, mit Myoklonien im 1. Lebensjahr beginnt, sondern mit gehäuften fieberabhängigen großen Anfällen oder (seitenwechselnden) Halbseitenkrämpfen; Myoklonien bzw. myoklonische Anfälle und Photosensibilität bzw. photogene Anfälle folgen nach, regelhaft erweist sich diese Epilepsie, für die das Fehlen einer Ätiologie charakteristisch ist, als pharmakoresistent, afebrile große Anfälle und schließlich auch komplex-fokale Anfälle treten hinzu. Unter den Prozeßsyndromen bekannter Ätiologie mit klinischer Photosensibilität und eventuell photogenen Anfällen auch im Alltag bedarf die Gruppe der *progressiven Myoklonusepilepsien* wie z. B. Lafora-Krankheit und MERRF-Syndrom besonderer Erwähnung sowie die spätinfantile Ceroidlipofuszinose Jansky-Biel-

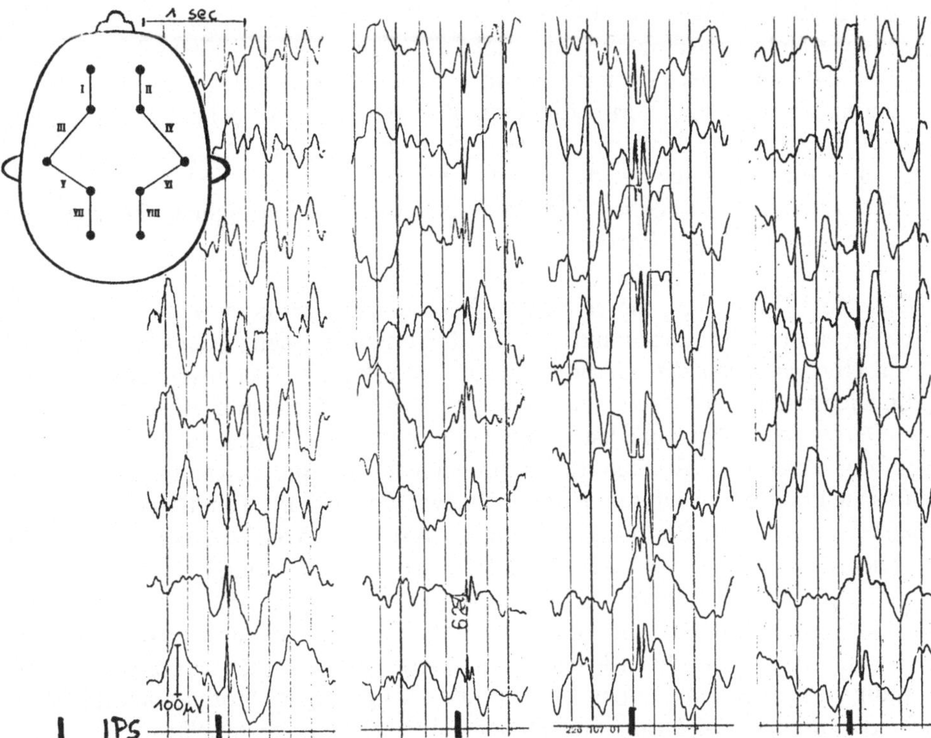

Abb. 4. Klinische Fotosensibilität auf Einzelblitzreize der IPS: Jeder Einzelreiz erzeugt ein Spikepotential, verbunden mit einer Einzelmyoklonie; 4;9 J. altes Mädchen mit spätinfantiler neuronaler Ceroidlipofuszinose; Wach-EEG Nr. 2635/89, Zeitk. 0,3; Frequenzbl. 30; Augen zu

schowsky, für deren Diagnose das Phänomen einer hochgradigen klinischen wie subklinischen Photosensibilität schon auf Einzelblitzreize im EEG-Labor richtungsweisend ist (Abb. 4).

Therapie

Die Behandlung photogener Anfälle und Epilepsien zielt in erster Linie auf die Erkennung, *Vermeidung* oder Abschwächung der genannten spezifischen Auslöser, die besonders dann gefährlich werden können, wenn sie sich mit unspezifischen Auslösern wie Schlafmangel, Ermüdung, körperliche Erschöpfung und Alkohol kombinieren. Ein sehr typisches Beispiel für diese Kombination sind die Diskothekanfälle in der Feierabendsituation, wobei in Einzelfällen noch eine zusätzlich akustische Triggerung von Anfällen hinzukommen mag (was m. E. allerdings bisher nicht systematisch untersucht worden ist).

Statt eines Fernsehverbotes, das meistens nicht eingehalten wird, wenn nicht eine ausgesprochene „Photophobie" besteht, und das in der Regel auch nicht notwendig ist, soll eine *Fernsehhygiene* aus pathophysiologischer und nicht etwa aus pädagogischer Sicht eingehalten werden, d. h. Fernsehen nur

- aus größtmöglichem praktikablem Abstand zum Bildschirm, mindestens aber aus vierfacher Distanz der Schirmabmessung; bei engem Fernsehzimmer soll ein Gerät mit einem kleinen Schirm von ca. 30 cm benutzt werden.
- Fernsehen nur mit Fernbedienung, um jede dichtere Annäherung an den Schirm zu vermeiden; bei unvorhergesehener, unbeabsichtigter Annäherung muß sofort ein Auge mit der Hand vollständig abgedeckt werden;
- Fernsehen nur mit normal funktionierendem Gerät in möglichst heller Umgebung, möglichst mit Farbfernseher.

Wenn trotz Einhaltung dieser Regeln Anfälle auftreten oder wenn klinisch eine Fotosensibilität im Labor mit 50 Hz Flickerlichtfrequenz nachgewiesen wird, kann eine *Fernsehbrille* mit polarisierter monokularer Occlusion hilfreich sein [20]. Gegen eine berufliche Tätigkeit vor dem Bildschirm z.B. eines intakten PC-Gerätes bestehen zunächst einmal keine Bedenken. Nur wenn bei sorgfältiger Prüfung unter den gleichen Bedingungen wie am Bildschirmarbeitsplatz eine klinische Photosensibilität im EEG nachgewiesen wird, muß ein Risiko angenommen werden, das die Berufseignung für einen solchen Arbeitsplatz in Frage stellt.

Auch das Tragen einer stark dunkelblau, -grau oder -grüngetönten *Brille* vermindert das Risiko, wobei die Lichtabsorption mindestens 90% betragen muß, ebenso monokulares Sehen – daher der dringende Rat, bei unbeabsichtigter Annäherung an eine anfallsauslösende Reizquelle sofort mindestens ein Auge vollständig mit einer Hand abzudecken. Bei hochgradiger Photosensibilität kann seitenwechselnde *Occlusion* „auf Dauer" hilfreich sein, eventuell mit Hilfe einer occludierenden Kontaktlinse für jedes Auge, individuell angefertigt [13].

Wenn bei einer reinen Verlaufsform diese Maßnahmen nicht erfolgreich sind oder nicht toleriert werden, ist eine strenge Indikation zum Einsatz von *Antiepileptika* gegeben; natürlich auch, wenn neben reflexogenen spontane Anfälle auftreten, also eine kombinierte Verlaufsform vorliegt. Die Wahl des Antiepileptikums richtet sich nach dem Epilepsiesyndrom: Bei idiopathischen und symptomatischen generalisierten Epilepsien mit generalisierten kleinen und großen Anfällen ist *Valproat* Mittel erster Wahl. Wenn eine Valproatmonotherapie trotz Ausdosierung (Blutspiegel im Tagesprofil mindestens einmal deutlich über 100 mg/l) nicht wirksam ist, wird mit *Ethosuximid* kombiniert, falls auch spontane Absencen auftreten. Statt Valproat oder Ethosuximid kann auch ein *Benzodiazepin* wie *Clobazam* in Monotherapie eingesetzt werden, wenn keine großen Anfälle auftreten. Treten unter ausdosiertem Valproat weiterhin große Anfälle auf, sind *Phenobarbital* oder *Primidon* Mittel nächster Wahl. Bei den sehr seltenen photogenen Herdanfällen kann auch Carbamazepin oder Phenytoin eingesetzt werden.

Spezielle Therapieüberlegungen bei selbstinduzierten Anfällen können zunächst zurückgestellt werden, bis entschieden ist, ob die bisher erwähnten therapeutischen Maßnahmen wirksam sind oder nicht. Bei konsequenter und erfolgreicher Anwendung wird nämlich dem zwanghaften oder süchtigen Verhalten gleichsam der pathophysiologische Boden entzogen; Fächeln, Blinzeln, Augenschluß und andere Auslösemechanismen laufen ins Leere und werden von selbst eingestellt (was selbstverständlich nicht ausschließt, daß eventuell andere, ticartige Ersatzhandlungen an ihre Stelle treten). Bei besonders hartnäckigen Fällen von Autostimulation ist dann eine Indikation zur *psychologischen Therapie* gegeben [15]. Aber gerade bei diesen Fällen liegt häufig eine geistige Behinderung vor [34], die dieser Therapieform sehr enge Grenzen setzt oder sie unmöglich macht. Dies ist der Grund, daß nach weiteren medikamentösen Alternativen außerhalb der Standardantiepileptika gesucht worden ist und Pharmaka wie *Fenfluramin* als Serotoninantagonist [2], *Bromocriptin* als Dopaminagonist [8] oder *Neuroleptika* [23], in Einzelfällen offenbar erfolgreich, eingesetzt worden sind.

Unter den *verhaltenstherapeutischen* Ansätzen spielen, wie bei allen Formen von Reflexepilepsie, die Methoden der *Desensibilisierung* die wichtigste Rolle, indem z. B. wiederholte und zugleich veränderte visuelle Reize bei veränderter Schwelle erst einseitig und dann auch doppelseitig angewendet werden [15]. Neben einem klassischen *Dekonditionierungs*training kommen in geeigneten Fällen auch *aversive Techniken* zur Anwendung. Solche Trainingsprogramme müssen ganz individuell ausgearbeitet werden, der zeitliche Aufwand ist groß, Motivation und Compliance müssen anhaltend gut sein; gerade hieran fehlt es aber häufig den Patienten mit ausgeprägter Autostimulation [23].

Literatur

1. Aicardi J (1986) Epilepsy in children. Raven, New York, pp 260–269
2. Aicardi J, Gastaut H (1985) Treatment of self-induced photosensitive epilepsy with fenfluramine. New Engl J Med 313:1419
3. Ames FR, Saffer D (1983) The sunflower syndrome. A new look at "self-induced" photosensitive epilepsy. J Neurol Sci 59:1–11
4. Beaumanoir A, Capizzi G, Nahory A, Yousfi Y (1989) Scotogenic seizures. In: Beaumanoir A, Gastaut H, Naquet R (eds) Reflex Seizures and Reflex Epilepsies. Médicine & Hygiène, Genève, pp 219–223
5. Beaumanoir A, Volanschi M, Volanschi D, Roger G (1989) Reflex (sensory evoked) seizures in a population of epileptic aged less than 15 years. In: Beaumanoir A, Gastaut H, Naquet R (eds) Reflex Seizures and Reflex Epilepsies. Médicine & Hygiène, Genève, pp 475–478
6. Binnie C, Darby CE, Kasteleijn-Nolst Trenité DGA, Wilkins AJ (1989) Photosensitive epilepsy: Clinical features. In: Beaumanoir A, Gastaut H, Naquet R (eds) Reflex Seizures and Reflex Epilepsies. Médicine & Hygiène, Genève, pp 163–170
7. Blume WT (1982) Atlas of pediatric electroencephalography. Raven, New York, p 176
8. Clemens B (1988) Dopamine agonist treatment of self-induced pattern-sensitive epilepsy. A case report. Epilepsy Res 2:340–343
9. Dalla Bernardina B, Sgro V, Fontana E et al. (1989) Eyelid myoclonias with absences. In: Beaumanoir A, Gastaut H, Naquet R (eds) Reflex Seizures and Reflex Epilepsies: Médicine & Hygiène, Genève, pp 193–200
10. Darby CE, Korte RA, Binnie CD, Wilkins AJ (1980) The self-induction of epileptic seizures by eye closure. Epilepsia 21:31–42
11. Doose H (1982) Photosensitivity: Genetics and significance in the pathogenesis of epilepsy. In: Anderson VE et al. (eds) Genetic Basis of Epilepsies. Raven, New York, pp 113–121
12. Doose H (1989) Epilepsien im Kindes- und Jugendalter. Desitin Arzneimittel 9. Aufl, Hamburg, S 153–156
13. Doose H, Schulz M, Beaumanoir A, Magistris M (1989) Successful treatment of self-induced photogenic seizures without chemical medication. In: Beaumanoir A, Gastaut H, Naquet R (eds) Reflex Seizures and Reflex Epilepsies. Médicine & Hygiène, Genève, pp 453–454
14. Dravet Ch, Bureau M, Roger J (1985) Severe myoclonic epilepsy in infants. In: Roger J, Dravet C, Bureau M et al. (eds) Epileptic Syndromes in Infancy, Childhood and Adolescence. Libbey, London Paris, pp 51–57

15. Forster FM (1977) Reflex Epilepsy – Behavioral Therapy and Conditional Reflexes. Thomas, Springfield (Ill)
16. Gastaut H (1989) Synopsis and conclusions of the International Colloquium on reflex seizures and epilepsies, Geneva 1988. In: Beaumanoir A, Gastaut H, Naquet R (eds) Reflex Seizures and Reflex Epilepsies. Médicine & Hygiène, Genève, p 501
17. Gastaut H, Tassinari CA (1966) Triggering mechanisms in epilepsy. The electroclinical point of view. Epilepsia 7:85–138
18. Gigli G, Luciani L, Diomedi M et al. (1991) Eye closure sensitivity without photosensitivity in juvenile myoclonic epilepsy: Polysomnographic study of electroencephalographic epileptiform discharge rates. Epilepsia 32:677–683
19. Gobbi G, Bruno L, Mainetti S et al. (1989) Eye closure seizures. In: Beaumanoir A, Gastaut H, Naquet R (eds) Reflex Seizures and Reflex Epilepsies. Médicine & Hygiène, Genève, pp 181–191
20. Hess R, Wieser HG (1985) Reflexepilepsien. Schweiz Rundschau Med (Praxis) 74:646–654
21. Jeavons PM (1985) Photosensitive epilepsies. In: Roger J, Dravet C, Bureau M et al. (eds) Epileptic Syndromes in Infancy, Childhood and Adolescence. Libbey, London Paris, pp 232–236
22. Jeavons PM, Harding GFA (1975) Photosensitive Epilepsy. A Review of the Literature and Study of 460 Patients. Heinemann, London, p 70
23. Kasteleijn-Nolst Trenité DGA, Binnie CD, Overweg J et al. (1989) Treatment of self-induction in epileptic patients: Who wants it? In: Beaumanoir A, Gastaut H, Naquet R (eds) Reflex Seizures and Reflex Epilepsies. Médicine & Hygiène, Genève, pp 439–445
24. Lerman P, Kivity S (1989) Self-induced photogenic epilepsy. A report of 14 cases. In: Beaumanoir A, Gastaut H, Naquet R (eds) Reflex Seizures and Reflex Epilepsies. Médicine & Hygiène, Genève, pp 379–384
25. Maeda Y, Kurokawa T, Sakamoto K et al. (1990) Electroclinical study of video-game epilepsy. Dev Med Child Neurol 32:493–500
26. Matthes A (1984) Epilepsien. 4. Aufl. Thieme, Stuttgart New York, S 132–133
27. Matricardi M, Brinciotti M, Paciello F (1991) Reading epilepsy with absences, television-induced seizures, and pattern sensitivity. Epilepsy Res 9:145–147
28. Mayersdorf A, Marshall C (1970) Pattern activation in reading epilepsy. A case report. Epilepsia 11:423–426
29. Merlis JK (1974) Reflex epilepsy. In: Vinken PJ, Bruyn GW (eds) Handbook of Clinical Neurophysiology. Vol 15. The Epilepsies. Elsevier, New York, pp 440–456
30. Regesta G, Tanganelli P (1989) The evolution and prognosis of photosensitive epilepsy. In: Beaumanoir A, Gastaut H, Naquet R (eds) Reflex Seizures and Reflex Epilepsies. Médicine & Hygiène, Genève, pp 175–177
31. Reilly EL, Peters JF (1973) Relationship of some varieties of electroencephalographic photosensitivity to clinical convulsive disorders. Neurology 23:1050–1057
32. Roger J, Leroux D, Bureau M et al. (1989) Reflex epilepsy and epilepsy with reflex seizures. Study of the population of an epilepsy center. In: Beaumanoir A, Gastaut H, Naquet R (eds) Reflex Seizures and Reflex Epilepsies. Médicine & Hygiène, Genève, pp 463–474
33. Servit Z, Machek J, Strejckova A et al. (1962) Reflex influences in the pathogenesis of epilepsy in the light of clinical statistics. Epilepsia 3:315–322
34. Tassinari CA, Michelucci R, Rubboli G et al. (1989) Self-induced seizures. In: Beaumanoir A, Gastaut H, Naquet R (eds) Reflex Seizures and Reflex Epilepsies. Médicine & Hygiène, Genève, pp 363–368
35. Temkin O (1971) The Falling Sickness. 2nd edn. Hopkins, Baltimore London, p 49
36. Waltz S, Christen H-J, Doose H (1992) The different patterns of the photoparoxysmal response. A genetic study (in press) (siehe auch Beitrag in diesem Kongreßbericht)
37. Wilkins A, Binnie C, Darby C et al. (1989) Epileptic and non-epileptic sensitivity to light. In: Beaumanoir A, Gastaut H, Naquet R (eds) Reflex Seizures and Reflex Epilepsies. Médicine & Hygiène, Genève, pp 153–162

Transkortikale Reflextriggerung: ein tierexperimentelles Modell zum besseren Verständnis von epileptischen Reflexmechanismen

M. Reker, A. Lehmenkühler, E.-J. Speckmann

Einleitung

Reflexepilepsien basieren z.T. auf sehr komplexen Reflexmustern, z.B. bei der Lese- oder Eßepilepsie. Ein überschaubares Modell für eine Reflexepilepsie, klinisch wie tierexperimentell, ist der Reflexmyoklonus (Obeso et al. 1985). Dieser läßt sich klinisch als Aktionsmyoklonus bei progredienten degenerativen oder entzündlichen ZNS-Erkrankungen (PME, Alzheimer Krankheit u.a.), der Epilepsia partialis continua, taktil auslösbaren Anfällen etc. darstellen. Aus neurophysiologischer Sicht wird der Reflexmyoklonus als pathologisch gesteigerter transkortikaler Reflex gedeutet, der über aufsteigende Systeme zum sensiblen Kortex und von dort zum motorischen Kortex geleitet wird, um dann über die absteigenden Pyramidenbahnen geführt zu werden. Als wirksamste Trigger imponieren tierexperimentell Muskel- und Gelenkrezeptoren, deren afferente Signale am somatosensorischen Kortex als evoziertes Potential, ggf. als somatosensibles Riesenpotential („giant SSEP") darstellbar sind (Shibasaki u. Yamashita 1986). Zur näheren Analyse dieser Potentialschwankungen wurde in den vorliegenden Untersuchungen der afferente Schenkel des transkortikalen Reflexes bei steigender kortikaler Erregbarkeit im Tierexperiment untersucht.

Methodik

Die Untersuchungen wurden an narkotisierten, relaxierten und künstlich beatmeten Ratten durchgeführt. Durch Reizung des Nervus ischiadicus wurden somatosensorisch evozierte Potentiale ausgelöst. Sie wurden epikranial und intrakortikal abgeleitet. Die Messungen erfolgten vor und nach wiederholten Gaben von Pentylentetrazol.

Ergebnisse

In einer ersten Versuchsreihe wurden kortikale Tiefenpotentiale von SSEPs und ihre begleitenden Änderungen der extrazellulären Kaliumkonzentration ohne Gabe von PTZ registriert. Dabei zeigte sich, daß das epikraniale SSEP im wesentlichen aus den beiden konventionellen Komponenten bestand, die ihre höchste

B. Köhler, R. Keimer (Hrsg.)
Aktuelle Neuropädiatrie 1991

Amplitude in einer Tiefe von 700 bis 1000 µm aufwiesen. Das SSEP ging mit einer lang anhaltenden Erhöhung der extrazellulären Kaliumkonzentration $(K^+)_0$ einher, die in einer Tiefe von 1000 bis 1300 µm ihr Maximum aufwies. Die $(K^+)_0$ erreichte ihren Ausgangswert nach 2 s.

Nach PTZ-Applikation zeigten die SSEP im wesentlichen dieselben Komponenten wie vor der PTZ-Applikation. Ihre Amplituden hatten deutlich zugenommen. Ebenso waren die intrakortikalen SSEPs erheblich vergrößert. Auch die begleitenden Änderungen der $(K^+)_0$ nach PTZ-Injektion nahmen deutlich zu und betrugen ca. 75 µmol/l. Dabei wurde insbesondere in den Tiefen 700 bis 1000 µm ein zweistufiger Anstieg der $(K^+)_0$ beobachtet.

Die simultane Registrierung der SSEPs und der $(K^+)_0$ in konstanter Tiefe von 700 µm bei steigender PTZ-Konzentration zeigte weitere interessante Befunde: Bei niedriger PTZ-Konzentration stellen sich zunächst wieder die rasche und die langsame Potentialschwankung dar. Diese nehmen bei steigender PTZ-Gesamtdosis an Amplitude zu. Dabei rückt das langsame Potential zunehmend näher an die initiale Komponente heran und verschmilzt schließlich nahezu vollständig mit dieser zu einer breitbasigen negativen Fluktuation, die für eine interiktale Potentialschwankung in einem epileptischen Fokus charakteristisch ist (Lehmenkühler 1988).

Die nach der ersten PTZ-Applikation zunächst zweistufige Erhöhung der $(K^+)_0$ geht im Laufe der durch PTZ gesteigerten Erregbarkeit in eine hohe mono-

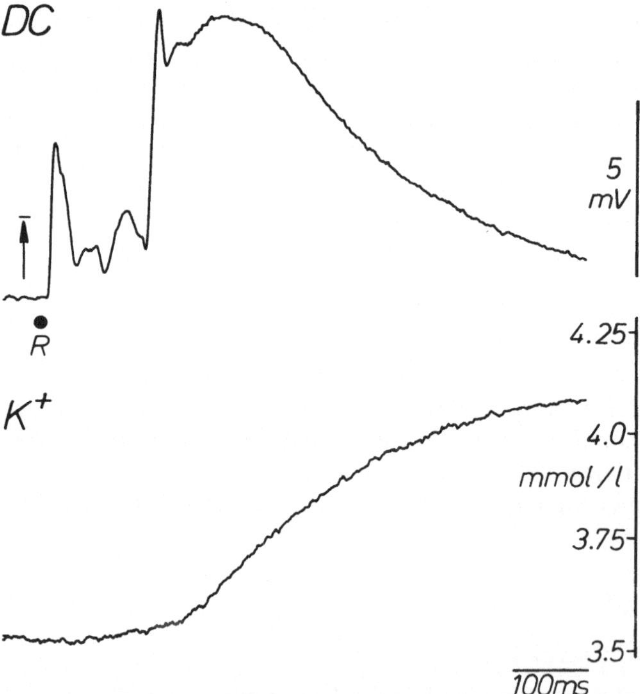

Abb. 1. Simultane Registrierung des kortikalen Feldpotentials und der extrazellulären Kaliumkonzentration bei hoher Krampferregbarkeit der Hirnrinde. Es wird erkennbar, daß der steile höhere Anstieg der extrazellulären Kaliumkonzentration erst mit Einsetzen des langsamen negativen Potentials beginnt

phasische Schwankung über, die ebenfalls für eine epileptische Entladung charakteristisch ist. Dabei zeigt Abbildung 1, daß der steile höhere Anstieg der extrazellulären $(K^+)_0$ erst mit Einsetzen des langsamen Potentials beginnt.

In den vorliegenden Untersuchungen zeigten die SSEPs und die begleitenden Änderungen der extrazellulären $(K^+)_0$ bei steigender kortikaler Erregbarkeit ihre höchste Amplitude in den Pyramidenzellschichten. Dieser Befund spricht dafür, daß sowohl die erste als auch die zweite negative Komponente des Feldpotentials vornehmlich in diesem Bereich generiert werden.

Wir haben gezeigt, daß mit steigender PTZ-Gesamtdosis nicht nur die Amplituden der evozierten Potentiale zunahmen, sondern daß mit steigender Erregbarkeit des Kortex die verzögerte negative Potentialschwankung auch schrittweise näher an das initiale Potential heranrückt. Dabei interpretieren wir das zweite breite Potential als den durch das SSEP getriggerten epileptischen Spike.

Diskussion

Dieser zunächst rein experimentelle Befund findet in der Klinik der Reflexepilepsien Analogien z. B. bei den Startle-Anfällen, bei denen sich die Schreckreaktion als Trigger und das – häufig tonische – epileptische Reflexmuster auch in der klinischen Beobachtung deutlich voneinander trennen lassen. Insofern ist der Myoklonus kein gesteigerter Reflex und der Startle-Anfall keine nur quantitativ gesteigerte Schreckreaktion, sondern beides sind, durch die afferenten – sensiblen oder sensorischen – Reize getriggerte, dabei deutlich abgrenzbare epileptische Phänomene.

Bedeutsam für die Bewertung der Befunde der klinischen Neurophysiologie erscheint weiterhin, daß intrakortikal abgeleitete spezifische Potentiale – sei es als SSEP oder als spontaner interiktaler Spike – epikranial oft nicht darstellbar sind (Elger und Speckmann, 1983), so daß epikranial abgeleitete Normalbefunde als Kriterium für den Ausschluß spezifischer Aktivität im Kortex nur unter Vorbehalt herangezogen werden dürfen.

Die vorgestellten Befunde am generalisierten Epilepsiemodell finden ihre Bestätigung in den Arbeiten von Chauvel und Mitarbeitern (1978) sowie von Gioanni und Lamarche (1986), die den transkortikalen Reflex am Penicillinfokus der Ratte untersucht haben.

Ungeachtet dieser verschiedenen Modelle, die vergleichbare Ergebnisse liefern, trägt die transkortikale Reflextriggerung als Modell eines epileptischen Reflexmechanismus wesentlich zum Verständnis klinischer epileptischer Phänomene bei.

Literatur

Chauvel P, Louvel J, Lamarche M (1978) Transcortical reflexes and focal motor epilepsy. Electroencephal Clin Neurophysiol 45:309–318

Elger CE, Speckmann EJ (1983) Penicillin-induced epileptic foci in the motor cortex: vertical inhibition. Electroenceph Clin Neurophysiol 56:604–622

Gioanni Y, Lamarche M (1986) Penicillin epileptogenic focus in the rat: requisites for transcortical reflex triggering, Exp Neurol 92:134–146

Lehmenkühler A (1988) Änderungen des Mikromilieus von Nervenzellen in der Hirnrinde bei epileptischen Anfällen. Experimentelle Beobachtungen. EEG-Labor 10:145–161

Obeso JA, Rothwell JC, Marsden CD (1985) The spectrum of cortical myoclonus. Brain 108:193–224

Shibasaki H, Yamashita Y (1986) Somatosensory evoked potentials in the analysis of the mechanisms of myoclonus. In: Cracco RQ, Bodis-Wollner I (eds) Evoked potentials. Frontiers of clinical neuroscience Vol 3. Alan R Liss, New York, pp 402–408

Photosensibilität bei Patienten mit und ohne Epilepsie – eine genetische Untersuchung

S. Waltz, H.-J. Christen, H. Doose

Einleitung

Die Erblichkeit der Photosensibilität und ihres elektroenzephalographischen Korrelates, der photoparoxysmalen Reaktion (PPR), ist seit den Untersuchungen von Davidson u. Watson (1956) bekannt. Strittig ist jedoch nach wie vor die Definition der PPR und – damit eng verknüpft – ihre Beziehung zur Epilepsie. Manche Autoren (Jeavons u. Harding 1975, Binnie et al. 1986) folgen der ursprünglichen Definition von Bickford et al. (1952) und vertreten die Ansicht, nur das Auftreten von generalisierten spikes and waves unter intermittierender Lichtreizung dürfe als PPR gewertet werden. Unter dieser Definition kommen sie zu dem Schluß, daß Photosensibilität mit Epilepsie eng korreliert, ja in der Regel sogar gleichbedeutend sei.

Andere Autoren schließen neben generalisierten spikes and waves auch auf die Parieto-Okzipitalregion begrenzte Entladungen mit eindeutigen Spitzen ein (Doose et al. 1969, Rabending und Klepel 1978). Mit dieser Definition kamen Doose und Gerken (1973) zu dem Ergebnis, daß Photosensibilität ein in der Bevölkerung weit verbreitetes Merkmal sei, das nur selten, nämlich im Zusammentreffen mit anderen zu Epilepsie disponierenden Faktoren pathogenetisch wirksam wird. Dieselben Autoren wiesen jedoch auf Unterschiede in der phänotypischen Ausprägung der PPR bei Probanden mit Epilepsie und solchen ohne Epilepsie hin.

Eine genetische Untersuchung schien der geeignetste Weg zu sein, einer wissenschaftlich begründeten Definition der PPR näher zu kommen. Um die Bedeutung der verschiedenen Formen der PPR zu erfassen, wurde eine Familienuntersuchung bei photosensiblen Probanden mit und ohne Epilepsie durchgeführt.

Material und Methoden

65 Probanden mit generalisierter idiopathischer Epilepsie und 219 Verwandten 1. Grades (A-Gruppe) und 70 Probanden ohne epileptische Anfälle mit 156 Verwandten (B-Gruppe) wurden elektroenzephalographisch untersucht.

Die photoparoxysmale Reaktion wurde in 4 Typen unterteilt (Abb. 1–4):

- Typ I: Spitzen in der okzipitalen Grundtätigkeit,
- Typ II: parieto-okzipitale Spitzen mit einer biphasischen langsamen Nachschwankung,

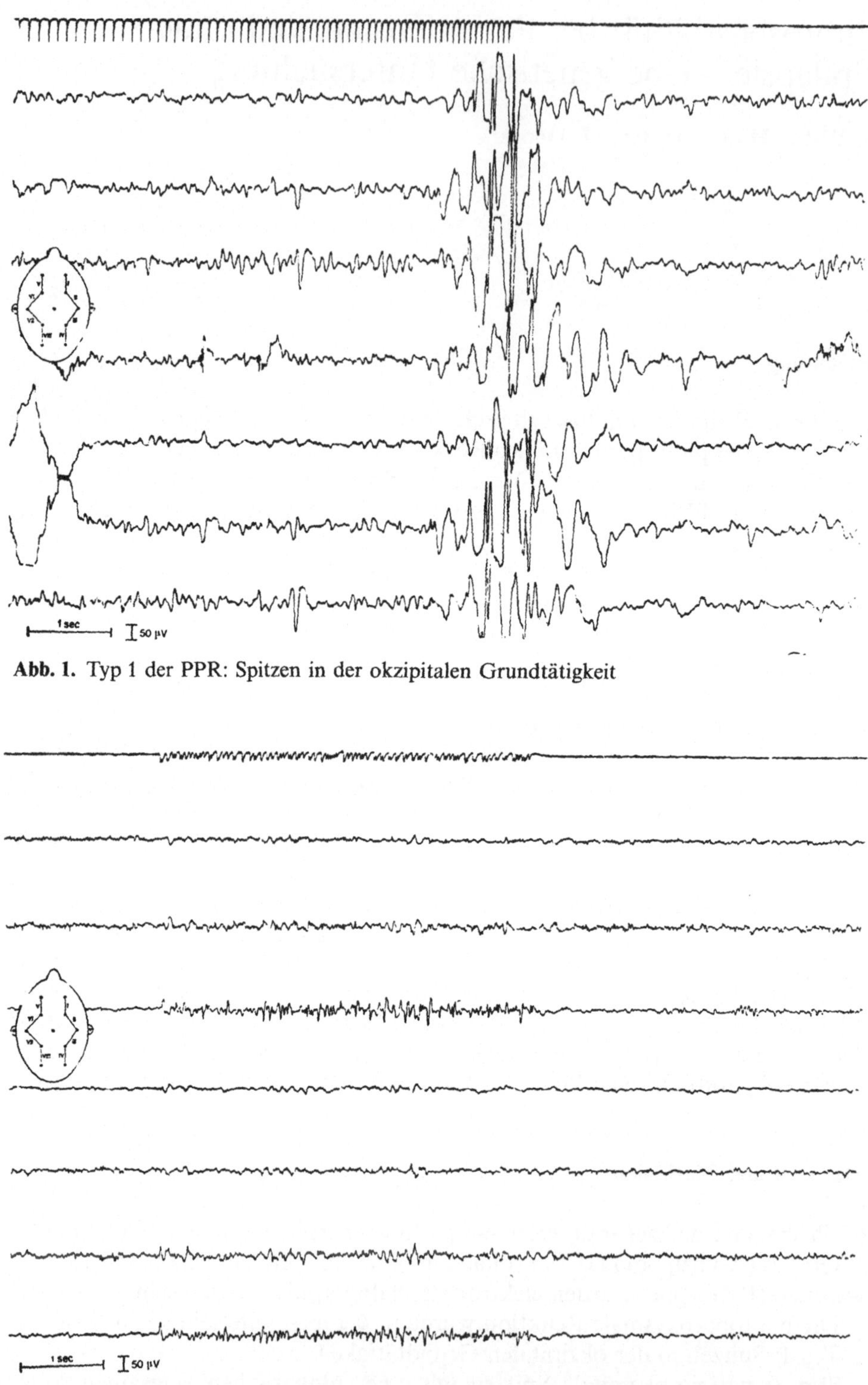

Abb. 1. Typ 1 der PPR: Spitzen in der okzipitalen Grundtätigkeit

Abb. 2. Typ 2 der PPR: parieto-okzipitale Spitzen mit einer biphasischen langsamen Nachschwankung

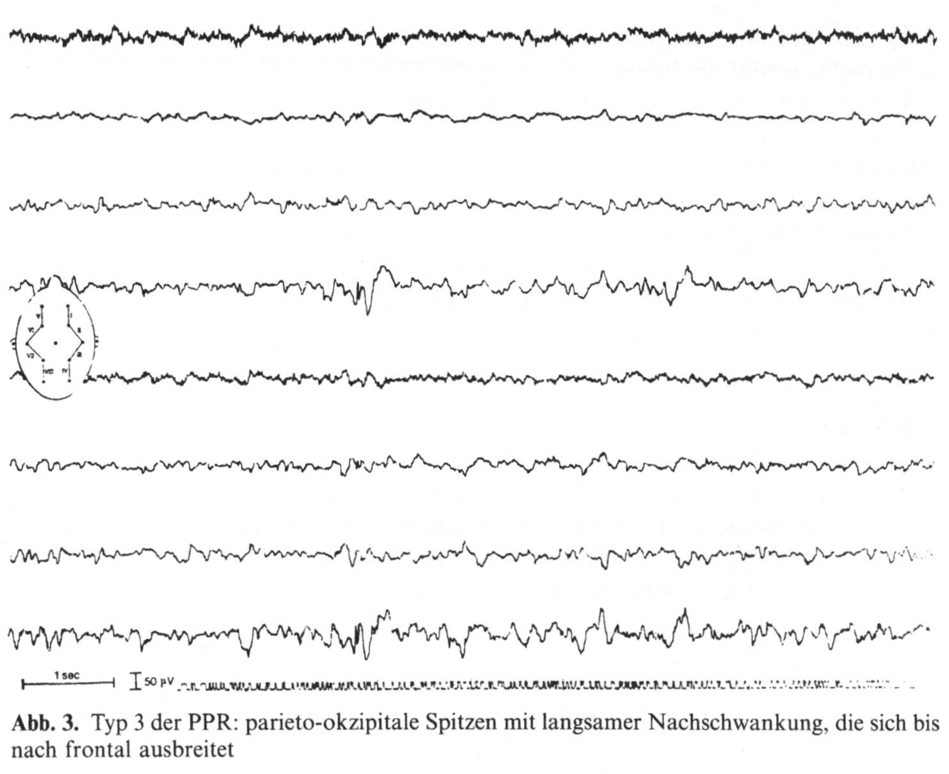

Abb. 3. Typ 3 der PPR: parieto-okzipitale Spitzen mit langsamer Nachschwankung, die sich bis nach frontal ausbreitet

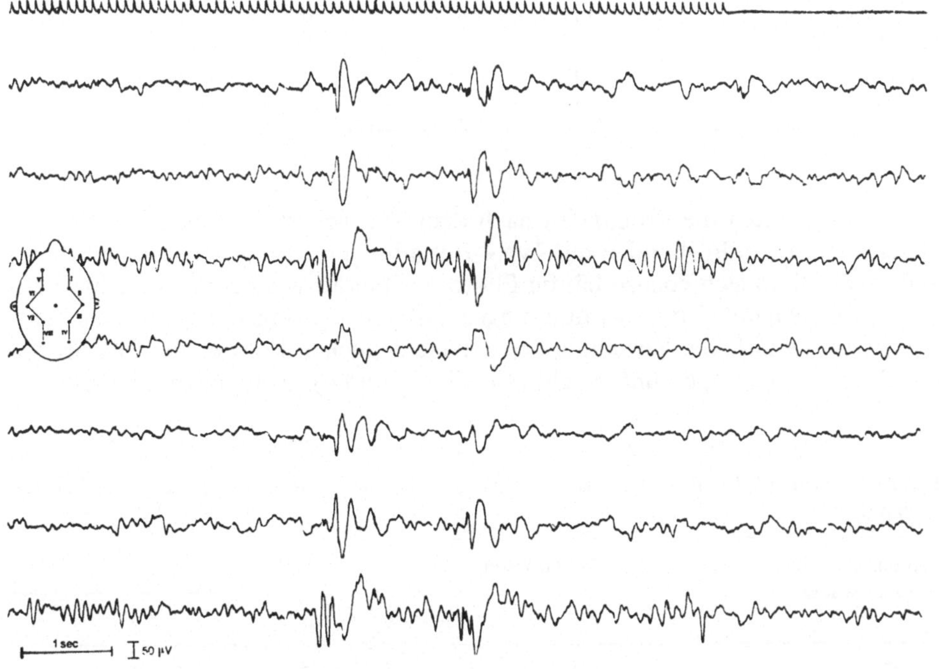

Abb. 4. Typ 4 der PPR: generalisierte spikes and waves

- Typ III: parieto-okzipitale Spitzen mit langsamer Nachschwankung, die sich bis nach frontal ausbreitet,
- Typ IV bezeichnet generalisierte spikes and waves.

Entladungen ohne eindeutige Spitzen wurden als fraglich eingestuft und nicht in die Untersuchung einbezogen. Fanden sich bei einem Probanden mehrere Typen der photoparoxysmalen Reaktion, wurde die ausgeprägteste Form gewertet. Die Photostimulation wurde standardisiert mit einem Lampenabstand von 15 cm mit durchgeführt. Detaillierte Angaben können der Publikation von Doose et al. (1969) entnommen werden.

Ergebnisse

Photosensibilität fand sich bei Geschwistern von Probanden ohne Epilepsie mit 44% ebenso häufig wie bei Geschwistern von Probanden mit Epilepsie mit 39%. Die Inzidenz der photoparoxysmalen Reaktion bei den Eltern war mit 15 und 17% niedriger, aber wiederum in beiden Gruppen gleich hoch (Tabelle 1).

Tabelle 1. Inzidenz der PPR

	N	PPR	
		n	%
A-Geschwister	124	48	39
B-Geschwister	97	43	44
A-Eltern	92	14	15
B-Eltern	50	9	8

Wir unterteilten die Probanden nach dem Typ der PPR (Tabelle 2). Bei den Geschwistern von Probanden mit Typ 4-Entladungen, also generalisierten spikes and waves, fand sich ebenso häufig Photosensibilität, wie bei den Geschwistern von Probanden mit Typ 1–3-Entladungen, also einer geringer ausgeprägten PPR.

Weiterhin wurde die Verteilung der unterschiedlichen Formen der PPR in den verschiedenen Gruppen untersucht (Tabellen 3 und 4). Probanden mit Epilepsie

Tabelle 2. Inzidenz der PPR bei den Geschwistern bezogen auf den Typ der PPR bei den Probanden

Typ der PPR bei den Probanden	Geschwister	PPR	
	N	n	%
Typ 4	119	45	38
Typ 1–3	60	21	35

Tabelle 3. Typ der PPR bei den Probanden

	N	Typ 1		Typ 2		Typ 3		Typ 4	
		n	%	n	%	n	%	n	%
A-Prob.	58	–	–	3	5	8*	14	47**	81
B-Prob.	50	3	6	7	14	19*	38	21**	42

* $p < 0{,}01$ ** $p < 0{,}0005$

Tabelle 4. Typ der PPR bei den Geschwistern

	N	Typ 1		Typ 2		Typ 3		Typ 4	
		n	%	n	%	n	%	n	%
A-Gesch.	48	2	4	10	20	14	29	22*	46
B-Gesch.	43	2	5	10	23	22	51	9*	21

* $p < 0{,}05$

hatten überwiegend (81 %) Typ 4-Entladungen, also generalisierte spikes and waves und zwar signifikant häufiger als Probanden ohne Epilepsie (42 %). Diese hatten dagegen häufiger Typ 3-Entladungen (38 % vs. 14 %). Dieselbe Verteilung der verschiedenen Typen der PPR fand sich interessanterweise auch bei den Geschwistern: A-Geschwister hatten mit 46 % häufiger Typ 4-Entladungen als B-Geschwister mit 21 %. Diese hatten häufiger Typ 3-Entladungen als A-Geschwister (51 % vs. 29 %). Nicht nur bei den Probanden mit Epilepsie, sondern auch bei ihren Geschwistern fanden sich also häufiger generalisierte spikes and waves als in den entsprechenden Vergleichsgruppen.

Die Beziehung der verschiedenen Typen der PPR zum Lebensalter bei den Verwandten wurde untersucht (Tabelle 5 und Abb. 5). Entladungen des Typ 1, also okzipitale Spitzen traten fast ausschließlich jenseits des 16. Lebensjahres auf. Typ 2-Entladungen überwogen bei den 11–15jährigen und kamen in dieser Altersgruppe signifikant häufiger als in den Vergleichsgruppen vor. Typ 3-Entla-

Tabelle 5. Altersabhängige Expressivität der PPR bei Verwandten photosensibler Probanden

	N	Typ 1		Typ 2		Typ 3		Typ 4	
		n	%	n	%	n	%	n	%
≤ 10 J.	44	1[e]	2	6[a]	14	17	39	20[d]	45
11 – 15 J.	42	1	2	14[a, b]	33	17[c]	40	10	24
>15 J.	28	18[e]	64	3[b]	11	4[c]	14	3[d]	11

[a, b, c] $p < 0{,}05$ [d] $p < 0{,}005$ [e] $p < 0{,}000001$

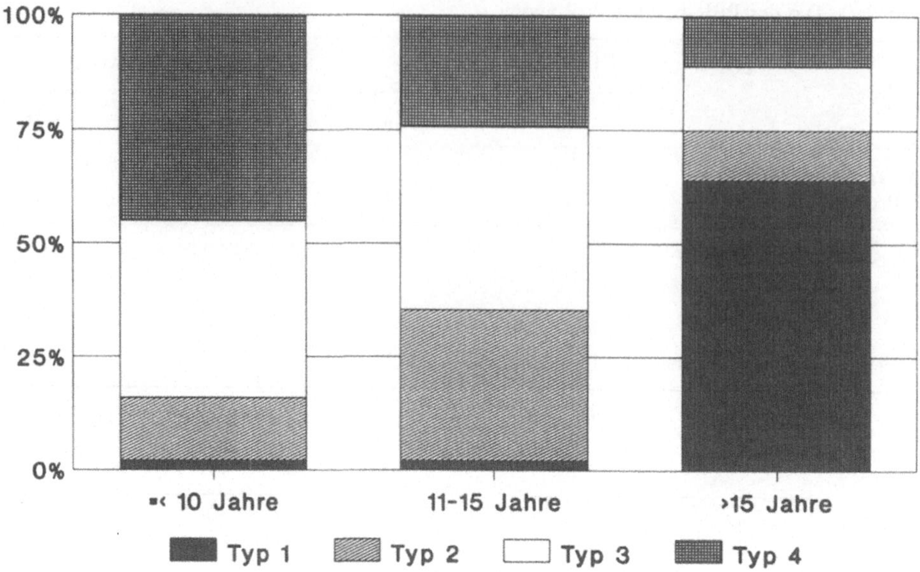

Abb. 5. Photoparoxysmale Reaktion (altersabhängige phänotypische Expression)

dungen fanden sich gleich häufig bei Kindern bis zu 10 Jahren und bei den 11–15jährigen. Typ 4, also generalisierte spikes and waves, wurden am häufigsten bei Kindern bis zum Alter von 10 Jahren registriert und nahmen mit zunehmendem Alter an Häufigkeit ab.

Zusammenfassung und Diskussion

Ziel der vorliegenden Familienuntersuchung bei photosensiblen Probanden war es, die Bedeutung der verschiedenen Formen der PPR zu erfassen und damit einen Beitrag zur Klärung der bislang umstrittenen Definition der PPR zu leisten. Photosensibilität fand sich bei Geschwistern photosensibler Probanden ohne Epilepsie ebenso häufig, wie bei Geschwistern photosensibler Probanden mit Epilepsie. Dies Ergebnis steht in Übereinstimmung mit den Arbeiten von Doose et al. (1969), die zu dem Schluß kamen, daß Photosensibilität genetisch different von spikes and waves in Ruhe und unter Hyperventilation sei. Das Geschwisterrisiko für Photosensibilität war ebenfalls unabhängig davon, ob die Probanden eine PPR mit generalisierten spikes and waves (Typ 4) aufwiesen, oder eine PPR geringerer Expressivität (Typ 1–3). Die Ergebnisse legen den Schluß nahe, daß durch Photostimulation ausgelöste generalisierte spikes and waves lediglich eine Sonderform der PPR darstellen. Für diese Hypothese spricht auch die altersabhängige Expression der PPR. Generalisierte spikes and waves fanden sich am häufigsten bei Kindern bis zu 10 Jahren, Typ 2-Entladungen dagegen im Alter von 11–15 Jahren. Okzipitale Spitzen kamen fast ausschließlich bei über 15jährigen vor.

Während die Inzidenz der PPR bei den Geschwistern unabhängig davon war, ob der Proband eine Epilepsie hatte, fanden sich signifikante Unterschiede hinsichtlich der phänotypischen Ausprägung der PPR. Sowohl die Probanden mit Epilepsie wie auch ihre Geschwister hatten häufiger generalisierte spikes and waves als die Vergleichsgruppen. Wir schließen aus den Ergebnissen, daß die phänotypische Ausprägung der PPR einerseits altersabhängig ist, andererseits auch durch andere genetische Faktoren, die zu Epilepsie disponieren, beeinflußt wird.

Mittels der vorliegenden Studie kann nicht ausgeschlossen werden, daß die hier unterschiedenen Formen der PPR genetisch heterogen sind. Die deutliche Altersabhängigkeit, die gleiche Inzidenz von Photosensibilität bei Geschwistern von Probanden mit Typ 4-Entladungen und bei Geschwistern von Probanden mit Typ 1–3-Entladungen sowie das Auftreten unterschiedlicher Formen bei ein und demselben Probanden sprechen dafür, daß die verschiedenen hier beschriebenen Formen der PPR lediglich unterschiedliche Ausprägungsgrade des selben genetisch determinierten Merkmals darstellen. Unter der so begründeten Einbeziehung parieto-okzipitaler Entladungen in die Definition der PPR war es erstmals möglich (Waltz und Doose 1992), einen autosomal-dominanten Erbgang der PPR wahrscheinlich zu machen.

Literatur

Bickford RG, Sem-Jacobsen CW, White PT, Daly D (1952) Some observations on the mechanism of photic and photometrazol activation. Electroenceph Clin Neurophysiol 4:275–282

Binnie CD, Kasteleijn-Nolst Trenité DGA, De Korte R (1986) Photosensitivity as a model for acute antiepileptic drug studies. Electroenceph Clin Neurophysiol 63:35–41

Davidson S, Watson CW (1956) Hereditary light sensitive epilepsy. Neurology 6:235–261

Doose H, Gerken H, Hien-Voelpel KF, Voelzke E (1969) Genetics of photosensitive epilepsy. Neuropädiatrie 1:56–73

Doose H, Gerken H (1973) On the genetics of EEG-anomalies. IV. Photoconvulsive reaction. Neuropädiatrie 4:162–171

Jeavons PM, Harding GFA (1975) Photosensitive epilepsy. A review of the literature and a study of 460 patients. William Heinemann, London

Rabending G, Klepel H (1978) Die Fotostimulation als Aktivierungsmethode in der Elektroencephalographie. Fischer, Jena

Waltz S, Doose H (1992) Photosensibilität – Neue genetische Aspekte. In: Klepel H, Scheffner D (Hrsg) Epilepsie 91. Einhorn, Reinbek (im Druck)

Semiologie visuell ausgelöster Reflexanfälle

P. Burkart, H. Schneble

Der folgende Beitrag und die darin enthaltenen EEG-Beispiele sollen verdeutlichen,
- welchen visuellen Auslösemomenten
- mit welchen elektroenzephalographischen und ggf. klinischen Erscheinungen
- welche Wertigkeit für die epileptologische Diagnostik zukommt.

Photosensibilität – Photoparoxysmale Reaktion – Photogene Epilepsie

Die häufigste Form visuell ausgelöster epileptischer Entladungen begegnet uns bei der Flickerlichtstimulation (FS) im EEG-Labor. Sie führt zu meist generalisierten Ausbrüchen in Form von
- Spike-waves um 3/s,
- irregulären Spike-waves,
- Poly-spikes oder
- Poly-spike-waves.

Bleiben diese FS-induzierten epileptischen Entladungen *subklinisch*, so sprechen wir von *Photosensibilität*; hierbei handelt es sich um ein genetisch verankertes Merkmal, das per se noch nicht die Diagnose einer Epilepsie erlaubt.

Gehen derartige FS-induzierte Entladungen unmittelbar mit einem *klinisch faßbaren Anfallsgeschehen* einher, z. B. in Form von
- Absencen,
- Blinzelanfällen,
- bilateral symmetrischen myoklonischen oder gar
- Grand-mal-Anfällen,

so sprechen wir von einer *Photoparoxysmalen Reaktion*. Dies deutet in aller Regel auf das Vorliegen einer aktiven, meist generalisierten Epilepsie hin.

Nur wenn die Anamnese und/oder die klinische Beobachtung zeigen, daß Anfälle im Alltag ausschließlich oder überwiegend durch optische Flimmer- oder Flickerreize ausgelöst werden, sprechen wir von einer *Photogenen Epilepsie* [1, 3, 6].

Typische – und ggf. zu erfragende – Auslösemechanismen im Alltag sind zum Beispiel:
- Flackerlicht in Diskotheken,

- Flimmern eines Fernsehers,
- Vorbeifahren an Zäunen oder Baumreihen bei schrägstehender Sonne,
- Betrachten einer sonnenbeschienenen Schnee- oder Wasserfläche.

Lidschluß(LS)induzierte Epileptische Entladungen, Lidschluß(LS)epilepsie

Unter LS-induzierten epileptischen Entladungen verstehen wir – meist generalisierte – hypersynchrone Ausbrüche im EEG, die reproduzierbar innerhalb von 2 s nach aktivem oder passivem Augenschluß in Erscheinung treten und mit Hilfe des retinokornealen Potentials („LS-Artefakt") in den frontalen Abgriffen unschwer zu erkennen sind, wie das folgende Beispiel verdeutlicht:

Bei der LS-Epilepsie gehen sie mit klinisch faßbaren Anfällen einher. Typisch sind Blinzelanfälle mit oder ohne damit verbundene Bewußtseinsstörung.

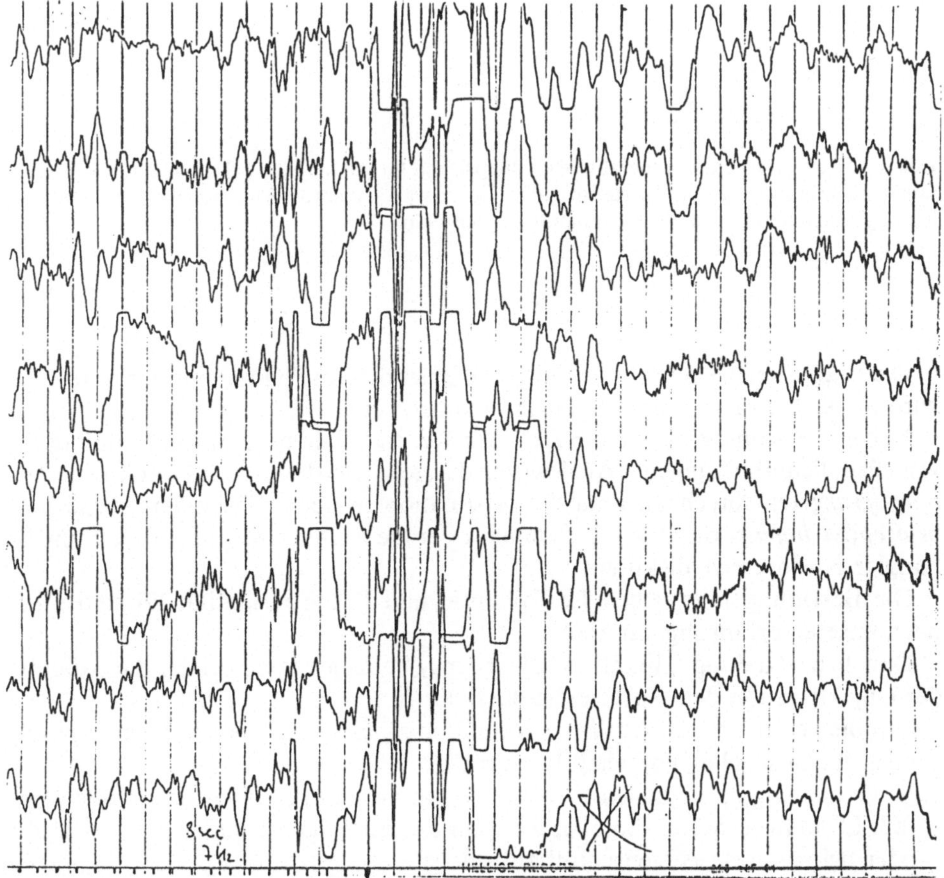

Abb. 1. 3 J., w, idiopathische frühkindliche generalisierte GM-Epilepsie. Photoparoxysmale Reaktion bei FS mit 7 Hz, generalisierter irregulärer Poly-spike-wave-Ausbruch mit generalisiertem, retropulsivem myoklonischem Anfall

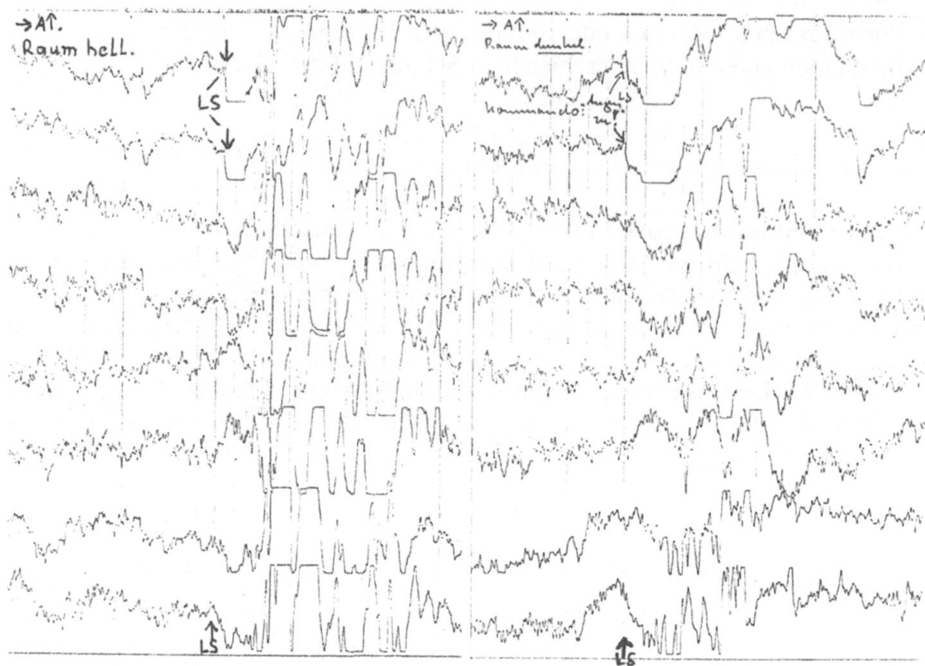

Abb. 2. 5 J., w, kryptogene generalisierte Epilepsie mit Grand mal und LS-induzierten Blinzelanfällen. LS-induzierte generalisierte irreguläre Spike-wave-Ausbrüche im taghellen und vollständig abgedunkelten Raum bei Kommando-Augenschluß

Die Frage, welche neurophysiologische Basis diesem Phänomen zugrunde liegt, wird in der Literatur unterschiedlich beantwortet [2, 4].

Neben der Annahme, daß die *Hell-Dunkel-Änderung* beim Augenschluß den – visuellen, lichtabhängigen – Auslösereiz darstellt, werden eine LS-abhängige *Deblockierung* (entsprechend dem On-off-Phänomen beim Gesunden) sowie *propriozeptive Impulse* durch die Lidschluß- oder die Bulbusbewegung als lichtunabhängige Auslösereize diskutiert.

Die Beziehungen zwischen LS-Epilepsie und Photosensibilität [7] sind auch nach unserer Erfahrung variabel.

Daneben ist die sog. „Fixation-off-epilepsy" abzugrenzen, bei der die Aufgabe der Objektfixation den Auslösereiz darstellt [5].

Um die verschiedenen Auslösemodalitäten zu differenzieren, hat sich uns folgendes diagnostisches Vorgehen bewährt:

1. Untersuchung im taghellen Raum in Simultan-Doppelbild-Aufzeichnung (erfaßt LS-induzierte hsP/Anfälle, die spontan, bei Augenschluß auf Kommando oder bei passivem Augenschluß auftreten);
2. Untersuchung im völlig abgedunkelten Raum mit Aufforderung zum Lidschluß bzw. wiederholtem passivem Augenschluß (Differenzierung einer lichtabhängigen von einer lichtunabhängigen Form);

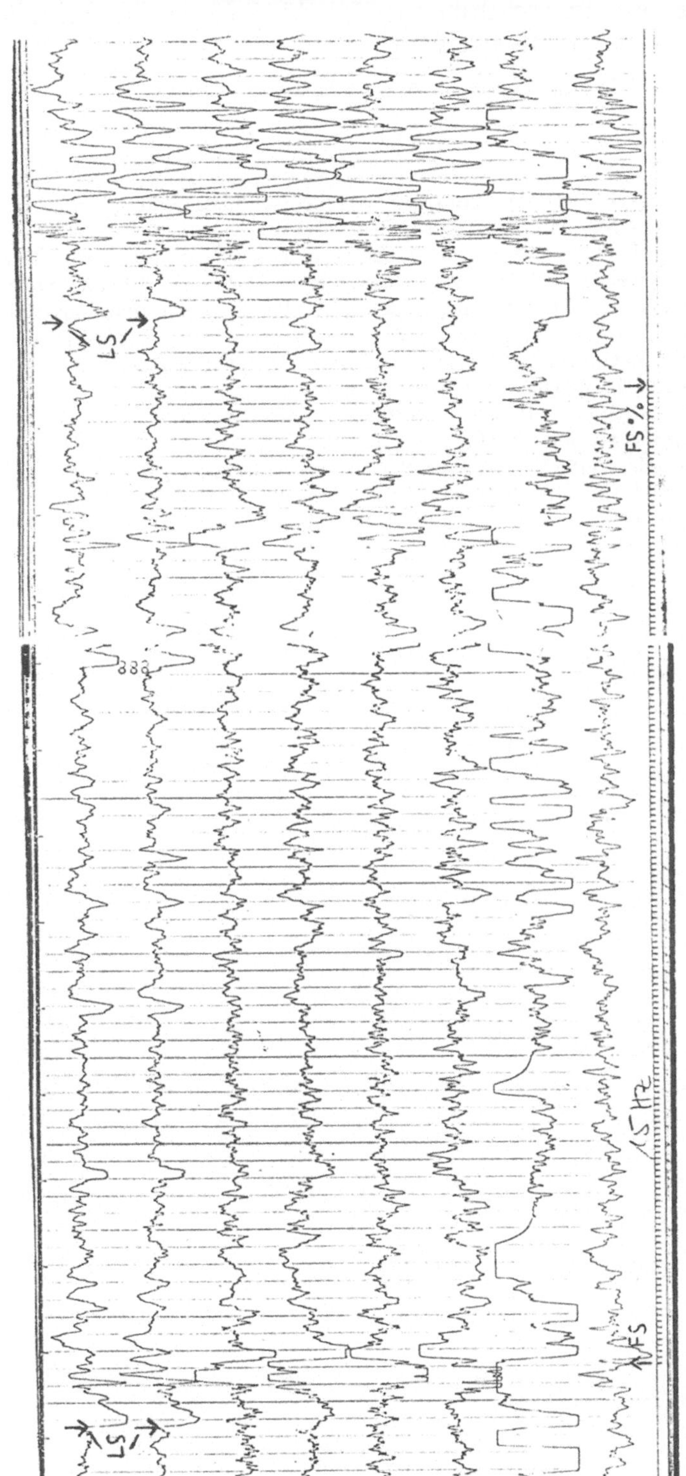

Abb. 3. 5 J., w., gleiche Patientin wie Abb. 2. Während der FS keine hsP, vor und nach FS jeweils LS-induzierter Ausbruch generalisierter irregulärer Spike waves mit Blinzelanfall

3. Untersuchung im taghellen Raum mit wiederholtem Aufsetzen einer Milchglas- oder Frenzel-Brille zur Unterbindung der Objektfixation (Abgrenzung der „Fixation-off-epilepsy“).

Literatur

1. Binnie CD et al. (1989) Photosensitive epilepsy: clinical features. In: Reflex seizures and reflex epilepsies. Médicine & Hygiène, Genève, S 163–170
2. Fischer R et al. (1984) Lidschlußempfindlichkeit: Konstanz dieses Phänomens und seine Abhängigkeit von Reizvariationen. Epilepsie 82: 233/234. Einhorn-Presse, Reinbek
3. Forster F (1977) Reflex epilepsy, behavioural therapy and conditional reflexes, Springfield/Illinois
4. Gobbi G et al. (1989) Eye closure seizures. In: Reflex seizures and reflex epilepsies, Editions Médicine & Hygiène, Genève, S 181–191
5. Panayiotopoulos CP (1989) Fixation-off-sensitive epilepsies. In: Reflex seizures and reflex epilepsies. Médicine & Hygiène, Genève, S 203–217
6. Takahashi T (1982) Precipitation of photosensitive epileptic seizures. Advances in epileptology: XIIIth Epilepsy International Symposium. Raven, New York
7. Wolf P (1986) Provokation epileptischer Potentiale und Anfälle durch Lidschluß: Untervariante der Photosensibilität oder eigenständiges Phänomen? Epilepsie-Brief 84, März

Leseepilepsie: eine seltene Reflexepilepsie

S. Ried, I. Behl, D. Schmidt

Einleitung und Klinik

Die Leseepilepsie, erstmals 1956 von Ärzten der Mayo-Klinik in Rochester, vornehmlich dem Neurophysiologen Bickford, beschrieben, ist eine sehr selten zu beobachtende Epilepsie. Bislang wurden ca. 110 Fälle in der Literatur beschrieben. Die Leseepilepsie wird zu den Reflexepilepsien gezählt. Von einer Reflexepilepsie spricht man, wenn bei einem Patienten epileptische Anfälle stets durch den gleichen Stimulus ausgelöst werden. In ihrer ersten Arbeit teilten Bickford et al. die Leseepilepsie in eine primäre und sekundäre Form ein. Für die primäre Form ist charakteristisch, daß beim Lesen nach unterschiedlich langer Latenz ein Spannungsgefühl, eine Verkrampfung oder Kloni in der Kiefer-, Zungen- und Schlundmuskulatur auftreten. Beendet der Patient das Lesen dann nicht, kann es zu einem generalisierten epileptischen Anfall kommen. In etwa ⅓ der Fälle können sich die generalisierten Anfälle auch durch eine optische Aura in Form von z. B. Verschwommensehen oder Tanzen der Buchstaben vor den Augen ankündigen. Bei der primären Form der Leseepilepsie treten Anfälle ohne den spezifischen Auslösemechanismus, nämlich das Lesen von Worten, nicht auf. Optische Reizphänomene (z. B. geometrische Muster, Flickerlicht), Sprechen, Schreiben und Rechnen führen nicht zu paroxysmalen Entladungen im EEG. Zudem liegt keine organische Grunderkrankung vor. Bei der sekundären Form der Leseepilepsie treten auch Anfälle ohne Provokation durch Lesen auf. Hier können die Anfälle bei den Patienten z. B. durch Kartenspielen, Zahlenlesen, Betrachten eines Schachbrettmusters oder Kauen ausgelöst werden. Zudem sind in der Literatur einige Patienten beschrieben, bei denen epileptische Anfälle sowohl beim Lesen als auch beim Schreiben und Sprechen auftraten. Von Geschwind u. Sherwin (1967) wurde für diese Patienten der Begriff „sprachinduzierte Epilepsie" eingeführt. Da bei einigen Patienten die durch Lesen ausgelösten generalisierten epileptischen Anfälle ohne die beschriebenen charakteristischen motorischen bzw. optischen Auren auftreten, wurde von Atassi 1983 die in Tabelle 1 zusammengefaßte Nomenklatur vorgeschlagen.

Erkrankungsalter

Das Haupterkrankungsalter für die Leseepilepsie liegt zwischen dem 15. und 28. Lebensjahr (Atassi 1983). Berücksichtigt man, daß sich die Anfälle häufig einige

Tabelle 1. Leseepilepsie: Einteilung in Unterformen. Nach Atassi (1983)

Primär	Anfälle *nur* durch Lesen	
	a) spezifisch:	mit Sensationen bzw Myoklonien im Unterkiefer
	b) nicht spezifisch:	ohne diese Erscheinungen
Sekundär:	Anfälle auch spontan	

Jahre vor der Diagnosestellung manifestieren, so ergibt sich, daß ca. ⅔ aller Anfälle vor dem 21. Lebensjahr auftreten. In der Literatur sind eine Reihe von Fällen beschrieben, bei denen die Anfälle vor dem 15. Lebensjahr begannen (u.a. Bickford et al. 1956; Gastaut et al. 1966; Daly et al. 1975; Sáenz-Lope 1985). Bei den beiden von Bickford und Gastaut beschriebenen Patienten traten die Anfälle bereits im 6. Lebensjahr erstmals auf.

Genetik

Anhand der Auswertung von 74 Kasuistiken aus 68 Familien, bei denen eine Familienanamnese vorlag, kam Wolf (1991) zu dem Ergebnis, daß die Leseepilepsie zu den Epilepsiesyndromen mit der höchsten genetischen Belastung gehört. Die Auswertung der Befunde spricht am ehesten für das Vorliegen eines dominanten Erbgangs, möglicherweise einer Polygenie mit einem spezifischen Gen und einem gemeinsamen Gen für idiopathische juvenile Epilepsien.

Therapie

Therapieerfolge konnten bislang vornehmlich mit Clonazepam (Hall et al. 1980; Sáenz-Lope et al. 1985) und mit Valproinsäure (Venderzant et al. 1982) erlangt werden. Bislang erwies sich jedoch die medikamentöse Therapie der Leseepilepsie nicht immer erfolgreich. Etliche Patienten sind jedoch in der Lage, durch Reduktion des Lesens bzw. Änderung ihres Leseverhaltens das Auftreten eines generalisierten epileptischen Anfalls zu verhindern.

Kasuistik

Ein 20jähriger türkischer Patient erlitt im Februar 1990 seinen ersten generalisierten tonisch-klonischen Anfall. Der Patient las am Morgen unmittelbar nach dem Aufwachen einen Roman in türkischer Sprache. Dabei bemerkte er ca. 4 bis 5mal Myoklonien des Unterkiefers, teilweise mit Ausbreitung auf den Schultergürtel und die oberen Extremitäten ohne Bewußtseinsstörung. Da dem Patienten seit ca. 3 bis 4 Monaten 1 bis 2mal pro Woche beim Lesen, bislang nur beim Lesen türkischer Literatur, einmal im Gespräch mit Freunden und einmal beim Gehen in einer Cafeteria, ohne daß er dabei etwas gelesen oder gesprochen hatte, solche Sensationen aufgefallen waren, las er unbekümmert weiter. Seine Ehefrau bemerkte dann kurz darauf den generalisierten tonisch-klonischen Anfall, für den der Patient selbst eine Amnesie besaß. Der Patient lebt seit seinem dritten Lebensjahr in Deutschland, absolviert z. Z. ein Hochschulstudium. Die frühere Anamnese ist bezüglich Geburt, frühkindlicher Entwicklung, Fieberkrämpfen, durchgemachter Meningoenzephalitiden, erlittener Schädel-Hirn-Traumata unauffällig. Eine Epilepsiebelastung ist in der Familie nicht bekannt. Der neurologische und internistische Untersuchungsbefund, die laborchemischen Untersuchungen, das kraniale CT und MRT waren altersentsprechend unauffällig.

Mit Hilfe videometrischer Aufzeichnungen wurde die anfallsauslösende Wirkung verschiedener Sprachmodalitäten wie Leiselesen, Lautlesen, Nachsprechen, Fremdsprache, Muttersprache sowie Zählen und Kopfrechnen als auch nichtsprachliche optische Leistungen wie Betrachten von Mustern mit und ohne Schlafentzug untersucht. Sämtliche EEGs ohne Provokation ergaben einen Normalbefund. Es bestand keine Photosensibilität. Die Unterkiefermyoklonien, zum Teil mit Ausbreitung auf den Schultergürtel und die Arme, traten vor allem beim Lesen in der Muttersprache auf und wurden nach Schlafentzug und beim Lautlesen verstärkt. Jeweils einmal

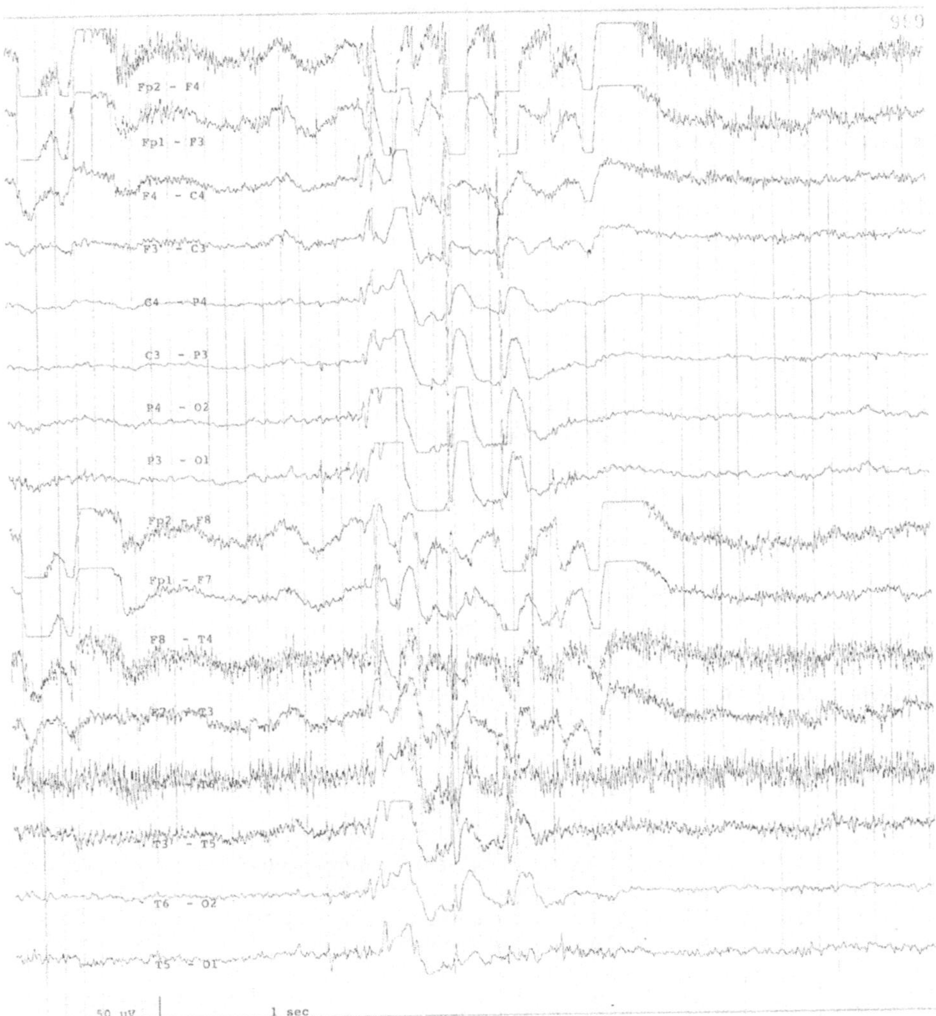

Abb. 1. EEG-Ableitung während Lautlesen. Die generalisierten, bilateral synchronen, irregulären spike- bzw. polyspikes and wave Komplexe korrelierten mit 3 aufeinanderfolgenden Unterkiefermyoklonien ohne Bewußtseinsstörung

kam es zu Myoklonien beim Nachsprechen und beim Musterbetrachten. Die Myoklonien korrelierten im EEG (Abb. 1) mit generalisierten Entladungen in Form von bilateral-synchronen, irregulären spike- bzw. polyspike-and-wave-Komplexen, einzeln oder in Serie von 3–4/s. Die Myoklonien wurden jeweils vom Patienten bemerkt und gingen ohne Bewußtseinstörung einher. Unter einer Valproinsäuretherapie ist der Patient anfallsfrei und sämtliche EEGs mit Provokationstests sind unauffällig.

Diskussion

Der 20jährige Patient leidet an einer sekundären Leseepilepsie mit spezifischen Anfällen, da diese außer durch Lesen auch durch Sprechen und Musterbetrachten auszulösen sind. Der Auslösefaktor für den Anfall in der Cafeteria beim Gehen bleibt unklar, evtl. ein optisches Reizphänomen.

Bei Patienten mit Leseepilepsie gibt es kein typisches iktales EEG-Muster, einige Patienten zeigen fokale paroxysmale Entladungen und wiederum andere Patienten wie der von uns vorgestellte Patient generalisierte. Die Pathogenese blieb bislang kontrovers. Auch ist die Diskussion, ob der Anfallsursprung kortikal oder subkortikal liegt und wie die Einordnung der Leseepilepsie in die Klassifikation der Epilepsien und epileptischen Syndrome zu erfolgen hat, noch nicht abgeschlossen. Da der spezifische Auslösemechanismus bei der primären Leseepilepsie darauf hinzuweisen scheint, daß sich der Anfallsursprung am ehesten in kortikalen Arealen befindet, die in der Sprachausarbeitung involviert sind, wird die primäre Leseepilepsie nach dem neuesten Vorschlag für die Klassifikation der Epilepsien und epileptischen Syndrome den idiopathischen fokalen Epilepsien zugeordnet. Bei unserem Patienten, der an einer sekundären Leseepilepsie erkrankt ist, sprechen die Anamnese, der Untersuchungsbefund und die EEGs für das Vorliegen einer idiopathischen generalisierten Epilepsie, wobei differentialdiagnostisch das Impulsiv-Petit-mal oder die Epilepsien mit speziellen Formen der Anfallsauslösung in Frage kommen. Die Myoklonien im Gesicht, das interiktal völlig unauffällige EEG, die enge Korrelation zwischen EEG-Entladung und Myoklonien, die fehlende Photosensibilität, die fehlende tageszeitliche Bindung und daß die Anfälle in der Regel zu triggern sind, sprechen gegen das Vorliegen eines Impulsiv-Petit-mals und für die Erkrankung an einer idiopathischen generalisierten Epilepsie mit speziellen Formen der Anfallsauslösung.

Literatur

Atassi M (1983) Die Leseepilepsie. Fortsch Neurol Psychiat 51:69–75

Bickford RG, Whelan J, Klass DW, Corbin KB (1956) Reading epilepsy: Clinical and electroencephalographic studies of a new syndrome. Trans Amer Neurol Ass 81:100–102

Daly RF, Forster FM (1975) Inheritance of reading epilepsy. Neurology 25:1051–1054

Gastaut H, Tassinari GA (1966) Triggering mechanisms in epilepsy. Epilepsia 7:97–115

Geschwind N, Sherwin I (1967) Language-induced epilepsy. Arch Neurol 16:25–31

Hall JH, Marshall PC (1980) Clonazepam therapy in reading epilepsy. Neurology 30:550–551

Sáenz-Lope E, Herranz-Tanarro FJ, Masden JG (1985) Primary reading epilepsy. Epilepsia 26/6:649–656

Venderzant G, Fitz R, Holmes G, Greenberg H, Sackellares JC (1982) Treatment of primary reading epilepsy with valproic acid. Arch Neurol 39:452–453

Wolf P (1991) Genetische Aspekte der Leseepilepsie. Epilepsie-Blätter, 4 (Suppl):31

Miktionsinduzierte komplex-partielle Anfälle als Reflexepilepsie bei einem 6jährigen Jungen

Th. Schmitt-Mechelke, B. Reitter, H. Born

Reflexepilepsien sind für etwa 5% aller chronischen Anfallsleiden verantwortlich [18, 24]. Eine Vielfalt unterschiedlicher Auslösemechanismen provoziert hierbei eine ähnliche Fülle von Anfallsphänomenen. Unterschieden werden kann zwischen den Fällen, bei denen *ausschließlich* beim Einwirken eines konstanten spezifischen Stimulus ein epileptisches Phänomen bei einem sonst anfallsfreien Patienten hervorgerufen wird und dem *zusätzlichen* Auftreten von Reflexanfällen im Rahmen chronischer Epilepsien mit „spontanen" Anfällen. Da bei diesen Patienten allerdings auch additiv einwirkende exogene Faktoren zusätzlich zur Senkung der Anfallsschwelle beitragen und anfallsauslösend sein können, ist der Übergang zwischen beiden Verlaufsformen fließend und eine genaue Abgrenzung oftmals nicht möglich [15].

In Anlehnung an Forster [9] können Reflexepilepsien (RE) unabhängig von der Anfallsform nach der Art des auslösenden Stimulus unterteilt werden. So können die Reize bei durch *visuelle Stimuli* ausgelösten RE bestehen in einfacher Blitzlichtbeflickerung (Photokonvulsivität), in bestimmten optischen Mustern (patterninduzierte RE) oder bestimmten Farbreizen [9, 15]. Bei manchen Patienten gelingt die Anfallsprovokation durch Augenschluß im Sinne einer Autostimulation [1, 7, 9, 15].

Bei RE durch *auditive Stimuli* ist zum einen die plötzliche Wahrnehmung von lauten Geräuschen wie z.B. Lärm Anfallsursache; andere Triggermechanismen bestehen im Hören von spezifischeren Geräuschen wie bestimmten Lautfolgen oder Stimmen. Eine Sonderform nimmt die musikogene Epilepsie ein, bei der beim Hören ganz bestimmter Musikpassagen – oftmals beim Patienten mit emotioneller Komponente verbunden – konvulsive Phänomene verursacht werden [5, 9, 12].

Auch *somatosensorische* und *motorische Stimuli* können Anfälle bei RE auslösen. Beschrieben sind beispielsweise Anfälle beim Eintauchen in oder Kontakt mit heißem Wasser („hot water epilepsy") [9, 19, 22], Anfälle durch taktile Reize wie plötzliches oder heftiges Berühren („tapping") [4, 9], bestimmte Körperbewegungen („movement-induced") [9], durch viszerale Reize beim Essen, Schlucken oder bei der Miktion [9, 11, 17] oder durch taktile Reizung des äußeren Gehörgangs („auricular reflex epilepsy") oder durch kalorische vestibuläre Stimulation [21].

Unabhängig von sensorischen, sensomotorischen oder viszeralen Afferenzen sind auch bei *Ausübung höherer kortikaler mentaler oder kognitiver Funktionen* Reflexanfälle beschrieben. So berichten mehrere Autoren über Patienten mit Reflexanfällen durch Lesen oder Schreiben [3, 9, 12], durch Singen oder Rezitieren oder durch Erinnerung an oder Imagination bestimmter Erlebnisse oder Tätigkeiten [8]. Eine Sonderform nehmen hierbei die Fälle ein, bei denen Patienten beim Lösen bestimmter komplexer Aufgaben, z. B. beim Schachspielen („decision-making"-RE) Anfälle erleiden [9, 13, 16, 25]. In diese Gruppe werden vermutlich auch die kürzlich erstmals berichteten Reflexanfälle beim Ausüben von sogenannten Computerspielen eingeordnet werden müssen [10], wobei hierbei Reflexanfälle durch ausschließlich visuelle Stimuli abzugrenzen sind.

Eine Unterteilungsmöglichkeit in der bunten Palette der beobachteten Reflexepilepsien besteht anhand der Qualität der anfallsauslösenden Ursache. Nach Forster [9] ist dabei zwischen *einfachen* und *komplexen* Stimuli zu differenzieren: Als einfache Stimuli werden beispielsweise die Blitzlichtbeflickerung bei der Photosensibilität, plötzliche laute Geräusche oder Lärm z. B. bei der audiogenen RE oder plötzliche heftige taktile Stimuli bezeichnet. Diesen Reizen ist gemein, daß sie gut definierbar und unspezifisch sind und eine bestimmte Mindestintensität zur Anfallsprovokation überschreiten müssen. Die Latenzperiode zwischen Reizeinwirkung und hervorgerufenem Anfall ist gering. Bei unilateraler Applikation (Auge, Ohr) zeigen sie keinen Effekt ebensowenig wie bei Einwirkung im Schlaf. Eine postiktale Refraktärperiode besteht nicht.

Dagegen sind komplexe Stimuli z. B. bei RE durch Ausübung höherer kognitiver Funktionen weit weniger gut definierbar. Ihre Intensität ist nicht bestimmbar oder spielt keine Rolle; die Latenzperiode zwischen ihrer Einwirkung und der Anfallsantwort kann mehrere Minuten betragen; sie können auch im Schlaf wirksam sein und postiktal eine Refraktärperiode nach sich ziehen.

Die Anfallsmorphe bei RE mit sogenannten einfachen Stimuli zeigt überwiegend generalisierte Anfälle (myoklonische, Absencen, GM, atonische) ebenso wie sich im iktalen EEG überwiegend generalisierte „zentrenzephale" hypersynchrone Abläufe nachweisen lassen und interiktale Ableitungen Zeichen der generalisierten Erregbarkeitssteigerung aufdecken. Epidemiologische Daten über eine gehäufte Inzidenz anderer Verlaufsformen genetisch determinierter Epilepsien in der Verwandtschaft des Indexpatienten [6] und Einzelfallbeobachtungen, bei denen sich im Gefolge einer RE mit einiger Latenz eine typische Verlaufsform einer primär generalisierten Epilepsie entwickelte, gaben zu der Hypothese Anlaß, daß es sich hierbei um eine besondere Symptomatik bzw. Manifestation einer überwiegend genetisch determinierten erhöhten Anfallsbereitschaft mit besonderer Vulnerabilität bzw. Epileptogenität der jeweils spezifisch durch afferente Impulse stimulierten Neuronenverbände handelt.

Demgegenüber dominieren unter den RE mit komplexen Stimuli Partial- und komplex partielle Anfälle – oftmals mit Projektion in das Sinnesorgansystem oder somatische Areal, aus dem der evozierende Stimulus wahrgenommen wurde. Die iktalen EEG-Veränderungen sind überwiegend fokaler Natur ebenso wie interiktale Ableitungen, die jedoch auch oftmals unauffällig sein können. Pathogenetisch wird ein eher lokalisiertes, u. U. läsionell erworbenes epileptogenes Areal diskutiert, das normalerweise unter der Kontrolle eines zweiten Neuronenverbandes steht, der allerdings im Anfall diese Kontrollfunktion unter der zusätzlichen Last eines afferenten Impulses nicht mehr ausüben kann [15]. Andere Autoren bevorzugen die Theorie einer pathologischen Konditionierung eines initial „spontan" auftretenden Anfalls mit einer zufällig assoziierten Afferenz [2, 23], die dann selbst bei erneutem Auftreten iktogen wirken kann. Therapeutische Erfolge mit Dekonditionierungsmaßnahmen unterstützen diese Annahme.

Eine Reihe von Kasuistiken allerdings schildern besondere Verlaufsformen von RE, die sich nicht in das genannte Konzept der Zusammenhänge zwischen Stimulusqualität, Anfallsform und EEG-Merkmalen einordnen lassen. Über miktionsassoziierte Reflexanfälle im Kindesalter ist dabei bisher noch nicht berichtet worden. Es soll daher eine solche Beobachtung einer RE mit komplex-partiellen Reflexanfällen bei der Miktion bei einem 6jährigen Jungen mitgeteilt werden.

Erstmals im Alter von 5½ Jahren kam es bei dem Patienten zu einer nächtlichen Episode im Sinne eines komplexen Partialanfalls, bei der er plötzlich vor dem Bett der Eltern stand, große Angst zu haben schien, aber nicht sprechen, sondern nur lallen konnte. Nach wenigen Sekunden sei er in sich zusammengefallen, sei nicht vollständig bewußtlos gewesen und habe eine geringe Menge Urin entleert. Wenige Sekunden später war der Junge wieder voll orientiert und beendete die Miktion auf der Toilette. Erstmals am Folgetag und dann in den nächsten Wochen kam es mit steigender Häufigkeit ausschließlich bei der Miktion wenige Sekunden nach ihrem Beginn zu plötzlicher Bewußtseinstrübung mit Angstgefühl, motorischer Aphasie, Mydriasis und tonischer Streckung der unteren Extremität. Mehrere der Episoden wurden von den Eltern des Patienten auf Video dokumentiert und standen zur Beurteilung zur Verfügung. Der Patient baute einen starken Unwillen gegen die Miktion auf; es gelang ihm, die als unangenehm empfundenen Episoden durch häufiges Unterbrechen der Miktion (Stottermiktion) zu unterdrücken.

Die Familienanamnese für Anfallsleiden war negativ; Schwangerschaft und Geburt waren ohne grobe Auffälligkeiten verlaufen. Der Kopfumfang des Patienten wuchs seit Geburt parallel oberhalb der 97er Perzentile; bei bis dahin normaler Entwicklung war im Alter von 3 Jahren erstmals eine Sprachentwicklungsverzögerung aufgefallen. Zum Vorstellungszeitpunkt war der Junge in seiner psychomotorischen Entwicklung um ca. 20% im Sinne einer Lernbehinderung retardiert, die sonstige klinische internorganische und neurologische Untersuchung ergab keinen pathologischen Befund. Eine ausgiebige auswärtige urologische Diagnostik fiel bis auf den Nachweis narbiger Einziehungen an beiden Nierenoberpolen normal aus. Im EEG fand sich bei mehrfachen Ableitungen eine über das normale Maß hypnagoger Aktivität hinausgehende monomorphe Theta-Rhythmisierung im 8/s-Bereich betont über parietookzipital; die Registrierung eines iktalen EEG gelang leider nicht (Abb. 1). Im CT und NMR stellten sich lediglich erweiterte innere und äußere Liquorräume dar. Weitere Untersuchungen zum Ausschluß neurometabolischer Erkrankungen (Aminoazidopathien, Organoazidopathien, Glykoproteinosen, Mukopolysaccharidosen etc.) fielen normal aus. Die Reflexanfälle des Patienten sistierten 4 Tage nach Beginn einer Behandlung mit Carbamazepin; der Patient blieb über einen Nachbeobachtungszeitraum von jetzt 9 Monaten anfallsfrei.

Eine Erklärung für den Zusammenhang zwischen der Miktion als Triggerimpuls und der beobachteten Anfallsform muß spekulativ bleiben. Als auslösender Stimulus können vagale afferente Impulse während der Miktion diskutiert werden – so sind komplex-partielle Anfälle auch bei anderen Patienten im Kindesalter unter Stimulation vagaler Afferenzen beschrieben [21]. Andere Untersuchungen legen jedoch auch einen antikonvulsiven Effekt vagaler Stimulation nahe [20], so daß genauso berechtigt die Annahme ist, daß bei dem Patienten im Zusammenhang mit der Aktivierung vagaler Efferenzen während der Miktion ein kortikal wirksamer inhibitorischer Effekt wegfiel, der einem nicht näher definierbaren epileptogenen Zentrum (mit Bezug zum limbischen System) die Möglichkeit zur Anfallsauslösung gab. Beide Erklärungsmöglichkeiten können weder bewiesen noch widerlegt werden. Eine unter der Theorie der pathologischen Konditionierung [9, 23] anzunehmende Bahnung des Phänomens Krampfanfall anläßlich einer gleichzeitig eingetretenen Miktion erscheint weit weniger wahrscheinlich.

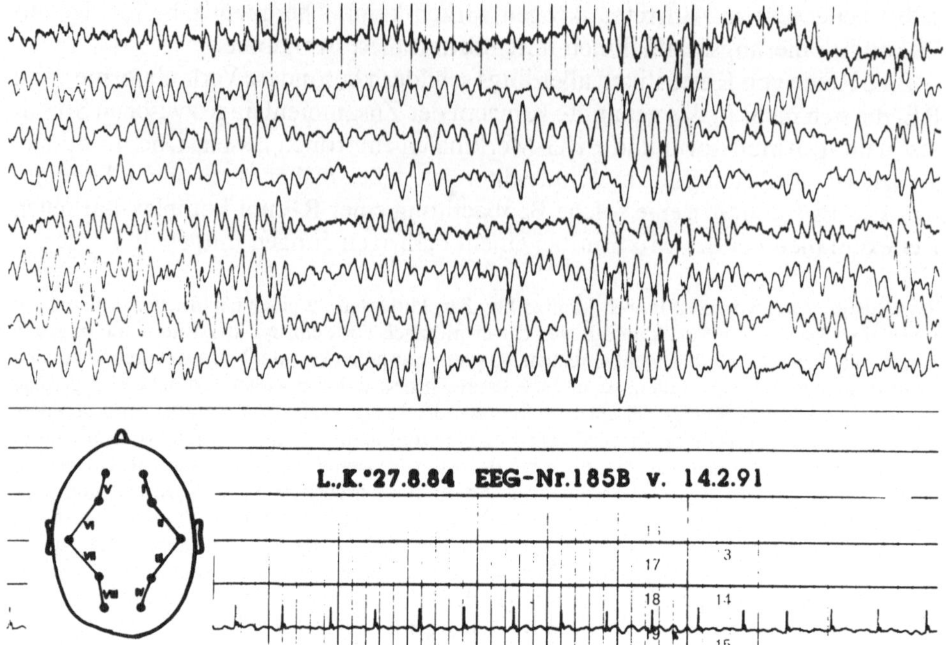

Abb. 1. Pat. L., J. mit Miktionsreflexepilepsie: interiktal monomorphe parietookzipital betonte 8/s-Thetarhythmisierung im bipolaren Dös/Schlaf-EEG

In Anbetracht des EEG-Befundes der abnormen Theta-Rhythmisierung als Zeichen einer konstitutionellen Erregbarkeitssteigerung überraschte der gute therapeutische Effekt der unter dem Eindruck der Anfallsform begonnenen Carbamazepinmedikation. Da die Ableitung eines iktalen EEG leider nicht gelang, bleibt ein kausaler oder additiver Zusammenhang zwischen diesem EEG-Befund und den Reflexanfällen ebenfalls unbewiesen. Die Überprüfung dieser Medikation in ähnlich gelagerten Fällen mit Partial- oder komplex-partiellen Anfällen auch in Gegenwart gleichzeitiger EEG-Merkmale der generalisierten Erregbarkeitssteigerung wird empfohlen.

Literatur

1. Andermann K, Oaks G, Berman S, Cooke PM, Dickson J, Gastaut H, Kennedy A, Margerison J, Pond DA, Tizard JPM, Walsh EG, Sherwood SL (1962) Self-induced epilepsy. Arch Neurol 6:59–65
2. Bencze KS, Troupin A, Prockop LD (1988) Reflex absence epilepsy. Epilepsia 29 (1):48–51
3. Bickford R, Whelan J, Class D, Corbin K (1956) Reading epilepsy. Trans Amer Neurol Association 81:100–102
4. Calderon-Gonzales R, Hopkins I, McLean WT (1966) Tap seizures – A form of sensory precipitation epilepsy. JAMA 198:107–109
5. Critchley MacD (1937) Musicogenic epilepsy. Brain 60:13–27
6. Daly RF, Forster FM (1975) Inheritance of reading epilesy. Neurology 25:1051–1054

7. Darby CE, deKorte RA, Binnie CD, Wilkins AJ (1980) The self-induction of epileptic seizures by eye closure. Epilepsia 21:31–42
8. DeMarco P (1990) Reflex Petit mal absence? Clin Electroencephalogr 21:74–76
9. Forster FM (1977) Reflex epilepsy, behavioral therapy and conditional reflexes. Thomas, Springfield (Ill)
10. Fukusako T, Yamamoto K, Takase Y, Nogaki H, Morimatsu M (1990) A case of reflex epilepsy with binasal visual field defects attack induced by family computer game. Rinsho Shinkeigaku 30:540–543
11. Ganga A, Sechi GP, Porcella V, Traccis S, Rosati G, Agnetti V (1988) Eating seizures and distraction-arousal functions. Eur Neurol 28:167–170
12. Geschwind N, Sherwin I (1967) Language-induced epilepsy. Arch Neurol 16:25–31
13. Goossens LAZ, Anderman F, Anderman E, Remillard GM (1990) Reflex seizures induced by calculation, card or board games, and spatial tasks: A review of 25 patients and delineation of the epileptic syndrome. Neurology 40:1171–1176
14. Herskowitz J, Rosman NP, Geschwind N (1984) Seizures induced by singing and recitation – A unique form of reflex epilepsy in childhood. Arch Neurol 41:1102–1103
15. Hess R, Wieser HG (1985) Reflexepilepsien. Schweiz Rundschau Med (Praxis) 24:646–654
16. Ingvar DH, Nyman GE (1962) Epilepsia arithmetices. Neurology (Minneapolis) 12:282–287
17. Kerschensteiner M, Dorstelman D (1970) Schlucken als auslösender Reiz bei Dämmerattacken. Nervenarzt 41:454–457
18. Merlis JK (1974) Reflex epilepsy. In: Vinken PJ, Bruyn GW (eds) Handbook of clinical neurology: The epilepsies. Amsterdam, Elsevier, pp 440–456
19. Mofenson HC, Weymuller CA, Greensher J (1965) Epilepsy due to water immersion – an unusual case of reflex sensory epilepsy. JAMA 191:600–601
20. Rutecki P (1990) Anatomical, physiological and theoretical basis for the antiepileptic effect of vagus nerve stimulation. Epilepsia 31 (Suppl 2):1–6
21. Santanelli P, Mancini J, Gastaut H (1985) An electroencephalographic demonstration of auricular reflex epilepsy. Epilepsia 26/1:95–97
22. Satishchandra P, Shivaramakrishana A, Kaliaperumal VG, Schoenberg BS (1988) Hot-water epilepsy: A variant of reflex epilepsy in southern India. Epilepsia 29/1:52–56
23. Servit Z (1962) The application of the reflex theory in the interpretation of the clinical picture, genesis and treatment of epilepsy. Epilepsia 3:209–228
24. Servit Z, Machek J, Stercova A, Dudas D, Kristof M, Cerenkova V (1962) Reflex influences in the pathogenesis of epilepsy in the light of clinical statistics. Epilepsia 3:315–322
25. Symonds C (1959) Exaltation and inhibition in epilepsy. Brain 82:133–146

Reflexepilepsie bei taktilen Reizen

A. Capone, H. Bode, R. Bubl

Einleitung

In Arbeiten von Obeso (1985) und Schmidt (1979) werden diverse Auslösemechanismen von taktilen Reflexepilepsien mit myoklonischen Anfällen analysiert. Auch bei Eßepilepsien diskutiert man verschiedene provozierende Reize: der Geschmack des Essens, chemische Substanzen der Nahrung, das Kauen und Schlucken, die Oesophaguspassage, die repetitiven Arm- und Handbewegungen (Nagaraja 1984). Insgesamt sind die Triggermechanismen zur Auslösung eines Reflexanfalls durch taktile Reize sehr komplex und bisher noch wenig erforscht. Anhand dreier Patienten, bei welchen durch taktile Reize ein epileptischer Reflexanfall ausgelöst werden kann, werden folgende Fragen diskutiert:

1. Welche Rolle spielt die Art und der Ort der Reizapplikation für die Auslösung eines Reflexanfalls?
2. Welche anderen Faktoren beeinflussen den Anfall?

Kasuistik

Pat. 1: geb. 1989, ein ehemals frühgeborener Knabe der 32. SSW. Im 3. Lebensmonat kam es zu einem „near missed SIDS“ mit kardiopulmonaler Reanimation. Heute ist der Knabe schwer retardiert, hat eine spastische Tetraparese mit Mikrozephalie und leidet an einer Reflexepilepsie sowie an einer nichtreflektogenen fokalen Epilepsie. Bei diesem Knaben kann ein primär fokaler, sekundär generalisierter, klonischer Krampfanfall mit Linksseitenbetonung durch Dorsalflexion des rechten Fußes und/oder durch Flexion und Innenrotation der rechten Hüfte ausgelöst werden. *Pat. 2*. geb. 1986. Dieser Knabe leidet einerseits an einer nichtreflektogenen fokalen Epilepsie und andererseits sind epileptische Anfälle durch Reizung der Mundschleimhaut auslösbar. Bei ihm trat erstmals im Alter von 1½ Jahren beim Essen ein fokaler Anfall im Orofazialbereich mit Zittern des Unterkiefers, Deviation des Unterkiefers nach rechts und Vorstülpen der Unterlippe auf. Gelegentlich kam es zu einer sekundären Generalisation eines solchen Anfalls. im 3. und 4. Lebensjahr konnten diese Anfälle beim Zähneputzen regelmäßig provoziert werden. *Pat. 3*: geb. 1982. Dieses Mädchen leidet seit 1 Jahr an nächtlichen fokalen Anfällen (Schädel-CT und -MRI unauffällig). Initial konnten auch fokale Anfälle durch rhythmisches Schütteln (tapping) der linken Hand ausgelöst werden. An der linken Hand traten Klonie auf und die Faust wurde geschlossen. Die nichtreflektogenen Anfälle zeigten das gleiche Anfallsbild wie die Reflexanfälle. Heute hat das Mädchen eine diskrete distalbetonte Hemiparese des linken Armes.

Untersuchung

Es wurden die EEG's mit Anfallsregistrierung von allen 3 Patienten und die Videoaufnahmen eines Anfalls von Pat. 2 analysiert. Unter Video-Doppelbild-Aufnahmen wurden zusätzlich beim ersten Patienten durch obenbeschriebenen Reiz Reflexanfälle provoziert und dabei folgende Parameter systematisch untersucht:

1. Körperregion, an welcher durch taktilen Reiz ein Reflexanfall ausgelöst werden kann,
2. zeitliche Variabilität der Reizapplikation,
3. repetitive Reizung,
4. Änderung des Anfallsbildes in Abhängigkeit von der Reizdauer.

Ergebnisse

Die 3 Patienten zeigen folgende Gemeinsamkeiten:

1. Sie haben sowohl spontane als auch reflexogene Partialanfälle.
2. Myoklonien können nur von einer konstanten Körperstelle und durch bestimmte Reizform ausgelöst werden.
3. Die Anfälle überdauern den Stimulationszeitraum.
4. Sie sind selbstlimitierend.

Unterschiede zwischen den Patienten:

1. Bei Patient 2 und 3 spielt die Vigilanz eine Rolle, indem bei Müdigkeit und im Leichtschlaf ein Anfall leichter ausgelöst wird.
2. Unter antikonvulsiver Therapie sind Patient 2 und 3 anfallsfrei.
3. Besonderheiten bei Patient 1: Einzelreize ‚genügen' zur Anfallsauslösung. Nach einem Reflexanfall tritt eine Refraktärperiode ein (Dauer bis zu 5 min), während welcher durch wiederholte Reizapplikation kein weiterer Reflexanfall ausgelöst werden kann.

Diskussion

Wie in der Literatur beschrieben, ist auch unseren 3 Patienten gemeinsam, daß neben der Art der Reizapplikation auch der Ort zur Auslösung eines Reflexanfalls konstant sein muß. Beim ersten Patienten bedarf es nur eines Einzelreizes zur Auslösung eines Reflexanfalls, bei den andern beiden Patienten spielt auch die Rhythmizität der Reizung eine Rolle. Eventuell handelt es sich hier um eine Art ‚Resonanzphänomen'. Hier scheint eine Analogie zu den photosensitiven Relfexepilepsien vorzuliegen (Hess u. Wieser 1985). Beim zweiten Patienten mit Reflexepilepsie im Orofacialbereich ist nur die Reizung der Mundschleimhaut anfallsauslösend. Dies im Gegensatz zu den oben erwähnten anderen Auslösemechanismen, welche bei ‚Eß-Epilepsien' diskutiert werden (Nagarajd 1984). Dank der Selbstlimitierung des Reflexanfalls bei fortgesetztem Reiz ist es für unseren ersten Patienten möglich, nachts Unterschenkelschienen zu tragen. Die Refraktärzeit spielt hierbei keine Rolle. Es wird auch beschrieben, daß nach ein- oder mehrmaliger Reizauslösung innerhalb der Refraktärzeit die Reizantwort ausbleibt [2]. Dies ermöglicht z. B. Patienten mit ‚Eß-Epilepsie' ihre Mahlzeit doch noch zu Ende zu essen [5].

Literatur

Hess R, Wieser HG (1985) Reflexepilepsien. Schweiz Rundschau Med (Praxis) 74:646–653

Kerschensteiner M, Dörstelmann D (1970) Schlucken als auslösender Reiz bei Dämmerattacken. Der Nervenarzt 41:454–457

Nagaraja D, Pratap Chand R (1984) Eating epilepsy. Clin Neurol Neurosurg 86:95–99

Obeso JA, Rothwell JC, Marsden CD (1985) The spectrum of cortical myoclonus. Brain 108:193–224

Schmidt G, Todt H (1979) Durch taktile und viszerale Reize ausgelöste Reflexepilepsie beim Kinde. Kinderärztl Praxis 9:482–487

Warmwasserinduzierte Reflexepilepsie. Ein Fallbericht

A. Wiemer-Kruel, H. Schneble

Die warmwasserinduzierte Reflexepilepsie ist eine sehr seltene Form der Reflexepilepsien. Am häufigsten ist sie in Indien vertreten; aus der übrigen, meist westlichen Welt gibt es nur Einzelfallberichte. Hierzu ein Beispiel aus unserer Klinik:

Kasuistik

Jens D. wurde im Februar 1984 als 2. Kind einer gesunden Familie in der 40. SSW. nach unauffälliger Schwangerschaft per Sectio geboren. Die psychomotorische Entwicklung war unauffällig. Mit 1½ Jahren hatte Jens einen unkomplizierten Fieberkrampf (39 °C) von 5 min Dauer. 1986, mit 2½ Jahren, entwickelte er einen Diabetes mellitus Typ I, dessen Insulineinstellung bis heute problemhaft ist (Blutzuckerwerte schwankten zwischen 23 und 400 mg %). Mit 3 10/12 Jahren kam es bei rezidivierendem Erbrechen und einem Blutzucker von 23 mg % zu einem generalisierten tonisch-klonischen Anfall von 10 min Dauer. Im März '88 ereignete sich ein erster komplex-partialer Anfall aus dem Wachen: okzipitale Kopfschmerzen, Kribbeln in den Händen, starrer Blick, fehlende Ansprechbarkeit, Blässe. Wenige Sekunden später begann der Junge, nicht verständlich und zusammenhangslos zu reden, die Lippen wurden leicht zyanotisch. Die Gesamtdauer des Geschehens betrug 2–3 min. Danach war der Junge schläfrig. Der Blutzucker war während des Ereignisses über 60 mg %. Ein ähnlicher Zustand trat im September 1988 auf, und 1989 folgten noch 2–3 psychomotorische Anfälle dieser Art. Im Oktober 1989 ereignete sich ein 2. tonisch-klonischer Fieberkrampf (38,5 °C) von 5 min Dauer nach dem Erwachen (BZ 302 mg %).

Seit Frühjahr 1990 traten die oben beschriebenen komplex-partialen Anfälle erstmals beim Baden mit warmem Wasser auf und nahmen an Häufigkeit deutlich zu, so daß seit Sommer 1990 fast jedes Baden mit warmem Wasser, sogar ein warmes Fußbad, zu einem Anfall führte. Die Eltern haben Jens daraufhin nur noch am Waschbecken lauwarm bis kalt abgewaschen. Neben diesen warmwasserinduzierten Anfällen traten davon unabhängig im April 1990 noch 3 komplex-partiale Anfälle aus dem Wachen mit initial okzipitalen Kopfschmerzen auf. Aus dem Schlaf wurde nur ein psychomotorischer Anfall im Mai 1990 registriert, allerdings gefolgt von einem Grand mal von 5 min Dauer nach dem Erwachen am nächsten Tag (BZ um 300 mg %). Mit dieser Vorgeschichte kam Jens im August '90 in unsere Klinik. Der neurologische und psychologische Befund, CCT und MR waren unauffällig. Das interiktale EEG bot eine leichte Allgemeinveränderung im Sinne einer etwas verlangsamten dysrhythmischen Grundaktivität, sonst keine Auffälligkeiten; auch HV, FS und Schlafentzugs-EEG waren unauffällig. Ohne Besonderheiten verliefen ein 18°, 25° und 30 °C warmes Fußbad mit EEG-Ableitung. Erst bei einem 37 °C warmen Fußbad kam es ca. 40 s nach Eintauchen der Füße zu einem psychomotorischen Anfall mit zunehmender Verwirrtheit, Nichtansprechbarkeit, Gesichtsblässe, Lippenzyanose und dysphasischem Reden. Elektroenzephalographisch zeigte sich eine von links zentrotemporal ausgehende und dann generalisierende Theta-, dann Delta-Wellen-Aktivität ohne Einlagerung von eindeutigen hsP. Die links betonte, generalisierte Theta/Delta-Wellen-Aktivität dauerte 60–70 s an; dann kam es zu einer langsamen Auflösung, wobei eine links-temporale Verlangsamung bestehen blieb. Klinisch wie elektroenzephalographisch war das Anfallsende unscharf. Diesen Vorgang mit jeweils identischem Ablauf und einer Anfallsprovokation durch ein 37 °C warmes Fußbad haben wir dreimal unter EEG-Bedingungen und einmal im SPECT wiederholt. Die SPECT-Untersuchung ohne Anfallsprovokation war dabei normal; mit Anfallsprovokation zeigte sich eine deutliche Hypoperfusion links-temporal, eine diskrete Hyperperfusion auf der Gegenseite. Dieser Befund ist im Sinne eines Gefäßspasmus links-temporal im Anfall zu deuten.

Während des stationären Aufenthaltes kam es unabhängig von diesen warmwasserinduzierten Anfällen noch zu 2 komplex-partialen Anfällen mit initial okzipitalen Kopfschmerzen. Diese und auch die anamnestisch bekannten spontanen komplex-partialen und GM-Anfälle waren die Indikation zur antiepileptischen Therapie mit Carbamazepin. Unter mittleren Serumkonzentrationen traten reflektorisch ausgelöste Anfälle durch Warmwasserkontakt nur noch selten, 0–1–2 mal/Monat, und wesentlich verkürzt auf, z. T. nur mit einem „komischen Blick" und einer Dauer bis zu 30 s. Spontane Anfälle waren nicht mehr zu verzeichnen. Jens duscht und badet wieder völlig normal, allerdings nicht mit höherer Wassertemperatur als 37 °C.

Diskussion

Der erste Bericht einer „hot-water-epilepsy" stammt von Allen (1945). Danach gibt es nur einige Einzelfallberichte. Die Publikationen mit den größten Fallzahlen kommen jedoch aus Indien:

Mani – 1972, 1974 (108 Pat.)
Subrahmanyam – 1972 (26 Pat.)
Satishchandra – 1985, 1988 (279 Pat.).

Eine mögliche Erklärung, warum gerade in Südindien die „hot-water-epilepsy" so häufig ist, liegt eventuell in den dortigen Badegewohnheiten mit Übergießen des Kopfes mit 40–50 °C heißem Wasser und einem daraus resultierenden Kindling-ähnlichen Phänomen, wie es Klauenberg u. Sparber 1984 bei Versuchen mit Ratten fanden. An Hand dieser indischen Arbeiten mit großen Populationen läßt sich allgemein sagen, daß warmwasserinduzierte Reflexepilepsien häufiger bei Kindern und häufiger bei Jungen als bei Mädchen (2,6 : 1) vorkommen. Meist, d. h. zu 67 %, manifestiert sich die warmwasserinduzierte Reflexepilepsie in Form von komplex-partialen Anfällen, Grand-mal-Anfälle sind jedoch auch möglich. Nur 7 % der Kinder haben in der Vorgeschichte Fieberkrämpfe. Das iktale EEG zeigt temporale Foci, meist in Form einer sich rasch generalisierenden, hochamplitudigen Deltawellenaktivität. Die Prognose ist im allgemeinen günstig; aber 25–38 % der Patienten entwickeln zusätzlich eine nichtreflektorische Epilepsie. Insofern ist – neben Baden in kühlerem Wasser – eine antiepileptische Therapie, vorzugsweise mit Carbamazepin und/oder Phenytoin, gerechtfertigt und indiziert. Hierdurch werden ca. 66 % anfallsfrei und weitere 18 % haben eine Anfallsreduktion um mehr als 50 %.

Der Stimulus der warmwasserinduzierten Reflexepilepsien ist komplexer Natur. Wasserkontakt einerseits und Temperatur des Wassers andererseits wirken synergistisch, weder das eine noch das andere können alleine Anfälle auslösen. Insgesamt ist der Pathomechanismus dieser Reflexepilepsie jedoch noch völlig unklar. Auf Grund der temporalen EEG-Foci gibt es Hypothesen, die strukturelle Läsionen im Temporallappen nahelegen; möglich ist allerdings auch eine Störung in tiefer gelegenen Strukturen, wie z. B. im Hypothalamus. Bei unserem

Patienten wären ätiologisch Mikroläsionen durch rezidivierende Hypoglykämien denkbar.

Literatur

Klauenberg BJ, Sparber SB (1984) A Kindling-like effect induced by repeated exposure to heated water in rats. Epilepsia 25/3:292–301

Mani KS, Mani AJ, Ramesh CK (1974) Hot-water-epilepsy – a peculiar type of reflex epilepsy: Clinical and EEG features in 108 cases. Trans Am Neurol Assoc 99:224–226

Roos RAC, van Dijk JG (1988) Reflex epilepsy induced by immersion in hot water. Case report and review of the literature. Eur Neurol 28:6–10

Satishchandra P, Shivaramakrishana A, Kaliaperumal VG, Schoenberg BS (1988) Hot-water-epilepsy: A variant of reflex epilepsy in southern India. Epilepsia 29/1:52–56

Stensman R, Ursing B (1971) Epilepsy precipitated by hot water immersion. Neurology 21:559–562

Startle-Epilepsie und Startle-Krankheit. Erläuterung anhand von 3 Fällen mit simultaner Video-EEG-Demonstration

R. Degen

Einleitung

Schreckreaktionen als Folge eines unerwarteten plötzlichen Reizes stellen einen normalen Reflex dar, der – in mehr oder weniger starkem Ausmaß – bei allen Menschen vorkommen kann. Sie kommen für einen flüchtigen Moment zur Beobachtung, unterdrücken alle anderen motorischen Aktivitäten und können willentlich nicht unterdrückt werden. Diese Reaktionen werden öfter durch Anspannung, Streß, Ermüdung und Schlafmangel provoziert bzw. in verstärkter Ausprägung registriert. Auch Patienten mit einer Angstneurose können ein solches Ereignis in stärkerem Ausmaß zeigen.

Neben diesen physiologischen Reaktionen werden jedoch zwei Krankheitsbilder beobachtet, die anhand dreier Fälle erörtert werden sollen, nämlich:

1. Startle-Epilepsie
2. Startle-Krankheit

Kasuistik

Startle-Epilepsie

Fall 1: Das Kind zeigte nach einem etwas komplizierten Geburtsverlauf eine verzögerte frühkindliche psychomotorische Entwicklung. Im Alter von knapp 3 Jahren kam es zu einem Zustand von Bewußtlosigkeit und Atemstörungen, weshalb das Kind intubiert und intensivmedizinisch behandelt werden mußte. Im CT und MRT fanden sich nach einigen Tagen hypodense Zonen im Bereich der gesamten rechten Hemisphäre. Dopplersonographisch wurde eine Carotisstenose festgestellt. Danach kam es zu einer schweren psychomotorischen und geistigen Retardierung sowie einer linksbetonten spastischen Tetraplegie. Mit jetzt 4 7/12 Jahren fixiert und greift das Kind, sitzt aber nicht, steht nicht, läuft nicht und spricht nicht, ist auch nicht sauber.

Es entwickelten sich außerdem kurze tonische Anfälle mit Versivbewegungen des Kopfes nach links, die durch Lärm provoziert werden und mehrmals täglich zur Beobachtung kommen. Im Intervall-EEG findet sich eine diffuse Spannungserniedrigung und Verlangsamung über der gesamten rechten Hemisphäre. Über der linken Hemisphäre sieht man nahezu kontinuierlich epileptische Aktivität mit Einlagerung langsamer Wellen. Im Anfall zeigt sich zu Beginn ein kurzer generalisierter Paroxysmus steilerer, langsamer Wellen, danach über einige Sekunden kontinuierlich generalisierte 12–14/s-Aktivität (Abb. 1). Diagnose: Startle-Epilepsie

Fall 2: Im Fall 2 war eine Tokolyse während der Schwangerschaft notwendig. Geburt in der 35. Schwangerschaftswoche mit einem Gewicht von 2570 g. Normale psychomotorische Entwicklung bis zum 6. Lebensmonat; seitdem entwickelte sich eine schwere psychomotorische

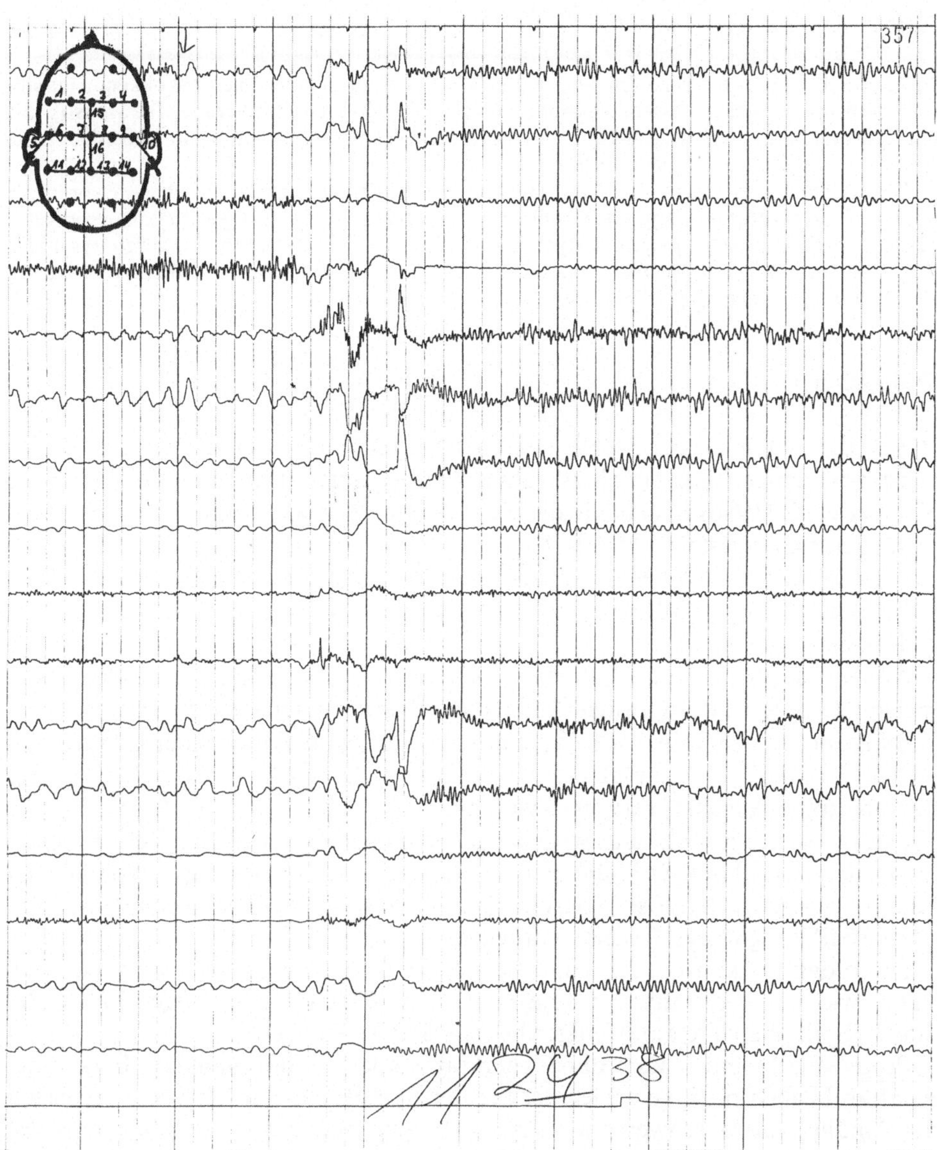

Abb. 1. Sch. J., 4 7/12 J. EEG im Anfall

Retardierung, Tetraspastik, Mikrozephalie und im CT eine Hirnatrophie. Außerdem kamen kurze tonische Anfälle – z. T. mit Versivbewegungen – zur Beobachtung, die teilweise durch Lärm und Berührung ausgelöst wurden, manchmal sich aber auch spontan ereigneten. Sie werden mehrmals täglich registriert. Im Intervall-EEG sieht man mittelschwere Allgemeinveränderungen, im Anfalls-EEG wird anfangs wieder ein kurzer generalisierter Paroxysmus einer steileren langsamen Welle registriert, danach folgt für einige Sekunden wieder 12–14/s-Aktivität. Diagnose: Startle-Epilepsie

Startle-Krankheit

Fall 3: Im 3. Fall – jetzt 5½ Jahre alt – entwickelten sich nach einer Pneumokokkenmeningitis im 3. Lebensmonat eine schwere psychomotorische und geistige Retardierung, Tetraspastik und ein Hydrozephalus. Im Intervall-EEG mittelschwere Allgemeinveränderungen. Außerdem kommen täglich mehrmals folgende Zustände zur Beobachtung:

Nach Geräuschen schreit das Kind auf, die Arme werden nach hinten-oben geworfen, es kommt zu einer Verkrampfung der Extremitäten, Arme vor dem Thorax gekreuzt, Beine angezogen, daneben Zyanose am ganzen Körper. Dauer bis 1 min, wobei die Schreiattacken wesentlich länger anhalten können. Im EEG kommen während des Anfalls ausschließlich Artefakte zur Beobachtung. Diagnose: Startle-Krankheit

Diskussion

Wegen der Seltenheit der *Startle-Anfälle* wird im Schrifttum meist nur über einzelne bzw. einige Fälle berichtet. Unter vorwiegender Benutzung der Fälle von Tinuper et al. (1986) haben wir die wichtigsten Charakteristika der *Startle-Epilepsie* zusammengestellt (Tabelle 1).

Die Charakteristika der *Startle-Krankheit* haben wir nach Sáenz-Lope et al. (1984b) zusammengefaßt, die aus dem Weltschrifttum insgesamt 50 Fälle gesammelt haben (Tabelle 2).

Anhand des Schrifttums haben wir schließlich *differentialdiagnostische Kriterien* zur Unterscheidung beider Anfallstypen herausgearbeitet (Tabelle 3).

Einige der in den Tabellen 1–3 genannten Merkmale hätten einer Erläuterung bedurft, auf die aber aus Platzmangel verzichtet werden muß. Es muß daher auf die genannten Arbeiten verwiesen werden.

Pathologisch-physiologisch wird bei der *Reflexkrankheit* an eine Reifungshemmung der medullären retikulären Formationen des Hirnstamms – speziell des Nucleus giganto-cellularis – gedacht. Bei der *Startle-Epilepsie* könnte eine Substanzschädigung dieses Systems vorliegen.

Pathologisch-anatomische Untersuchungen liegen nicht vor. Therapeutisch sind – wie bereits erwähnt – Clonazepam bzw. Clobazam in einigen Fällen der Startle-Epilepsie wirksam, weniger bei der Startle-Krankheit.

Prognostisch sind – auch ohne Therapie – alle Verläufe möglich: Besserung, Konstantbleiben oder Verschlechterung der Symptome. Im Kindesalter pflegen die Anfälle jedoch schwerer als später zu sein. Bei der familiären Form der Startle-Krankheit dürfte eine autosomal-dominante Vererbung vorliegen.

Zusammenfassung

Anhand mittels simultaner Video-EEG-Aufzeichnung erfaßter zweier Fälle von Startle-Epilepsie und eines Falles von Startle-Krankheit wird die Symptomatologie aufgezeigt, außerdem werden differentialdiagnostische Hinweise gegeben.

Tabelle 1. Befunde bei Startle-Epilepsie (n = 16). (Nach Tinuper et al. 1986)

1. Alter bei Untersuchung			4–33 J.
2. Ätiologie:	perin. Asphyxie		5
	West-Syndrom		4
	Enzephalitis		2
	angeb. Hemiplegie		1
	Reye-Syndrom		1
	unbekannt		2
3. Neurol. Befund:	Tetraplegie		4
	Hemiplegie		10
4. CT	pathologisch		9
	normal		1
5. Schw. geist. Ret.	ja		15
	nein		1
6. Trigger	Lärm		16
	Berührung		8
	Licht		8
7. Anfallsart:	ton. gen.		5
	ton. eins.		6
	aton. gen.		1
	aton. eins.		1
	ton. aton.	gen.	1
		eins.	1
	ton. klon.		1
8. Häufigkeit			10/Tg.–2,5/Mon.
9. Alter bei Beginn			1–4 J.
10. Spont. Anfälle	gen. ton.-klon.		1
	gen. ton.		3
	kompl.-part.		1
	gen. aton.-ton.		1
	myokl.-aton., atyp. Abs.		1
11. EEG (Intervall)	isolierte Spikes frontal und zentral		oft
	gen. Spike and Slow-waves		oft
	Schlaf: front. Spike-Focus		alle
12. EEG (Anfall)	Vertex Spike		Beginn
			↓
	Rhythm. 10/s-Aktivität		danach
	(teilw. schneller)		↓
	langs. Wellen		postiktal
13. Medikamente	Phenobarbital		∅
	Carbamazepin		∅
	Phenytoin		∅
	Valproat		∅
	Clonazepam		++
	Clobazam		++

Tabelle 2. Befunde bei Startle-Krankheit (n = 50). (Nach Sáenz-Lope et al. 1984)

1. Alter	1.	21
	2.–10 J.	9
	10.–20 J.	11
	20.–25 J.	6
	unbekannt	3
2. Geschlecht	♂	28
	♀	22
3. Ätiologie	fam.	34
	spont.	16
4. Hypertonie	ja	25
	nein	25
5. Myoklonien (vorw. nachts)	ja	26
	nein	24
6. Schwere Startle-Anf. + Hinfallen	ja	40
	nein	7
	unbekannt	3
7. Ment. Retardierung	ja	7
	nein	31
	unbekannt	12
8. Abn. Gang	ja	25
	nein	21
	unbekannt	4
9. Verz. mot. Entw.	ja	50%
	nein	50%
10. Gen. Hyperrefl.	ja	25%
	nein	75%
11. Perin. Kompl. (von 8 Pat.)	ja	3 (leicht)
	nein	5
12. Bewußtseinsstörung im Anfall	ja	∅
	nein	+
13. Spont. Anfälle (außer Startle)	ja	9 (gen.)
	nein	37
	unbekannt	4
14. EEG (Intervall)	normal	2/3
	pathol.	1/3
	diff. Theta	oft
	kurze gen. Spike wave	selten
	Photos.	selten
15. EEG (Anfall)	Vertex Spike	anfangs ↓
	langsame Wellen + Spannungserniedrigung	dann
	Dauer	4 Sek.
16. Medikamente	Phenobarbital	∅ ((+))
	Clonazepam	∅ (+)
	Clobazam	(+)
	Valproat	((+))
	Tryptophan	((+))
	Pirazetam	((+))

Tabelle 3. Zur Differentialdiagnose zwischen Startle-Epilepsie und Startle-Krankheit

	Startle-Epi.	Startle-Kr.
1. Exogener Hirnschaden	+ + +	(+)
2. Ment. Retardierung	+ + +	(+)
3. Path. neurol. Befund	+ + +	(+) Hyperrefl.
4. CT pathologisch	+ +	(+)
5. Getrübtes Bewußtsein im Anfall	+ + +	∅
6. Andere epil. Anfälle	+ +	(+)
7. Hypertonie im Sgl.-Alter	∅	+ +
8. Myoklonien (vorw. im Schlaf)	∅	+ +
9. Abnormer Gang	∅	+ +
10. Verz. frühk. mot. Entwicklung	+ + +	+
11. EEG (Intervall)		
a) epil. Akt.	+ +	(+)
b) Herde	+ + +	∅
12. EEG (Anfall)		
a) epil. Akt. (sp.-niedr. 10/sec.-Akt. und schneller)	+ + +	∅
b) sp.-niedrige langsame Wellen	∅	+ + +
13. Medikamente: Clonazepam, Clobazam	+ +	(+)
Tryptophan	∅	(+)
Pirazetam	∅	(+)
14. Fam. Belastung mit Startle-Anfällen	∅	+ +

Literatur

Aguglia U, Tinuper P, Gastaut H (1984) Startle-induced epileptic seizures. Epilepsia 25:712–720

Alajouanine Th, Gastaut H (1955) La syncinésie-sursaut et l'épilepsie-sursaut. Rev Neurol 93:29–41

Andermann F, Daniel L, Keene L, Andermann E, Quesney LF (1980) Startle disease or hyperekplexia. Further delineation of the syndrome. Brain 103:995–997

Bancaud J, Talairach J, Bonis A (1967) Physiopathogénie des épilepsies-sursaut. Rev Neurol 117:441–453

Bancaud J, Talairach J, Lamarche M, Bonis A, Trottier S (1975) Hypothèses neuro-physiopathologiques sur l'épilepsie-sursaut chez l'homme. Rev Neurol 131:559–571

Gastaut H, Tassinari CA (1966) Triggering mechanisms in epilepsy. The electroclinical point of view. Epilepsia 7:85–138

Giménez-Roldán S, Martin M (1979) Effectiveness of Clonazepam in startle-induced seizures. Epilepsia 20:555–561

Giménez-Roldán S, Martin M (1980) Startle-epilepsy complicating Down Syndrome during adulthood. Ann Neurol 7:78–80

Mayer T, Giuccioli D, Hoffmeister J, Wolf P (1989) Retrospektive Studie über 14 Patienten mit Startle-Epilepsie. Epilepsie-Blätter (Suppl 2):19

Sáenz-Lope E, Herranz FJ, Masdeu JC (1984a) Startle Epilepsy: A clinical study. Ann Neurol 16:78–81

Sáenz-Lope E, Herranz-Tanarro FJ, Masdeu JC, Chacón Peña JR (1984b) Hyperekplexia: A syndrome of pathological startle response. Ann Neurol 15:36–41

Tinuper P, Aguglia U, Gastaut H (1986) Use of clobazam in certain forms of status epilepticus and in startle-induced epileptic seizures. Epilepsia 27 (Suppl 1):18–26

Startle response und Epilepsie

A. Lischka, W. Grisold, M. Graf

Einleitung

„Startle response" (SR) wird als epileptisches und nichtepileptisches Phänomen meist von kurzen tonischen Spasmen begleitet. Hyperekplexie ist eine angeborene Erkrankung [9]; diese muß von der Startle-Epilepsie unterschieden werden. Der Startle-Reflex ist ein physiologischer, polysynaptischer Reflex, der durch unerwartet präsentierte Stimuli ausgelöst wird und mit einer (tonischen) Muskelantwort innerhalb von 500 ms abläuft [6]. Startle-induzierte epileptische Anfälle sind eine Sonderform von Reflexepilepsien [9], zumeist assoziiert mit dem Lennox-Gastaut-Syndrom [1]. Der definitive Mechanismus der SR, epileptisch oder nichtepileptisch ist nicht bekannt [6].

Patientin, Methode und Ergebnisse

Unsere Patientin hatte eine unauffällige Anamnese bis zu ihrem 14. Lebensjahr. Im Alter von 14 Jahren erlitt sie erstmals Absencen und Grand-mal-Anfälle (GM). Auf medikamentöse Einstellung mit Primidon sistierten die Absencen, GM-Anfälle traten in weiterer Folge alle 2 bis 3 Jahre auf. Im Alter von 15 Jahren erlitt sie kurzdauernde Anfälle, bei denen sie plötzlich zu Boden stürzte. Sie hatte täglich, überwiegend morgens, diese Sturzanfälle, bei denen Streckung der oberen und unteren Extremitäten mit rechtsseitiger Betonung beobachtet wurde; diese Sturzanfälle traten insbesondere nach unerwarteten, plötzlichen Geräuschen oder Lauten, eventuell mit Bewußtseinsverlust auf. Die neurologische Untersuchung ergab stets ein unauffälliges Ergebnis außer rechtsbetonten Sehnenreflexen und gelegentlichem Greifreflex. Das EEG war stets pathologisch mit generalisierten 1½–2/s Spike-wave-Paroxysmen und durch plötzliche akustische Reize auslösbarer diffuser bzw. generalisierter Kurvenabflachung, häufig durch Bewegungsartefakte überlagert. Hilfsbefunde: CT, MRI unauffällig; Liquor und Aminogramm unauffällig; ophthalmologisch oB. Normale Latenzen und Amplituden für AEP und Medianus-SEP.

Der Startle-Reflex wurde mit Oberflächenelektroden elektromyographisch vom M. orbicularis oculi, M. masseter, M. sternocleidomastoideus, M. biceps brachii, M. tibialis anterior und M. rectus femoris der linken Seite abgeleitet und die Registrierung auf einem herkömmlichen EMG-Gerät durch den akustischen Reiz getriggert. In 1minütigen Abständen wurden 6 Durchgänge registriert (Abb. 1). Auffallend war, daß – im Gegensatz zum Normkollektiv – Reflexantworten zu den oberen und unteren Extremitäten auch nach mehrfachen Durchgängen ohne Habituierungsphänomen reproduzierbar waren.

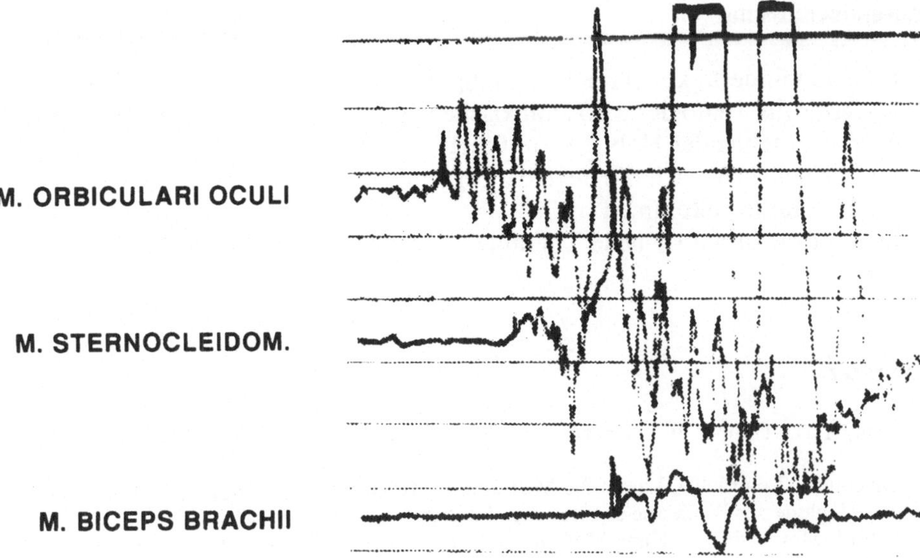

Abb. 1. EMG-Registrierung der Startle-Antwort: rostro-kaudale Ausbreitung der Muskelantwort auf akustischen Schreckreiz

Therapieverlauf: unter Primidon keine Absencen, GM alle 2–5 Jahre, ebenso unter Mono/Kombinationstherapien mit Carbamazepin, Valproat, Phenytoin, Phenobarbital und Additiv-Therapie mit Clonazepam, Clobazam, Lorazepam, Acetazolamid bzw. Flunarizin keine Änderung, insbesondere Fortbestehen der SR bis mehrfach täglich, unter L-Tryptophan Abstände zwischen SR bis zu 20 Tage; unter Vigabatrin keine Änderung.

Diskussion

SR können bei Epilepsie und bei Hyperekplexie, einem angeborenen Syndrom, beobachtet werden [9]. Ein Kontinuum der pathologischen Mechanismen dürfte bestehen. Im Fall epileptischer Startle-Anfälle wurde Aktivierung eines epileptogenen kortikalen Herdes durch propriozeptiven Input der Startle-Reaktion angenommen [2].

In diesem Zusammenhang ist zu bemerken, daß Startle-Anfälle bei mehreren Patienten mit Lennox-Gastaut-Syndrom beobachtet wurden [1]. Das EEG zeigt bei diesem Anfallstyp als Ausdruck eines tonischen Anfalls ein „electrodecremental event“ [3, 4]. Beobachtungen von Startle-Anfällen mit Stereo-EEG-Registrierungen zeigten Mitbeteiligung der präzentralen und prämotorischen Regionen [8].

Zusammenfassung

1. Eine verminderte kortikale Hemmung der Startle-Reaktion kann bei Startle-Epilepsie (in Analogie zu postanoxischen Großhirnschäden) postuliert werden, welche zu fehlender Habituation führt.
2. Im kortikalen Bereich dürfte dabei der supplementär motorischen Region eine zentrale Rolle zukommen.
3. L-Tryptophan würde neue Therapiemöglichkeiten bei Startle-Epilepsie eröffnen.

Literatur

1. Aguglia U, Tinuper P, Farnarier G (1984) Startle-induced epileptic seizures. Epilepsia 25:712–720
2. Bancaud J, Talairach J, Lamarche M, Bonis A, Trottier S (1975) Hypothèses neurophysiopathologique sur l'épilepsie-sursaut chez l'homme. Rev Neurol 131:558–571
3. Egli M, Mothersill I, O'Kane M, O'Kane F (1985) The axial spasm – The predominant type of drop seizure in patients with secondary generalized epilepsy. Epilepsia 26:401–415
4. Fariello RG, Doro JD, Forster FM (1979) Generalized cortical electrodecremental event. Clinical and neurophysiological observations in patients with dystonic seizures. Arch Neurol 36:285–291
5. Forster FM (1977) Reflex epilepsy. Behavioral therapy and conditional reflexes. Thomas, Springfield
6. Jelinek V, Grisold W, Dominkus M (1988) Der audiogene „Startle-Reflex“. Normalbefunde und klinische Anwendbarkeit in der Hirnstammdiagnostik. Intensivbehandlung 13:114–117
7. Suhren O, Bruyn GW, Tyunman JA (1966) Hyperekplexia: A hereditary startle syndrome. J Neurol Sci 3:577–605
8. Wieser HG (1983) Stereoencephalographic correlates of focal motor seizures. In: Speckmann EJ, Elger CE (eds) Epilepsy and motor system. Urban & Schwarzenberg, München Wien Baltimore, pp 287–309
9. Wilkins DE, Hallett M, Wess MM (1986) Audiogenic startle reflex of man and its relationship to startle syndromes. Brain 109:561–573

Startle-Epilepsie

A. Hecker, J. Mothersill, M. Egli

1874 berichtete Dunsmure von einem 5jährigen und 1886 Jackson von einem 7jährigen Jungen, bei denen es nach plötzlicher Berührung am Kopf zu akinetischen Anfällen kam. Wilson beschrieb 1928 tonische Anfälle bei einem Kind nach plötzlichem Antippen der Nase.

1955 veröffentlichten Alajouanine und Gastaut eine Arbeit über eine seltene Form der Epilepsie, bei der die Anfälle durch unerwartete Stimuli getriggert wurden. Diese Startle-Anfälle kamen bei Kindern und Adoleszenten mit perinatal erworbener Hemiparese vor.

Patient

Wir berichten über einen 13jährigen türkischen Jungen, dessen Familien- und Geburtsanamnese unauffällig waren. Postpartal entwickelte er ein Atemnotsyndrom, später fiel ein psychomotorischer Entwicklungsrückstand auf, besonders im sprachlichen Bereich.

Mit 9 Jahren kam es zu den ersten nächtlichen Grand-mal-Anfällen mit einer Frequenz von 2 pro Woche.

Mit 10 Jahren traten die Anfälle auch tagsüber auf. Damals wurde beobachtet, daß die Anfälle durch Überraschungseffekte, vor allem durch taktile Reize, ausgelöst werden konnten. Die erste Abklärung erfolgte in der Universitätskinderklinik Ankara, wo eine antikonvulsive Therapie mit Phenobarbital eingeleitet wurde. Darunter blieb der Patient anfallsfrei für ein halbes Jahr. 1981 kam das Kind zu seinen Eltern in die Schweiz, die alle Medikamente absetzen. Einige Wochen später traten die Anfälle wieder auf mit einer Frequenz von 1–2 Grands maux pro Tag, weshalb das Kind in Biel hospitalisiert wurde, wo man neurologisch eine deutliche Hemisymptomatik links feststellte, mit Phenobarbital, Phenytoin, Carbamazepin, Valproat und Primidon behandelte und keine Anfallsfreiheit erreichte. Mit 11 Jahren traten vorwiegend komplex-partielle Anfälle auf. Ein Schädel-CT war 1983 normal. Der weitere Verlauf war durch die Therapieresistenz der Anfälle und durch immer wiederkehrende DPH-Intoxikationen gekennzeichnet, was z.T. auch durch eine verzögerte Eliminationsgeschwindigkeit für DPH bedingt war. Bei der Aufnahme am 20.01.1984 in der Schweizerischen Epilepsieklinik Zürich fielen neben leichten Dysmorphiezeichen wie einem tiefen Haaransatz, ineinanderwachsende Augenbrauen und einem hohen Gaumen ein motorisches und sensibles Hemisyndrom neben deutlichen Intoxikationszeichen auf.

Im EEG fand man in der Nachtableitung epilepsiebeweisende Potentiale biokzipital rechts betont. In der Telemetrie konnten 5 komplex-partielle Anfälle registriert werden, wobei 3 durch Schmerzreize induziert waren, während die anderen beiden spontan beim Hosewechseln oder Essen auftraten und stets einen identischen Ablauf der Anfallssymptomatik zeigten:

Innehalten (nach spontanem Anfall) oder Starren (nach Startle), rasche Hin- und Her- oder Auf- und Abbewegungen der Arme, tonische Phase mit Posturalsymptomatologie, dabei 4malige Phonation (Möhnen und Stöhnen), motorische Automatismen (Wischbewegungen am Kopf links), dabei 4maliges Einnässen. Im EEG 0,5 s nach Schmerzreiz Artefakte, dann generalisierte Abflachung 4–10 s nach Schmerzreiz, wobei schon 6,5–8 s nach Schmerzreiz eine kritische Aktivität in Form von 6/s Thetarhythmen links fronto-zentral, nach rechts übergreifend auftrat. Dann Auftreten von Reibeartefakten und anschließender postiktaler unregelmäßiger Thetaaktivität frontozentral links betont.

Ergebnisse und Diskussion

Bei unserem Patienten konnten wir durch unerwartete taktile, thermische, algische und propriozeptive Reize frontale komplex-partielle Anfälle von 16 bis 32 s Dauer mit tonischer Posturalsymptomatologie, frontalen Massenbewegungen, rezidivierender Phonation und Einnässen auslösen, wobei Aguglia et al. 1984 bei

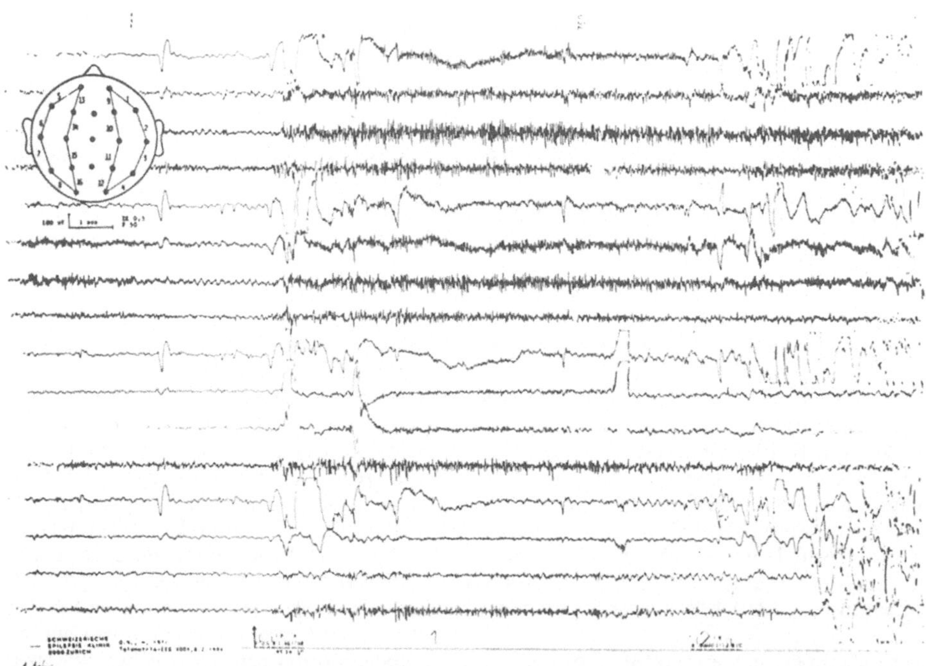

Abb. 1. Unerwarteter Nadelstich bei Pfeil, 0,5 s später, bei 9 30 30: Schreckhafte Rückwärtsbewegung, tonisches Verziehen des Mundes, die gebeugten Arme werden vor den Körper gehalten, 2 rasche Bewegungen mit beiden Händen auf und ab, Bewegungen der Hände an den Kopf, Bewegungen der Hände auf den Tisch. 4–10 s nach Schmerzreiz (EEG Ziffer 1). Tonische Streckung des rechten Armes nach vorne und oben, Flexion im rechten Handgelenk (EEG Ziffer 2). Streckung des linken Armes nach hinten, leichte Körperwendung nach rechts, Möhnen und Stöhnen. 10,5 s nach Schmerzreiz (EEG nach Ziffer 2) Reiben mit der linken Hand an linker Kopfhälfte, Einnässen, postiktal verwirrt

37,5% der Patienten eine bilaterale Startle-Reaktion mit nachfolgendem tonischen Spasmus und Bewußtseinsverlust bei Anfällen von 20–30 s und in jeweils 2 Fällen eine intermittierende Vokalisation und eine Urininkontinenz beschrieben.

Daneben kamen in 7 von 16 Fällen von Aguglia et al. auch spontane Anfälle wie bei unserem Patienten vor.

Obwohl von Gimenez-Roldan et al. (1979) und Aguglia et al. (1984) die antikonvulsive Behandlung der Startle-Epilepsien mit Clonazepam und Clobazam betont wurde, mußte in unserem Fall das Clobazam nach 3 Wochen bei unbeeinflußter Anfallsfrequenz wegen Somnolenz, Verlangsamung und Speichelfluß abgesetzt werden. Dagegen ließ sich eine gewisse Anfallsreduktion in unserem Fall unter einer Kombinationstherapie von Na-Valproat, Phenytoin, Ethosuccimid und Barbexaclon erreichen, wobei sich diese Therapie nicht weiter vereinfachen ließ.

Literatur

Aguglia U, Tinuper P, Gastaut H (1984) Startle-Induced Epileptic Seizures. Epilepsia 25(6):712–720

Alajouanine T, Gastaut H (1955) La syncinésie-sursaut et l'épilepsie sursaut à déclenchement sensoriel au sensitif inopiné. Les faits anatomocliniques (15 observations). Rev Neurol 93:29–41

Dunsmure J (1925) Neurological Fragments. Oxford Medical Publications, London, pp 114–119

Gimenez-Roldan S, Martin M (1979) Effectiveness of clonazepam in startle-induced seizures. Epilepsia 20:555–561

Jackson JH (1932) On a Case of Fits Resembling Those Artificially Produced in Guinea-Pigs. In: Selected Writing of John Hughlings Jackson, Taylor J (ed) Vol 1. Hodder and Stoughton, London, pp 362–365

Wilson SAK (1928) Epileptic Variants. J Neurol Psychopath 8:223–240 (Jan)

Photoepilepsie bei partieller Trisomie 13

B. Köhler, G. Schmiedel, E. Daumiller

Einleitung

Spezifische Reize wie Licht, Geräusche oder Berührung können bei etwa 6 % von epilepsiekranken Patienten Krampfanfälle auslösen. Visuell provozierte Anfälle sind bei Kindern die häufigste Form dieser sog. „Reflexepilepsien".

Die „photosensible Epilepsie" ist genetisch determiniert, deutlich mädchenwendig und zeigt ihr Ausprägungsmaximum in der Pubertät.

Die pathologische elektrophysiologische Reaktion auf intermittierende Photostimulation (IPS) besteht aus generalisierten Paroxysmen irregulärer Spikes und Spike-wave-Komplexen und ist klinisch in hohem Grade von Myoklonien begleitet. Diese klinischen Manifestationen können einerseits länger dauern als die Spike-wave-Komplexe im EEG, andererseits muß es bei Lichtreizen nicht immer zu Myoklonien kommen.

Neben myoklonischen Anfällen werden klinisch auch tonisch-klonische Anfälle, in Einzelfällen auch Absencen beobachtet. Diese lichtinduzierten Anfallserscheinungen sind selten mit klar definierten klinischen Syndromen wie der progressiven juvenilen myoklonischen Epilepsie oder der Zeroidlipofuszinose kombiniert.

Eine Koinzidenz von photokonvulsiven Reaktionen mit bestimmten Chromosomenaberrationen, insbesondere mit Trisomie 13 und partieller Trisomie 13, einem klinisch sehr vielfältigen Symptomenkomplex, wurde bisher nicht beschrieben.

Im Folgenden stellen wir ein Kind mit einer partiellen Trisomie 13 und ausgeprägten photokonvulsiven Reaktionen bereits in den ersten Lebensmonaten vor.

Fallbeschreibung

Es handelt sich um das erste Kind gesunder Eltern (Mutter 30, Vater 31 Jahre). Keine Aborte, keine Fehlbildung, keine Epilepsien oder anderweitige Krampfanfälle in der Familienvorgeschichte. Unauffällige Schwangerschaft, Geburt per Sectio in der 39. Schwangerschaftswoche wegen Beckenendlage. Apgar 8/10/10. Geburtsgewicht 2770 g (10. Percentile), Körpergröße 52 cm (75. P.), Kopfumfang 33 cm (10. Percentile).

Mit 2 Monaten nahm das Kind Kontakt zur Umwelt auf, lächelte. Bei der U 4 wurde eine Schultergürtelhypotonie festgestellt.

Im Alter von 5 Monaten erfolgte die erstmalige Vorstellung wegen eines Herzgeräusches, einer Gedeihstörung und generalisierten Zuckungen, welche die Eltern schon in den ersten Lebenswo-

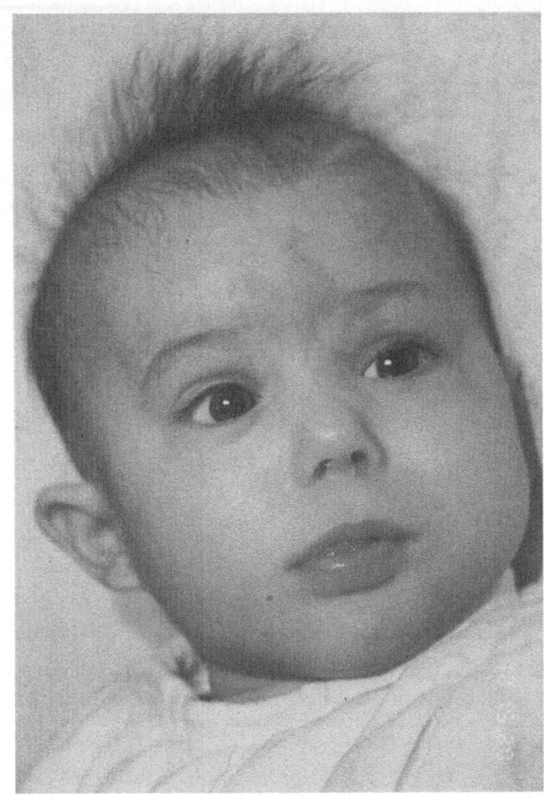

Abb. 1. Partielle Trisomie 13. Kind im Alter von 5 Monaten. Mikrozephalie, kraniofaziale Dysmorphie mit Epikanthus, lange gebogene Wimpern, langes Philtrum, Stupsnase, Ohrmuscheldysplasie, kapilläres Hämangiom an der Stirn

chen registriert hatten. Die Myoklonien wurden schließlich täglich beobachtet, gehäuft in Serien, vermehrt bei Einschalten der Raumbeleuchtung oder bei Blitzlichtphotos.

Wesentliche Befunde bei der ersten Untersuchung im Alter von 5 Monaten (Abb. 1): Körpergewicht mit 5295 g im Bereich der 3., Körpergröße mit 63,5 cm im Bereich der 25. und Kopfumfang mit 39 cm unterhalb der 3. Percentile. Zierlicher Körperbau, wenig Unterhautfettgewebe, deutliche Schädel- und Gesichtsasymmetrie. Fontanelle 2 × 2 cm, im Niveau. Vernarbter Skalpdefekt mit pfenniggroßer Alopezie. Tiefsitzende, dysplastische Ohren. Kapilläres Hämangiom im Okzipital- und Glabellabereich. Epikanthus, lange gebogene Wimpern, langes Philtrum, Stupsnase, schmale Lippen, hoher Gaumen. Keine Spaltbildung. Keine sicheren Hörreaktionen. Finger und Zehen relativ lang, schmal, Syndaktylie 2/3 an den Zehen, keine Anhängsel. Rechts 4-Finger-Furche.

Auffällig schmaler Thorax, über dem Herzen 3/6 holosystolisches Geräusch mit Punctum maximum über dem 5. ICR. Leber 3 cm unter dem Rippenbogen, Milz 1 cm unter dem Rippenbogen. Allgemeine muskuläre Hypotonie mit schlechter Kopfkontrolle bei Traktion, Moro- und Babinskireflex negativ. Das Kind verfolgt mit den Augen, lächelt. Während der Untersuchung mehrfache spontane, generalisierte Myoklonien.

Zusatzuntersuchungen: Echokardiographie und Röntgen Thorax: Ventrikelseptumdefekt mit radiologischen Zeichen eines Links-Rechts-Shunts.

CT Schädel: Altersgerechte normale Darstellung des Neurokraniums.

Augenärztlicher Befund: Fundus intakt, Papillen randscharf, vital.

Audiometrie und akustisch evozierte Potentiale: mittelgradige Innenohrschwerhörigkeit beidseits mit Schalleitungskomponente (Hörschwelle 60–70 dB).

EEG-Ableitung: Leichte Allgemeinveränderung in Form einer Grundaktivitätsverlangsamung. In der Ruhephase keine Zeichen einer latenten Krampfbereitschaft. Während der Photo-

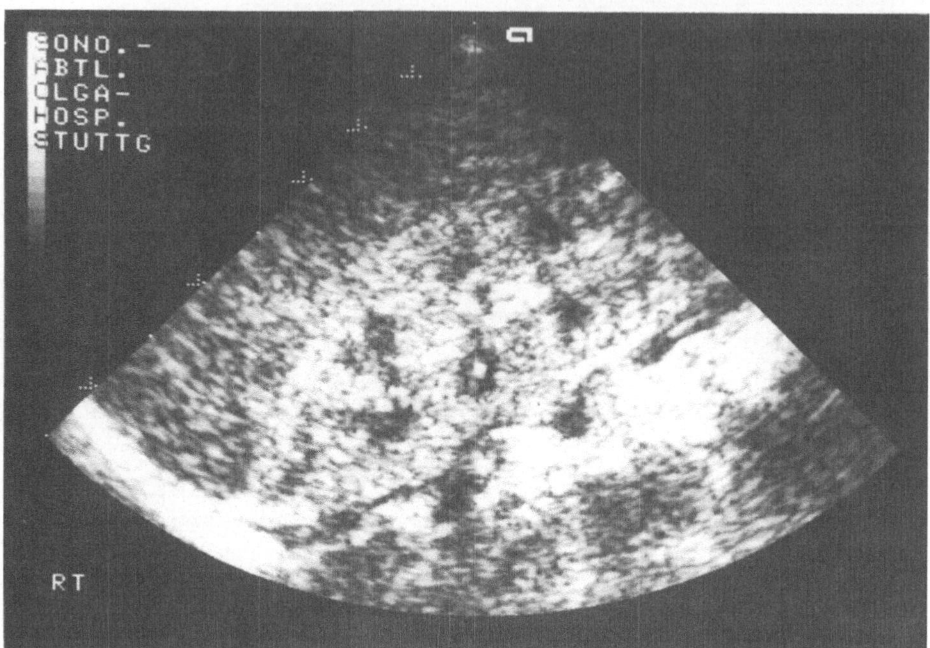

Abb. 2. Sonographie der Niere, Nierenstrukturveränderung mit echodichtem Kortex beiderseits im Sinne eine polyzystischen Nierendegeneration

stimulation deutliche Provokation generalisierter irregulärer Spike-wave-Formationen mit klinisch manifesten generalisierten Myoklonien von 0,5–1,5 s Dauer.

Sonographie der Nieren und ableitenden Harnwege (Abb. 2): Beide Nieren vergrößert, beidseits echodichter Kortex mit kleinzystischen Veränderungen (polyzystische Nierendegeneration bds.?).

Laborbefunde einschließlich Nierenfunktionsparameter unauffällig.

Chromosomenanalyse (Abb. 3): Patientin: Karyotyp 46,XX, –13, +rec (13), dup q,inv (13) (p11q14.1) mat. Somit partielle Duplikation des langen Arms des Chromosoms 13, beginnend bei der Bande 14.1.

Befund Mutter: Karyotyp 46,XX, inv(13)(p11q14.1). Mutter somit Trägerin einer perizentrischen Inversion eines Chromosoms 13. Vater: Karyotyp 46,XY, Normalbefund.

Weiterer Verlauf: Das Kind wurde antikonvulsiv eingestellt auf Natrium-Valproat. Zudem wurden psychomotorische Fördermaßnahmen eingeleitet. Anfallshäufigkeit und Photosensitivität nahmen deutlich ab, die Entwicklung verlief zufriedenstellend. Wegen des Ventrikelseptumdefekts mußte das Kind digitalisiert werden.

Eine Nachuntersuchung im Alter von 15 Monaten ergab nach der Münchner funktionellen Entwicklungsdiagnostik ein Entwicklungsalter von 8–10 Monaten (auf 90% Anforderungsniveau) mit zusätzlichem deutlichem Rückstand im Sprachbereich. Die Körpermaße lagen auf oder knapp unter der 3. Percentile. Das Kind war weiterhin mikrozephal und zeigte zwischenzeitlich Zungenpropulsionen. Die Dysmorphiezeichen und Hämangiome bestanden unverändert, ebenso die spontanen Myoklonien und die ausgeprägte Muskelhypotonie.

EEG mit 15 Mon (Abb. 4): Pathologische Hirnstromkurve mit altersgerechter Grundaktivität, aber deutlichen Zeichen generalisierter Krampfbereitschaft in Form irregulärer Spike-wave-Folgen, verstärkt unter Photostimulation mit klinisch begleitenden, kurzen myoklonischen Anfällen.

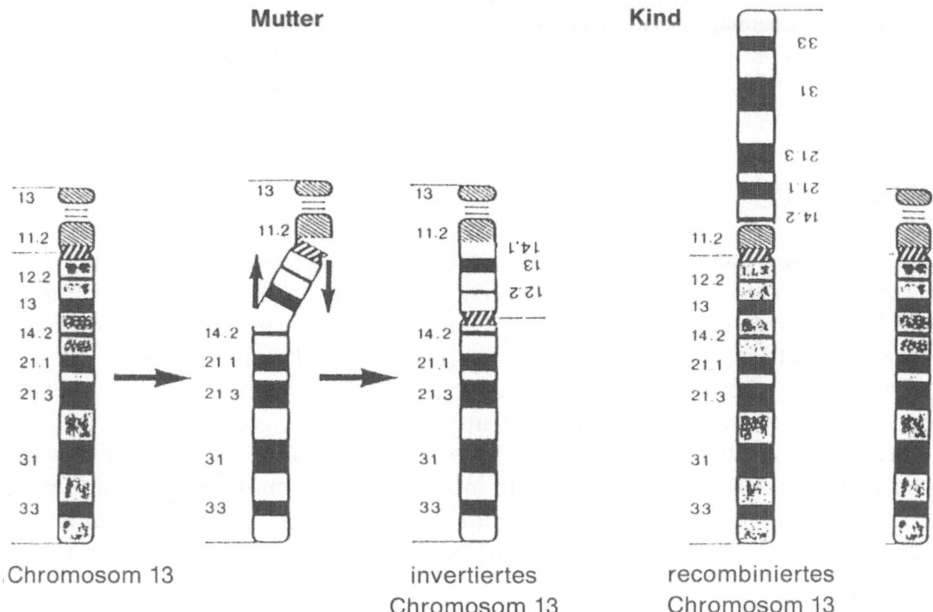

Abb. 3. Chromosomenanalyse (G-Banden-Färbung) von Mutter und Kind. Mutter: Trägerin einer perizentrischen Inversion (inv) eines Chromosoms 13. Karyotyp 46, XX, inv (13) (p11q14.1); Kind: Karyotyp 46, XX, −13, +rec (13), dup. q inv (13) (p11q14.1) mat. Durch Crossing-over zwischen einem normalen und invertierten Chromosom in der Meiose der Mutter (mat) entstandenes, recombiniertes (rec) Chromosom 13 mit partieller Duplikation (dup) des langen Armes (q) des Chromosoms 13, beginnend bei der Bande 14.1

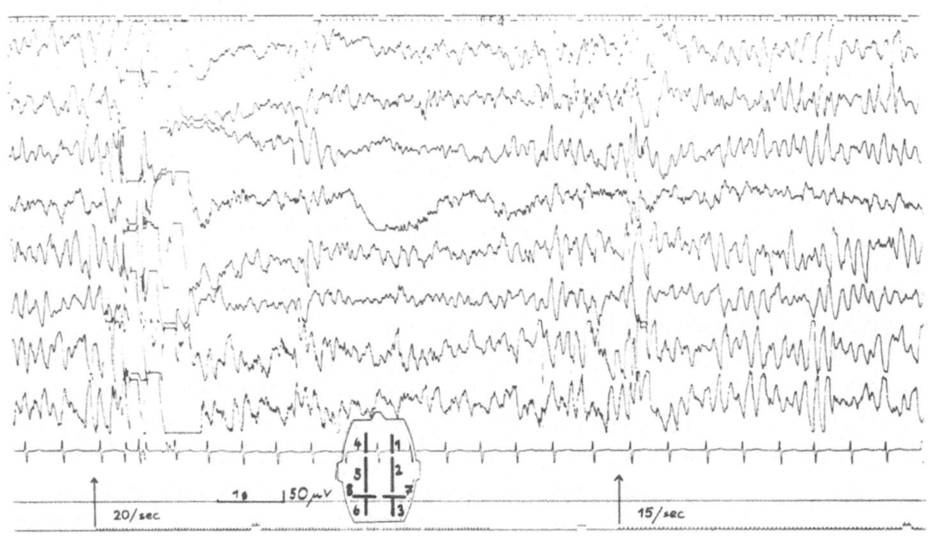

Abb. 4. EEG (Ableitung mit 15 Monaten): Altersgerechte Grundaktivität. Deutliche Zeichen von Krampfbereitschaft. Bei Photostimulation (Blitzfrequenz 5–20/sec.) wiederholt generalisierte, irreguläre Spike-wave- und Poly-spike-wave-Paroxysmen mit z. T. klinisch manifesten, generalisierten myoklonischen Anfällen

Abgesehen von einer leichten normochromen mikrozytären Anämie (Hb 10,9 g/dl) waren sämtliche Laborbefunde im Normbereich.

Der Pädaudiologe riet zur Parazentese und Adenotomie wegen eines Serotympanons und zur Versorgung mit einem Hörgerät wegen der fortbestehenden mittelgradigen Schwerhörigkeit.

Diskussion

Die Mutter der hier vorgestellten Patientin besitzt ein Chromosom 13 mit einer perizentrischen Inversion. Solche Inversionen entstehen durch Bruch im kurzen und langen Arm eines Chromosoms. Das dazwischenliegende Chromosomenstück fügt sich dann in umgekehrter Ausrichtung wieder ein.

Die Mutter selbst ist klinisch gesund. Es ist daher davon auszugehen, daß bei ihr keine codierenden Gene zerstört wurden.

Bei der Keimzellreifung kann es bei Trägern solcher Inversionen durch Crossingover zwischen dem normalen und dem invertierten Chromosom zu rekombinierten Chromosomen mit partieller Duplikation kommen. Im vorliegenden Fall führte die mütterliche Inversion zu einer partiellen Trisomie des langen Arms des Chromosoms 13 beim Kind.

Die partielle Trisomie 13 ist ein umschriebenes, seltenes Fehlbildungssyndrom. Je nach Lokalisation des Chromosombruchs und des involvierten Chromosomenmaterials werden zusätzlich zu den erwähnten Stigmata Lippen-Kiefer-Gaumenspalten, Polydaktylie, ein vermehrtes HbF und Anomalien des männlichen Genitales beschrieben (Schinzel 1984; Wenger u. Steele 1981).

Die Prognose der partiellen Trisomie wird durch das Ausmaß der begleitenden Fehlbildungen bestimmt. Im Vordergrund steht die psychomotorische Retardierung. Die Lebenserwartung kann bis ins Erwachsenenalter reichen. Für weibliche Inversionsträger wird ein etwa 10%iges Wiederholungsrisiko angenommen. Es empfiehlt sich daher bei zukünftigen Schwangerschaften die Durchführung einer pränatalen Diagnostik.

Während man generell von einer aktiven Epilepsie bei 5 von 1000 Individuen ausgehen muß, kann mit einer photosensiblen Epilepsie in 1:4000 gerechnet werden (Binnie et al. 1989).

H. Gastaut bevorzugt statt „Photoepilepsie“ den Begriff der „photogenen Epilepsie“ (in Anlehnung an musikogene Epilepsie) und verwendet den Terminus photosensibler Patient (nicht photosensible Epilepsie), da ja der Patient und nicht die Epilepsie photosensibel ist.

Photosensibilität sollte nicht mit photogener Epilepsie gleichgesetzt werden, da nur 60% von Individuen mit einer photokonvulsiven Reizantwort auf intermittierende Photostimulation (IPS) durch Licht induzierte Anfälle haben. Dennoch kann bei einem Großteil der Patienten die Diagnose einer Epilepsie schon während der EEG-Ableitung gestellt werden, wenn Lichtreize photokonvulsive Reaktionen auslösen. Wie auch bei unserer Patientin mit partieller Trisomie 13 kommt es zusätzlich bei 40% zu spontanen Myoklonien, also ohne visuelle Auslöser (Kasteleijn-Nolyst-Trenité et al. 1987).

Die Prognose unserer Patienten ist von der Entwicklung des zerebralen Anfallsleidens, aber auch von der bisher klinisch noch nicht relevanten polyzystischen

Nierendegeneration abhängig. Grundsätzlich sind photosensible Epilepsien medikamentös schwer beeinflußbar. Natrium-Valproat bremst zwar die Ausbreitung der elektrophysiologischen Entladungen dosisabhängig, beeinflußt aber den eigentlichen Triggermechanismus als solchen nur relativ gering (Wilkens et al. 1989).

Die klinischen Erscheinungsbilder von Duplikationen verschiedener Abschnitte des Chromosoms 13 wurden mehrfach miteinander verglichen und so trotz individueller Variationen bestimmte Phänotypen abgegrenzt. Es wurden dabei in Einzelfällen auch zusätzliche Krampfanfälle beschrieben (Schütten et al. 1978; Schinzel et al. 1984). Berichte über spezifische photogene Epilepsien bei partieller Trisomie 13 liegen aber in der Literatur nicht vor.

Eine Deletion der Bande 13q14 ist mit dem Verlust eines Tumorsuppressorgens verbunden und prädisponiert zum Retinoblastom (Mc Gee et al. 1989). Daß eine Verdoppelung im phänokritischen Abschnitt, beginnend bei der Bande 14.1 bis zum Ende des langen Arms des Chromosoms 13 zu einer spezifischen Ausbildung von photogenen Epilepsien führt, kann aufgrund einer einzelnen klinischen Beobachtung nur spekuliert werden. Weitere klinische, elektrophysiologische und zytogenetische Untersuchungen von Kindern mit photogenen Epilepsien einerseits und partiellen Trisomien andererseits müssen folgen.

Literatur

Binnie C, Darby C, Kasteleijn-Nolst-Trenité D, Wilkins A (1989) Photosensitive epilepsy: Clinical features. In: Beaumanoir A, Gastaut A, Naquet R (eds) Reflex seizures and reflex epilepsies. Médicine & Hygiène, Genève, pp 163–170

Kasteleijn-Nolst-Trenité D, Binnie C, Meinardi H (1987) Photosensitive patients: Symptoms and signs during intermittent photic stimulation and their relation to seizures in daily life. J Neurol Neurosurg, Psychiatry 50:1546–1549

Mc Gee TL, Yandell DW, Dryja TP (1989) Structure and partial genomic sequence of the human retinoblastoma susceptibility gene. Gene 80:119–128

Schinzel A (1984) Catalogue of unbalanced chromosome aberrations in man. De Gruyter, Berlin New York, pp 498–500

Schütten HJ, Schütten BT, Mikkelsen M (1978) Partial trisomy of chromosome 13. Case report and review of literature. Ann Genet (Paris) 21:95–99

Wenger SL, Steele MW (1981) Meiotic consequences of pericentric inversions of chromosome 13. Am J Med Genetics 9:275–283

Wilkins A, Binnie C, Darby C, Kasteleijn-Nolst-Trenité D (1989) Epileptic and non-epileptic sensitivity to light. In: Beaumanoir A, Gastaut A, Naquet R (eds) Reflex seizures and reflex epilepsies. Médicine & Hygiène, Genève, pp 153–162

Selbstreizung bei photosensibler Epilepsie

H. Klepel

Einleitung

Während die meisten photosensiblen Patienten Lichtreize meiden, setzen sich etwa 0,7 % aller Patienten mit photosensibler Epilepsie bewußt dem Licht aus, um dadurch willentlich bei sich epileptische Reaktionen auszulösen [8]. Nachdem Radovici und Mitarbeiter [9] 1932 erstmalig auf dieses Phänomen hingewiesen hatten, wurde in der Literatur überwiegend anhand von Kasuistiken über Auslösemechanismen und Motivation berichtet [1, 7]. Betroffen sind überwiegend intellektuell Geschädigte, aber auch normal intelligente Kinder im Schulalter. Als häufigste Auslösemechanismen wurden das Auf- und Ab- oder Hin- und Herbewegen der gespreizten Finger der Hand vor den Augen, das Hin- und Herbewegen des Kopfes oder das Blinzeln mit den Augenlidern beim Blick in die Sonne oder in eine künstliche Lichtquelle beschrieben [8]. Janz [2] hat die Selbststimulation im Zusammenhang mit dem Suchtmoment bei Epilepsien diskutiert.

Anhand von 5 eigenen Beobachtungen werden nachfolgend die Besonderheiten der Selbststimulation besprochen.

Kasuistik

Pat. Nr. 1, S. Gr.: Das zum Zeitpunkt der Erstuntersuchung 11jährige normal intelligente Mädchen hatte mit Schuleintritt zunächst damit begonnen, häufig in die Sonne zu sehen und später mit der rechten Hand fächelnde Bewegungen vor den Augen ausgeführt, die es selbst als Rubbeln bezeichnete. Dadurch wurden überwiegend kurze Anfallsfragmente mit Myoklonien, gelegentlich aber auch Grands maux ausgelöst. Das Mädchen gab an, daß sie dabei ein „komisches Gefühl“ hätte, welches sie aber nicht näher beschreiben konnte.

EEG: Generalisierte Anfallsbereitschaft mit Spike-wave-Komplexen, unter Photostimulation Poly-spike-wave-Komplexe.

Ohne Selbstreizung traten keine Anfälle auf. Das Selbststimulationsverhalten wurde mit zunehmendem Lebensalter seltener und etwa seit dem 20. Lebensjahr aufgegeben.

Patient Nr. 2, K. Sch.: Das normal intelligente Mädchen begann etwa im Alter von 7 Jahren während eines Ferienaufenthaltes an der See damit, in die Sonne zu sehen und dabei fächelnde Bewegungen mit der rechten Hand vor den Augen zu machen. Sie wirkte dabei bewußtseinsgetrübt und gab ein schlafähnliches Gefühl für diesen Zustand an.

EEG: Nach Augenschluß und bei Photostimulation Poly-spike-wave-Komplexe, unter Hyperventilation Absencen.

Im Verlaufe der jetzt 19jährigen Beobachtung konzentriert sich die Selbststimulation auf die Beseitigung emotionaler Spannungen.

Pat. Nr. 3, P. D.: Der normal intelligente Junge begann als 9jähriger damit, beim Blick in die Sonne oder in eine künstliche Lichtquelle mit den Augenlidern zu blinzeln. Durch psychische Belastung wurden unabhängig davon Blinzelattacken ausgelöst.

EEG: Spike-wave-Komplexe, unter Photostimulation Poly-spike-wave mit Gesichtsmyoklonien.

Das Selbststimulationsverhalten wurde mit dem 16. Lebensjahr aufgegeben, obwohl im EEG bei Photostimulation weiterhin Lichtempfindlichkeit bestand. Ohne Selbststimulation waren keine Anfälle aufgetreten.

Pat. Nr. 4, A. H.: Das 7jährige debile Mädchen fiel dadurch auf, daß es ständig zum Fenster oder in eine Lichtquelle sah, dabei blinzelte, für Sekunden bewußtseinsgetrübt wirkte und danach zur Toilette lief.

EEG: Poly-spike-wave-Komplexe nur unter Photostimulation. Beobachtungszeit 8 Monate.

Pat. Nr. 5, G. O.: Das normal intelligente Kind begann im Alter von 10 Jahren damit, den Kopf vor Gartenzäunen und später auch vor dem Fensterkreuz hin- und herzubewegen. Sie löste dadurch Absencen aus, die auch spontan auftraten.

EEG: Spike-wave-Komplexe nach Augenschluß, Absencen durch Photostimulation ausgelöst.

Die Selbststimulation wurde im Alter von etwa 20 Jahren aufgegeben.

Diskussion

Die Auslösemechanismen sowie die klinischen und elektroenzephalographischen Reaktionen der 5 Patienten stimmen mit den Literaturberichten überein. 4 Patienten lösten sich reizabhängige Anfallsfragmente mit fazialen Myoklonien, tonischer Kopf- und Augendrehung sowie Bewußtseinseinengung aus. Die Patientin Nr. 5 löste Absencen aus. Bei allen 5 Patienten kam es unter der Fotostimulation zu einer generalisierten Fotokonvulsivreaktion mit Spike-wave und Poly-spike-wave, wobei die klinischen Begleitphänomene bei dem Patienten Nr. 3 nicht mit den durch die Selbstreizung hervorgerufenen übereinstimmten. Es ist möglich, daß sich die Ergebnisse aktiver und passiver Photostimulation klinisch unterscheiden. Bei 2 Patienten traten spontan keine Anfälle auf. 3 Patienten hatten idiopathische generalisierte Epilepsien mit Absencen bzw. mit Grand mal.

Der altersabhängige Beginn der optischen Selbstreizung im frühen Schulalter fällt mit dem bekannten Häufigkeitsgipfel photoparoxysmaler Reaktionen zusammen [7]. Die Selbststimulation wird mit zunehmendem Lebensalter aufgegeben oder seltener. Sie beschränkt sich dann meist auf psychische Belastungssituationen (Pat. Nr. 2). Dies geschieht offenbar in dem Maße, wie die typische photoparoxysmale Reaktion von impulsiven oder rhythmischen Myoklonien begleitet wird [8]. Auch von nicht lichtempfindlichen Patienten ist bekannt, daß die die Fotostimulation begleitenden subjektiven Empfindungen von Erwachsenen als unangenehm empfunden werden [8].

Die Aufklärung der Motive ist schwierig, da die meisten Patienten ihre Empfindungen und die Gründe für die Wiederholung nicht beschreiben bzw. nicht angeben können. Matthes [5] und später auch Janz [2] haben Beziehungen zur Sucht hergestellt und für diese Art des Verhaltens ein komplexes Bedingungsgefüge verantwortlich gemacht, aus dem ein Lustgewinn resultiert. Die zwanghafte Wiederholung des Auslösevorganges bei der Selbststimulation erinnert an tierexperimentelle Untersuchungen mit implantierten Elektroden. Gibt man Ratten [6], Katzen [4] oder Affen [8] bei entsprechender Elektrodenposition im Hypothalamus, Rhinenzephalon oder im basalen Mesenzephalon die Gelegenheit, mittels einer Taste diese Hirnareale zu reizen, machen sie davon in suchtartiger Weise Gebrauch. Diesem offenbar mit angenehmen Empfindungen verbundenen Belohnungseffekt („reward") stehen passives Verhalten oder Vermeiden elektrischer Reizung bei anderer Elektrodenposition gegenüber.

Obwohl beim Menschen einzelne Motive überwiegen, scheint es sich insgesamt um ein komplexes Bedingungsgefüge mit Motivkombinationen und Motivwechsel zu handeln. Am einfachsten überschaubar ist das Motiv durch die willentlich ausgelöste Bewußtseinsstörung, sich kurzfristig belastenden Situationen zu entziehen [8]. Wesentlich komplexer ist die Motivation bei der Patientin Nr. 2, die mit zunehmendem Lebensalter die Selbststimulation zur Beseitigung emotionaler Spannungen benutzte.

Die Eigenschaft zur Selbstbegrenzung der generalisierten Anfallsbereitschaft bei idiopathischer Epilepsie schafft besonders günstige Voraussetzungen für die optische Selbstreizung, indem die induzierte Erregung auf den Entstehungsort begrenzt bleibt [3]. Wird dieser Sicherheitsmechanismus durch besonders intensive Reizung oder durch eine plötzlich veränderte Reizschwelle durchbrochen, kann als unbeabsichtigte Komplikation ein Grand mal ausgelöst und der Belohnungseffekt dann nicht mehr wahrgenommen werden.

Der Einfluß antiepileptischer Behandlung auf das Selbststimulationsverhalten ist unbefriedigend. Tierexperimentell zeigt sich unter antikonvulsiver Behandlung sogar eine Zunahme [10]. Denkbar ist, daß die antikonvulsive Therapie die Entstehung und Ausbreitung der epileptischen Nachentladung verhindert und damit den sonst verlorengehenden Belohnungseffekt unterstützt [1, 8].

Zusammenfassung

Anhand von 5 Kasuistiken werden die Auslösemechanismen sowie die klinischen und elektroenzephalographischen Phänomene der optischen Selbststimulation besprochen. Auf die Altersabhängigkeit und die vordergründigen Motive des Lustgewinnes bzw. der Entspannung in psychisch belastenden Situationen wird eingegangen.

Literatur

1. Binnie CD (1988) Selfinduction of seizures: the ultimate noncompliance. Epilepsy Res Suppl 1:153–158
2. Janz D (1968) Über das Suchtmoment in der Epilepsie. 39:350–355
3. Jung R (1958) Selbstreizung des Gehirns im Tierversuch. Dtsch med Wschr 1716–1721
4. Lilly JC (1958) Learning motivated by subcortical stimulation: Start and stop pattern of behavior. In: Jasper HH, Proctor LD, Knigthon RS, Noshay WC, Costelle RT (eds) Reticular formation of the brain. International Symposium Boston Toronto, Little Brown, pp 705–727
5. Matthes A (1954) Über das Suchtmoment bei einem Fall optisch induzierbarer Epilepsie. Z Kinderheilk 75:161–166
6. Olds J, Millner P (1954) Positive reinforcement produced by electrical stimulation of septal area and other regions of rat brain. J Comp Physiol Psychol 47:419–427

7. Rabending G, Klepel H (1970) Fotokonvulsivreaktion und Fotomyoklonus: Altersabhängige genetisch-determinierte Varianten der gesteigerten Fotosensibilität. Neuropäd 2:164–172
8. Rabending G, Klepel H (1978) Die Photostimulation als Aktivierungsmethode in der Elektroenzephalographie. Fischer, Jena
9. Radovici A, Mirsiliov V, Gluckmann JA (1932) Epilepsy reflexe provoquée par exitations optiques de rayons solaires. Rev neurol 1:1305–1309
10. Reiss DR, Oliphant MC (1964) Bradycardia and tachycardia following electrical stimulation of the amygdaloid region in monkey. J Neurophysiol 27:893–912

Können immunologische Faktoren eine Rolle im Pathomechanismus reflektorischer epileptischer Anfälle spielen?

A. Filipowicz

Einleitung

Seit Walker [6] die Meinung äußerte, daß immunologische Mechanismen in der Pathogenese epileptischer Anfälle eine Rolle spielen können, wurden mehrere immunologische Abnormalitäten bei Epileptikern gefunden. Sie betreffen sowohl die humoralen wie auch die zellgebundenen Immunreaktionen [2].

Im Jahre 1976 berichteten Karpak, Graf und Rapport über die Möglichkeit, Epilepsie im Tiermodell nicht nur durch elektrische Stimulation und pharmakologische Substanzen, sondern auch durch Autoimmunmechanismen hervorzurufen [5].

Folgende Beobachtung scheint diese Möglichkeit in der Klinik nicht auszuschließen.

Kasuistik

Martin S., geb. 27.02.79, ist das 2. Kind nichtverwandter Eltern. In der Familie gibt es keine Epilepsie. Die Schwangerschaft, Geburt und frühkindliche Entwicklung verliefen komplikationslos. Vom 1. Lj. an traten Infekte der oberen Atemwege auf. Zu den ersten Anfällen in Form von Absencen mit Myoklonien kam es am Ende des 2. Lj. Ein partial-komplexer Charakter der Anfälle wurde bald sichtbar – Veränderungen der Gesichtszüge mit Ausdruck von Angst oder Lächeln, Myoklonien im Gesicht, rechtsbetonte Bewegungsabläufe und einige Minuten anhaltende Sprachstörungen. Die Zahl der Anfälle nahm trotz der Gabe von Valproinsäure (VPA) und Phenytoin (PTH) schnell zu. Nach 2 Monaten klangen sie unter Carbamazepin (CBZ)-Therapie ab und wurden 3 Jahre nicht bemerkt. Die Laborbefunde zeigten nur einen verminderten IgA- und IgM-Gehalt. Im EEG kurze Serien von scharfen Wellen über den okzipitalen Ableitungen.

Im Februar 1985 traten erneut, trotz beibehaltener CBZ-Behandlung, seltene Anfälle auf. Der 7jährige Junge sprach von Angst, die mit einer Makropsie oder Mikropsie und unangenehmen Gefühlen im Magen-Darm-Bereich verbunden war. Die Anfälle, die beobachtet wurden, entsprachen den oben beschriebenen. Bei der Suche nach Faktoren, die das Auftreten von Anfällen begünstigen konnten, wurde eine Lambliasis festgestellt. Unter der Behandlung mit Metronidazol kam es zu dramatischer Häufung der Anfälle mit starker Neigung zu Generalisierung und dem Auftreten von schweren epileptischen Staten. Am 10.12.85 wurde das Kind in die Kinderklinik in Zabrze eingewiesen. Die in Clustern auftretenden Anfälle hielten hier 6 Wochen an, wobei jetzt ein reflektorischer Charakter deutlich zu beobachten war. Die Anfälle wurden durch Berührungen des Leibes, durch geringe psychische Anstrengungen und durch akustische Reize ausgelöst. Es bestand eine extreme medikamentöse Resistenz. Neben CBZ wurden PB, DPH und Clonazepam auch i. v., VPA, Sultiam und Primidon ohne Erfolg angewendet. Eine geringe Besserung konnte nach i. v. Gabe von Diazepam (DZP) beobachtet werden. Das BB, die BSG, Elektrolyte und BZ-Werte, der UST und die Liquorbefunde waren o. B. Leicht erhöhte GOT und GPT und deutlich erhöhte Vit. D_3-Werte, wie auch Störungen der zellgebundenen Immunreaktionen wurden festgestellt. Im Bereich der letzten bestand eine verminderte Zahl der T-Lymphozyten, die bei relativ hohen B-Lymphozytenwerten und erniedrigtem IgA- und IgM-Gehalt für eine Dysfunktion der T_4-Helferzellen sprach. Der Tine-Test war negativ trotz wiederholter Impfungen. Im EEG wurde eine allgemeinveränderte Grundaktivität mit überlagerten Betawellen registriert. Entladungen von scharfen und langsamen Wellen traten sym. und synchron., oder temporalbetont links auf. Schädel-CT o. B.

Ein EEG im Status ergab überraschend wenige epileptische Entladungen. Nach 6 Wochen klangen die Anfälle ab und traten in den nächsten 4 Jahren unter CBZ-Behandlung nur selten auf. Im April 1991 kam es wieder zu einer „Krise", die 4 Wochen dauerte, aber nicht mehr so schwer verlief. Auch diesmal wurde eine Lambliasis diagnostiziert und mit Atebrin, das durch eine duodenale Sonde verabreicht wurde, behandelt. Neben CBZ wurde DZP i. v. gegeben. Der 12,8jährige Junge ist körperlich und geistig dem Alter entsprechend entwickelt.

Diskussion

Das Auftreten von wochenlang anhaltenden epileptischen „Krisen" bei einem immungestörten Jungen, der sonst unter seltenen, gut auf CBZ ansprechenden partial-komplexen Anfällen leidet, brachte mich auf den Gedanken, daß hier ein ähnlicher Pathomechanismus wie bei myasthenischen Krisen bestehen könnte. Das Gemeinsame bei den sonst sehr unterschiedlichen Krankheitsbildern ist die reversible dramatische Verschlechterung, von einer medikamentösen Resistenz begleitet, für die eine autoimmunreaktiv bedingte Blockierung von Neurotransmitterrezeptoren verantwortlich sein könnte. Im Fall der Myasthenie sind das die Acetylcholinrezeptoren des neuromuskulären Überganges. Bei reflektorischen Anfällen (RA) könnten das die hemmenden Transmitterrezeptoren z. B. für GABA sein.

Eine ähnliche Hypothese wurde 1976 von Ettlinger und Lowrie [3] aufgestellt. Dabei wiesen sie auf Beobachtungen hin, die von Meldrun und Horton bei Versuchen mit Bicucullin gemacht wurden und für eine autoimmun bedingte Auslösung epileptischer Entladungen sprachen.

Bei dem beschriebenen Jungen scheint ein Zusammenhang zwischen den epileptischen „Krisen" und einer Lambliasis zu bestehen.

Nachdem Hall den Begriff der Reflexepilepsie (RE) eingeführt hat, wurde öfter von RE im Zusammenhang mit Darmparasiten berichtet [4].

Nach der Klassifikation der RE [4] gehörten die Anfälle des Patienten überwiegend zu komplexen RA, die durch somatosensorische Reize oder durch einen „Entscheidungsstress" ausgelöst wurden. Das erinnert an manche Kinder mit einem Lennox-Gastaut-Syndrom, bei denen ähnliche RA ausgelöst werden können, und bei denen auch wochenlang therapieresistente Staten beobachtet werden [1]. Auch hier könnte man manchmal an einen ähnlichen autoimmun bedingten Pathomechanismus denken.

Literatur

1. Beaumanoir A (1985) The Lennox-Gastaut-Syndrome. In: Roger J et al. (eds) Epileptic syndromes in infancy, childhood and adolescence. Eurotext, p 193
2. Eeg-Olofsson et al. (1988) Immunological studies in focal epilepsy. Acta Neurol Scand 78:358–368
3. Ettlinger G, Lowrie MB (1976) An immunological factor in epilepsy. Lancet 26:1386

4. Forster FM, Booker HE (1975) The epilepsies and convulsive disorder. In: Baker AB, Baker LH (eds) Clinical Neurology. Harper Row, Philadelphia, Vol 2, pp 20–23
5. Karpak SE et al. (1976) Antiserum to brain gangliosides produces recurrent form activity. Science 194:735–737
6. Walker AE (1969) Allergic phenomen as basic mechanism in epilepsy. In: Jasper HH, Ward AA Ir, Pape A (eds) Basic mechanisms of the epilepsies. Churchill, London, p 812

Kataplexie bei Niemann-Pick Typ C: Elektrophysiologische Charakteristika von abnormalem Haltetonus und situativem Tonusverlust

M. Sauer, G. Veling, R. Korinthenberg, F. Heinen

Einleitung

Sphingolipidosen vom Typ der Niemann-Pick-Erkrankung sind eine heterogene Gruppe neurodegenerativer Erkrankungen vom neuronalen Typ, durch primäre Schädigung oder Speicherung in den Zellen des ZNS, u. a. auch im Bereich der für die Handlungs- und Haltemotorik zuständigen Systeme. Neben mehr oder weniger krankheitsspezifischen Ausfallserscheinungen können Anfallsphänomene das Bild dieser Erkrankungen gestalten.

Dabei treten spontane und stimulusabhängige Paroxysmen auf, welche sowohl hinsichtlich der Sensitivität und Modalität des Stimulus als auch hinsichtlich ihrer Entladungskriterien zum Teil recht spezifisch für einzelne Störungen sind.

Kasuistik

Im folgenden möchten wir eine spanische Familie mit zwei betroffenen Kindern mit Niemann-Pick Typ C/D vorstellen, von denen die Schwester C. mit 10 Jahren (1987) verstarb. Beide Eltern sind nicht blutsverwandt.

Bei C. fallen erstmals im Alter von 5 Jahren eine psychomotorische und Sprachretardation sowie eine Hepatosplenomegalie auf. In der Folge Auftreten von Tonusverlusten, vor allem beim Lachen mit Verdrehen der Augen; aufgrund dessen zunächst Diagnose einer „infantilen Psychose". Mit 8 Jahren Nachweis meerblauer Histiozyten im Knochenmark.

J.-M., ihr Bruder, jetzt 10 Jahre alt: Mit 4 Jahren (Diagnosestellung bei C.) Nachweis meerblauer Histiozyten im Knochenmark, damals intern und neurologisch unauffällig. Kindergarten und Einschulung normal. Mit 7 Jahren feinmotorische Störungen.

Mit 8 Jahren Beeinträchtigung des Haltetonus der Muskulatur, Gang- und Standataxie, mentaler Abbau. Wegen massiver „kataplektischer Anfälle" Schulbesuch nicht mehr möglich; Schlafen nur im Sitzen möglich, wegen panikartiger Angst vor „Schwindel" (Tonusverlust) beim Einschlafen. Leber normal groß, Milz vergrößert.

Medianus-EP: Erheblich verkleinerte Amplituden des peripheren NAP und der zentralen EPs. Zentral verlängerte Leitungszeit.

EEG: Unregelmäßiges EEG mit diskontinuierlich noch erhaltener altersentsprechender Grundaktivität. Bifrontal wechselseitig betonte hypersynchrone Aktivität (s. Abb. 1). Antikonvulsive und Therapie mit Clomipramin wirkungslos.

Diagnose eines Niemann-Pick, Type C/D durch Nachweis meerblauer Histiozyten im Knochenmark (1985) bei der Schwester C., bei den Eltern (!) und bei J.-M. (damals 4 Jahre alt). Aktivität der Sphingomyelinase bei J.-M. in zwei Fibroblastenkulturen um 30% vermindert.

B. Köhler, R. Keimer (Hrsg.)
Aktuelle Neuropädiatrie 1991

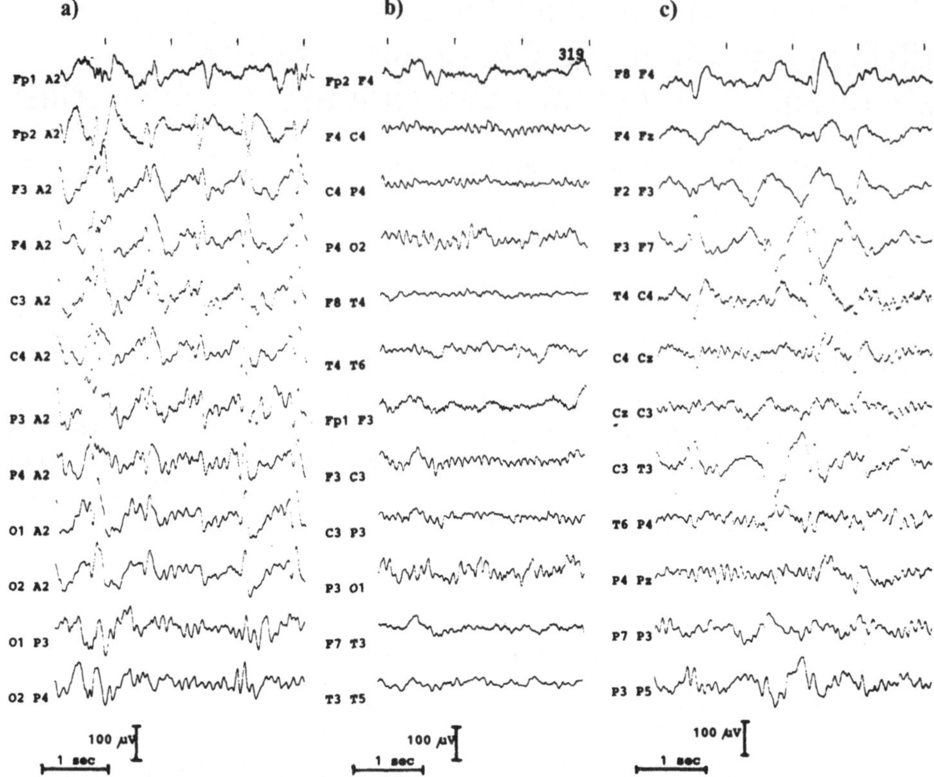

Abb. 1a–c. Elektroenzephalogramm: Die Grundaktivität zeigt diskontinuierlich eine altersadäquate Ausprägung und Frequenz (a–c). Vor allem über den vorderen Hirnregionen diskontinuierlich auftretende hypersynchrone Aktivität in Form von Sharp-waves, Sharp-slow-waves (a) und intermittierende Folgen und Strecken präzentrotemporal betonter polymorpher Deltawellenaktivität (c)

Beschreibung der Anfälle

a) Paroxysmale, subjektiv unangenehme Tonus- und Haltungsverluste während des Spiels (Gesellschaftsspiel) bei emotionaler Erregung (Lachen) für Sekunden bis Minuten.
b) Tonusverlust beim Einschlafen mit panischer Angst davor.

Polygraphie (Abb. 2): In Ruhe und nach Aufforderung zum Entspannen hochgradige, in allen Muskeln mehr oder weniger gleichmäßige Muskelaktivität, die weder visibel noch zu palpieren ist (A). Erhaltenes alternierendes Innervationsmuster bei Handextensions-Flexions-Bewegungen (B), tonische Halteinnervation mit Fluktuation der Amplituden beim Armvorhalten mit kurzer Innervationsstille ohne visiblen Tonusverlust (C). Nach Entspannung wieder Ruheaktivität wie unter A. Mehrfach kann J.-M. zum Lachen gebracht werden, dabei fluktuierende Zunahme der Muskelaktivität mit erheblicher Bewegungsunruhe (D). Auslösung eines generalisierten Tonusverlustes (E): J.-M. wird seitlich vom Untersucher Halt gegeben, sodann aufgefordert, sich zu entspannen, zudem kann die Mutter ihn zum Lachen bringen, woraufhin sich ein massiver generalisierter Tonusverlust provozieren läßt; währenddessen weitgehend Innervationsstille im EMG, im EEG keine Änderung.

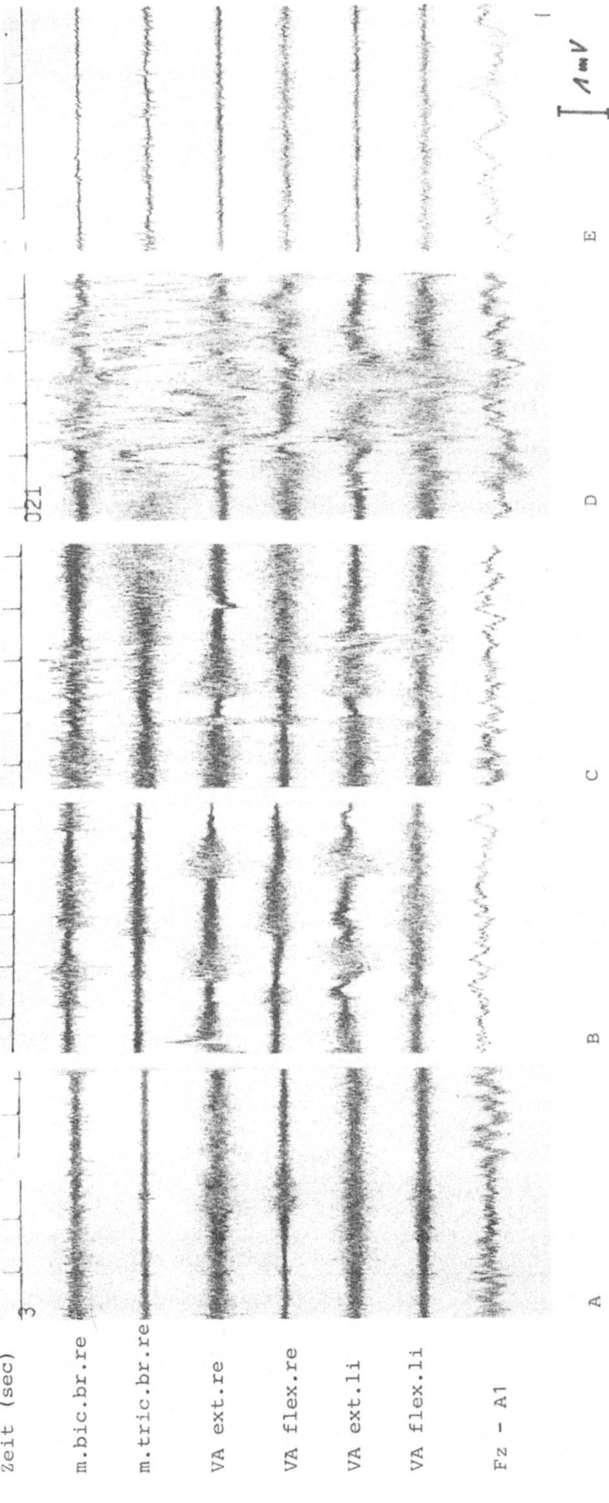

Abb. 2 A – E. Polygraphie: 6-kanalig EMG (m. bic. brach. rechts, m. tric. brach. rechts, Vorderarmextensoren und -flexoren je rechts und links (VA flex., VA ext.); EEG (fronto-präzentral rechts gegen linkes Ohr). Folgende Situationen werden registriert: Entspannt ruhiges Sitzen (A), alternierende Bewegungen im Handgelenk (B), tonische Halteinnervation der Arme (C), Provokation emotional getönten Lachens (D) und schließlich die Provokation eines Anfalls (E)

Zusammenfassend zeigt das EMG in Ruhe und Entspannung eine enorme, im wesentlichen unbewußt ablaufende generalisierte, aber fluktuierende Muskelaktivität, welche bei Ablenkung eine Steigerung erfährt durch zusätzliche Willküranspannung (Grimassieren, Rumpf-, Extremitäten- und Beinbewegungen), insbesondere bei Ablenkung mit emotionalem Aufforderungscharakter – Lachen. Auffallend ist die Diskrepanz zwischen visibler und palpatorischer Muskelschlaffheit und elektromyographisch registrierter Aktivität. Ein generalisierter Tonusverlust ohne Bewußtseinsverlust läßt sich provozieren durch „kräftiges Halten" von außen, Aufforderung, sich der äußeren Stütze zu überlassen (bewußte Entspannung ohne Angst) und Ablenkung durch Lachen.

Diskussion

Die differentialdiagnostischen Möglichkeiten paroxysmaler Tonus- und Halteverluste ohne Bewußtseinsänderung zeigt die Tabelle 1. Phänomenologisch kommen *Kataplexie* und *Asterixis* in Frage.

Kataplexie (Narkolepsie = Syndrom de Gélineau): „Dissoziativer Zustand"

- Brüsker Haltetonusverlust (für Sekunden bis Minuten)
- Komplette Hemmung der Willkürmotorik (außer Okulomotorik)
- Bewußtsein erhalten
- Oft unerwarteter emotionaler Auslöser
- Sleep-onset-REM!
- HLA DR2 positiv (bei Kataplexie – Narkolepsie)

Bisher gibt es mehrere klinisch-kasuistische Mitteilungen über sog. kataplektische Anfälle bei Niemann-Pick Typ C (Vorkommen in etwa 10%). Sie werden beschrieben als paroxysmale Tonusverluste ohne Bewußtseinsänderung nach emotionalen Stimuli, oft begleitet von abnormer Okulomotorik (Denoix et al. 1991). Eine exakte elektrophysiologische Analyse und Differenzierung fehlt noch.

Tabelle 1. Anfallsartige Tonus- oder Halteverluste ohne Bewußtseinsverlust

Kataplexia	Im Rahmen der Narkolepsie = Syndrom de Gélineau; reizabhängig
Asterixis (negativer Myoklonus)	Spontane, aber unwillkürliche Verluste des Haltetonus bei tonischer Innervation bei bestimmten fokalen Hirnläsionen, metabolischen Enzephalopathien, Medikamenten u.a.
Postmyoklonische Atonie	Zentrale Refraktärphänomene nach Myoklonie
Startle disease (Hyperexplexia)	Maladie de sursaut; akustikogen
Paroxysmale Akinesie	Atonisch-akinetische Hirnstammanfälle idiopathisch, meist aber bei MS; reiz- oder bewegungsinduziert
Lach-Hustenschlag	Im höheren Alter bei basilärer Insuffizienz mit Bewußtseinsverlust
Drop attacks	Spontan in höherem Alter bei Basilaris-Insuffizienz mit Bewußtseinseinengung.

Paroxysmale Choreoathetose, kinesiogene Choreoathetose, gelegentlich im Therapieverlauf beim Parkinsonsyndrom, spontane Tonusverluste bei Hallervorden-Spatz u.a.

Bei unserem Patienten und seiner Schwester haben diese Anfälle zur Schulunfähigkeit und zu einer ganz erheblichen Beeinträchtigung des Lebensgefühls geführt. Der doch in vielem vom klassischen kataplektischen Anfall abweichende Charakter der Tonusverlust bei J.-M. waren Grund für die *folgenden Überlegungen*:

Das Entspannungs- und Ruhe-EMG zeigt bei J.-M. eine abnorme Hintergrundaktivität, wodurch er seine Haltung im Sitzen bewahren kann; diese erfährt bei Ablenkung eine zusätzliche Verstärkung mit Bewegungsunruhe. Es kann theoretisch formuliert werden, daß die normale unbewußte tonische Haltefunktion der Muskulatur, die in Ruhe elektromyographisch nicht visibel ist, gestört ist oder sich auf einem veränderten Niveau abspielt. Dieses Niveau kann nur unter bestimmten Voraussetzungen erhalten werden bzw. bricht durch die oben geschilderte oder ähnliche Situationen zusammen, mit entsprechendem Verlust der Haltungskontrolle. Analoges passiert während des Einschlafens. Ähnliche Voraussetzungen, d. h. ein verändertes Niveau der Aktivität der Tonus bzw. Haltung regulierenden Motorik und die beschriebene komplexe Auslösesituation liegen bei der Kataplexie nicht vor, wenn auch der Anfallscharakter gewisse Ähnlichkeiten hat.

Lokalisation und Pathophysiologie des kataplektischen Anfalls sind nur ungenau bekannt: Anstoßen inhibitorischer Effekte in Neuronen des pontinen Hirnstamms auf die spinale Motoneuronebene. Im Tierexperiment können analoge Anfälle durch Carbachol-Injektion in Areae der dorsalen Pons provoziert werden (Mitler et al. 1974).

Eine solche Situation – aktive Inhibition aus normalem Ruhe- oder Aktivitätstonus – liegt also bei unserem Patienten nicht vor.

Dagegen können die der *Asterixis* zugrundeliegenden Phänomene eine andere Interpretationsmöglichkeit geben.

Unter Asterixis (= negativer Myoklonus) versteht man nach Young und Shahani (1986) spontane unwillkürliche Tonusverluste während tonischer Halteinnervation bei erhaltener Kraft und Sensibilität.

a) Durch Störung neuraler Mechanismen, die für die tonische bzw. Haltemuskulatur verantwortlich sind: Medialer frontaler Kortex (supplementär motorische Areae), Parietalregion, ventrolateraler Thalamus, Capsula interna und Mittelhirn.
b) Durch Läsion oder abnorme Aktivität in einem separaten Arousal-System, welches die Betroffenen weniger wach sein läßt, wie z. B. bei metabolischer, speziell hepatischer Enzephalopathie.
c) Kombination von beidem.

Frühere Definitionen als langsame „Tremorform" bei metabolischen Enzephalopathien sind unpräzise und werden dem neurophysiologischen Hintergrund nicht gerecht.

Der Tonusverlust bei Asterixis ist meist kurz (50–100 ms im Gesicht; 50–200 ms an den Extremitäten) und zu erkennen an der „silent period" im EMG, während der Bewegungseffekt als Haltungsverlust oft nur durch Video oder Bilddokumentation erkennbar wird, vor allem bei zusätzlichem „Tremor" wie bei metabolischen Enzephalopathien. Der unbewußte Verlust der Haltekontrolle kann durch aktive Bewegung verhindert werden, d. h. die eigentliche Asterixis zeigt sich als arrhythmischer kurzer unwillkürlicher Verlust der Haltung in einem Gelenk während tonischer Kontraktion. Physiologisch kommt ein solches Phänomen als Kopfnicker im Einschlafen vor.

Zugrunde liegt dieser Störung eine Erkrankung der ZNS-Systeme/Programme, die für die Aufrechterhaltung des Tonus verantwortlich sind bzw. bei einer Beeinträchtigung der für den Wachtonus verantwortlichen Arousal-Systeme. Zur Aufrechterhaltung eines ausreichenden Haltetonus ist kontinuierlicher Output vom Arousalsystem in die tonischen Subsysteme nötig (Young u. Shahani 1987). Auch das Modell der Asterixis wird dem Anfallsphänomen unseres Patienten nicht voll gerecht.

Die Tonusverluste treten nicht aus visibler bewußter Halteintention auf, dauern sehr viel länger und generalisieren. Sie sind aber durch bewußten Aufbau der Handlungs- = Willkür-Motorik wieder zu unterbrechen. Die Paroxysmen unseres Patienten haben ihre Ursache in einer Pathologie der Haltetonussysteme oder -programme.

Bei unserem Patienten muß als Folge der neurodegenerativen Vorgänge ein Funktionsverlust in den für die Tonusregulation verantwortlichen Neuronengruppen und Funktionsschleifen eingetreten sein mit dem Resultat eines langsam erniedrigten Muskeltonus. Die langsame Progredienz erlaubt eine Kompensation über zunehmende, generalisierte Willküraktivität zur Aufrechterhaltung des Muskeltonus.

Fällt unter emotionaler Stimulation (Lachen) die kompensatorische, cortikal vermittelte Tonusregulation aus, so kommt es zu einem kompletten Tonusverlust mit dem Resultat des Zusammensinkens. In diesem Modell ist es verständlich, daß in allen Situationen, in denen die mentale Aufmerksamkeit für andere Aufgaben als die der Tonusregulation zunimmt, der Patient über andauerndes Bewegen der Extremitäten versucht, dem befürchteten Tonusverlust durch vermehrte motorische Aktivität zuvorzukommen.

Unseres Erachtens gibt somit weder die Kataplexie noch die Asterixis eine ausreichende Erklärung für die bei unserem Patienten mit Niemann-Pick-Typ C vorkommenden Anfallsphänomene. Vielmehr handelt es sich um eine kompensatorische Tonusregulation und situative Dekompensation.

Differentialdiagnostisch ausgeschlossen werden konnten ein postexzitatorisches Geschehen wie bei atonischen Anfällen durch zentralnervöse Refraktärphänomene (postmyoklonischer atonischer Anfall), ebenso eine isolierte paroxysmale Akinesie als Sonderform eines sog. atonischen Hirnstammanfalles (meist im Rahmen der MS), welche in der Regel reiz- und bewegungsabhängig induziert wird.

Kurze, brüske Haltetonusverluste konnten von uns beobachtet werden bei Hallervorden-Spatz-Syndrom mit Nachweis einer isolierten Pallidumatrophie.

Da die therapeutischen Ansätze bisher unwirksam blieben – d. h. antikonvulsive und Clomipramintherapie wie bei Kataplexie – kämen als weitere Medikamente in Frage TRH (Osawa 1983), welches zumindest vorübergehend die Frequenz von Asterixis vermindern kann durch Erhöhung der Aktivität im Pryamidaltrakt (hier schon vorhanden), aber auch der Arousal-Aktivität in der Formatio reticularis des Hirnstammes oder Weckamine (unter Berücksichtigung einer veränderten Krampfschwelle).

Ein dritter therapeutischer Weg konnte von uns nicht mehr begangen werden, und zwar ein *verhaltenstherapeutisches Konzept*, zur Reduktion der antizipierten Angst, in Kombination mit einer vestibulären Stimulation (z. B. Wippe/Schaukelstuhl) für die Einschlafsituation.

Inwieweit eine Beeinflussung der zugrundeliegenden Schädigung durch DMSO (Sakuragawa et al. 1988) Facetten des Krankheitsbildes beeinflussen kann, ist noch völlig unklar.

Zusammenfassung

1. Aufgrund klinischer Beobachtungen, der Interpretation der elektrophysiologischen Befunde und theoretischen Überlegungen bei einem Patienten mit Niemann-Pick-Typ C mit paroxysmalen Tonusverlusten in bestimmten Auslösersituationen wird am Charakter einer Kataplexie als Erklärungsmodell gezweifelt.
2. Auch mit der Annahme einer Asterixis lassen sich die Phänomene nicht erklären.
3. Es handelt sich im hier vorgestellten Fall um eine massive Beeinträchtigung der unbewußten Tonus- und Halteregulation mit Aufrechterhaltung durch Kompensation über Handlungs- und Willkürmotorik, welche aber in bestimmten Situationen und beim Einschlafen zusammenbricht.
4. Therapeutische Ansätze können nach den zugrundeliegenden pathophysiologischen Vorstellungen entwickelt werden, sind aber in Anbetracht der Grundsituation natürlich nur palliativ.

Literatur

Denoix C, Rodriguez-Lafrasse C, Vanier MT, Navelet Y, Landrieu P (1991) Cataplexie révélatrice d'une forme atypique de la maladie de Niemann-Pick type C. Arch Fr Pediatr 48:31–34

Mitler MM, Dement WC (1974) Cataplectic-like behavior in cats after micro-injections of carbachol in pontine reticular formation. Brain Res 68:335–343

Osawa M (1983) Clinical studies in asterixis. III. Effects of thyrotropin-releasing hormone (TRH) on asterixis. J Tokyo Women's Med Coll 53:1162–1166

Sakuragawa N, Ohmura K, Suzuki K, Miyazato Y (1988) Clinical improvement with DMSO treatment in a patient with Niemann-Pick-disease (type C). Acta Pediatr Jpn Overseas Ed 30:509–516

Young RR, Shahani BT (1986) Asterixis: One type of negative myoclonus. In: Fahn S, Marsden CD, van Woert MH (eds) Advances in neurology, vol 43, Raven, New York

Eine seltene Ursache komplexer Partialanfälle im Säuglingsalter

M. Valkoun, R. Scheremet, R. Fürmaier, B. Lütticke, H. Helwig

Kasuistik

Ein bei Klinikaufnahme 4 Monate altes Mädchen fiel im Alter von 3,5 Mo. erstmals durch komplexe Partialanfälle auf.

Anamnese K. ist das 2. Kind einer gesunden Mutter, unauffällige Familienanamnese, unkomplizierte SS und Geburt, Vorsorgeuntersuchungen ohne pathologische Befunde.

Im Alter von 3,5 Mo. wurde erstmals ein wenige Sekunden dauernder Zustand mit Tonusverlust, Blick ins Leere und fehlender Ansprechbarkeit beobachtet. Dies wiederholte sich nach einer Woche. Die stationäre Aufnahme erfolgte nach dem 3. Anfallsereignis, bei dem es zusätzlich zu einer Apnoe mit Gesichtszyanose gekommen war. Der Aufnahmebefund erbrachte keine Auffälligkeiten, insbesondere fanden sich bei der neurologischen Untersuchung keine Seitendifferenzen. Im Verlauf der stationären Beobachtung häuften sich, besonders in Müdigkeitsphasen, an Komplexität zunehmende Anfallsereignisse: Zum oben beschriebenen Anfallsmuster kamen Schmatzbewegungen und schließlich eine dezente Streckung von linkem Arm und Bein. Frequenz: bis ca. 10mal täglich, Dauer bis ca. 3 min.

Erst unter hochdosierter Therapie mit Phenobarbital und Phenytoin kam es zur Besserung mit tagelanger Anfallsfreiheit. Im anfallsfreien Intervall blieb der neurologische Untersuchungsbefund stets unauffällig.

Diagnostik

Bei den *laborchemischen* Untersuchungen von Blut und Liquor fand sich kein Anhalt für eine infektiöse Genese des Anfallsgeschehens. Die *EEG*-Ableitungen zeigten nur einmalig vermehrt hochamplitudige Deltawellen über der rechten Hemisphäre. Eine *CCT*-Untersuchung (Abb. 1) ergab eine Raumforderung im vorderen Anteil der mittleren Schädelgrube und parasellär rechts, mit ausgeprägtem perifokalem Ödem. In einer später durchgeführten *NMR* Untersuchung des Gehirns mit Kontrastmittel (Abb. 2) stellte sich im vorderen Anteil der mittleren Schädelgrube, re. parasellär und breitbasig der Hinterkante des Keilbeinflügels anliegend, eine 3 × 1,8 cm messende, deutlich Kontrast aufnehmende Raumforderung dar.

Die *Angiographie* der Aa. vertebralis und carotis communis erbrachte diskrete Zeichen einer temporalen, von lateral kommenden Raumforderung mit Anhebung des Mediahauptstammes und diskreter Ausspannung der temporalen Mediaäste rechts (Prof. Schumacher, Abt. f. Neuroradiologie der Univ. Freiburg). Eine *Stereotaktische* Probebiopsie (Dr. Warncke, Abt. f. Stereotaxie der neuro-

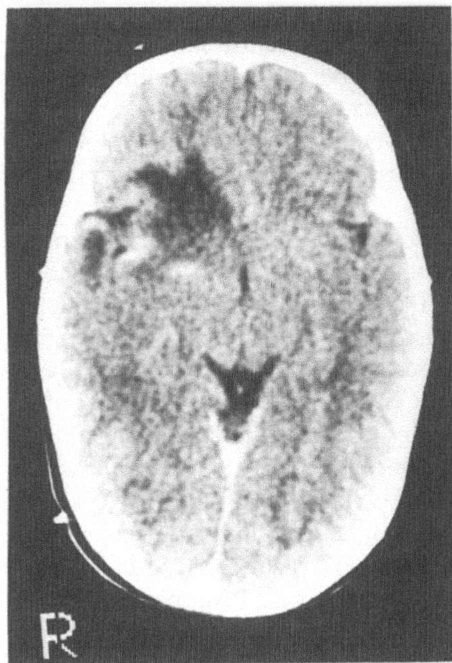

Abb. 1. CCT: Raumforderung im vorderen Anteil der mittleren Schädelgrube und parazellär rechts, mit ausgeprägtem perifokalem Ödem

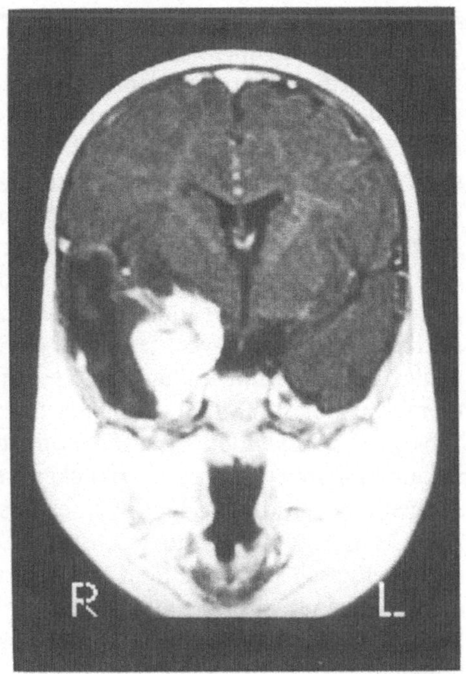

Abb. 2. NMR: Raumforderung im vorderen Anteil der mittleren Schädelgrube, re. parazellär und breitbasig der Hinterkante des Keilbeinflügels anliegend

chirurgischen Klinik der Univ. Freiburg), erbrachte den histologischen Befund: Verdacht auf fibroblastisches Meningeom (Inst. f. Neuropathologie der Univ. Freiburg). Fünf Wochen nach der stationären Aufnahme wurde *operativ*, über eine frontotemporale osteoplastische Trepanation, ein derber grau-roter Tumor dargestellt, der sich von der Dura gut abpräparieren ließ, jedoch allseits bis in die Windungstäler hinein die Arachnoidea infiltrierte, mit Ummauerung der Gefäße und Arrosion ihrer Wände. Somit war keine Entfernung in toto möglich.

Postoperativ erholte sich das Kind rasch, zeigte jedoch eine spastische Hemiparese links, eine Fazialisparese links und eine Okulomotoriusparese rechts. Im postoperativ durchgeführten *CCT* fand sich ein frischer kompletter Mediainfarkt rechts. Im *Histologischen* Gutachten wird ein spindelzelliger, überwiegend mesenchymaler Tumor mit glialer (astrozytärer) Differenzierung mit Wachstumstendenz, morphologisch ohne Anhalt für Malignität, beschrieben, der als *Gliofibrom* zu bezeichnen ist.

Diskussion

Tumoren der Hirnhemisphären werden oft erst in fortgeschrittenem Stadium mit zerebralen Anfällen symptomatisch. Bei unserer 4 Mo. alten Patientin wies ausschließlich die zunehmend buntere Ausgestaltung komplexer Partialanfälle auf einen Tumor hin. Der übrige klinische Untersuchungsbefund war präoperativ stets unauffällig. Daher überraschte das Ergebnis eines ausgedehnten Tumors in den bildgebenden Untersuchungsverfahren.

Die histologische Diagnose Gliofibrom stellt, nach Durchsicht der Literatur, eine Rarität dar. Die Bezeichnung Gliofibrom wurde 1978 erstmals von Friede gewählt für einen post mortem bei einem 3 J. 9 Mo. alten Mädchen gefundenen Hirntumor, dessen charakteristischste Eigenschaften in einer engen Vermengung glialer Elemente mit kollagenen Fasern mit unterschiedlich entwickelten Basalmembranen bestand und der eine Einordnung in gültige Kategorien nicht zuließ. 1984 griff Iglesias den Begriff Gliofibrom zur Beschreibung eines kongenitalen intramedullären Tumors des Rückenmarks eines 11 Tage alten paraplegischen Jungen auf. Bei diesem Kind gab es postoperativ, bis zum Alter von 4 J., keinen Anhalt für erneutes Tumorwachstum. Der Tumor unserer Patientin zeigte histomorphologisch keine Malignität, wuchs jedoch in die Arachnoidea und infiltrierte die Gefäßwände, konnte also nicht in toto entfernt werden. Postoperativ entwickelte sich aufgrund eines Mediainfarktes rechts eine spastische Hemiparese links. Unter intensiver krankengymnastischer Behandlung ist diese partiell rückläufig. Die antikonvulsive Therapie wird bei fehlender Anfallsfreiheit umgestellt. Aussagen zur Prognose werden erst durch engmaschige CCT-Kontrollen möglich werden.

Literatur

Friede RL (1978) Gliofibroma. J Neuropathol 38:300–313
Iglesias IR (1984) Prenatal intramedullary gliofibroma. Acta Neuropathol 62:230–234

Operative Therapie der Epilepsie im Kindesalter

U. Neubauer, D. Wenzel, H. Stefan, H. Schulemann, P. Schüler

Einleitung

Heute kommen bei der chirurgischen Behandlung pharmakoresistenter Epilepsien auch im Kindesalter verschiedene Möglichkeiten in Betracht. Im Vordergrund stehen kortikale Resektionen mit Entfernung eines neokortikalen Epilepsiefokus. In Fällen mit komplex-partiellen Anfällen mit gesichertem Fokus in den limbischen Strukturen des medialen Temporallappens kann die Resektion gezielt als selektive Amygdalohippocampektomie durchgeführt werden. Bei ausgedehnter Aktivität, wie bei einer Rasmussen-Enzephalitis oder infantilen Hemiplegie kommt auch eine Hemisphärektomie in Betracht. Andere Verfahren zielen auf eine Unterbrechung der epileptischen Erregungsausbreitung. So können durch eine partielle Callosotomie vor allem sekundär generalisierte atonische Sturzanfälle beseitigt werden.

Epilepsiechirurgie im Kindesalter

1. Kortikale Resektionen
2. Hemisphärektomie
3. Callosotomie

Eine resezierende operative Behandlung der Epilepsie kommt nur in Betracht, wenn
1. die Pharmakoresistenz der Anfälle zweifelsfrei feststeht,
2. der epileptogene Fokus eindeutig zu lokalisieren ist und wenn
3. eine Resektion des Fokus ohne neues neurologisches Defizit möglich ist.

Die präoperative Diagnostik verläuft in zwei Phasen, wobei der ersten, nicht invasiven, mit Langzeit-EEG und bildgebenden Verfahren gerade bei den Kindern besondere Bedeutung zukommt, da sie den invasiven Verfahren nur in geringerem Umfang ausgesetzt werden können. Nach den Erfahrungen anderer Zentren gelten als frühestes Alter für den Einsatz invasiver Elektroden 8 Jahre, ebenso für den Wada-Test, der an die Mitarbeit des Patienten gebunden ist [1, 5]. Gerade bei den komplex-partiellen Anfällen des Kindesalters, die sich in ihrer Semiologie von denen der Erwachsenen unterscheiden können, muß die Differentialdiagnose zu kindlichen Absencen (Petit mal) und zur benignen rolandischen

Tabelle 1. Ergebnisse operativer Therapie der Epilepsie (modifiziert nach Wyllie 1989)

Autor	Jahr	Fälle	Resektion	gebessert
Polkey	1980	40	temporal	57%
Whittle	1981	8	temporal	62%
Goldring	1984	29	temp./extratemp.	62%
Lindsay	1984	13	temp./hemisph.	100%
Meyer	1986	50	temporal	78%
Wyllie	1988	23	temp./extratemp.	70%
Neubauer	1991	7	temp./extratemp./hemisph.	71%

Epilepsie gestellt werden. Daher ist die enge Zusammenarbeit mit dem Neuropädiater essentiell.

⅔ aller Eingriffe entfallen wie bei den Erwachsenen auf Patienten mit komplexpartiellen Anfällen bei temporalem Fokus. Die früher übliche Standardresektion nach Falconer wird heute nur noch selten durchgeführt. Die Operationen werden, gestützt auf die genauere Lokalisationsdiagnostik, taylored angelegt, also individuell den Erfordernissen des einzelnen Patienten angepaßt. Das intraoperative Elektrokortikogramm (EKoG) bietet dabei eine letzte Kontrollmöglichkeit des Resektionsausmaßes.

Bei Begrenzung des epileptogenen Fokus auf die temporomedialen limbischen Strukturen ist auch bei Kindern eine selektive Amygdalohippocampektomie indiziert, bei der der laterale neokortikale Kortex erhalten bleibt.

Auch bei extratemporalem Fokus kommen resezierende Verfahren in Betracht. Die exakte präoperative Focuslokalisation ist für die Operation unbedingte Voraussetzung. Falls erforderlich, sind Ableitungen mit invasiven Methoden indiziert. Sollte der Fokus im funktionstragenden Gewebe selbst lokalisiert sein, kommt eine resezierende Operation nicht in Frage, da sonst schwere neurologische Defizite die Folge wären. In seltenen Fällen, in denen die Funktion des Hirngewebes durch den zugrundeliegenden Prozeß bereits aufgehoben ist, wie zum Beispiel bei infantiler Hemiparese oder einer Rasmussen-Enzephalitis, kann eine Resektion ohne neues Defizit in Einzelfällen bis hin zur Hemisphärektomie erfolgen. Wegen der hohen Komplikationsrate durch einen Hydrozephalus oder eine „late hemosiderosis" wird heute einer anatomisch inkompletten, allerdings funktionell vollständigen Hemisphärektomie der Vorzug gegeben [3].

Die Callosotomie kommt bei multifokalen und sekundär generalisierten Epilepsien in Betracht [2]. Durch die Durchtrennung der Kommissurfasern wird eine Ausbreitung der epileptischen Aktivität auf die Gegenseite verhindert. Die sekundäre Generalisation des Anfalles ist damit unmöglich. Gerade atonische Anfälle mit Sturz, die sonst zu häufigen und oft schweren Verletzungen der Patienten führen, aber auch generalisierte tonische und tonisch-klonische Anfälle lassen sich günstig beeinflussen. Die Callosotomie wird heute als anteriore Zweidritteldurchtrennung durchgeführt. Dadurch wird das zu erwartende Diskonnektionssyndrom weitgehend vermieden und es werden nur passagere Störungen beobachtet.

Die besten Resultate zeigen die resezierenden Verfahren. Bei den temporalen Resektionen kann mit ca. 60–70% anfallsfreien und weiteren 10–20% gebesserten Patienten gerechnet werden. Die extratemporalen Resektionen liegen etwas darunter, die Hemisphärektomien zeigen noch günstigere Ergebnisse. Bei der Callosotomie lassen sich in 70–80% der Fälle die gefährlichen Sturzanfälle unterbinden.

Von 4 Patienten mit Callosotomie konnte in unserer Serie bei dreien eine entscheidende Besserung der Anfallssituation erreicht werden.

Die günstigen Ergebnisse der Epilepsiechirurgie auch im Kindesalter rechtfertigen aus unserer Sicht den frühzeitigen Einsatz dieser Therapie. Immer wenn sich die antikonvulsive Therapie als ineffektiv erweist, sollten auch die operativen Möglichkeiten erwogen werden, um die psychologischen, sozialen, pädagogischen und medizinischen Folgen des Anfallsleidens und einer nebenwirkungsreichen Pharmakotherapie zu vermeiden.

Literatur

1. Duchowny MS (1988) Intensive monitoring in the epileptic child. J Clin Neurophysiol 2:203–219
2. Nordgren RE, Reeves AG, Viguera AC, Roberts DW (1991) Corpus callosotomy for intractable seizures in the pediatric age group. Arch Neurol 48:364–372
3. Rasmussen T (1983) Hemispherectomy for seizures revisited. J Canad Sci Neurol 10:71–78
4. Wyllie E, Lüders H (1989) Complex partial seizures in children. Cleve Clin J Med 56:S43–S52
5. Wyllie E, Lüders H, Morris HH et al. (1988) Subdural electrodes in the evaluation for epilepsy surgery in children and adults. Neuropediatrics 19:80–86

Pseudo-Lennox-Syndrom – frontale Epilepsie

H. Doose, J.-P. Ernst, E. Castiglione, U. Diebold

Einleitung

Aicardi und Chevrie (1982) beschrieben unter der Bezeichnung „atypical benign partial epilepsy" ein Krankheitsbild, das sich, bei Hinzunahme späterer Beobachtungen anderer Autoren, wie in Tabelle 1 dargestellt charakterisieren läßt. Nach Familienuntersuchungen von Doose (1989) und Doose u. Baier (1989, 1991) stellt diese von uns auch als Pseudo-Lennox-Syndrom bezeichnete Epilepsieform keine eigentliche Entität dar. Das „Syndrom" beruht auf dem gleichen genetischen Pathomechanismus wie andere Formen der idiopathischen Partialepilepsien und verwandter Krankheitsbilder. Das Pseudo-Lennox-Syndrom ist also nur Teil ei-

Tabelle 1. Pseudo-Lennox-Syndrom

Klinik
- Überwiegend normal entwickelte Kinder;
- Erkrankung im 3. bis 7. Lebensjahr;
- Anfälle
  - Atypische Absencen;
  - Atonisch-astatische Anfälle;
  - Myoklonische Anfälle;
  - Fokale Anfälle, vor allem rolandisch;
  - Generalisierte tonisch-klonische Anfälle.

EEG-Befunde
- Multifokale Sharp-waves (besonders zentral);
- Sekundäre Generalisation mit asymmetrischen und symmetrischen generalisierten Sharp-slow-waves und langsamen Spike-waves;
- Bioelektrischer Status;
- Hypsarrhythmieähnliche Muster;
- „polymorphe hypersynchrone Aktivität".

Verlauf und Prognose
- Antikonvulsive Therapie oft ineffektiv;
- Schwinden der Anfälle zwischen dem 9. und 15. Lebensjahr (selten früher);
- Mentale, sprachliche und andere Defizite möglich, regelhaft bei langem Verlauf mit Staten.

Differentialdiagnose
- Lennox-Gastaut-Syndrom;
- Spike-wave-variant-Epilepsie des älteren Kindes (Spät-Lennox-Syndrom);
- Myoklonisch-astatische Epilepsie.

Tabelle 2. Symptome der hereditären Hirnreifungsstörung

Primäre Entwicklungsretardierung
Teilleistungsstörungen, „MCD“
Epilepsien
- Rolandische Epilepsie
- Pseudo-Lennox-Syndrom
- Benigne psychomotorische Epilepsie
- Benigne okzipitale Epilepsie
- „Zwischenformen“ (häufig!)

Landau-Kleffner-Syndrom (z. T. ohne Anfälle)
ESES (z. T. ohne Anfälle)

nes breiten Spektrums von unscharf gegeneinander abgegrenzten, sich symptomatologisch breit überlappenden Krankheitsformen, denen eine maturationsabhängige, spätestens in der Pubertät mit oder ohne Defekt ausheilende fokale oder multifokale epileptische Erregbarkeitssteigerung mit womöglich autosomaldominantem Erbgang gemeinsam ist (Tabelle 2). Der zugrunde liegende Pathomechanismus wird in einer hereditären Maturationsstörung gesehen (Doose u. Baier 1989). Die vorliegende Studie gilt der Frage, ob aus EEG-Verlaufsuntersuchungen Gesichtspunkte zu gewinnen sind, die die Entstehung von generalisierten kleinen Anfällen und generalisierten EEG-Veränderungen (bis zum bioelektrischen Status) bei dieser Variante der idiopathischen Partialepilepsie erklären könnten.

Kasuistik

Die Studie stützt sich auf 16 Fälle mit Pseudo-Lennox-Syndrom, die über das 10. Lebensjahr hinaus verfolgt werden konnten. Die Revision der EEG-Daten (696 Ableitungen) der Patienten ergab vor allem Folgendes: Bei 12 von 16 Kindern fanden sich zusätzlich zu anders lokalisierten Sharp-wave-Herden als besonderes Merkmal frontale Sharp-wave-Foci eines sehr charakteristischen Typs mit ausgeprägter Generalisierungstendenz. Diese Befunde werden beispielhaft erläutert.

Beispiel 1: O. Oe.: Der Knabe erkrankt nach normaler Entwicklung mit 5 Jahren an einem febrilen Grand mal. Später zeigen sich fokale Anfälle mit Dyslalie, atypische Absencen und seltene myoklonische Anfälle. EEG-Befunde: Mit 10 Jahren rechts frontal ausgeprägter Sharp-wave-Fokus und zusätzliche Foci parietal rechts und links (Abb. 1). Im Leichtschlaf (Abb. 2) statenhafte Generalisation mit einem hypsarrhythmieähnlichen Bild. Mit 11 Jahren vollständige und anhaltende Remission. Das EEG des gesunden Bruders zeigt einen distinkten Sharp-wave-Fokus präzentral links. – Der Patient ist heute lernbehindert.

Beispiel 2: S. Sch.: Der in seiner Sprachentwicklung eindeutig verzögerte Junge erkrankt mit 2 Jahren an großen Anfällen. Später entwickeln sich atypische Absencen, myoklonische Anfälle, vor allem langdauernde Verwirrtheiten. EEG-Befunde: Mit 7 Jahren ausgeprägter frontaler Sharp-wave-Fokus (Abb. 3), im Leichtschlaf erhebliche Aktivierung und Generalisation (Abb. 4). Im gleichen Alter bioelektrische Staten (Abb. 5). Mit 11 Jahren Wach-EEG normal, im Schlaf noch multifokale generalisierende Sharp-waves, kein Status. – Defektzustand mit schwerer geistiger Behinderung.

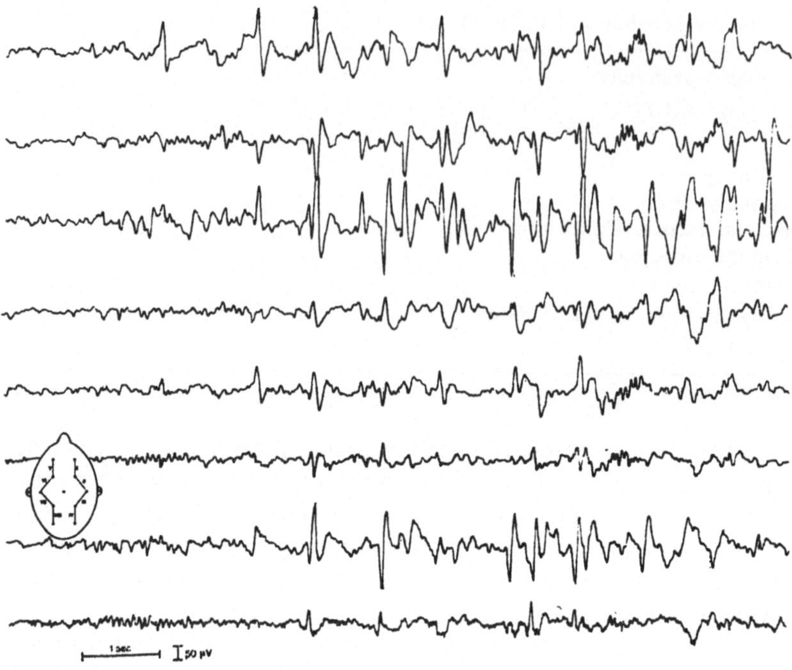

Abb. 1. Oe., O. 10jähriger Knabe. Sharp-wave-Fokus frontal rechts mit Ausbreitung zur Gegenseite. Zusätzliche Sharp-wave-Foci parietal links and rechts

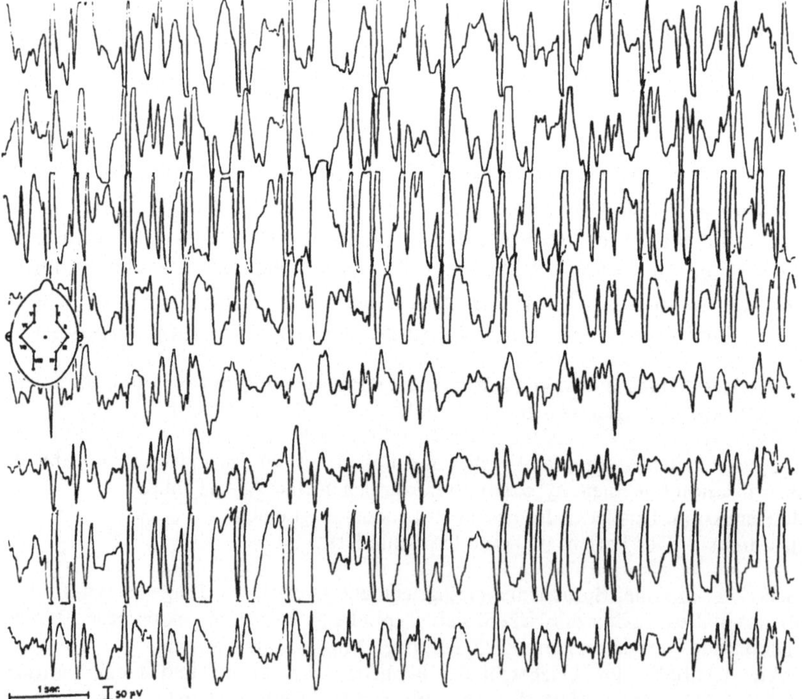

Abb. 2. Fortsetzung von Abb. 1. Statenhafte Generalisation der hypersynchronen Aktivität

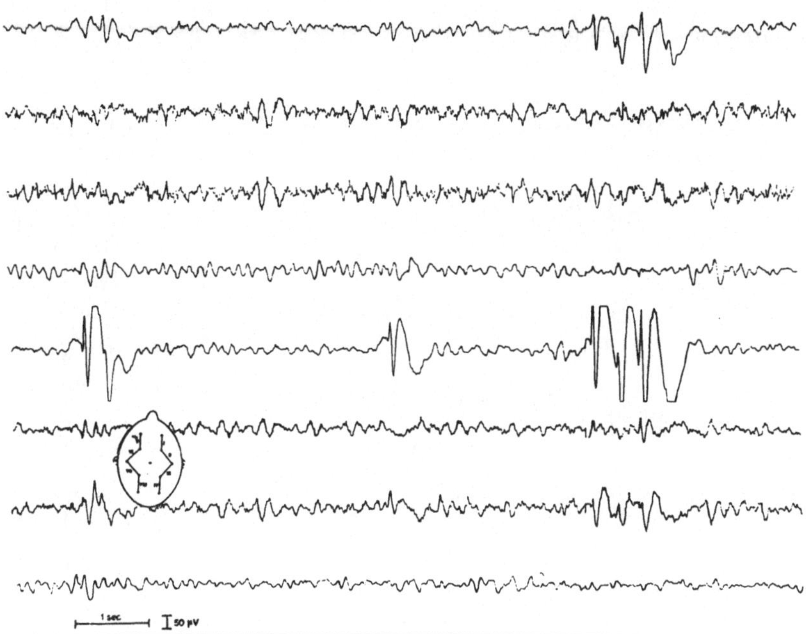

Abb. 3. Sch., S. 7jähriger Knabe. Linksfrontaler Sharp-wave-Fokus

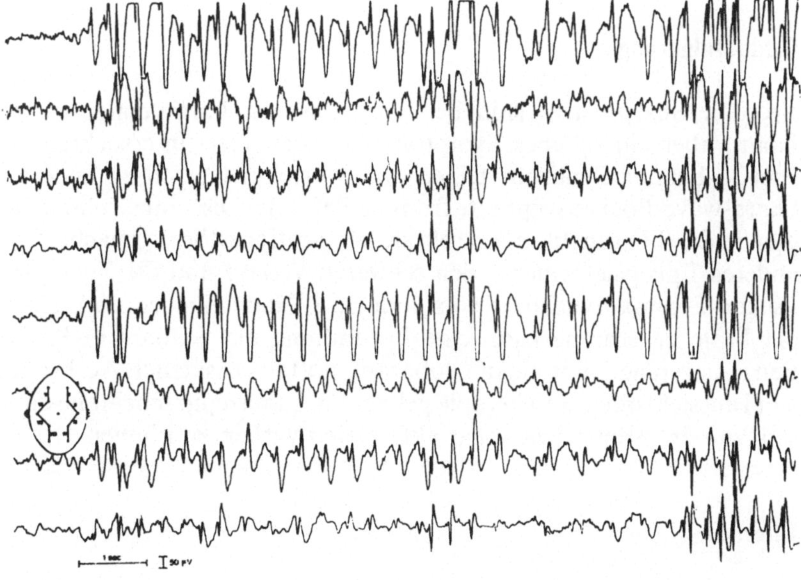

Abb. 4. Fortsetzung von Abb. 3. Im Leichtschlaf Aktivierung und Generalisation des Sharp-wave-Fokus

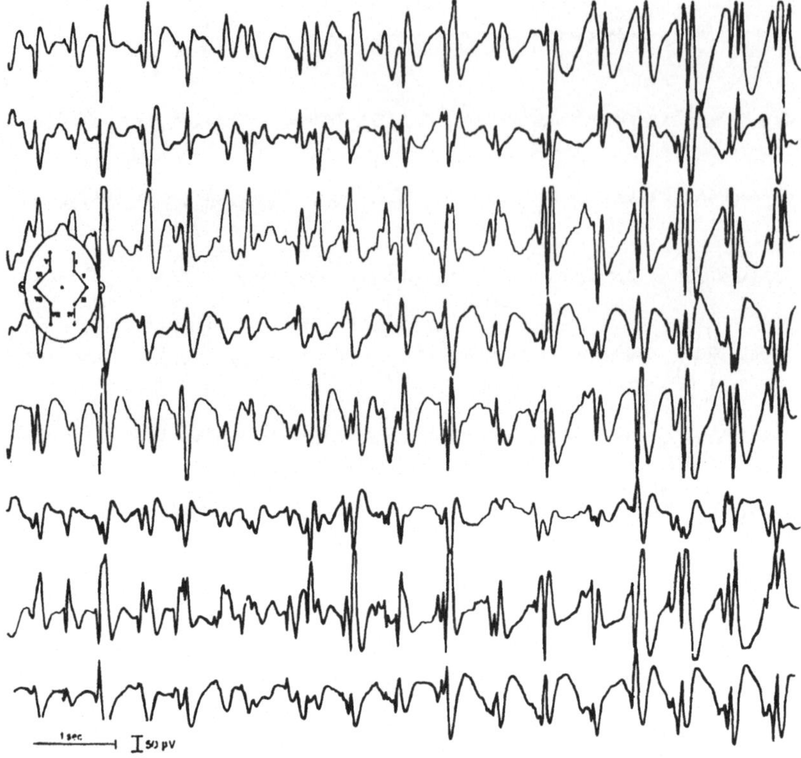

Abb. 5. Fortsetzung von Abb. 3 und 4: Im Schlaf bioelektrischer Status

Schlußfolgerung

Frontale Sharp-waves sind bei idiopathischen Partialepilepsien durchaus bekannt, aber ein seltenes Symptom. Von den hier untersuchten 16 Fällen mit Pseudo-Lennox-Syndrom zeigen drei Viertel zusätzlich zu anders lokalisierten Sharp-wave-Foci ausgeprägte frontale Befunde. Die Einbeziehung der Frontalregion in die (hypothetische) zerebrale Maturationsstörung macht – in Analogie zu anderen Epilepsieformen – den schweren Verlauf und die Therapieresistenz des Pseudo-Lennox-Syndroms verständlich. – Nach eigenen und den Erfahrungen der Mainzer Gruppe kann eine Behandlung mit Sultiam in Kombination mit Benzodiazepinen, vor allem Clobazam, notfalls zusätzlich ACTH, als die derzeit wohl aussichtsreichste Therapie gelten. Carbamazepin scheint fast immer unwirksam zu sein, wenn nicht sogar aktivierend wirken zu können.

Literatur

Aicardi J, Chevrie JJ (1982) Atypical benign partial epilepsy of childhood. Develop Med Child Neurol 24:281–292

Doose H (1989) Symptomatology in children with focal sharp waves of genetic origin. Eur J Pediat 149:210–215
Doose H, Baier WK (1989) Benign partial epilepsies and related syndromes – multifactorial pathogenesis with hereditary impairment of brain maturation. Eur J Pediat 149:152–158
Doose H, Baier WK (1991) A genetically determined basic mechanism in benign partial epilepsies and related nonconvulsive conditions. In: Anderson VE, Hauser WA et al. (eds) Genetic strategies. Epilepsy Research, suppl 4, pp 109–114

Erfolgreiche Dexamethasontherapie bei Landau-Kleffner-Syndrom

A. Merkenschlager, C. Förster

Einleitung

Landau und Kleffner haben 1957 [3] eine seltene Variante kindlicher Sprachstörung beschrieben, die mit zerebraler Anfallsbereitschaft kombiniert ist und sich durch ihre anhaltende Dauer von der epileptischen Aphasie mit transienter sprachlicher Regression unterscheidet. Bei einem hohen Prozentsatz der Kinder kommt es zu klinischen Anfallsphänomenen, die therapeutisch gut zu beherrschen sind. Dagegen existiert kein anerkanntes Behandlungsschema zur Beeinflussung der aphasischen Symptomatik.

Wir berichten über zwei Mädchen, die nach zunächst normaler psychomotorischer Entwicklung im Alter von 2 bzw. 5 Jahren erkrankten. Der Schwerpunkt liegt dabei auf den Aspekten der Therapie.

Kasuistik

Fallbeschreibung 1: Bei der jüngeren Patientin hatte die Sprachentwicklung auffallend früh eingesetzt. Im Alter von knapp zwei Jahren wird ein schleichend progredienter Verlust sprachlicher Fähigkeiten bemerkt mit

- ausbleibender Reaktion auf Fragen oder Aufforderungen,
- Reduktion des aktiven Wortschatzes,
- verwaschener Artikulation bis zur Unverständlichkeit.

Innerhalb von 5 Monaten ist das Sprachverständnis vollständig verloren, Informationen erreichen das Mädchen nur, wenn sie über Gesten, Gebärden und Prosodie vermittelt werden. Die aktive Sprachproduktion sistiert komplett. Zur selben Zeit treten hyperaktive und aggressive Verhaltenstendenzen sowie Störungen des Schlaf-Wach-Rhythmus auf.

Mit 2½ Jahren werden erstmalig zerebrale Anfälle in Form absenceartiger Bewußtseinseinschränkung, z. T. begleitet von nichtrhythmischem Blinzeln der Augenlider, beobachtet.

Das EEG zeigt bilateral synchrone Spike-wave-Aktivität mit Betonung über den zentrotemporalen Regionen. Die paroxysmale Aktivität wird im Schlaf aktiviert, sie tritt jedoch auch im Non-REM-Schlaf niemals kontinuierlich auf.

Das klinische Bild ist im Spontanverlauf durch erhebliche Fluktuation gekennzeichnet, ein Therapieversuch mit Carbamazepin leitet eine deutliche Verschlechterung ein.

Im Alter von 3½ Jahren wird uns die Patientin erstmalig vorgestellt, wobei die rezeptive Sprachstörung die Charakteristika der verbal-auditorischen Agnosie trägt. Darüber hinaus ergibt die neurologische Untersuchung keinen pathologischen Befund, die Testergebnisse zur nonverbalen Intelligenz sind altersentsprechend, ein Schädel-NMR ist unauffällig.

Fallbeschreibung 2: Die zweite Patientin wird im sechsten Lebensjahr innerhalb weniger Wochen durch zunächst inkonstante, später ausbleibende Reaktion auf Ansprache auffällig. Unter dem

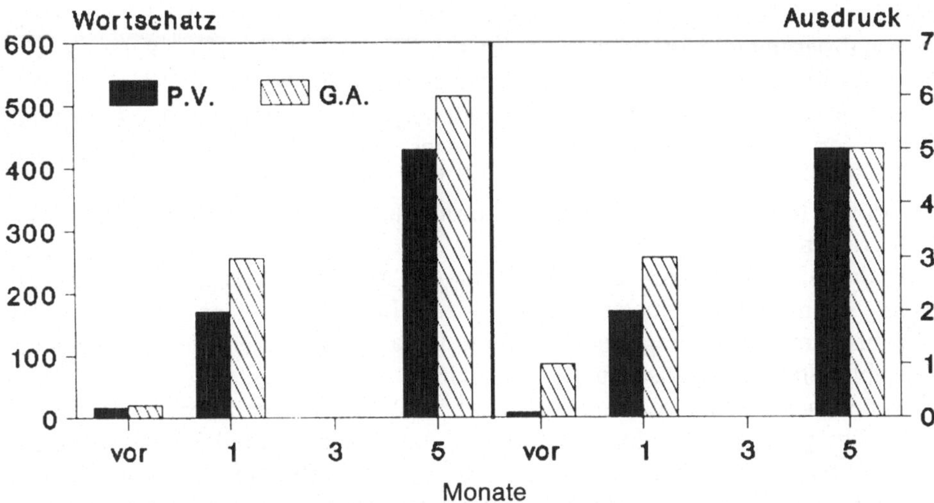

Abb. 1. Entwicklung von aktivem Wortschatz und maximaler Ausdruckslänge unter Therapie mit Dexamethason

Verdacht einer Schalleitungsschwerhörigkeit werden Adenotomie und Paukendrainage durchgeführt – jedoch ohne Besserung. Im Verlauf des folgenden Jahres wird das klinische Bild durch Schlaf- und Verhaltensstörungen ergänzt. Ein EEG zeigt Slow-spike-wave-Komplexe bilateral synchron, aber auch unilateral rechts. Die Patientin wird uns im Alter von 6½ Jahren vorgestellt mit der Frage, ob aufgrund des EEG-Befundes eine antikonvulsive Therapie indiziert ist.

Bei beiden Patienten sind die Kriterien des Landau-Kleffner-Syndroms (LKS) erfüllt, mit den Kardinalsymptomen erworbene Aphasie und paroxysmale EEG-Veränderungen; zusätzlich beobachtet man Verhaltensstörungen. Bei der jüngeren Patientin bestehen darüber hinaus klinische Manifestationen der zerebralen Anfallsbereitschaft.

Innerhalb eines Monats nach Therapiebeginn mit Dexamethason 0,25 mg/kg/d ist Anfallsfreiheit und weitgehende bzw. komplette Normalisierung des Verhaltens erreicht.

Beide Kinder werden intensiv sprachtherapeutisch betreut. Der aktive Wortschatz wird vor Therapiebeginn, nach 1 und nach 5 Monaten quantifiziert, ebenso die maximale Ausdruckslänge, d. h. die maximale Anzahl der in Äußerungen verwendeten Morpheme (Abb. 1).

Nach dem initialen guten klinischen Ansprechen wird Dexamethason nach Ablauf des ersten Monats alternierend gegeben. Darunter erhöht sich im Laufe von fünf Monaten die Zahl aktiv gebrauchter Wörter auf über 400 und die maximale Ausdruckslänge auf 5 Morpheme pro Ausdruck.

Diskussion

Die Therapie des LKS mit ACTH oder Steroidhormonen ist nicht neu. Bereits 1974 beschreiben McKinney u. McGreal drei Patienten, bei denen ACTH zu einem prompten Rückgang aphasischer Symptome führt [7]. Kellermann [2] und Sandt-Koenderman et al. [12] können jeweils in Einzelfällen die günstige initiale Prednison-Wirkung während eines zweiten Behandlungszyklus replizieren.

Marescaux et al. [6] analysieren die Effekte der Glukokortikoidtherapie getrennt für die einzelnen klinischen Teilbereiche des Syndroms. Während es bei ihren 3 mit Glukokortikoiden behandelten Patienten zu Anfallsfreiheit, EEG-Normalisierung und Sprachverbesserung kommt, wird bei 2 dieser Patienten eine Retardation des intellektuellen Gesamtleistungsprofils beobachtet. Lerman et al. [5] sehen bei 4 Patienten unabhängig vom eingesetzten Präparat eine anhaltende Stabilisierung von EEG und Sprachentwicklung bei klinischer Anfallsfreiheit. Erst kürzlich haben Wiemer-Kruel et al. [13] bei 2 Kindern eine partielle bzw. komplette Remission aphasischer Symptome unter Therapie mit Dexamethason beschrieben.

Während also die Wahl des Präparates – ob ACTH oder eines der Glukokortikoide – von untergeordneter Bedeutung zu sein scheint, stellen die zeitliche Latenz bis zum Behandlungsbeginn und die Behandlungsdauer zwei entscheidende Variablen im therapeutischen Konzept dar:

- so beobachten Marescaux et al. bei 2 ihrer Patienten, bei denen der Steroidbehandlung 3 Jahre florider Symptomatik vorausgehen, intellektuelle Residuen; der 3. Patient wird innerhalb von 2 Jahren nach Erstmanifestation mit Prednison behandelt und zeigt die günstigste psychomentale Entwicklung.
- Ein Patient von Lerman et al. wird erst 2½ Jahre nach Krankheitsbeginn behandelt: Nach 6 Monaten Behandlungsdauer kommt es zu einer klinischen Besserung; die prompt behandelten Patienten zeigen hingegen eine Remission der Symptomatik innerhalb weniger Wochen.
- Ein Verlust von unter Therapie zunächst restituierter verbaler Kompetenz wird von Lerman bei zu frühem Ausschleichen von Glukokortikoiden beobachtet. Möglicherweise ist die nur transiente klinische Besserung des von Kellermann beschriebenen Patienten so zu erklären.

Zu der Wirkungsweise von ACTH oder Steroiden bei LKS gibt es ebensowenig wie zu ihrem Effekt bei West- und Lennox-Gastaut-Syndrom definitive Befunde. Mögliche Angriffspunkte orientieren sich an ätiopathogenetischen Hypothesen vom LKS.

Man spekuliert

1. über eine Veränderung neuronaler Erregbarkeit, etwa durch Verminderung des exzitatorischen Neurotransmitters Glutamat. Dadurch könnte einer funktionellen Diskonnektion [1] bzw. Ablation [3] kortikaler Sprachareale durch anhaltende bioelektrische Anfallstätigkeit entgegengewirkt werden.
2. über den fördernden Einfluß auf Kompensations- und Lernvorgänge nach strukturellen Läsionen [10, 11];
3. über die Modifikation immunologischer Begleitreaktionen eines umschriebenen enzephalitischen Prozesses [5, 8, 10];
4. über eine veränderte synaptische Morphogenese mit veränderter Impulsübertragung [2]; ACTH beschleunigt beispielsweise die Ausbildung synaptischer Verknüpfungen.

Vor dem Hintergrund dieser Hypothesenbildung sind elektroenzephalographische Befunde in zweifacher Hinsicht wertvoll:

1. zeigen sie die Persistenz der bioelektrischen Veränderungen trotz klinischer Besserung und sprechen so für eine ätiopathogenetische Dissoziation beider Phänomene.

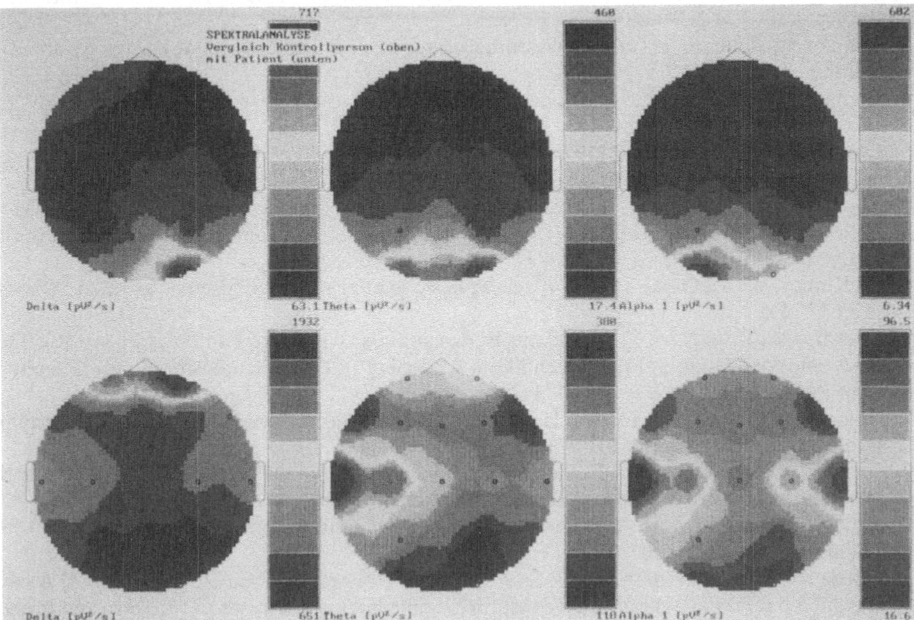

Abb. 2. Quantitative topographische EEG-Analyse bei einer Patientin (*unten*) im Vergleich mit gesunder, gleichaltriger Probandin (*oben*); Erläuterung im Text

Bei der jüngeren Patientin kommt es unverändert zu Auftreten bilateral-synchroner Anfallstätigkeit im EEG und variabler fokaler Verlangsamung der Hintergrundaktivität. Im topographischen EEG-Mapping manifestiert sich die SW-Aktivität als hohe Alpha-Spektralpower über beiden Temporalregionen, links-temporal ist die Anhebung der Thetapower im Vergleich mit einem Kontrollprobanden deutlich sichtbar (Abb. 2).

2. unterstreicht die topographische Analyse die Einbeziehung ausgedehnter kortikaler Areale in den Mechanismus der Störung und widerspricht dem postulierten zirkumskripten Charakter. Nakano et al. [9] kommen in der bisher einzigen quantitativen topographischen EEG-Analyse zu einem vergleichbaren Befund.

Insgesamt sprechen Verlaufsformen, klinische und pathologische Befunde für eine heterogene Ätiologie des LKS. Die Wirkungsweise von ACTH und Steroiden ist somit wahrscheinlich ebenfalls uneinheitlich. Dennoch deuten klinische Beobachtungen in zunehmenden Maße darauf hin, daß ein möglichst rascher und über mindestens 3 Monate fortgeführter Versuch mit einem dieser Hormonpräparate indiziert ist.

Literatur

1. Gascon G, Victor D, Lombroso C, Goodglas H (1973) Language disorder, convulsive disorder and electroencephalographic abnormalities. Arch Neurol 28:154–162

2. Kellermann K (1978) Recurrent aphasia with subclinical bioelectrical status epilepticus during sleep. Eur J Pediatr 92:207–212
3. Landau W, Kleffner F (1957) Syndrome of acquired aphasia with convulsive disorder in children. Neurology 7:523–530
4. Lerman P, Lerman-Sagie T, Kivity S (1991) Effect of early corticosteroid therapy for Landau-Kleffner syndrome. Dev Med Child Neurol 33/3:257–260
5. Lou H, Brandt D, Bruhn P (1977) Aphasia and epilepsy in childhood. Acta Neurol Scand 56:46–54
6. Marescaux C, Hirsch E, Finck S, Maquet P, Schlumberger E, Sellal F, Metz-Lutz MN, Alembik Y, Salmon E, Franck G (1990) Landau-Kleffner syndrome: A pharmacologic study of five cases. Epilepsia 31/6:768–777
7. McKinney W, McGreal D (1974) An aphasic syndrome in children. Can med Assoc J 110:637–639
8. Michalowicz R, Jozwiak S, Ignatowicz R, Szwabowska-Orzeszko E (1988) Landau-Kleffner syndrome – epileptic aphasia in children – possible role of Toxoplasma gondii infection. Acta Paediatr Hung 29/3–4:337–342
9. Nakano S, Okuno T, Mikawa H (1989) Landau-Kleffner syndrome EEG topographic studies. Brain Dev 11:43–50
10. Otero E, Cordova S, Diaz F, Garcia-Teruel I, del Brutto OH (1989) Acquired epileptic aphasia (the Landau-Kleffner syndrome) due to neurocysticercosis. Epilepsia 30/5:569–572
11. Rapin I, Mattis S, Rowan A, Golden G (1977) Verbal auditory agnosia in children. Dev Med Child Neurol 19:197–207
12. Van de Sandt-Koenderman WME, Smit IAC, van Dongen HR, van Hest JBC (1984) A case of acquired aphasia and convulsive disorder: Some linguistic aspects of recovery and breakdown. Brain Lang 21:174–183
13. Wiemer-Kruel A, Freudenberg D, Mayer H, Schneble H (1991) Dexamethason-Therapie bei Landau-Kleffner-Syndrom – zwei Kasuistiken (Abstract). Epilepsie-Blätter 4 (Suppl):30
14. Worster-Drought C (1971) An unusual form of acquired aphasia in children. Dev Med Child Neurol 13:563–571

Letaler Verlauf einer Windpockeninfektion 3 Monate nach Ende einer ACTH-Therapie – endokrinologisch-immunologische Überlegungen

K.-D. Früchtenicht, A. v. Moers, D. Scheffner

Einleitung

Wir behandelten ein 7 Monate altes Kind mit idiopathischer BNS-Epilepsie insgesamt 11 Wochen lang mit ACTH (Synacthen Depot®) mit bis zu maximal 60 Einheiten je Quadratmeter Körperoberfläche. Wegen unzureichenden Therapieerfolges schlichen wir die Therapie mit ACTH über einen Zeitraum von 5 Wochen aus und behandelten mit Valproinsäure. Hierunter besserte sich das Krankheitsbild klinisch und elektroenzephalographisch. 13 Wochen nach Ende der Therapie erfolgte die Wiederaufnahme des Kindes mit einer schweren, generalisierten Varizelleninfektion unter dem klinischen Bild einer Sepsis sowie laborchemisch den Zeichen einer hypertonen Dehydratation. Im Verlauf der folgenden 72 h entwickelte sich dann zunächst eine Niereninsuffizienz, gefolgt von einem Anstieg der Transaminasen (GOT 128 U/l) mit Abfall der Gerinnungswerte (Quick 38 %). Das Kind wurde intubationspflichtig und verstarb nach mehrfacher Reanimation an einem anhaltenden Herz-Kreislauf-Versagen. Die genaue Todesursache blieb unklar, da von den Eltern eine Obduktion abgelehnt wurde.

In der Annahme, daß möglicherweise eine Beziehung zur ACTH-Therapie bestand, stellten sich uns folgende Fragen:

- *Wie lange nach ACTH-Therapie besteht eine gestörte Immunabwehr auf zellulärer und humoraler Ebene?*
- *Wie lange nach einer Therapie mit ACTH besteht eine partielle Nebennierenrindeninsuffizienz?*

Die Literatur hierzu sowie die sich daraus u. E. ergebenden Konsequenzen werden im Folgenden referiert.

Diskussion

Kein Zweifel besteht, daß die ACTH-Therapie mit zahlreichen, vereinzelt schwerwiegenden und z. T. tödlich endenden Nebenwirkungen verbunden ist. Systematische Untersuchungen zur Häufigkeit und Schwere der Nebenwirkungen einer Therapie mit ACTH liegen nur vereinzelt vor. Riikonen et al. haben zeigen können, daß die Anzahl der Infektionen zunimmt, wenn mit höheren Dosen von ACTH therapiert oder synthetische ACTH-Derivate (Zn-Tetracosactrin) benutzt werden. Ohne daß ein Bezug zur Dosis oder Dauer der Behandlung hergestellt wird, sind ansonsten besonders seltene Nebenwirkungen wie z. B. intrazerebrale Blutungen, Sinusvenenthrombosen [4, 9], Nebennierenblutungen und Tubulusnekrosen, gastrointestinale Ulzera sowie Infektionen mit seltenen Erregern wie Legionella, Pneumocystis carinii [2, 9, 12] als auch die Reaktivierung von latenten Infektionen mit Cytomegalie und Tuberkulose publiziert [9, 18]. Genaue Zahlen zur Letalität als Folge der Therapie – in bezug zur Dosis und Dauer der Behandlung – liegen nicht vor. Ein Vergleich der Zahlen, soweit in Veröffentlichungen genannt, ist nicht möglich, da die entscheidenden Parameter

- Dauer der Behandlung,
- Höher der Dosierung,
- das verwendete Präparat,
- der Beobachtungszeitraum

in den vorliegenden Untersuchungen ganz erheblich variieren und eine Vergleichsgruppe nicht existiert.

Wie lange nach ACTH-Therapie besteht eine gestörte Immunabwehr auf zellulärer und humoraler Ebene?

Unabhängig von der Therapie mit ACTH sind Störungen der zellulären und humoralen Immunität bei West-Syndrom publiziert. Die hierzu vorliegenden Untersuchungen sind widersprüchlich [3, 4, 11]. Andererseits scheint die Letalität und die Häufigkeit von Infektionen bei Kindern mit BNS-Epilepsie an sich erhöht. In der Untersuchung von Riikonen et al. starben von 162 mit ACTH behandelten Kindern 5 infolge einer Infektion während der Therapie (2,9 %). Im anschließenden Beobachtungszeitraum von 3 Jahren starben 42 Kinder, davon 20 (13 %) an einer Infektion [9]. Ob die gehäufte Letalität durch Infekte bei Kindern mit BNS-Epilepsie allein die Folge der ACTH-Therapie oder einer endogenen Störung des Immunsystems ist, bleibt unklar.

Die Wirkung von ACTH auf die zelluläre und humorale Immunität scheint im wesentlichen die Folge des nach Stimulation erhöhten Serumkortisols zu sein. Colleselli und Mitarbeiter sahen nach 14tägiger Therapie mit 0,02 mg/kg Zn-Tetracosactide eine Erhöhung des Plasmakortisols um den Faktor 10 bis 40. Einhergehend damit kam es zu einer deutlichen Störung der Phagozytosefähigkeit der Granulozyten, die bis 8 Wochen nach Ende der Therapie anhielt und parallel mit der Normalisierung des Serumkortisol verschwand. Die Immunglobuline sowie Komplementfraktion C3 und C4 blieben während und nach der Therapie unbeeinflußt [1]. ACTH bewirkt indirekt über Kortisol eine deutliche Abnahme der T-Lymphozyten, Monocyten und Makrophagen, wobei die Helferzellen (CD_4) stärker als die Suppressorzellen (CD_8) betroffen sind [12]. Normalerweise kommt es innerhalb von 24–48 h nach Normalisierung des Serumkortisols zu einer Normalisierung dieser Befunde [12].

Es ist nicht untersucht, ob dies auch nach einer langanhaltenden Therapie mit ACTH der Fall ist. Die B-Lymphozyten und Immunglobuline werden durch den Kortisolanstieg nach ACTH-Gabe nicht oder nur unwesentlich beeinflußt [1, 12].

Wie lange nach Ende einer ACTH-Therapie besteht eine partielle Nebennierenrindeninsuffizienz?

Riikonen et al. konnten nachweisen, daß es bei 6 von 10 Patienten nach Ende einer 6wöchigen Therapie mit 80 Einheiten ACTH im Verlauf der folgenden 2 Wochen zu einer zunehmenden, unzureichenden Stimulierbarkeit der Nebenniere durch ACTH kommt [7]. Ob diese unzureichende Stimulierbarkeit auch zeitlich darüber hinaus besteht, wurde von den Autoren nicht untersucht.

Feststellen konnten die Autoren eine inverse Korrelation zwischen der ACTH-Dosis während der Therapie und der fehlenden Stimulierbarkeit danach [7]. Die Autoren vermuten, daß es durch die Suppression der endogenen ACTH-Produktion während der Therapie, nach Absetzen von ACTH, zu einer raschen Atrophie der Zona fasciculata mit unzureichender Stimulierbarkeit der Nebenniere kommt. Eine sonographische Verlaufsbeobachtung der Nebennierengröße erfolgte dabei nicht.

Es scheint uns wahrscheinlicher, daß es durch die Therapie mit hohen Dosen von ACTH zu einer Rezeptorstörung der Nebennierenrindenzellen (Down-Regulation der ACTH-Rezeptoren) kommt. Auffällig an der Untersuchung von Riikonen ist, daß nach Halbierung der ACTH-Dosis die Therapie dann innerhalb einer Woche beendet wurde. Die Beziehung der NNR-Suppression zur Dosis und Dauer der Therapie sowie der Geschwindigkeit, mit der diese beendet wurde, ist ebenfalls unklar.

Wir haben aus diesem Grunde mit einer prospektiven Studie zur Stimulierbarkeit der Nebenniere 2, 4 und 6 Wochen nach Ende einer Therapie mit ACTH begonnen und diese durch parallele immunologische Untersuchungen ergänzt.

Erste Ergebnisse deuten darauf hin, daß eine mangelnde Stimulierbarkeit der ACTH-Sekretion vorliegt, da der Kortisolanstieg nach Gabe von CRF deutlich subnormal ist. Die Stimulation mit ACTH 2, 4 und 6 Wochen nach Ende der Therapie ergab hingegen Normalbefunde.

Zusammenfassung und Schlußfolgerung

Art und Häufigkeit der Nebenwirkungen einer Therapie mit ACTH sollten – in bezug zur Dosis, Dauer und dem verwendeten Präparat – systematischer als bisher untersucht werden. Wir vermuten, daß unsere Patientin an einem Windpocken-assoziierten Reye-Syndrom verstorben ist. Einen Zusammenhang mit der Valproattherapie können wir nicht erkennen, da die generalisierte Varizelleninfektion das Krankheitsbild bestimmt hat.

Ob eine partielle Nebennierenrindeninsuffizienz zur Schwere des Verlaufs der Erkrankung mitbeigetragen hat, ist unklar, da die entsprechenden Laboruntersuchungen nicht vorgenommen wurden. In jedem Fall besteht am Ende einer Therapie mit ACTH die Gefahr, daß es zu einem abrupten Wechsel vom Hyperkortisolismus zum Hypokortisolismus mit unzureichender Stimulierbarkeit der Nebenniere kommt. Dies bedeutet eine zusätzliche Gefährdung der Patienten in Streßsituationen und bei Infekten. Zu überlegen ist die passive Immunisierung gegen Varizellen am Ende der stationären Behandlung, wie sie von uns seit einiger Zeit durchgeführt wird. Ein abruptes Absetzen der Therapie muß vermieden werden. Ist dies nicht der Fall, sollte zwei Wochen nach Absetzen von ACTH die Stimulierbarkeit der Nebenniere überprüft werden. Bei nicht ausreichender Stimulierbarkeit der Nebenniere sollte bei Infekten und in Streßsituationen eine kurzfristige Therapie mit Hydrocortison (15 mg/m^2 KO) erfolgen.

Literatur

1. Colleselli P, Milani M, Laverda P et al. (1986) Impairment of polymorphonuclear leucocyte function during therapy with synthetic ACTH in children affected by epileptic encephalopathies. Acta Paediatr Scand 75:159–167
2. Glauser TA, Rogers M (1990) Cushing ulcer as a consequence of adrenocorticotropic hormon administration for infantile spasms. J Child Neurol 5/2:111–113
3. Hrachovy RA, Frost JD, Shearer WT et al. (1985) Immunological evaluation of patients with infantile spasms. Annals of Neurol 18/3:414
4. Hrachovy RA, Frost JD (1989) Infantile spasms. Pediatrics clinics of North America 36/2:311–329
5. Lopez-Aguado J, Greaves T, Hutchison HT et al. (1988) Pneumonia in infants given adrenocorticotropic hormone for infantile spasms. J Pediatr 112/3:508
6. Myles AB, Daly JR (1974) Corticosteroid and ACTH treatment: Principles and problems. Arnold, London
7. Perheentupa J, Riikonen R, Dunkel L et al. (1986) Adrenocortical hyporesponsiveness after treatment with ACTH of infantile spasms. Arch Dis Child 61:750–753
8. Riikonen R (1978) Cytomegalovirus infection and infantile spasms. Develop Med Child Neurol 20:570–579
9. Riikonen R, Donner M (1980) ACTH therapy in infantile spasms: side effects. Arch Dis Child 55:664–672
10. Snead OC, Benton JW, Hosey LC et al. (1989) Treatment of infantile spams with high-dose ACTH: Efficacy and plasma levels of ACTH and cortisol. Neurology 39:1027–1031
11. Tereziha CB, Montelli MT, Peracoli MT et al. (1981) Cell mediated and humoral immunity in West Syndrom. Arq Neuropsiquiatr 39/1:1–11
12. Zweiman B et al. (1984) Corticosteroid effects on circulating lymphocyte subset levels in humans. J Clin Immunol 4:151–153

EEG-Mapping bei Epilepsien mit zentrotemporalen Spitzen

A. Lischka, M. Graf

Einleitung

Benigne fokale (lokalisationsbezogene) Epilepsien sind für die Zentral-, Okzipital- und Parietalregionen identifiziert worden. Eine entscheidende Rolle in der Erkennung dieser benignen Erkrankung kommt dem EEG zu, insbesondere einem Schlaf-EEG, da die Rolandischen Spitzen verstärkt, oft auch nur, im leichten Non-REM-Schlaf auftreten [1].

Besonders bedeutend ist die Abgrenzung der zentrotemporalen Spitzen von temporalen und frontalen Spitzen bei lokalisationsbezogenen, symptomatischen Epilepsien, auch was das weitere diagnostische Vorgehen betrifft.

Patienten und Methoden

Wir untersuchten 57 Patienten (33 Knaben, 24 Mädchen) im Alter von 5 bis 18 Jahren, wobei es sich bei den 5 Patienten über 14 Jahre um klinische und EEG-Nachkontrollen handelte. Das EEG wurde nach dem internationalen 10–20-Elektroden-System abgeleitet, zunächst in „unipolaren“ Montagen zum Vertex, dann mittels „instant voltage mapping“ mit „common average reference“. (Dantec Concerto, 16 Kanäle.) Die computerunterstützte EEG-Auswertung wurde bei 35 Patienten mit zumindest 20 artefaktfreien Rolandischen Spitzen durchgeführt.

Untersuchte Parameter: Nach visueller Auswertung und Ausschluß von Artefakten wurden computerunterstützt folgende Parameter untersucht:

1. Die Lokalisation maximaler Negativität der Hauptauslenkung („main dipole“ [MD]). Zum Zeitpunkt der maximalen Negativität wurden mittels Instant-voltage-Messung (Amplitudenmapping) diese für den Einzelfall und zuletzt für die gesamte Patientengruppe gemittelt.
2. Die maximale Streuung der Negativität zu anderer Lokalisation als T3/T4 oder C3/C4,
3. Die Einbeziehung der Mittellinie in Negativität oder Positivität der Spitze und
4. Unabhängige bilaterale Spitzen bzw. bilaterale (synchrone) zentrotemporale Spitzen wurden ebenso unter visueller Kontrolle durchgeführt.

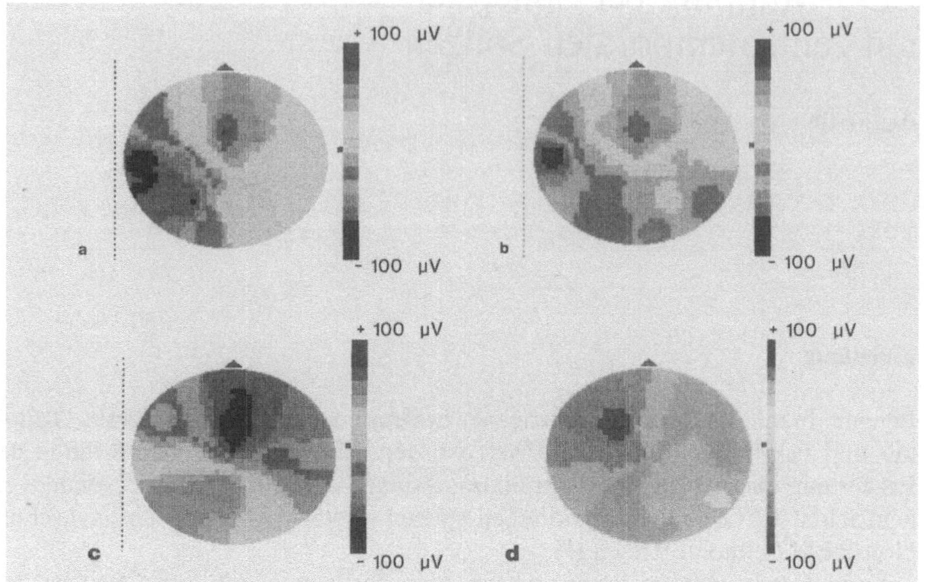

Abb. 1a–d. EEG-Amplitudenmapping; a: Mapping Rolandischer Spitzen bei Patienten mit linksseitigem Spitzenherd; *blau = Negativität, rot = Positivität*; b: Amplitudenmapping von 20 gemittelten Rolandischen Spitzen bei Knaben mit linksseitigem Spitzenherd; c: generalisierte Spitze von Spike-wave-Komplex; d: Amplitudenmapping von Patienten mit frontalem Spitzenherd, eine Dipolformation war nicht nachweisbar

Ergebnisse

Die Amplitude der Hauptauslenkung betrug im Mittel 177,1 ± 21,71 µV (MW ± SD) (Bereich 145 bis 220 µV), die mittlere Dauer des „main dipol" (33,4 ± 7,84 ms (M ± SD) (Bereich 20 bis 48 ms). Die maximale Hauptauslenkung (MD) lag bei jeweils über der Elektrode C3/C4 bzw. T3/T4 (Abb. 1). Die Positivität der MD lag ausschließlich über den frontokonvexen Elektroden oder über Fz, erst zu einem späteren Zeitpunkt breitete sich diese nach anterior-temporal aus. Darüber hinaus fanden wir bei visueller Auswertung folgende Auffälligkeiten: Die Mittellinie (Fz, Cz) war in positive oder negative Auslenkung der Spitzen bei 22 (von 35) Patienten einbezogen. Unabhängige bilaterale Spitzen fanden sich bei 15 (43%), bilaterale (synchrone) zentrotemporale Spitzen bei 13 (37%) Patienten. Generalisierte Spike-waves (3–4 c/s) waren bei 17 Patienten (49%) nachweisbar; die Spitzentätigkeit war bei 6 (17%) der Patienten auf das im (Leicht-Schlaf) registrierte EEG beschränkt.

Diskussion

Die benigne Rolandi-Epilepsie im Kindesalter ist ein zunehmend beachtetes epileptisches Syndrom [3]. Die Kenntnis der klinischen Symptomatologie und der

EEG-Charakteristika sind entscheidend in der Differentialdiagnose gegenüber anderen epileptischen Phänomenen in der entsprechenden Altersgruppe [3, 4].

Nicht selten zeigen EEGs bei benignen fokalen Epilepsien im Kindesalter ähnliche Veränderungen wie bei primär generalisierten Epilepsien [3]. Auch bei dieser Gruppe zeigt sich eine enge Beziehung der (Rolandischen) Spitzentätigkeit zum Schlaf [1]. Gregory und Wong [2] haben in einer Studie unter Zuhilfenahme computerunterstützten topographischen EEG-Mappings drei Arten des Beginns der zentrotemporalen Spitzen gefunden. Unsere Ergebnisse decken sich mit den Befunden von Gregory und Wong insofern, als eine *Dipolformation* (= MD) ebenfalls dargestellt werde konnte: zentrotemporale Negativität und simultane frontale Positivität. Diese *Dipolformation* ist für Spitzen z. B. bei Frontal- oder Temporallappenepilepsie im Skalp-EEG kaum anzutreffen [5]. Weiter auffallend war die konstante Ausrichtung des MD von zentrotemporal nach frontokonvex. Bemerkenswert ist die Tatsache, daß auch ohne Epilepsie Rolandische Spitzenherde zu finden waren (n = 6; 18 %). Ebenso konnte in keinem Fall, inklusive der nach Jahren kontrollierten Patienten, ein Herd langsamer Aktivität gefunden werden.

Eine derart ausgeprägte und konstante Dipol-Formation könnte Ausdruck der benignen Funktionsstörung sein, die bei anderen strukturellen Läsionen fokaler Epilepsien nicht zu finden ist.

Literatur

1. Beaumanoir A, Ballis T, Varfis G, Ansari K (1974) Benign epilepsy of childhood with Rolandic spikes. Epilepsia 15:301–315
2. Gregory DL, Wong PK (1984) Topographical analysis of the centrotemporal discharges in benign Rolandic epilepsy of childhood. Epilepsia 25:705–711
3. Loiseau P, Pestre M, Dartigues JF, Commenges D, Barberger-Gateau C, Cohadon S (1983) Long-term prognosis in two forms of childhood epilepsy: Typical absence seizures and epilepsy with Rolandic (centrotemporal) EEG foci. Ann Neurol 13:642–648
4. Lombroso C (1967) Sylvian seizures and midtemporal spike foci in children. Arch Neurol 17:52–59
5. Niedermeyer E (1987) The EEG signal: Polarity and field determination. In: Niedermeyer E, Lopes Da Silva F (eds) Electroencephalography. Basic principles, clinical applications and related fields. Urban & Schwarzenberg, Munich Baltimore, p 82

Zerebrales Anfallsleiden nach chronischer Bleiintoxikation

S. Böse, M.C. Laub

Wir berichten über einen Patienten, bei dem wir im Verlauf einer epileptischen Erkrankung die Diagnose einer chronischen Bleivergiftung wahrscheinlich machen konnten.

Patient und Methode

Der Patient fiel im 5. Lebensmonat durch generalisierte wenig differenzierte Anfälle bei Fieber auf. Hieraus entwickelte sich eine schwere therapieresistente Mischepilepsie mit vorwiegend Grand-mal-Anfällen und atypischen Absencen. Diese Anfälle traten verstärkt jeweils nach Entlassung aus dem stationären Bereich nach Hause auf. Zudem zeigten sich bei Aufnahme mit 2 7/12 Jahren ein proportionierter Minderwuchs (83 cm), rezidivierende Infekte, Fieber unklarer Genese und ein erheblicher Entwicklungsrückstand. Auffallend auch die Gewohnheit „Erde zu essen" und die häufigen Bronchitiden und Otitiden. Bei der Untersuchung fielen zudem die schwarze Pünktelung der Zähne und der schwarze Zahnansatz, sowie ein geblähtes Abdomen auf.

Schwangerschaft und Geburt unauffällig. Familie: ältere Schwester mit 11 Monaten an SIDS verstorben; Eltern sowie zwei ältere Geschwister gesund; Neubauwohnung in ländlichem Ort mit Bleikristallglasindustrie.

Untersuchungsergebnisse

Folgende *Untersuchungsergebnisse* waren *unauffällig:*

Kupfer iS, Coeruloplasmin, Zink, Folsäure, Vitamin B-12, Pyruvat, Laktat, Ammoniak, Schilddrüsenwerte, Somatomedin C, Wachstumshormone, Parathormon, Immunologie, α-1-Antitrypsin, Serologie und Virologie, Blutkulturen, Autoimmun-Antikörper, Chromosomenanalyse, Screening auf Aminoacidurien und Organoacidurien, Liquor, Schweißtest, lysosomale Enzyme, überlangkettige Fettsäuren, Arylsulfataseaktivität, bildgebende Verfahren (CT, NMR, SPECT), abdominelle Sonographie, Audiometrie, Knochenmark, EKG, Herzecho, EMG und NLG.

Auffällige Ergebnisse waren hingegen:

Erhöhte Harnsäure (bis 8,24 mg/dl), niedriges Selen iS (38 µg/l), Hyperphosphaturie (bis 12 mmol/24 h), Proteinurie (bis 812 mg/m^2/24 h), eingeschränkte Kreatininclearance (minimal 26 ml/min/1,73 m^2), AEP (kurze Leitzeiten für Peak I und V), pathologische EEGs (z. B. mit 3,5 Jahre, wach. Abnormes EEG mit mittelgradigen Allgemeinveränderungen [bilaterale Deltaaktivität, vermehrt überlagernde Betaaktivität, mangelhafter Grundrhythmus] und mit bilateralen Paroxysmen [2–3/s-SW-Komplexe oder PSW-Komplexe in Gruppen]. Teilweise finden sich eingestreute unregelmäßige niedrige Spitzen).

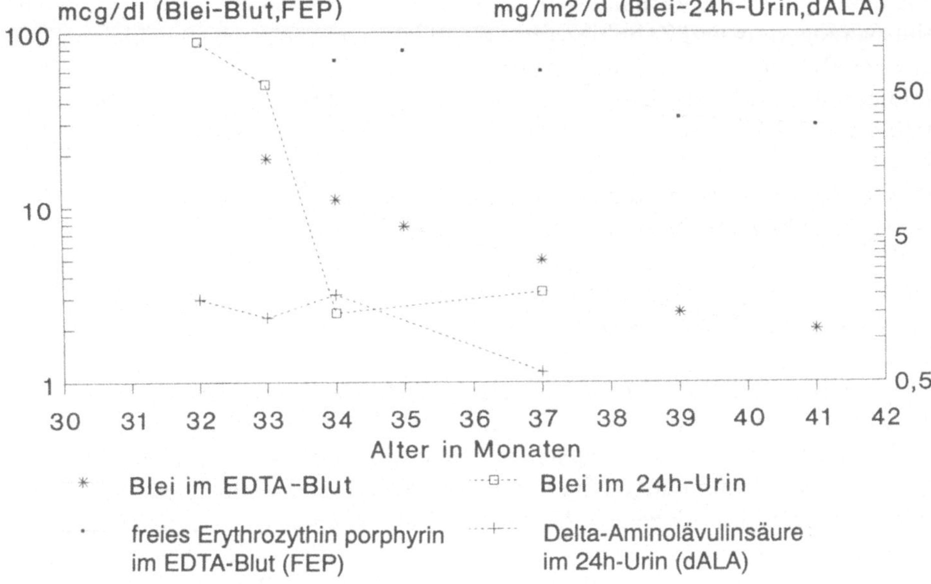

Abb. 1. Bleiwerte

Bei der Suche nach der Ursache einer sekundären Epilepsie im Kleinkindesalter führte eine *chronische hypochrome mikrozytäre Anämie* differentialdiagnostisch zum Verdacht auf eine chronische Bleiintoxikation (Hb 10,4 g/dl, Hk 32,7 %, HbE 24 pg, Ery 4,40 Mio, MCV 74 μ^3, Reti 9 ‰; Eisen 50 µg/dl, Ferritin 13,2 ng/ml).

Mit 19 µg/dl Blei im EDTA-Blut und 112 µg/m^2/d Blei im Urin (s. Abb. 1) fanden sich *erhöhte Bleiwerte*. Auch die im Rahmen der gestörten Hämsynthese vermehrt gebildeten Parameter freies Erythrozytenprotoporphyrin (FEP), 78,8 µg/dl im EDTA-Blut und Delta-Aminolävulinsäure (dALA), 1,86 mg/m^2/24 h waren relativ hoch.

Als Vergleich: Blei bei Berliner Schulkindern im Blut Medianwert 7 µg/dl (minimal 3,3, maximal 12,9) und freies Erythrozytenprotoporphyrin (FEP) Medianwert 52 µg/dl (minimal 33, maximal 113) [1]; Blei im Urin normalerweise $<$29 µg/m^2/d) und Delta-Aminolävulinsäure (dALA) zwischen 0,73 und 1,47 mg/m^2/24 h [2].

Es fanden sich demnach keine sehr hohen Bleiwerte, wobei jedoch zu bedenken ist, daß die ersten Werte erst 2 Monate nach stationärer Aufnahme und über $2\frac{2}{12}$ Jahre nach Erkrankungsbeginn bestimmt wurden. Aus Abb. 1 geht zudem der exponentielle Abfall der Bleiwerte hervor, und es sind daher wesentlich höhere Bleiwerte im zurückliegenden Zeitraum der Bleiaufnahme zu vermuten. Die *typische Symptomatik einer chronischen Bleivergiftung* (Anorexie, Lethargie, Erdessen, kolikartige Bauchschmerzen, akute Enzephalopathie [Ataxie, Stupor bis Koma, therapieresistente Anfälle, Erbrechen], mikrozytäre hypochrome Anämie,

Fanconi-Syndrom, Verhaltensstörungen, Entwicklungsverzögerung, Wachstumsverzögerung und Zahnbleisaum) [2–4] im Vergleich zur beobachteten *Klinik unseres Patienten* (Ernährungssonde, verminderte Spielaktivität, Erdessen, intermittierende Bauchschmerzen, zerebrale Bewegungsstörung, z. T. protrahierte Anfälle, therapieresistente Mischepilepsie, mikrozytäre hypochrome Anämie, passagere Hyperurikämie, Hyperphosphaturie, Proteinurie, Autoaggression, Entwicklungsrückschritte, Wachstumsstillstand und schwarzer Zahnansatz) ließ die Diagnose einer Bleivergiftung wahrscheinlich erscheinen.

Die in den langen Röhrenknochen radiologisch sichtbaren *Bleilinien* erhärteten die Diagnose (verdichtete Metaphysenlinien, in relativ regelmäßigen Abständen als sogenannte Wachstumszonen sichtbar, die stärker hervortreten wie im Normfall).

Als *Quelle* ist die *chronische Ingestion bleihaltigen Staubes* bei bleiverarbeitender Industrie am Wohnort zu vermuten. Es wurden bis zu 792 µg Blei/g Staub im Wohnbereich und bis zu 2970 µg Blei/g Staub am Wohnort gefunden. Dies entspricht Werten in der Umgebung von Bleischmelzen und ist bei Kleinkindern, die zum Essen des Staubes neigen, hinreichend, um zu einer chronischen Bleivergiftung zu führen [3, 4]. So genügt die tägliche Aufnahme von 10 g Staub mit einem Bleigehalt von 100 µg Blei/g (bzw. 1 g Staub mit einem Bleigehalt von 1000 µg Blei/g Staub) einem Kleinkind, um nach einigen Monaten toxische Erscheinungen hervorzurufen [4].

Verlauf

Bei eingeschränkter Kreatininclearance konnte mit DMPS und mit Ca-EDTA als *Antidot* eine deutliche Mobilisation des Bleis erreicht werden, jedoch jeweils nach Antidotgabe deutliche Häufung der Anfallshäufigkeit und -intensität, von Infekten gefolgt.

Im Alter von $2^{10}/_{12}$ Jahren DMPS-Test: Gabe von 50 mg DMPS i. v.: Blei im Urin steigt von 57 $\mu g/m^2/24$ h vor DMPS auf 433 $\mu g/m^2/24$ h nach DMPS, mit einer Steigerung in den Portionswerten von 76 µg/l vor DMPS auf 1310 µg/l in der ersten Stunde nach DMPS.

Im Alter von $2^{11}/_{12}$ Jahren Ca-EDTA Test: Gabe von 250 mg Ca-EDTA: Blei im Urin $<1{,}5\ \mu g/m^2/24$ h steigt auf 13,6 $\mu g/m^2/24$ h.

Im Alter von $3^{1}/_{12}$ Jahren zeigte eine Knochenbiopsie, daß nach obigen Mobilisationen und aufgrund der biologischen Halbwertszeit keine erhöhten Bleidepotwerte mehr vorlagen (Blei 0,12 µg/g Knochen). Es erfolgte daher keine erneute Antidotgabe.

Im Vergleich zur *medikamentösen Therapieresistenz* (CLON, CBZ, ESX, NZP, PB, PRIM, VPA) der Epilepsie war eine i. v.-Immunglobulintherapie (Sandoglobin 400 mg/kg KG/Dosis i. v., 4mal im Abstand von je 2–3 Wochen) relativ erfolgreich mit einer deutlichen Reduzierung der Anfallshäufigkeit und -intensität, sowie zeitweiliger Fieberfreiheit. Die Verhinderung der Reexposition ging zeitlich einher mit einer Stabilisierung des Allgemeinbefindens des Patienten. Die körperliche und geistige Entwicklung sind gegenwärtig deutlich besser, die Anämie ist verschwunden.

Schlußfolgerung

Sind im Rahmen einer nicht klassifizierbaren Epilepsie darüber hinaus multiorganische Symptome (wie z. B. Anämie, Knochenveränderungen, Wachstumsstörungen etc.) vorhanden, sollte eine Intoxikation als direkte oder indirekte Ursache der Epilepsie erwogen werden.

Literatur

1. Behrman RE, Vaughan VC, Nelson WE (1987) Textbook of pediatrics. 13th ed. Saunders, Philadelphia
2. Chisolm JJ, Barltrop D (1979) Recognition and management of children with increased lead absorption. Arch Disease Childh 54:249–262
3. Ellenhorn MJ, Barceloux DG (1988) Medical Toxikology. New York
4. Englert N et al. (1987) Studies on lead exposure of selected population groups in Berlin. Trace elements in medicine 4:112

Pyridoxinabhängige bzw. pyridoxinresponsive Anfälle im Säuglingsalter – drei Kasuistiken mit außergewöhnlichem Verlauf

P. Möller, U. Stephani, M. M. Millner, F. Hanefeld

Einleitung

Die antikonvulsive Wirkung von Vitamin B_6 bei epileptischen Anfällen im Säuglings- und Kleinkindalter ist gut bekannt [1, 2, 4]. Man unterscheidet zwischen Vit. B_6-abhängigen und Vit. B_6-responsiven Krampfanfällen [1, 6]. Drei Kasuistiken sollen diese Krankheitsbilder belegen.

Kasuistiken

Patient 1: Wenige Stunden post partum traten bei dem männlichen Reifgeborenen generalisierte tonisch-klonische Krampfanfälle, eine respiratorische Insuffizienz, eine Laktazidose (Lact. 266 mg/dl; pH: 6,92), Hypoglykämien (BZ nicht meßbar), eine Verbrauchskoagulopathie und passagere Niereninsuffizienz auf. In der Schädelsonographie war eine Hirnblutung Grad IV nachweisbar. Im Urin fand sich initial eine erhöhte Ausscheidung von Aminosäuren (Cystathionin und β-Aminobuttersäure) und organischen Säuren (Lact., Pyr., 2-Hydroxy- und 3-Hydroxybuttersäure). In der Folge erlitt der Junge wiederholt einen mit konventionellen Antiepileptika nicht beherrschbaren Status epilepticus. Das EEG zeigte ein Burst-suppression-Muster. Nach Gabe von 150 mg Pyridoxin i. v. sistierten die Anfälle, die Atmung, der Säure-Basenstatus und die Laktatwerte normalisierten sich und die anfangs extreme Muskelhypotonie besserte sich rasch. Im Auslaßversuch trat nach 6 Wochen ein erneutes Anfallsrezidiv auf, woraufhin eine orale Vit. B_6-Dauersubstitution erfolgte. Bei einer späteren Dosisreduktion von 300 mg/d auf 60 mg/d wurden innerhalb von 24 h erneut mehrere Anfälle beobachtet. Unter 300 mg/d Vit. B_6 ist der inzwischen 13 Monate alte, deutlich mental und statomotorisch retardierte Junge seither anfallsfrei, hat jedoch bei percentilenflüchtigem Kopfwachstum einen shuntpflichtigen Hydrozephalus entwickelt.

Patient 2: Nach unauffälliger Schwangerschaft, Geburt und Perinatalperiode traten mit 8 Monaten bei dem diskret muskelhypotonen Jungen im Rahmen eines Infektes erstmals typische BNS-Anfälle mit Hypsarrhythmie im EEG auf. Als Grunderkrankung wurde eine tuberöse Hirnsklerose diagnostiziert. In der Computertomographie des Schädels waren multiple Verkalkungen erkennbar. Im Bereich der rechten Herzkammer fanden sich 2 Tumoren, wahrscheinlich Rhabdomyome. Mit 120 mg/kg KG Pyridoxin oral ließ sich bei dem Kind sofortige Anfallsfreiheit und Normalisierung des EEG erzielen. Auch nach Beendigung der Vit. B_6-Substitution 7 Tage später wurde kein Anfallsrezidiv mehr beobachtet, der Patient erhält z. Z. keine Antikonvulsiva.

Patient 3: Das männliche Reifgeborene entwickelte nach postpartaler Trinkschwäche bei vermindertem Muskeltonus eine zunehmende statomotorische Retardierung mit generalisierter Muskelhypotonie, Hohlfüßen beidseits und einer Schielamblyopie rechts bei Strabismus convergens. Mit 6 Monaten trat eine BNS-artige Anfallssymptomatik mit Hypsarrhythmie im EEG auf, die zunächst erfolglos mit Phenobarbital behandelt wurde. Nach Therapie mit 300 mg/kg KG/d

Vitamin B_6 kam es zum Sistieren der Anfälle innerhalb einer Woche. Auch nach Beendigung der Vit. B_6-Therapie 12 Tage später und ausschleichender Dosierung von Phenobarbital wurden im weiteren Verlauf keine Anfälle mehr beobachtet. Die Muskelbiopsie ergab das Bild einer spinalen Muskelatrophie. Bei dem Patienten liegt die seltene Kombination von Vit. B_6-responsiven Krampfanfällen, statomotorischer und mentaler Retardierung und spinaler Muskelatrophie vor.

Diskussion

Zusammenfassend zeigten Patient 2 und 3 den typischen Verlauf von *pyridoxinresponsiven* Krampfanfällen, die unter Vit. B_6-Gaben rasch sistierten und zu einer dauerhaften Anfallsfreiheit auch nach Absetzen der Therapie führten. Bemerkenswert ist hierbei die ungewöhnliche Assoziation von Vit. B_6-responsiven Anfällen mit einer tuberösen Sklerose bzw. einer spinalen Muskelatrophie. Dies demonstriert die Heterogenität dieser Krankheitsgruppe, was im Einzelfall zu erheblichen differentialdiagnostischen Schwierigkeiten führen kann. Die Kombination einer spinalen Muskelatrophie mit BNS-Anfällen und zerebralen Migrationsstörungen wurde in der Literatur beschrieben [3, 7].

Auch bei dem ersten Patienten mit *pyridoxinabhängigen* Anfällen hat der komplikationsreiche Verlauf mit zahlreichen laborchemischen Veränderungen zunächst den Verdacht auf eine Mitochondriozytopathie gelenkt, was zu einer erheblichen Verzögerung der adäquaten Therapie mit Vit. B_6 führte.

Pathophysiologisch wird als Ursache der geschilderten Anfälle eine verminderte Affinität von Pyridoxal-5′-Phosphat (PLP), der biologisch wirksamen Form des Pyridoxins, zum Apoenzym Glutaminsäure-Decarboxylase (GAD) angenommen. GAD katalysiert die Synthese des inhibitorischen Neurotransmitters Gamma-Aminobuttersäure (GABA), der bei verminderter Konzentration im ZNS zu einer erhöhten Krampfbereitschaft führen kann. Eine verminderte GABA-Konzentration im Liquor bei pyridoxinabhängigen Krämpfen konnte inzwischen auch beim Menschen nachgewiesen werden [5].

Zusammenfassung

Als Schlußfolgerung läßt sich aus den drei Kasuistiken die Empfehlung ableiten, bei Krampfanfällen in der Neonatal- und Säuglingsperiode einen Behandlungsversuch mit Pyridoxin zu unternehmen. Dies sollte unabhängig davon geschehen, ob eine Stoffwechselstörung, eine morphologisch charakterisierte Erkrankung oder ein unklares Epilepsiesyndrom vorliegt. Die Dosierung des Vit. B_6 ist unklar, Dosen zwischen 2 mg/d und 300 mg/d waren erfolgreich.

Literatur

1. Bankier A, Turner M, Hopkins IJ (1983) Pyridoxin-dependent seizures – A wider clinical spectrum. Arch Dis Child 58:415–418
2. Haenggeli CA, Girandin E, Paunier L (1991) Pyridoxin-dependent seizures, clinical and therapeutic aspects. Eur J Pediatr 150:452–455

3. Hanefeld F, Stoltenburg-Didinger G, Woweries J (1983) Frühinfantile spinale Muskelatrophie plus: Bericht über 3 Fälle. Fortschr Myologie 7:297–307
4. Goutieres F, Aicardi J (1985) Atypical presentations of pyridoxine-dependent seizures: A treatable cause of intractable epilepsy in infants. Ann Neurol 17:117–120
5. Kurlemann G, Menges EM, Palm DG (1991) Low level of GABA in CSF in Vitamin B_6-dependent seizures. Dev Med Child Neurol 33:749–750
6. Minns R (1980) Vitamin B_6-deficiency and -dependency. Dev Med Child Neurol 22:795–799
7. Wörle H, Ohrt B, Pongratz D, Müller-Felber W, Schütz Ch (1990) Frühinfantile spinale Muskelatrophie plus. Eine Beobachtung. Pädiat Prax 41:227–232

Untersuchungen zur Klinik und Differentialdiagnose synkopaler Anfälle im Kindesalter

R. Nolte, M. Stork, G. Niemann

Klinische Definition

Der synkopale Anfall ist durch die Kriterien
1. plötzlicher, vorübergehender Bewußtseinsverlust,
2. Verlust der posturalen Kontrolle,
3. Fehlen eines anschließenden neurologischen Defizits definierbar [2].

Zentraler pathogenetischer Faktor ist eine sekundäre zerebrale Minderperfusion oder Hypoxämie reflektorisch vagovasaler, kardialer, pulmonaler oder metabolischer Genese [1]. Klinisch ähnliche Anfälle epileptogener Genese sind differentialdiagnostisch abzugrenzen [3]. Synkopale Anfälle im Kindesalter sind häufig. Exakte Angaben zur Inzidenz fehlen. Dies hat methodische Gründe. Nach Studien an Erwachsenen beträgt die Inzidenz jährlicher Erstkonsultationen wegen synkopaler Anfälle 1–6%. Das Ursachenspektrum kindlicher synkopaler Anfälle reicht von benignen Verhaltensstörungen wie respiratorischen Affektkrämpfen bis zu selteneren, akut lebensbedrohlichen, meist kardial bedingten Ereignissen. Daher ist eine sorgfältige individuelle Abklärung notwendig. Eine genaue Anamneseerhebung ermöglicht in 49–88% die diagnostische Einordnung. Der Anteil ungeklärter synkopaler Anfälle bleibt auch nach jüngeren Literaturergebnissen mit 38–47% hoch. Die diagnostische Ergiebigkeit ergänzend eingesetzter Teste ist bei ungezielter Anwendung gering, die Kosten-Nutzen-Relation häufig ungerechtfertigt hoch. Zielgerichtete Beurteilungsstrategien mit selektiver Indikationsstellung sind notwendig.

Retrospektive Analyse

Wir berichten über Ergebnisse einer retrospektiven Analyse.

Sie umfaßt 65 Kinder, 30 Knaben und 35 Mädchen, die im Alter zwischen 2 Monaten und 12 Jahren erstmals wegen synkopaler Anfälle zwischen 1.1.1988–31.12.1989 in unserer neuropädiatrischen Ambulanz vorgestellt wurden. Ziel der Untersuchung war die Erfassung des Ursachenhäufigkeitsspektrums und eine Analyse der zur Diagnosestellung angewandten Verfahren, um zu künftig optimierten Beurteilungsstrategien zu gelangen.

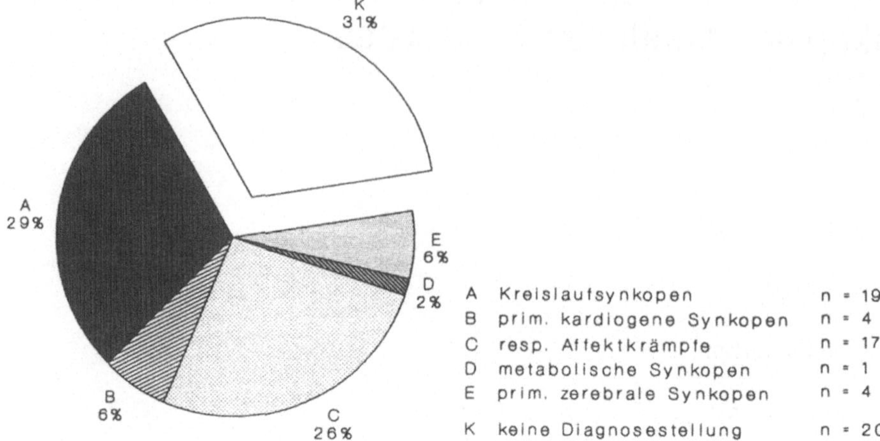

Abb. 1. Diagnoseverteilung bei n = 65 Kindern

Ergebnisse

Bei 69% der Kinder war eine diagnostische Einordnung möglich. Vasovagale Synkopen überwogen bei älter als 2jährigen, respiratorische Affektkrämpfe bei Jüngeren (Abb. 1). 4 Kinder – 20 Monate bis 7 Jahre alt – hatten kardiogene Synkopen. Ein Knabe, der eine Synkope während des Schwimmens erlitt, bot ein langes QT-Syndrom. Ein 5jähriger weiterer Patient hatte Bradyarrhythmien mit belastungsabhängigen ventrikulären Extrasystolen, ein 6jähriger Knabe mit M. Down und av-Kanal bot rezidivierende Bradyarrhythmien bei postoperativem Sick-Sinussyndrom. Bei einem 4jährigen bestand ein intermittierender av-Block, zunächst auf Grund genetischer Merkmale im EEG als epileptogener Anfall mißdeutet. Anamnestisch hinweisend waren hier bei allen Ereignisschilderungen die Belastungsabhängigkeit, und eine <10 s dauernde Vorperiode, sowie die begleitende Zyanose. Die Diagnose wurde jeweils durch EKG-Langzeitmonitoring erhärtet. Bei 4 weiteren Kindern handelte es sich um zerebrale Anfälle – 3mal um rezidivierende Infektkrämpfe als atone Grand mal, 1mal um einen Sturzanfall nach vorausgehenden primär generalisierten Anfällen mit Zeichen einer genetischen Disposition. Ein Kind bot rezidivierende Hypoglykämien mit Blutzuckerabfall auf Werte um 40 mg%, kurz nach dem Ereignis bestimmt.

Bei 10/20 Patienten mit Synkopen unklarer Genese lagen unvollständige anamnestische Daten vor. Bei 3 Säuglingen wurde bisher kein Langzeit-EKG durchgeführt. 7 Patienten erschienen nicht zur anberaumten ergänzenden Diagnostik.

Zusatzuntersuchungen: Das in 5 Fällen durchgeführte CT war unauffällig. EEG-Untersuchungen im Wach- und Schlafzustand, bei allen Patienten durchgeführt, ergaben keine entscheidende Zusatzinformation. In einigen Fällen waren sie irreführend, da sie durch vorschnelle Fehlinterpretation genetischer Merkmale zum Fehlschluß führten, daß es sich bei dem Ereignis um einen zerebralen Anfall handeln müsse. Demgegenüber war der gezielte Einsatz mehrfacher Langzeit-

EKG-Ableitungen bei anamnestisch vermuteter kardiogener Ursache der Synkopen nützlich.

Schlußfolgerung

1. Synkopale Anfälle im Kindesalter bedürfen wegen der in seltenen Fällen potentiell lebensbedrohlichen und bei Fehlinterpretation falschen therapeutischen Konsequenzen einer genauen diagnostischen Abklärung.
2. Wichtigster diagnostischer Parameter ist die sorgfältige anamnestische Erfassung des Ereignisses, seiner Begleitumstände und der Vorgeschichte.
3. Die Indikation zu ergänzenden diagnostischen Maßnahmen sollte individuell gezielt unter Berücksichtigung anamnestisch hinweisender Kriterien und der Kosten-Nutzen-Relation erfolgen.

Literatur

1. Gastaut H (1984) Syncopes: Generalized anoxic seizures. In: Handbook of clinical neurology, vol 15. Vinken & Bruyn, Amsterdam, 815–835
2. Kapoor WN (1991) Diagnostic evaluation of syncope. JAMA 90:91–106
3. Scott WA (1991) Evaluating the child with syncope. Pediatric Ann 20:350–359

2. *Hirntumoren*

2.1 Hirntumoren im Neugeborenen- bzw. Säuglingsalter
2.2 Symptomatik
2.3 Therapie und Prognose von Hirntumoren

Klinik neonataler Hirntumoren

G. Jacobi, C. Merkt

Patienten und Behandlung

Bei 50 Kindern mit Hirntumor (Tabelle 1) wurde die Diagnose bereits in der Neonatalperiode gestellt, 16mal im 1., 20mal im 2. Lebensjahr; bei 6 Kindern reichte die Vorgeschichte in das frühe 1. Lebensjahr zurück, die Erkrankung wurde jedoch erst im 3. Lebensjahr erkannt. Wegen der biologischen Besonderheiten in den ersten 3 Lebensjahren fassen wir Kinder mit solch einer frühen Manifestation als *neonatale Hirntumoren* zusammen.

Tabelle 1. Erstmanifestation neonataler Hirntumoren (n = 50)

Gradierung	<4 Wo.	<1 J.	<2 J.	<3 J.	n
I	4	7	8	4	23
II/III	–	1	5	–	6
IV	3	4	6	1	14
Metastasen	1	4	1	1	7
Zusammen	8	16	20	6	50

Eine Besonderheit dieser Altersstufe ist die Tumorlokalisation im supratentoriellen Raum (Tabelle 2): Bei 27/50 Kindern war dies der Fall, bei weiteren 9 war der Tumor sowohl st als auch infratentoriell (it) gelegen, bei einem weiteren noch zusätzlich spinal. Die Tendenz zur raschen Ausbreitung entlang der Liquorachse ist eine Eigenschaft maligner Hirntumoren dieser Altersstufe.

Tabelle 2. Lokalisation neonataler Hirntumoren (n = 50)

Gradierung	st	it	st/it	st/it/sp	n
I	17	6	–	–	23
II/III	1	3	2	–	6
IV	7	4	2	1	14
Metastasen	2	–	5	–	7
Zusammen	27	13	9	1	50

st. supratentoriell; it, infratentoriell; sp, spinal

B. Köhler, R. Keimer (Hrsg.)
Aktuelle Neuropädiatrie 1991

Tabelle 3. Gradierung/Histologie/Geschlecht bei 50 Kindern mit neonatalen Hirntumoren

		n	♀	♂
Grad I	Spongioblastom	7	2	5
n = 23	Angiom/Angiobl.	2	1	1
	Gangliozytom	2	2	–
	Plexuspapillom	4	2	2
	Teratoid/Teratom	2	2	–
	Hamartome*	5	3	2
	Kraniopharyngeom	1	–	1
Grad III	Astrozytom	4	3	1
n = 6	Desmobl. inf. ASCY	1	1	–
	Fibro-Myxom	1	2	1
Grad IV	Medulloblastom	6	1	5
n = 14	PNET**	3	3	–
	Glioblastoma mf.	2	–	2
	Sarkome	3	–	3
Metas	Histocytose X	4	1	3
n = 7	Osteosarkom	1	–	1
	Neuroblastom IV	1	1	0
	B-Zell-Lymphom	1	1	–

Betroffen waren 23 Mädchen und 27 Jungen
* Unter dem Harmatomen: 1 × tuberöse Sklerose
1 × Sturge-Weber
** Primitiver neuroektodermaler Tumor

Artdiagnostisch (Tabelle 3) können wir 4 Gruppen unterscheiden: Gutartige Tumoren (Grad I nach WHO) machen 23/50 der Diagnosen aus; die Prognose ist hier wesentlich abhängig von der Frage, ob der Tumor operabel ist oder nicht; entscheidend sind also hier Ausdehnung und Lokalisation.

Die 2. Gruppe ist – im Gegensatz zum späteren Kindesalter – die kleinste: N: 6, vorwiegend Astrozytome (ASCY) II/III.

Grad IV-Tumoren machen mit 14 Patienten die zweitgröße Gruppe aus. Eine operative Behandlung ist oft nicht möglich oder auch nicht sinnvoll. Auf Chemotherapie (CHT) sprechen die Tumoren meist kaum an, eine Radiotherapie (RT) ist in diesem Lebensalter wegen der gravierenden Spätfolgen fragwürdig; bei hier 4 in Frage kommenden Patienten konnte eine kombinierte Behandlung nach dem Sandwichprinzip nur bei 2 komplettiert werden. Beide Kinder mit einem Medulloblastom (MBL) starben 7 bzw. 16 Monate nach Abschluß der Therapie. 7mal verzeichneten wir bereits in diesem Lebensalter Hirnmetastasen: je 2mal diffus und 2mal polynodulär intrakraniell bei maligner Histiozytose-X (Type Abt-Letterer-Siwe), 2mal orbital und von dort nach intrakraniell bei einem B-Zell-Lymphom und einem Neuroblastom (NBL) Grad IV, sowie einmal fortgeleitet bei einem Osteosarkom der Frontobasis: Der Junge war schwer gestürzt, hatte eine Hirnkontusion mit Monokelhämatom und Okulomotoriusparese; wegen anhaltenden Erbrechens und ausgeprägter EEG-Veränderungen wurde dann angiogra-

Tabelle 4. *Somatische* Symptome bei 50 Kindern mit neonatalen Hirntumoren

Grad	KU ↑ ikD ↑	Nicht-gedeihen	Hepato-spleno-megalie	Panzyto-penie	Adeno-pathie	Einzelsymptome
I	15 (7)	4 (2*)	–	–	–	Singultus Naevus flam. withe macules Pubertas praec.
III	3	2 (1)	–	–	–	Osteolysen
IV	11 (4)	1	–	–	–	Exophthalmus
Metas	2	–	5	4	5	Osteolysen Proptosis SHT i.d.An.

( ) bei diesen Patienten führte das Symptom zur Abklärung
* Russell-Syndrom

phisch die Diagnose einer Raumforderung im Bereich der Frontobasis gestellt und durch eine Biopsie die genannte Diagnose gesichert.

Das häufigste somatische Krankheitszeichen (Tabelle 4) ist die hydrozephale Konfiguration des Hirnschädels: bei 31/50 Kindern, davon 11mal als das Symptom, das zur diagnostischen Abklärung Anlaß gab. Wegen ausgeprägter Niedervoltage im EEG wurde bei einem 8/12jährigen Mädchen mit ausgeprägtem Hydrozephalus bei der Fontanellenpunktion ein gallertig-gelbes Exsudat abpunktiert und zunächst die Diagnose chronisches Subduralhygrom gestellt. Intraoperativ erwiesen sich diese Hygrome dann aber als riesige Tumorzysten bei einem Gangliozytom (Grad I), diese Zysten hatten die Hirnkammern beiderseits austamponiert und im parasagittalen Bereich den Kortex zu einem pergamentdünnen Häutchen ausgewalzt.

Bei 2 der Kinder mit „Nichtgedeihen" als Leitsymptom lag ein dienzephales Abmagerungssyndrom nach Russell vor. Beide hatten ein Spongioblastom (SPBL) des Hypothalamus.

Bei den Kindern mit Histiozytose-X und Lymphom waren eine Hepatosplenomegalie und Lymphadenopathie als Erstsymptome festgestellt worden.

Unter den neurologischen Symptomen (Tabelle 5) waren die wichtigsten: zerebrale Krampfanfälle bei 17, Hemiparesen bei 12 und eine Optikusatrophie/Amaurose bei 9 Kindern. Diese waren auffällig geworden durch ein- oder doppelseitige irreguläre Augenbewegungen: ruckweise, pendelnde, etwas rotatorische Bewegungen, die nur im Schlaf sistieren. Wegen der Größe der Tumoren und deren Nähe zur Mittellinie mit früher Blockade der Liquorwege trat bei Kindern dieser Altersstufe häufiger eine Bewußtseinseintrübung auf als in späteren Lebensabschnitten, diese kann schnell den Grad eines Koma erreichen.

Krampfanfälle sind am häufigsten multifokal, seltener fokal; sie tendieren zu seriellem Auftreten oder zum Status epilepticus. Bei dem Kind mit NBL Grad IV und bei allen 4 Patienten mit dem Abt-Letterer-Siwe-Syndrom trat die zentrale Metastasierung als terminales Ereignis ein: zunächst wurde von der ossären Seite her die Dura invadiert und dann letztendlich durchbrochen; dann kam es plötz-

Tabelle 5. *Neurologische* Symptome (alle Gradierungen) bei 50 Kindern mit neonatalen Hirntumoren

Einzelsymptom	n	Grund für Vorstellung
Zerebrale Anfälle	17	11
Hemiparese/plegie	12	3
Tetraparese	3	–
Paraplegie	1	1
Ataxie	9	–
Opticusatrophie*	15	9 (Augenpendeln)
Augenmuskelparesen	16	1
HN: V/VII/IX	7	1
Koma	9	5

* Augenpendeln als Hinweis für eine Sehstörung

lich zu einer ubiquitären Invasion des Hirnparenchyms im Bereich der Konvexität, oder entlang der gesamten Falx cerebri und auch des Kleinhirns. Klinisch und später dann auch neuropathologisch resultiert daraus ein Bild, das als Meningoenzephalitis imponiert, wobei aber von den weichen Hirnhäuten ausgehend die perivaskulären Infiltrate und die sonstigen nicht binnenständigen Zellelemente tatsächlich Tumorzellen sind.

Die Behandlung (Tabelle 6) der Kinder mit primären Hirntumoren ist auch in dieser Altersstufe heute immer zunächst eine operative; allerdings war der Allgemeinzustand bei 9, meist aufgrund der Bewußtseinslage, derartig schlecht, daß selbst ein Noteingriff zur Liquordrainage zu spät kam. Die Behandlung der Metastasen ist dagegen immer zunächst eine systemisch-onkologische, ergänzt eventuell später durch RT.

Insgesamt überlebten langfristig (Tabelle 7) 13 der 50 Kinder, alle mit Grad I–III-Tumoren. Bei 5/13 war nur eine subtotale Tumorresektion bzw. Biopsie möglich gewesen. Die durchschnittliche Überlebenszeit dieser 13 Kinder betrug aber immerhin 10 Jahre mit einer Spanne von 1–25 Jahren.

Tabelle 6. Arte der Behandlung und Ausgang bei 50 Kindern mit neonatalen Hirntumoren

Art der Behandlung	I	II/III	IV	Metastasen	n
Keine	5 5/0/0*	1 1/0/0	3 3/0/0	5 5/0/0	14 14/0/0
Biopsie/subtotale Resektion	8 2/4/2	4 3/1/0	9 9/0/0	1 1/0/0	22 15/0/0
Totale Resektion/**CHT/RT	10 3/7/0	1 0/1/0	2** 2/0/0	1** 0/0/1	14 5/0/1
Zusammen	23 10/11/2	6 4/2/0	14 14/0/0	7 6/0/1	50 34/13/3

* Verstorben/überlebt/weiterer Verlauf unbekannt

Tabelle 7. Verlauf bei 50 Kindern mit neonatalen Hirntumoren

Verlauf	I	II/III	IV	Metastasen	n
„sofort" (<4 Wo.)+	5	2	8	3	18
weiterer Verl. +	5	2	6	3	16
Nach Mon.	48	54		2	
	(1–120)	(36–72)	(4–17)	(1–3)	
Überlebende in Jahren	11	2	–	–	13
	11 (1–25)				
Unbekannt	2	–	–	1	3
Zusammen	23	6	14	7	50

Diskussion

Hirntumoren stehen mit 9% bei unter Dreijährigen an 4. Stelle der Häufigkeit nach dem Neuroblastom, Retinoblastom, und Weichteiltumoren (Becker 1990). Sie zeichnen sich aus durch

a) ihre häufigere supratentorielle Lage,
b) ihre Größe und
c) durch ihre histologische Vielfalt (Jänisch 1980, Jooma 1984).

Grad IV-Tumoren tendieren zu einer schnellen Aussaat auf dem Liquorwege. Hirnmetastasen bei malignen Systemerkrankungen sind keine Seltenheit in diesem Alter und sind durch einen explosionsartigen, oft ubiquitären Befall des ZNS charakterisiert (Jacobi u. Kornhuber 1987). Beim Neuroblastom und bei der malignen Histiozytose-X kann es zu einem klinischen und neuropathologischen Bild kommen, das einer Meningoenzephalitis ähnlich ist und auch als solche fehlgedeutet werden kann (Jacobi et al. 1988).

Ein zu schnelles Kopfwachstum, Krampfanfälle, Hemiparesen, visuelle Symptome, insbesondere eine rasche Erblindung sind die häufigsten neurologischen Symptome. Unter den somatischen Befunden ist neben der auffälligen Form des Hirnschädels vor allem das dienzephale Abmagerungssyndrom diagnostisch richtungsweisend: Neben dem Spongioblastom des Hypothalamus kann sich, vor allem dann beim etwas älteren Kind, auch ein Ponsgliom hinter diesem somatischen Befund verbergen.

Eine sinnvolle Behandlung der Kinder mit Tumoren der Grade I–III ist zunächst immer eine möglichst totale operative Entfernung des Tumors. Eventuell muß dieser Eingriff ergänzt oder vorbereitet werden durch eine liquorableitende Operation. Bei einem Grad-IV-Tumor ist heute die möglichst totale operative Tumorentfernung, gefolgt von einer prolongierten Chemotherapie, die Behandlungsmöglichkeit der Wahl. Die früher empfohlene Reduktion einer Dosis bei der nachfolgenden RT hat sich als Fehleinschätzung erwiesen (Duffner u. Cohen 1990, Duffner 1991). Die biologischen Eigenschaften des Tumors sind altersunabhängig, also auch dessen Ansprechen auf ionisierende Strahlen. Im Einzelfall muß daher nach Ende der Chemotherapie geprüft werden, ob diese nicht bis zum Ende des 3. Lebensjahres prolongiert werden soll, um dann neu zu entscheiden nach nochmaliger exakter Diagnostik, ob eine Radiotherapie durchgeführt werden muß oder ob man sich weiter expektativ verhalten kann; die sehr schwerwiegenden Langzeitfolgen einer die kraniospinale Achse erfassenden RT bei unter Dreijährigen auf die mentale Entwicklung, Wachstum und Endokrinium gibt zu dieser Restriktion Anlaß.

Literatur

Becker LE (1990) CNS-tumors in children under 3 years of age: Biological and neuropathological features. Intern. Symposium on multidisciplinary approach to CNS-tumors in childhood. Genova, Italy, November 7–10, 1990

Duffner PK, Cohen M (1990) Central nervous system malignancies. Current Science 1083–1095

Duffner PK (1991) Current treatment protocols for malignant gliomas in newborns and infants. Surgical neurooncological discussion 1991. Hamburg, BRD, June 20–21, 1991

Jacobi G, Kornhuber B (1987) Malignant brain tumors in children. in: Jellinger K (ed) Therapy of malignant brain tumors. Springer, Wien New York, pp 396–493

Jacobi G, Weiermann G, Gräfin Vitzthum H, Schwabe D (1988) Metastatic brain tumors in children: Clinical and neuropathological data. 2nd Intern Conf of the Metastasis Research Society together with the – SEK – of the Deutsche Krebsgesellschaft, Heidelberg, BRD, September 26–29, 1988. Abstr Clinical and Experimental Metastasis 6, Suppl 1:1–2

Jänisch W, Schreiber D, Gerlach H (1980) Tumoren des Zentralnervensystems bei Feten und Säuglingen. Fischer, Jena

Jooma R, Kendall BE, Hayward RD (1984) Intracranial tumors in neonates: a report of seventeen cases. Surg Neurol 21:165–170

Neuroradiologie neonataler Hirntumoren

C. Merkt, G. Jacobi

Patienten und Methoden

Die folgenden Ausführungen beziehen sich auf die 50 im vorigen Beitrag (Jacobi u. Merkt) vorgestellten Fälle von frühkindlichen Hirntumoren. Bei 28 Kindern wurde eine Computertomographie (CT), bei 8 eine zusätzliche Magnetresonanztomographie (MRT) und bei 34 eine Angiographie durchgeführt.

Größenbestimmung der Hirntumoren: Eine Raumforderung war in allen Fällen bereits im Nativscan des CT/MRT nachweisbar. Die durchschnittliche Tumorgröße bei Grad I ergab einen Mittelwert von 5 (sagittal) · 4,8 (horizontal) · 4,6 cm (vertikal). Für Grad II/III ließ sich ein Mittelwert von 5,5 · 4,8 · 6,0 cm ermitteln, für Grad IV ein Wert von 5,4 · 5,1 · 6,3 cm und für die Metastasen jeweils ein Wert von 4,2 · 4,3 · 4,3 cm. Bei 2 Kindern mit Metastasen war eine Größenbestimmung aufgrund einer ausgedehnten diffusen Infiltration nicht möglich. Die errrechneten Durchschnittswerte enthalten sowohl die supra (st)- wie auch die infratentoriellen (it) Tumore einschließlich deren Kombination. In der Regel waren die st. Tumore im CT und MRT größer als die it. und wiesen eine sagittale Größe bis zu 6–7 cm, während die it. Tumore eine Größe bis zu 4–5 cm einnahmen. Am ausgedehntesten waren die gleichzeitig st- und it-gelegenen Tumore. Sie erstreckten sich vertikal bis zu 12 cm.

Computertomographie

Dichtemessung: Bei 7/28 Fällen stellte sich der Tumor hypodens, in 2 Fällen jeweils hyper- und isodens und in 17 Fällen unterschiedlich dicht dar. Überwiegend hypodens waren Spongioblastome sowie die Astrozytome II–III als auch ein Medulloblastom. Hyper- und isodens waren Plexusblastome, Hamartome und in 2 Fällen eine tuberöse Hirnsklerose.

Gemischte Dichtewerte wiesen Teratome, Gangliozytome, ein Astrozytom III sowie die Glioblastome, die Hirnsarkome, die Medulloblastome und die sog. Primitiven Neuroektodermalen Tumoren auf. Gemischte Dichte innerhalb der Metastasengruppe verzeichneten wir bei einem Abt-Letterer-Siwe Syndrom, bei einem B-Zell-Lymphom und einem metastasierten Neuroblastom (Tabelle 1).

Enhancement nach iv. Kontrast: Bei 23/28 Fällen ergab sich ein mäßiges bis starkes Enhancement nach Kontrastmittelgabe. 3/28 zeigten eine homogene Kontrastierung, dies waren ein Spongioblastom und 2 Astrozytome II–III. Eine

Tabelle 1. CT-Befunde bei 28 neonatalen Hirntumoren (*hypo* = hypodens, *hyper* = hyperdens, *iso* = isodens, *EH* = Enhancement)

Grad	hypo	hyper	iso	gemischt	EH		N
					pos	neg	
I	3	2	2	7	11	3	14
II/III	3	0	0	1	2	2	4
IV	1	0	0	6	7	0	7
Metas	0	0	0	3	3	0	3
Zus	7	2	2	17	23	5	28

inhomogene Anfärbung dagegen wiesen 20/28 auf, insbesondere diejenigen mit unterschiedlichen Dichtewerten, davon in 4 Fällen ein ringförmiges Enhancement (1 Spongioblastom, 2 Astrozytome II/III und 1 Glioblastom). Ein Hydrozephalus wurde in 18 Fällen diagnostiziert, bevorzugt bei Mittellinientumoren. In 4 Fällen lag eine einseitige Foramen-Monroi-Blockade vor (Tabelle 2).

Tabelle 2. CT-Befunde bei 28 neonatalen Hirntumoren

Grad	homogen	inhomogen	ringförmig	shift	Ödem	Hydrozephalus	N
I	3	7	1	8	3	9	14
II/III	0	0	2	2	3	3	4
IV	0	6	1	2	5	5	7
Metas	0	3	0	1	1	1	3
Zus	3	16	4	13	12	18	28

Magnetresonanztomographie

Signalverhalten: Sowohl in der T1- wie in der T2-Wichtung waren in 6/8 Fällen gemischte Signalintensitäten zu verzeichnen. Dies betraf insbesondere die Tumoren höherer Gradierung (2 Astrozytome II–III und III, 2 Primitive Neuroektodermale Tumoren und ein Medulloblastom). Ein einziger Fall mit T1-hypointensem und T2-hyperintensem Signal betraf ein Spongioblastom (Tabelle 3).

Gewebsanreicherung nach IV Kontrast: Bei 6/8 Fällen wurde Gadolinium-DTPA gegeben. Auch hier wiesen vorwiegend die Tumore mit gemischter Signalintensität ein inhomogenes Enhancement auf. Der einzige Tumor mit homogener Anreicherung war wiederum ein Spongioblastom. Bei 6/8 war ein peritumorales Ödem verschiedener Gradierung nachzuweisen.

In einigen Fällen war erst in der T2-Wichtung eine Abgrenzung des Tumorgewebes von dem umgebendem Ödem möglich (Tabelle 4).

Tabelle 3. MRT-Befunde bei 8 neonatalen Hirntumoren (*hypo* = hypointens, *hyper* = hyperintens, *iso* = isointens)

Grad	T1			T2			N
	hypo	hyper	gem.	hypo	hyper	gem.	
I	1	0	1	0	1	1	2
II/III	1	0	2	0	1	2	3
IV	0	0	3	0	0	3	3
Metas	0	0	0	0	0	0	0
Zus	2	0	6	0	2	6	8

Tabelle 4. MRT-Befunde bei 8 neonatalen Hirntumoren (*hypo* = hypointens, *hyper* = hyperintens, *iso* = isointens)

Grad	KM	homogen	inhomogen	Ödem	N
I	2	1	1	2	2
II/III	2	0	2	3	3
IV	2	0	2	1	3
Metas	0	0	0	0	0
Zus	6	1	5	6	8

Angiographie

In 35/36 Fällen waren hierbei Zeichen einer Verlagerung bzw. einer Herniation und in 17 Fällen Zeichen einer Hydrozephalie zu sehen. In 11 Fällen waren pathologische Gefäße nachweisbar, insbesondere bei einem Spongioblastom und den 3 Plexuspapillomen, aber auch bei Hirnsarkomen und Glioblastomen. In 4 Fällen kam es zu einem Flush-Phänomen und in jeweils weiteren 4 Fällen waren Tumorrandgefäße sowie Gefäßzuflüsse aus der A. Carotis externa nachweisbar (A. meningica media [2], A. temporalis superficialis [1], A. occipitalis [1] und A. maxillaris [1]) (Tabelle 5).

Tabelle 5. Angiographie bei 36 neonatalen Hirntumoren

Grad	Herniation-shift	Hydro-zephalus	Tumor-randgefäße	Path. Gefäße	Flush	Externa-zuflüsse	N
I	19	9	2	6	2	2	19
II/III	3	0	0	0	0	0	3
IV	12	6	2	4	2	2	12
Metas	1	2	0	1	0	0	2
Zus	35	17	4	11	4	4	36

Pneumenzephalographie/Ventrikulographie

Bei 9 Kindern wurde vor der Computertomographie-Ära die Diagnose durch eine Pneumenzephalographie/Ventrikulographie gestellt. In allen Fällen gelang die Tumorlokalisation, jedoch nicht seine Größenbestimmung.

Myelographie

In 3 Fällen wurde eine Myelographie und in einem Fall zusätzlich eine Myelo-Computertomographie durchgeführt. Diese waren indiziert bei der Abklärung einer Querschnittslähmung (2 Kinder mit Medulloblastom).

Schädelübersicht

Bei 16/50 Patienten waren Zeichen einer Hydrocephalie mit Nahtdehiszenz, Verstärkung der Impressiones digitatae und einer Makrokranie zu sehen. In 4 Fällen waren Osteolysen und in weiteren 4 Fällen Verkalkungen nachweisbar, davon 1 diagnostisch bei einem Kraniopharyngeom.

Zusammenfassende Diskussion

Die st. Tumore sind häufiger und größer als die it., wobei die sowohl st. als auch it. Tumoren die größte Ausdehnung aufweisen (Di Rocco 1990). Die Diagnostik des kindlichen Hirntumors stützt sich heute auf drei wichtige bildgebende Verfahren:

Computertomographie und Magnetresonanztomographie

Computertomographie und Magnetresonanztomographie können die Größe, die Binnenstruktur, die Verlagerung normaler Hirnstrukturen, mögliche Herniationen und Liquorblockaden sichtbar machen (Jelinek 1990; Kazner 1981). Dabei ist mit Ausnahme der Tumorverkalkungen die Magnetresonanztomographie wegen ihrer höheren Sensitivität das höherwertige Verfahren; durch die Magnetresonanztomographie gelingt es auch meist noch klarer, Ödem und Tumorgrenze voneinander zu trennen, besonders in der T2-Wichtung (Cohen 1989; Baierl 1990; Chuang 1986; Tomita 1988; Bütow 1990; Elster 1989; Higer 1989). Ebenso bei der Diagnostik von Rezidiven und von spinalen Metastasen ist heute die Magnetresonanztomographie die führende Methode. Weiterhin aufgrund ihrer zusätzlichen sagittalen Schnittebene ist die Magnetresonanztomographie bei der Abklärung von Mittellinientumoren der Computertomographie überlegen (Coates 1989).

Angiographie

Die Angiographie bietet besonders für den Operateur wichtige und entscheidende Zusatzinformationen: path. Gefäße im Tumor, teils Hirnarterien; bisweilen (4 Fälle) Zuflüsse auch aus hypertrophierten Ästen der A. Carotis externa (Huber 1979). Wir halten nach wie vor die Durchführung einer Angiographie bei der Diagnose eines Hirntumors für die Planung und Durchführung eines operativen Eingriffes für äußerst wichtig. Bezogen auf Tumore der Neonatalzeit zeigen die 3 bildgebenden neuroradiologischen Verfahren

1. Die ungewöhnliche Größe vor allem der st. Tumore,
2. Ihre ungewöhnliche Vielfalt,
3. Ihre oft ungewöhnliche Vaskularisation, wobei sich hier auch vermutlich fetale Kreislaufverhältnisse widerspiegeln.

Eine Schädelübersichtsaufnahme stellt nach wie vor die erste radiologische Maßnahme bei Verdacht auf einen Hirntumor dar. In den meisten Fällen zeigt sie Zeichen einer Makrokranie und Hydrozephalie, in seltenen Fällen jedoch auch Verkalkungen in entsprechender Lokalisation, die richtungsweisend und typisch für einige Tumoren sind.

Die Magnetresonanztomographien wurden teils in der Praxis Dr. Halbsgut/Ffm und teils im Z RAD, Abtlg. Neuroradiologie (Leiter Prof. Dr. H. Hacker) durchgeführt; hier wurden auch alle Computertomographien erstellt.

Literatur

Baierl P, Mühlsteffen A, Haustein J, Bauer WM, Förster C, Fendel H, Niendorf HP (1990) Comparison of plain and Gd-DTPA-enhanced MR-imaging in children. Pediatr Radiol 20/7:515–519

Bütow PC, Smirniotopulos JG, Done S (1990) Congenital brain tumors: a review of 45 cases. Am J Röntgenol 155/3:587–593

Chuang S, Harwood-Nash D (1986) Tumors and cysts. Neuroradiology 28/5–6:463–475

Coates TL, Hinshaw DB Jr, Peckman N, Thompson JR, Hasso AN, Holshouser BA, Knierim DS (1989) Pediatric choroid plexus neoplasms: MR, CT, and pathologic correlation. Radiology 173/1:81–88

Cohen BH, Bury E, Packer AJ, Sutton LN, Bilaniuk LT, Zimmerman RA (1989) Gadolinium-DTPA-enhanced magnetic resonance imaging in childhood brain tumors. Neurology 39/9:1178–1183

Elster AD, Rieser GD (1989) Gd-DTPA-enhanced cerebral MR imaging in children: initial clinical experience and recommendations for its use. Am J Roentgenol 153/6:1265–1268

Higher HP, Just M (1989) MR – Atlas der Hirntumoren. Thieme, Stuttgart

Huber P (1979) Zerebrale Angiographie für Klinik und Praxis, 3. Aufl. (ehemals: Krayenbühl H, Yaşargil G). Thieme, Stuttgart, S 34–259

Jelinek J, Smirniotopoulos JG, Parisi JE, Kanzer M (1990) Lateral ventricular neoplasms of the brain: Differential diagnosis based on clinical, CT and MR findings. Am J Roentgenol 155/2:365–372

Kazner E, Wende S, Grumme Th, Lanksch W, Stochdorph O (1981) Computertomographie intrakranieller Tumoren aus klinischer Sicht. Springer, Berlin Heidelberg New York, pp 2–377

Di Rocco C, Iannelli A, Ceddia A (1990) Intracranial tumors of the first year of life. J Neurosurg Sci 34/3:299–300

Tomita T, McLone GG, Yasue M (1988) Cerebral primitive neuroectodermal tumors in childhood. J Neurooncol 6/3:233–243

Therapeutic Considerations on Malignant Brain Tumors in very Young Children

C. Kalifa, O. Hartmann, G. Vassal

Introduction

Until recently the management of infants with malignant brain tumors was surgery followed by radiation. Usually the radiation dosage was reduced by 10–20% because of fears of damaging the developing nervous system. The overall survival of these very young children is significantly worse than children in older age groups. Furthermore, the late effects of radiation such as mental retardation, endocrinopathies, shortening of the spinal column, are of special concern in this population. Although these effects have been reported throughout childhood, they appear to be particularly severe in the very young. Since standard treatment has been associated with poor outcome, there have been several studies which have addressed the possibility of delaying (or omitting) radiotherapy in this population. Preliminary studies have enrolled small numbers of patients, but the first results were encouraging with MOPP regimen or combination of drugs including cis-platinum. In North America, the Pediatric Oncology Group has initiated the "Baby POG" protocol in which post-operative chemotherapy is given in an attempt to delay radiation for 12 months in children 2–3 years of age and for 24 months in children less than 2 years of age at diagnosis. More than 200 infants have been included in this study but results are not yet available.

In the pediatric department of the Institut Gustave Roussy, from September 1987 to June 1990, we have piloted a postsurgical chemotherapy regimen which combines vincristine 1.5 mg/m^2 on days 1 and 8, carboplatin 400 mg/m^2 on day 1, procarbazine 100 mg/m^2/day from day 1 to day 8; each course was repeated every 4 weeks and total duration of treatment was 2 years. Since January 1989, the bone marrow of the patients was systematically harvested and frozen in order to treat them with high dose chemotherapy in case of relapse.

Patients

Sixteen patients entered this study. Age ranged from 1 to 32 months (median 10 months). Six patients had a malignant ependymoma (EP) (3 supratentorial and 3 infratentorial), 4 a medulloblastoma (MB), 1 a pinealoblastoma (PB), 1 a carcinoma of the choroid plexus (CP), and 1 a malignant astrocytoma (MA).

Results

Initial surgery was total or subtotal in 10 patients, partial in 4 and not performed in 1. Four patients (3 EP, 1 MB) are in 1st complete remission with a follow-up of 21, 22, 43, 47 months without having received any radiation. One patient (EP) has a small and stable residue, 32 months after surgery; he has received no radiation. Ten patients have relapsed. Three of them are in a 2nd complete remission (2 EP, 1 MB); all 3 have been treated with high dose chemotherapy and autologous bone marrow transplant. With this procedure 2 complete remissions were obtained and both patients received radiation only on the posterior fossa; in the 3rd removal of the residue was performed and radiation was given to the posterior fossa. The follow-up of these 3 patients is 44, 42, 18 months after diagnosis and 38, 24, 12 months after 2nd remission was obtained. Five other patients died of the disease, in spite of high dose chemotherapy in 2 of them. Two patients are still under therapy. One patient (EP) in complete remission developed an acute non lymphoblastic leukemia 24 months after diagnosis and died. In summary, 8/16 patients are progression-free; radiation was not performed in 5 of them and limited to the posterior fossa in the 3 others. These results are encouraging regarding our previous experience. Second line therapy with high dose chemotherapy and autologous bone marrow transplant appears effective to obtain 2nd remission.

In June 1990, the French Society of Pediatric Oncology has activated a multicentric study based on our pilot experience.

Glioblastom bei einem Säugling

R. Michilli, J. R. Iglesias-Rozas, H. Wörle

Einleitung

Polymorphzellige Glioblastome kommen überwiegend zwischen dem 40.–60. Lebensjahr vor. Bei Kindern sind sie selten und noch seltener bei Säuglingen (Jänisch et al. 1980, 1988). Sie finden sich um so seltener, je jünger die Kinder sind. Nach einer Sammelstatistik über 4404 intrakranielle Tumoren von Dohrmann et al. (1976) entfielen 6,5 % der Glioblastome auf das Kindesalter, 2–3,8 % auf Säuglinge unter einem Jahr (Jellinger u. Seitelberger 1970). Die Häufigkeit von Hirntumoren bei insgesamt 16261 Obduktionen von Totgeborenen und Säuglingen unter einem Jahr beträgt 0,098 % (16 Fälle) (Jänisch et al. 1980). In unserer eigenen Serie von 4031 Tumoren des ZNS aller Altersgruppen wurden nur zwei Fälle (0,04 %) von Glioblastomen bei Säuglingen diagnostiziert.

Im folgenden berichten wir über einen Säugling mit einem Glioblastom des 3. Ventrikels mit ungewöhnlichen klinischen und neuroradiologischen Manifestationen.

Kasuistik und Behandlung

Anamnese

Das 8 Monate alte Mädchen wurde zwei Tage vor der Einlieferung durch plötzliches und unstillbares Erbrechen auffällig. Das Kind war bisher außer einer *Omphalozele* gesund. Keine erkennbaren Erkrankungen, toxische oder medikamentöse Belastung der Mutter vor oder während der Schwangerschaft.

Klinische Angaben

Im Krankenhaus wurde eine deutlich *gespannte große Fontanelle* festgestellt. Dort war das Kind bereits *somnolent*, hypoton, apathisch und auffallend blaß. Kaum vorhandene Spontanbewegungen. Pupillen bds. übermittelweit, mit prompter Reaktion auf Licht und Konvergenz. *Spontanatmung*. Bradyarrhythmie. Sonografisch konnte eine deutliche *Erweiterung der Seitenventrikel bds.* und eine mittelständige Raumforderung nachgewiesen werden.

B. Köhler, R. Keimer (Hrsg.)
Aktuelle Neuropädiatrie 1991

Axiale Computertomographie des Gehirnschädels

Die Nativserie zeigte eine überwiegend *hyperdense, ballonartige Struktur von 4 mal 4 cm* in der Mittellinie, die sich aus dem Bereich des III. Ventrikels nach kranial in Richtung Balken sowie nach rostral in Richtung Frontalhirn ausdehnt. Der Prozeß wies unterschiedliche Dichtewerte von hypodens bis stark hyperdens auf. Die Seitenventrikel waren symmetrisch aufgeweitet mit Nachweis eines Blutspiegels im rechten Hinterhorn. Der 3. Ventrikel war nicht dargestellt. Das Hirnfurchungsrelief war stark verstrichen. Infratentoriell regelrechte Darstellung aller Strukturen (Abb. 1).

Der Gesundheitszustand des Kindes verschlechterte sich klinisch mit Hirndruckzeichen, so daß eine Indikationsstellung zur sofortigen Kraniotomie vorlag.

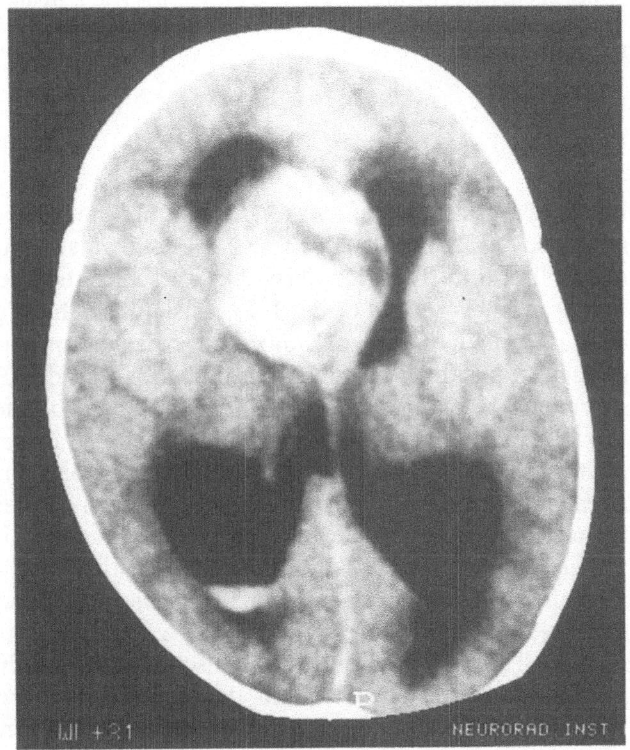

Abb. 1. Präoperative Computertomographie des Gehirnschädels. Primär überwiegend hyperdenser, ballonartiger und scharf abgegrenzter Tumor in der Mittellinie. Hochgradiger Hydrozephalus. Blutspiegel im rechten Hinterhorn

Operationsbericht

Nach Anlegen eines hochfrontalen Hautlappens bis zur Mittellinie wurde die Kraniotomie durchgeführt. Es fand sich ein wenig vaskularisierter, gliöser, gut abgegrenzter Tumor, der aus dem Foramen Monroi herausluxiert werden konnte. 15 mal 10 mm große Tumorinfiltration der rechten lateralen Wand des 3. Ventrikels. Diese Stelle wurden mit der bipolaren Diathermie koaguliert und der Tumor makroskopisch vollständig extirpiert. Die Liquorzirkulation ließ sich wieder herstellen. Der Knochendeckel wurde reimplantiert. Anlage einer externen Liquordrainage.

Histologischer und immunhistologischer Befund

Es wurden 15, im Durchmesser zwischen 20 und 3 mm große elastische und weiche Gewebsstükke untersucht. *Diffus infiltrierender zellreicher Tumor*. Die Tumorzellen bilden Faszikel, perivaskuläre Manschetten und große Zellhaufen. Es finden sich zahlreiche *Nekrosen* mit typischen Pseudopalisadenstellungen der Kerne. Deutlicher Gefäßreichtum mit *glomerulaartigen Gefäßproliferationen*. Die Kernformen variieren erheblich. Zahlreiche typische und atypische *Mitosen* sind erkennbar. Die Tumorzellen zeigen eine deutliche Expression von GFAP; die NSE-Reaktion ist negativ. *Diagnose: Glioblastoma multiforme (WHO Grad IV)*.

Die Operation verlief komplikationslos. Zwei Tage später Entfernung der Liquordrainage. Anfangs Hypernatriämie mit Werten um 155 mmol/l. Innerhalb von 2 Tagen Absinken der Werte in den Normbereich.

CT-Schädel (12 Tage später): Geringes raumforderndes subdurales Hygrom re. frontotemporoparietal. Blutungsreste in beiden Seitenventrikeln. Kleine Blutungen am Rande der OP-Höhlen. Noch mäßiges Ödem der rechten Großhirnhemisphäre. Kein Liquoraufstau.

Bei Entlassung (13 Tage nach der OP): Waches Kind, freundlich, verfolgt, fixiert und exploriert Spielzeug, lebhafte Mimik, Muskeltonus seitengleich, Muskeleigenreflexe links gegenüber rechts gesteigert.

Diskussion

Im Säuglingsalter kommen, mit Ausnahme der Hypophysenadenome, alle Tumorarten des Erwachsenen vor. ZNS-Geschwülste umfassen etwa 3 % der primären ZNS-Tumore bei Kindern. Die Geschlechtsverteilung der primären ZNS-Tumoren ist bis zum Ende des 1. Lebensjahres nahezu gleich. Im späteren Lebensalter erkranken an diesen Tumoren vorwiegend männliche Patienten. Wegen der geringen Fallzahlen im Säuglingsalter läßt sich die Geschlechtsverteilung statistisch nicht erfassen (Jänisch et al. 1980). Ungewöhnlich sind in unserem Fall die Lokalisation im 3. Ventrikel, die auch bei Erwachsenen selten vorkommt, die relativ scharfe Abgrenzung und das Fehlen von großen zentralen hypodensen Arealen. Ependymale Strukturen oder Rosetten wie bei malignen Ependymomen, Ependymoblastomen oder Medulloepitheliomen wurden histologisch nicht beobachtet. Bemerkenswert ist, daß es sich bei dem vorliegenden Fall höchstwahrscheinlich um einen kongenitalen Tumor handelt. In der Anamnese fehlten physikalische, toxische oder medikamentöse Belastungen der Mutter. Histologisch zeigt der Tumor typische morphologische und immunhistologische Merkmale der polymorphen Glioblastome mit deutlichen GFAP-positiven Zellen und ist als WHO-Grad IV klassifizierbar. Der Tumor konnte makroskopisch vollständig entfernt werden. Die Liquorzirkulation wurde wieder hergestellt. Somit ist die Prognose besser als bei Glioblastomen des Erwachsenenalters.

Der hier dargestellte Fall zeigt, daß auch histologisch verifizierte polymorphe Glioblastome mit den entsprechenden immunhistologischen Reaktionsmustern in unreifen Hirnentwicklungsstadien vorkommen können. Ein hochdifferenziertes kongenitales Ependymom wurde von Heye et al. (1989) bei einem Fötus beschrieben.

Literatur

Dohrmann GJ, Farwell JR, Flannery JT (1976) Glioblastoma multiforme in children. J Neurosurg 44:442–448

Heye N, Iglesias JR, Huber S, Lobeck H (1989) Kongenitales Ependymom. Zentralbl Allg Pathol Anat 135:43–49

Jänisch W, Schreiber D, Gerlach H (1980) Tumoren des Zentralnervensystems bei Föten und Säuglingen. Fischer, Jena

Jänisch W, Schreiber D, Güthert H (1988) Tumoren des Nervensystems. Gustav Fischer, Stuttgart, S 243–256

Jellinger K, Seitelberger F (1970) Zur Neuropathologie der Hirngeschwülste im Kindesalter. Wien Med Wschr 120:855–861

Desmoplastisches infantiles Gangliogliom: Klinik, Radiologie und Histologie eines seltenen Hirntumors

J. Sperner, J. Gottschalk, K. Neumann, W. Schörner, W. R. Lanksch, D. Scheffner

Einleitung

Intrakranielle Tumoren des frühen Kindesalters haben in 85 % der Fälle malignen Charakter (Kumar et al. 1990), deshalb ist im Hinblick auf therapeutische Konsequenzen der maximale Einsatz radiologischer und histologischer Methoden zur Diagnosesicherung notwendig. Das desmoplastische, infantile Gangliogliom (DIG) ist ein sehr seltener Hirntumor des frühen Kindesalters, der trotz einiger maligner Kriterien eine günstige Prognose aufweist (Vandenberg et al. 1987). Kernspintomographische Befunde dieses Tumors sind noch nicht bekannt, nur durch kombinierte histologische und immunzytochemische Methoden läßt sich die Diagnose sichern (Ng et al. 1990). Dadurch kann für die betroffenen Kinder eine aggressive Strahlen- und Chemotherapie vermieden werden.

Kasuistik

Ein bis dahin gesunder und altersgerecht entwickelter Knabe erkrankte im Alter von 6 Monaten an komplexen Partialanfällen, die sich durch serienartiges Auftreten von Körperstarre, Blickdeviation und orale Automatismen für die Dauer von 1–3 min äußerten. Unter Phenobarbital sistierten die Krämpfe und der Junge blieb neurologisch unauffällig. Im EEG fand sich ein diskontinuierlicher temporaler SW-Fokus rechts. Das kraniale CT zeigte eine inhomogen hyperdense Läsion mit hypodensem Zentrum, die den gesamten rechten Temporalpol ohne Zeichen der Massenverschiebung ausfüllte. Nach Kontrastmittelgabe stellte sich eine ringförmige Anreicherung unter Aussparung des hypodensen Zentrums dar, die den rechten Temporalpol bis zur chiasmatischen Zisterne hin einnahm. Die kernspintomographische Untersuchung mit Gadolinium-DTPA zeigte eine identische, sehr intensive, ringförmige Kontrastmittelanreicherung in dieser Region mit einem Durchmesser von ca. 3,5 cm und einem signalarmen, nicht anreicherndem Zentrum (Abb. 1). Das Temporalhirn erschien hypoplastisch, Zeichen der Raumforderung fehlten. Die transkranielle Dopplersonographie ergab normale Flußgeschwindigkeiten in der A. cerebri media und den extrazerebralen Hirngefäßen, in der rechtsseitigen Karotisangiographie war der Verlauf der A. cerebri media durch die mittlere Schädelgrube nach kranial verlagert. In der venösen Phase ließen sich der rechte Sinus transversus und die rechte V. jugularis nicht darstellen. Nach einer subtotalen Entfernung des Tumors entwickelte der Junge sich weiter normal, auch nach Beendigung der antikonvulsiven Medikation blieb er anfallsfrei. Wir verfolgen den Jungen bis heute und konnten bis zu seinem 3. Lebensjahr keine neurologischen Auffälligkeiten entdecken.

Bei der histologischen Aufarbeitung des grau-glasigen und derben Tumors mit zystischen Anteilen fand sich ein sehr hoher Anteil von kollagenem Bindegewebe. Sowohl in den zellulären, als auch den desmoplastischen Anteilen des Tumors war der Differenzierungsgrad der Tumorzellen sehr variabel. Dieser konnte mit verschiedenen immunhistochemischen Methoden bei glia-

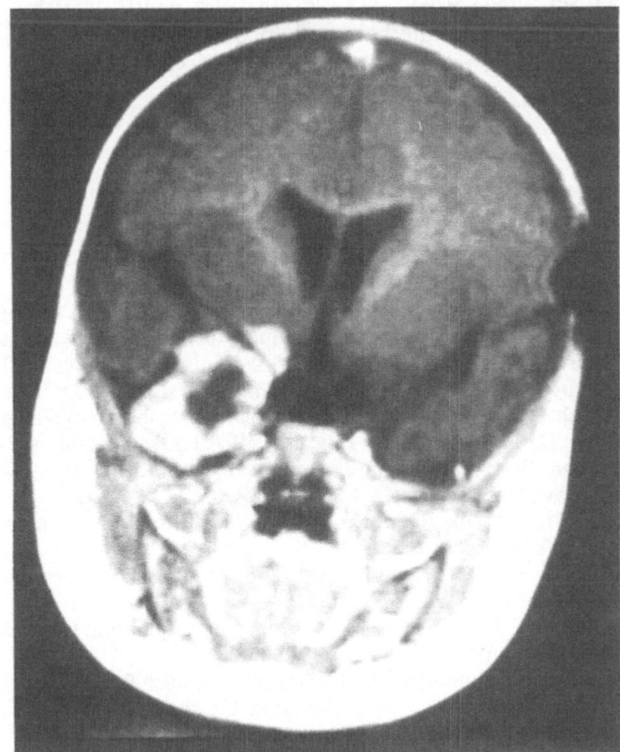

Abb. 1. Koronares T1-gewichtetes MRT-Bild eines desmoplastischen, infantilen Gangliogliom nach Gabe von Gd-DTPA. Starke Anreicherung mit zentraler Aussparung im Bereich des rechten Temporalpoles. Die horizontale Unterbrechung der ringförmigen Tumorstruktur ist durch den Verlauf der A. cerebri media bedingt

len, neuronalen und mesenchymalen Zellinien nachgewiesen werden. Astrozytäre Tumorzellen beherrschten das histologische Bild, Mitosen waren nur ganz vereinzelt zu finden. Gut differenzierbare Zonen reaktiver Astroglia waren im Randbereich des Tumors zu erkennen. Primitive, kaum differenzierte, neuroektodermale Zellen waren nestförmig im Bindegewebsstroma verteilt und reagierten mit keinem der verwendeten Antikörper. Neoplastische neuronale Zellen verschiedener Differenzierungsgrade waren positiv bei der neuronspezifischen Enolase-Reaktion, etwas schwächer auch beim histochemischen Nachweis von Neurofilamenten (Gottschalk u. Sperner 1991).

Diskussion

Das frühe Erkrankungsalter, der klinisch benigne Verlauf und die histologischen Befunde lassen die Diagnose eines desmoplastischen infantilen Ganglioglioms (DIG) zu (Vandenberg et al. 1987; Ng et al. 1990), von dem bisher erst 12 Fälle in der Weltliteratur berichtet wurden. Ein kernspintomographischer Bericht eines histologisch gesicherten DIG liegt jetzt erstmalig vor. Differentialdiagnostisch muß aus radiologischer Sicht an Gangliogliome (Benitez et al. 1990; Tampieri et al. 1991) und primitive neuroektodermale Tumore (Figueria et al. 1989) gedacht werden, die sich durch unregelmäßige, aber auch rundliche Kontrastmittelanreicherungen darstellen. Aus histologischer Sicht sind besonders desmoplastische Astrozytome (De Chadarevian et al. 1990) und Gliofibrome (Reinhardt u.

Nahser 1984) sowie das pleomorphe Xanthoastrozytom (Kepes et al. 1979) zu berücksichtigen, die bei großem Bindegewebsreichtum verschiedene Differenzierungsstadien maligner Zellen aufweisen, jedoch keine neuronalen Tumorzellen enthalten.

Literatur

Benitez WJ, Glasier CH, Husain M, Angtuaco E, Chadduk W (1990) MR findings in childhood gangliogliomas. J Comp Assist Tomogr 14:712–716

De Chadarevian JP, Pattisapu JV, Faerber EN (1990) Desmoplastic cerebral astrocytoma of infancy. Light microscopy, immunocytochemistry and ultrastructure. Cancer 66:173–179

Figueria RE, El Gammal T, Brooks BS, Holgate R, Miller W (1989) MR findings on primitive neuroectodermal tumors. J Comput Assist Tomogr 13:773–778

Gottschalk J, Sperner J (1991) Desmoplastisches infantiles Gangliogliom. Pathologe 12:109–112

Kepes JJ, Rubinstein LJ, Eng LF (1979) Pleomorphic xanthoastrocytoma: A distinctive meningocerebral glioma of young subjects with relatively favorable prognosis. A study of twelve cases. Cancer 44:1839–1852

Kumar R, Tekkök IH, Jones RAC (1990) Intracranial tumor in the first 18 months of life. Child's Nerv Syst 6:371–374

Ng THK, Fung CF, Ma LT (1990) The pathological spectrum of desmoplastic infantile ganglioglioma. Histopathology 16:235–241

Reinhardt V, Nahser H (1984) Gliofibroma originating from temporoparietal hamartoma like lesions. Clin Neuropathol 3:131–138

Tampieri D, Moumdjian R, Melanson D, Ethier R (1991) Intracranial gangliogliomas in patients with partial complex seizures: CT and MR imaging findings. AJR 157:843–849

Vandenberg SR, May EE, Rubinstein LJ, Herman MM, Perentes E, Vinores SA, Collins VP, Park TS (1987) Desmoplastic supratentorial neuroepithelial tumors of infancy with divergent differentiation potential ("desmoplastic infantile gangliogliomas"). J Neurosurg 66:58–71

Erfolgreiche Behandlung eines malignen Astrozytoms im Säuglingsalter durch interstitielle Radio-Jod-Bestrahlung, kombiniert mit externer Radiatio

C. Benninger, H. Schäfer, G. Mittermaier, H. Schmitt, V. Sturm

Einleitung

Die Prognose von Kindern mit malignen Hirntumoren ist schlecht; nach alleiniger Operation und/oder Strahlentherapie ist mit einer Langzeitüberlebensrate von weniger als 30 % zu rechnen (Bloom 1986), wobei die meist nicht radikale Operabilität und die besonders bei jungen Kindern limitierte Bestrahlungsdosis entscheidende Faktoren sind.

Wir berichten über einen Säugling mit einem malignen Astrozytom des Großhirns, der erfolgreich durch interstitielle Radio-Jod-Bestrahlung in Kombination mit einer externen Bestrahlung behandelt wurde.

Kasuistik

Es handelt sich um ein ehemaliges 910 g schweres Frühgeborenes der 31. Schwangerschaftswoche, das bei einer Sepsis 4 Wochen lang beatmet wurde. Wegen vermehrter Strecktendenz wurde das Kinde krankengymnastisch (nach Vojta) behandelt, worunter sich die Strecktendenz deutlich besserte. Im Alter von 5 Monaten (–9 Wochen) zeigte sich lediglich eine harmonische Retardierung ohne Hinweis auf eine zentrale Tonus- und Koordinationsstörung, eine Schädelsonografie war unauffällig. Unter allgemeiner krankengymnastischer Therapie entwickelte sich im Alter von 9 Monaten eine diskrete Hemiparese links; die weiterführende Diagnostik (Schädelsonografie, CT s. Abb. 1a, b) zeigte eine zystische Raumforderung im rechten Stammganglienbereich, die nach stereotaktischer Punktion als (verschleimendes) Astrozytom Grad III–IV WHO (Abb. 2) diagnostiziert wurde.

Es wurde eine interstitielle Bestrahlung mit 2 stereotaktisch mit Katheter implantierten ^{125}Jod-Seeds (2,55/2,66 mCi, 50 GY Tumorranddosis) und eine externe Radiatio mit $10 \cdot 1{,}5$ GY durchgeführt.

Die Kontrolluntersuchungen – zunächst in 3monatigem, später in 6monatigem Abstand – zeigten bei guter allgemeiner Weiterentwicklung eine sich nur zögernd bessernde Hemiparese links. Die CT-Kontrollen blieben ohne Hinweise auf ein Rezidiv oder eine Strahlennekrose. Im EEG (Abb. 3a, b) fand sich zunächst nur eine Betaspindelreduktion rechts und leicht vermehrt langsame Wellen. Knapp 2 Jahre nach Therapiebeginn trat ein Sharp-wave/Sharp-slow-wave-Fokus rechts parazentral auf, 2 Jahre darauf (mit 4¾ Jahren) kam es zu einem linksseitigen Hemi-Grand-mal. Weder im EEG noch im CT zeigte sich eine Befundveränderung, der Patient blieb seither anfallsfrei.

Der Patient entwickelt sich bis jetzt (mit 5¾ Jahren) altersgerecht mit armbetonter Hemiparese links. Die wegen des Minderwuchses (Längenwachstum knapp unterhalb der 3 % Percentile) und des retardierten Knochenalters (–3 Jahre) durchgeführten Kontrollen der Schilddrüsenhormone, von Cortisol und Somatomedin-C liegen im Normbereich. Die Verlaufsuntersuchungen (CT Abb. 4a, MRT Abb. 4b, c) sind 5 Jahre nach Therapiebeginn ohne Rezidivhinweis.

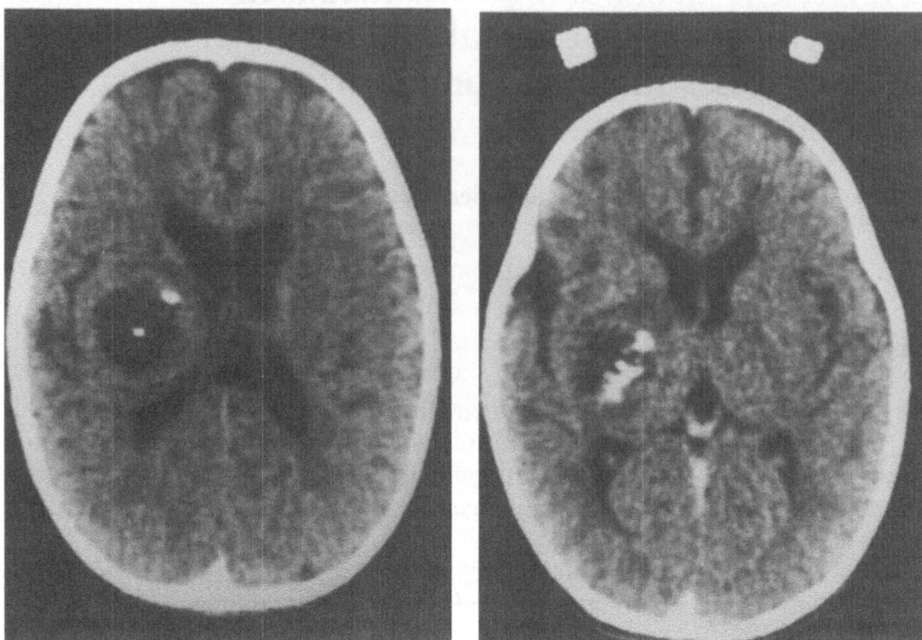

Abb. 1a, b. Schädel-CT im Alter von 9 Monaten. Raumforderung im rechten Stammganglienbereich mit zystischen Anteilen und Verkalkungen, kein Kontrastmittel-Enhancement

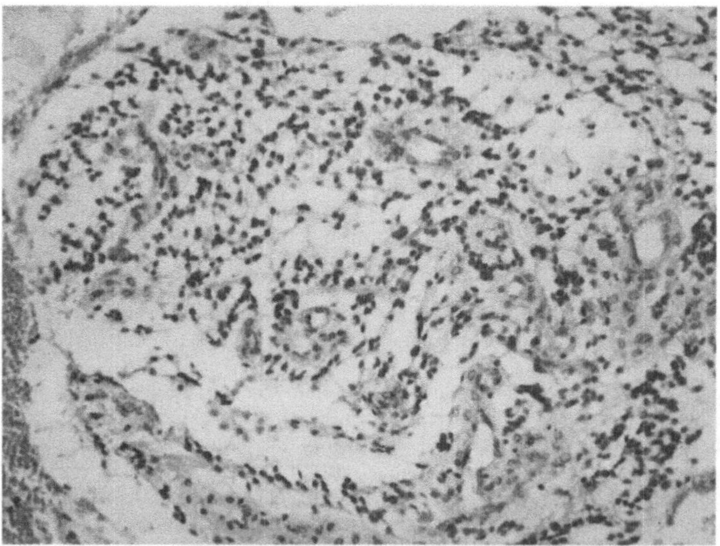

Abb. 2. Stereotaktisches Tumorbiopsat: Stark verschleimender (astrozytärer), schlecht differenzierter Tumor mit zahlreichen Gefäßproliferaten. Diagnose: malignes Astrozytom Grad III. Angesichts der Gefäßproliferation könnte ein Grad IV diskutiert werden. Für eine eindeutige Entscheidung ist jedoch das Material zu spärlich. Die Graduierung bezieht sich nur auf das erhaltene Material, wobei nicht beurteilt werden kann, wie repräsentativ dieses für den gesamten Tumor ist

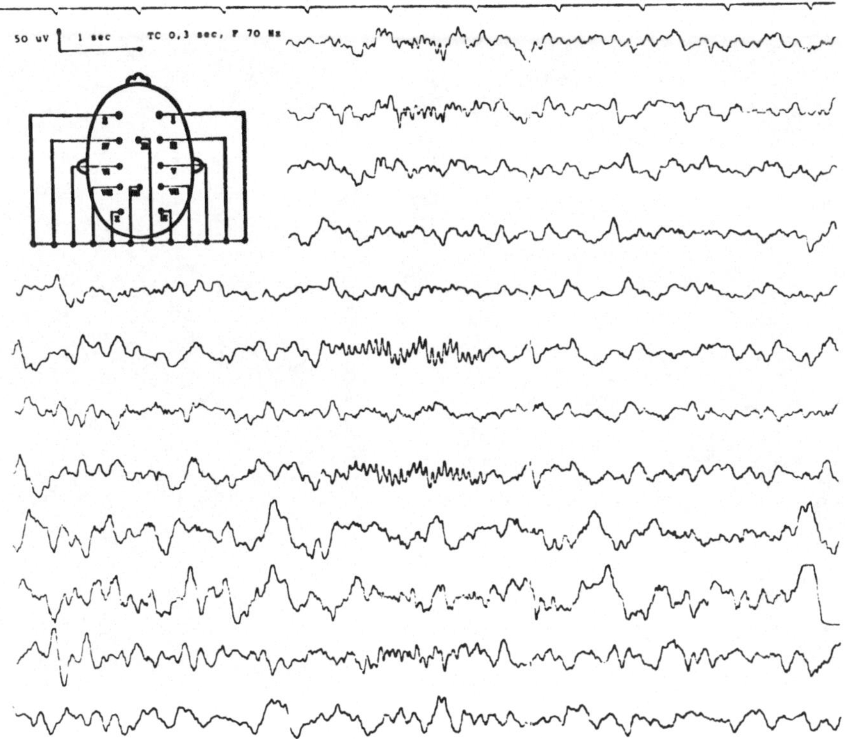

Abb. 3. **a** EEG 3 Monate nach Seeds-Implantation, Schlafableitung mit konstanter β-Spindelreduktion rechts gegenüber links

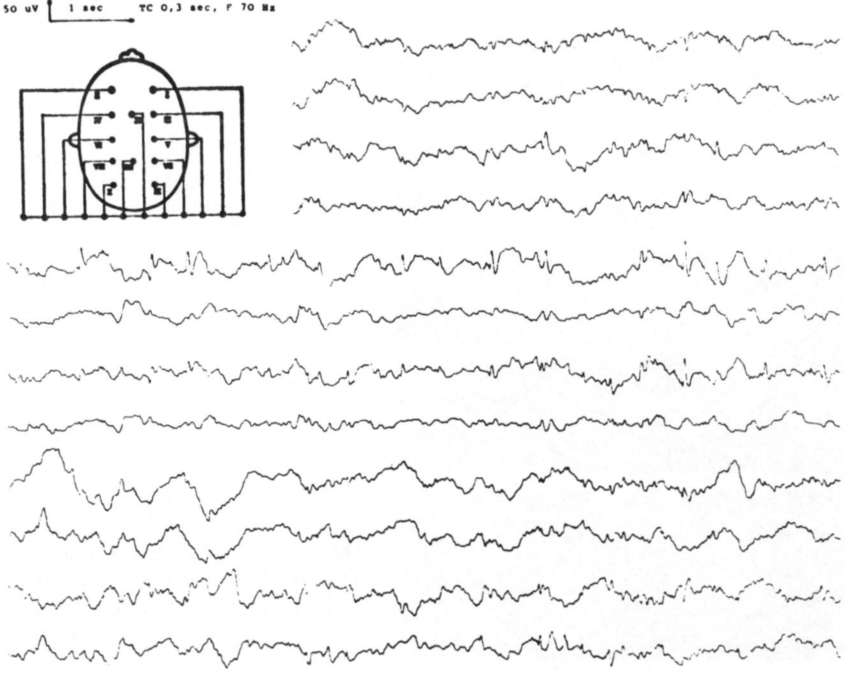

Abb. 3. **b** Schlaf-EEG 3 9/12 Jahre nach Seeds-Implantation. Sharp-wave/Sharp-slow-wave-Fokus rechts präzentral

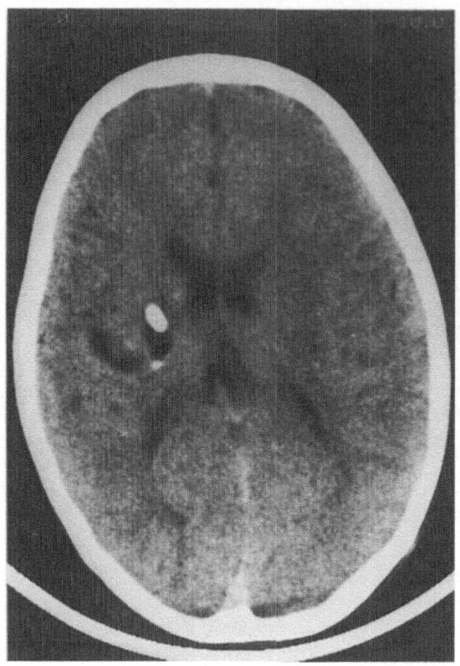

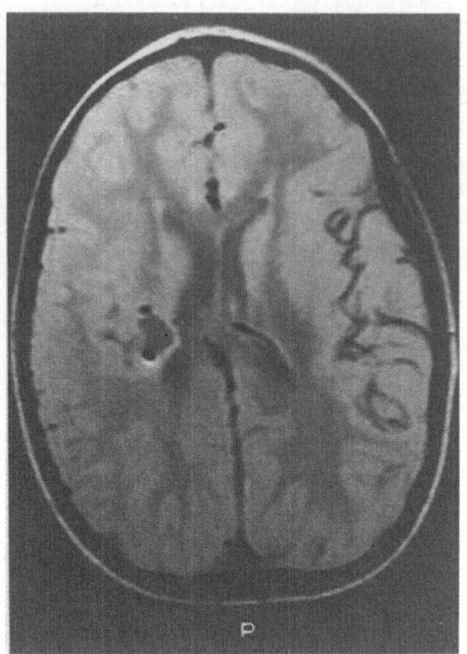

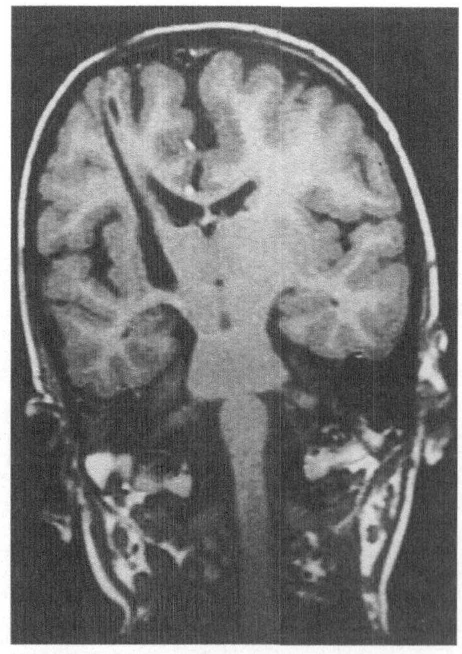

Abb. 4a, b, c. Aktuelles CT (**a**) und MRT (**b, c**) 4 9/12 Jahre nach Seeds-Implantation. Schlitzförmige liquorgefüllte Aufweitung der Capsula interna rechts, kein Hinweis auf Tumorrezidiv

Schlußfolgerung

Die interstitielle Bestrahlung stellt eine wirkungsvolle Bestrahlungsform von Hirntumoren dar, die alternativ oder in Ergänzung zu anderen Methoden (Operation, externe Bestrahlung, Chemotherapie) unter größtmöglicher Schonung des gesunden Hirngewebes auch bei jungen Kindern mit noch unreifem ZNS angewandt werden kann.

Literatur

Bloom HJG (1986) Tumours of the central nervous system. In: Voute PA, Barrett A, Bloom HJG, Lemerle J, Neidhardt MK (eds) Cancer in children. Springer, Berlin Heidelberg New York Tokyo

Hydrocephalus internus occlusus als Primärsymptomatik: CT und MR-Diagnostik

R. Kraft, R. Gustorf-Aeckerle, B. Köhler

Patienten

Im Zeitraum zwischen November 89 und September 91 wurde im Neuroradiologischen Institut des Katharinenhospitals Stuttgart bei 15 Kindern mit intrakraniellem Tumor im Alter zwischen 1 und 16 Jahren eine MR-Tomographie des Neurokraniums durchgeführt. Bei 13 Kindern war bei der als primäre Notfalluntersuchung durchgeführten Computertomographie ein Hydrocephalus internus occlusus nachgewiesen worden, der in 12 Fällen eine Entlastung durch einen ventrikuloperitonealen Shunt erforderte. Bei einem Kind mit Kleinhirntumor war bei beginnendem Aufstau des Ventrikelsystems keine praeoperative Entlastung vor der Tumorexstirpation notwendig. Ein Ponstumor führte zu keiner Abflußbehinderung. Bei einem Großhirntumor links okzipital von ca. 5 cm Durchmesser bestand ein erhöhter Hirndruck ohne Aufstau des Ventrikelsystems.

Anamnese

Abbildung 1 zeigt neben Alter und Geschlecht der untersuchten Kinder die diagnostizierten Tumore und die jeweiligen anamnestischen Angaben. In der Anamnese war bei einigen Kindern eine wechselnde unspezifische Symptomatik über einen Zeitraum von maximal 2 Jahren zu eruieren, mit Kopfschmerz als häufigstem Symptom. Gelegentlich wurden auch Konzentrationsstörungen sowie Wesensveränderungen und leichte motorische Störungen angegeben. Zumeist dominierte jedoch eine kurze Anamnese mit seit Tagen oder wenigen Wochen bestehender Kopfschmerzsymptomatik, oft gepaart mit Übelkeit und Erbrechen sowie leichten motorischen Störungen. Die akut einsetzende Verschlechterung mit zunehmendem Erbrechen sowie Sehstörungen lenkte den Verdacht auf eine intrakranielle Drucksteigerung. Zweimal führte ein Krampfanfall sowie ein initiales synkopales Ereignis zur weiteren Diagnostik.

Bei der zumeist akut als Notfalluntersuchung durchgeführten Computertomographie war das extrem erweiterte Ventrikelsystem als Ursache der klinischen Symptomatik zu diagnostizieren. Als primäre palliativ-therapeutische Maßnahme wurde bei stark erweitertem Ventrikelsystem in der Regel innerhalb von 1–2 Tagen ein ventrikuloperitonealer Shunt zur Druckentlastung angelegt. Die Abflußbehinderung wurde in der Regel von Tumoren der Mittellinienstrukturen verursacht. Tumorlokalisationen: 4. Ventrikel und Kleinhirn [6], Pons und Medulla oblongata [2], Mittelhirn [3], 3. Ventrikel und Cisterna chiasmatis [3].

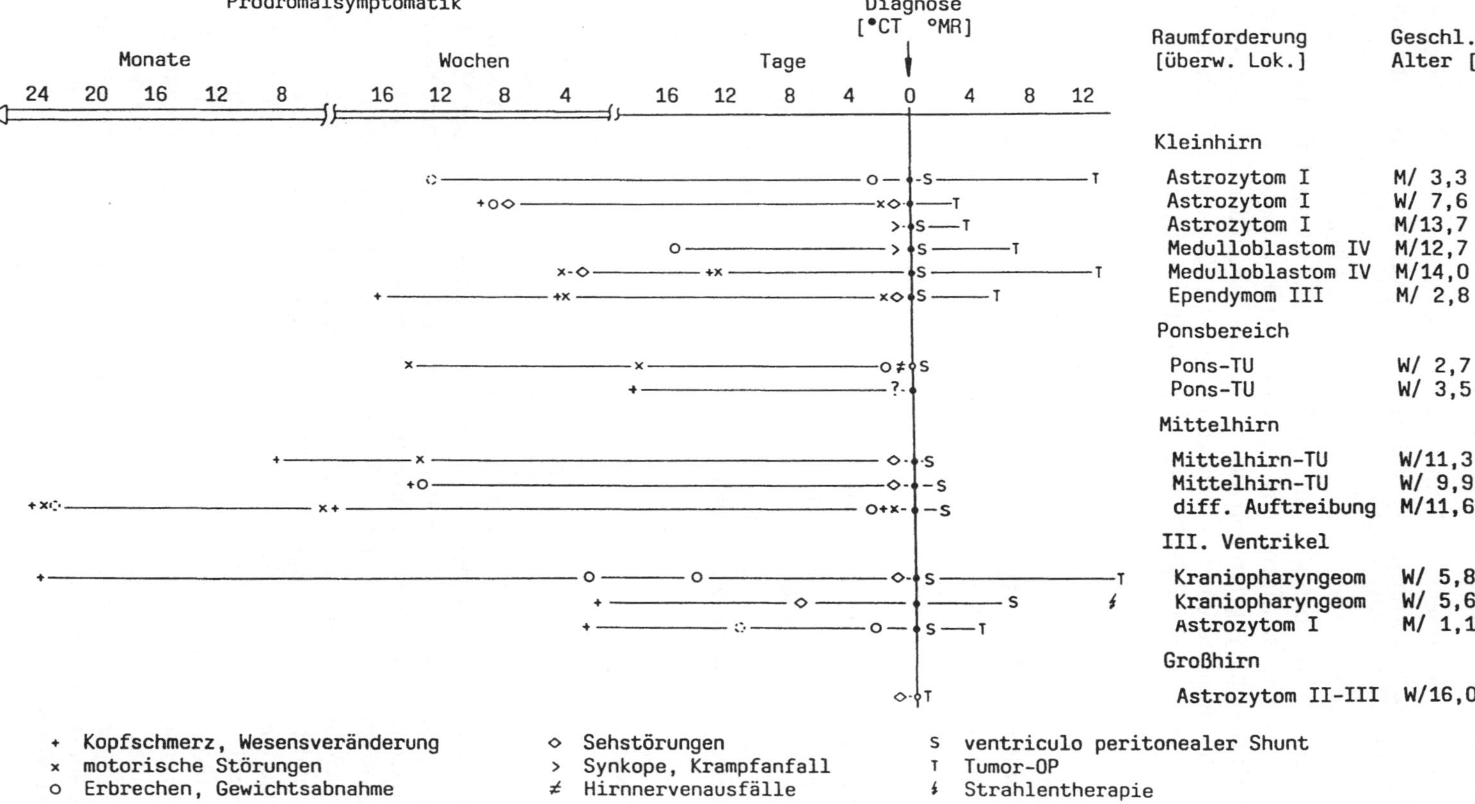

Abb. 1. Hydrocephalus internus occlusus bei intrakraniellen Mittellinientumoren. Prodromalsymptomatik, Tumorlokalisation und Histologie sowie Alters- und Geschlechtsverteilung

Ergebnisse

In der Mehrzahl waren hirneigene gliomatöse Tumoren sowie vom Ventrikelependym ausgehende Tumoren für die Abflußbehinderung verantwortlich. Eine weitere Gruppe bildeten die embryonalen Tumoren, wie das aus Resten der Meninx primitiva der hinteren Schädelgrube entstehende Medulloblastom im Kleinhirnbereich und die zur Kompression von 3. Ventrikel und Stammhirn führenden Tumore, wie z. B. das häufigere, aus Resten der embryonalen Schlundtasche entstehende Kraniopharyngeom und das seltene, aus Resten der Chorda dorsalis entstehende Chordom mit einer Praedilektionsstelle im Klivusbereich. Daneben ist bei Stenosen im Ventrikelabflußbereich eine postentzündliche Veränderung zu diskutieren.

Von den vorgestellten Patienten hatten 6 Kinder eine große, zur Abflußbehinderung führende Raumforderung im Bereich von 4. Ventrikel und Kleinhirn. Bei zwei Mädchen waren nicht KM-anreichernde, den gesamten Pons auftreibende Raumforderungen nachzuweisen, die bei fehlender Histologie vermutlich Pons-Gliomen entsprachen. Bei zwei weiteren Mädchen zeigten sich nicht KM-anreichernde Raumforderungen im Bereich des Tegmentum und der Lamina quadrigemina, die bei fehlender Histologie vermutlich niedrig malignen gliomatösen Tumoren entsprachen.

Ein Knabe hatte eine diffuse Signalveränderung mit leichter Auftreibung der Mittelhirnstrukturen, wobei neben einem niedrig malignen gliomatösen Prozeß eine postentzündliche Veränderung mit Aquäduktstenose diskutiert wurde. Zwei Kraniopharyngeome und ein Astrozytom Grad I waren im Bereich von 3. Ventrikel und Cisterna chiasmatis zu lokalisieren.

Zusammenfassung

Aufgrund der vorgestellten Befunde ist bei Kindern mit länger anhaltender Kopfschmerzsymptomatik, möglicherweise gepaart mit motorischen Störungen und Wesensveränderung, eine frühzeitige diagnostische Abklärung zum Ausschluß einer intrakraniellen Raumforderung zu diskutieren. Dabei ist von der MR-Tomographie, abgesehen von der fehlenden Strahlenexposition, eine höhere Sensitivität im Vergleich zur Computertomographie zu erwarten. Bei der zumeist als Notfalldiagnostik durchgeführten Untersuchung im Rahmen der akuten Dekompensation erscheint die Computertomographie aufgrund der leichteren Durchführbarkeit und höheren Verfügbarkeit als geeignetere Untersuchungsmethode. Die Ventrikelerweiterung wird dabei sicher erkannt. Die ursächliche Raumforderung ist zumeist ebenfalls nachzuweisen. Problematisch sind lediglich zur Aquäduktstenose führende kleine Raumforderungen im Mittelhirnbereich. Die MR-Tomographie gestattet aber im Rahmen der weiteren diagnostischen Abklärung nach der Akutversorgung eine genauere Tumorabgrenzung in bezug auf die Umgebungsstrukturen, sowie die detailliertere Darstellung der Tumorbinnenstruktur und bietet somit eine wertvolle Hilfe im Hinblick auf die Differentialdiagnose und das operative Vorgehen.

Ungewöhnliche Symptome bei Hirntumoren

W. Koelfen, Ch. Schultze, F. Bosch

Einleitung

Kopfschmerzen, Erbrechen, Leistungsknicks, Ataxie und Hirnnervenläsionen sind die häufigsten Symptome, die im Kindesalter auf einen Hirntumor hinweisen können. Mit Hilfe der modernen bildgebenden Verfahren ist es wesentlich erleichtert worden, die endgültige Diagnose eines Hirntumors zu stellen.

Wir berichten über 3 Kinder mit einem Hirntumor, die mit ungewöhnlichen Symptomen in die Klinik aufgenommen wurden.

Kasuistik

Patient 1: Ein 6 Jahre altes Mädchen wurde wegen intermittierender Schwindelattacken, die kopfhaltungsabhängig waren und Kopfschmerzen, vorgestellt. In der Untersuchung fand sich eine angedeutete Fazialsschwäche rechts, ein Nystagmus sowie ein diskretes Nachziehen des Beines. Doppelbilder, Erbrechen oder eine Ataxie waren nicht aufgetreten. Es wurde ein NMR durchgeführt. Deutlich zu sehen die Auftreibung der Pons und die Signalanhebung (Abb. 1). Es erfolgten weitere Untersuchungen, wobei eine Uveitis bds. von den Augenärzten diagnostiziert wurde. In der Lumbalpunktion zeigte sich eine Pleozytose mit 153/3 Zellen, bei normalem Gesamteiweiß sowie oligoklonale IgG-Subtraktionen, jedoch keine Tumorzellen.

Unter dem differentialdiagnostischen Verdacht einer umschriebenen Hirnstammenzephalitis erfolgte eine Behandlung mit Kortison. Die Uveitis und die Schwindelanfälle bildeten sich unter dieser Therapie vollständig zurück. Im NMR zeigte sich jedoch keine Befundveränderung. 4 Monate nach Erstaufnahme wurde die Diagnose Astrozytom Grad I durch eine stereotaktische Biopsie gesichert. Eine neurochirurgische Operation wurde von mehreren Kliniken abgelehnt. In den darauffolgenden Monaten kam es zu einer zunehmenden Verschlechterung mit Hirnnervenausfällen, Koordinationsstörungen, Ataxie und zuletzt Atemstörungen. 10 Monate nach Erstaufnahme verstarb die Patientin.

Patient 2: Wenige Wochen vor dem 1. stationären Aufenthalt stürzte ein 4jähriger Junge ohne sich ernstlich zu verletzen. Der Mutter fielen in den darauffolgenden Wochen eine Nackensteifigkeit und eine eingeschränkte Drehfähigkeit des Kopfes auf. Nach orthopädischer Behandlung mit Ausschluß einer Fraktur kam es zu einer Besserung. Wenige Wochen später wurde der Junge wegen einer ausgeprägten Obstipation in die Klinik eingewiesen. Eine organische Ursache der Obstipation wurde ausgeschlossen, neurologische Auffälligkeiten wurden nicht festgestellt und eine diätetische Behandlung empfohlen. Die Mutter beobachtete zu Hause, daß der Junge sich häufiger beim Kauen auf die Zunge biß und sich gelegentlich verschluckte. Nach Auftreten einer diskreten Ptosis rechts und einer leicht verwaschenen Sprache erfolgte die erneute stationäre Aufnahme. Es fand sich ein Meningismus, ein Harnverhalten und eine leicht verwaschene Sprache. Das Kind war wach, ansprechbar und orientiert. Abb. 2 zeigt den NMR-Befund.

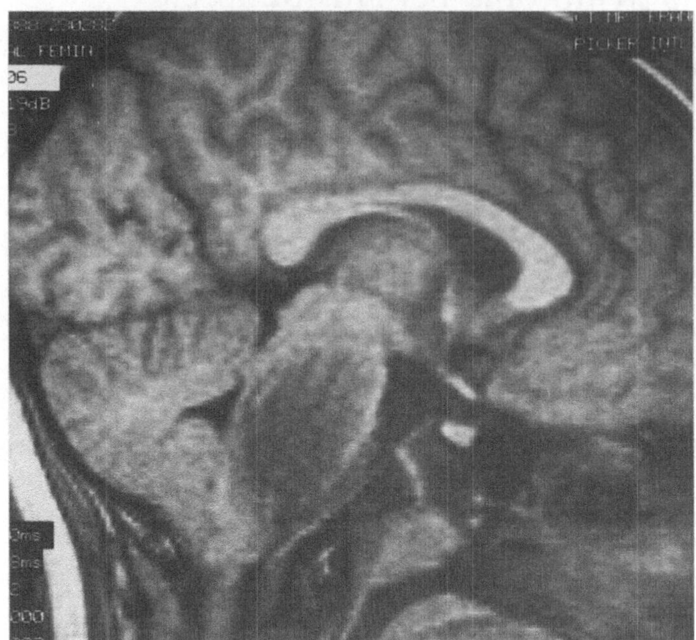

Abb. 1. Patient 1; NMR mit Auftreibung und Signalanhebung der Pons

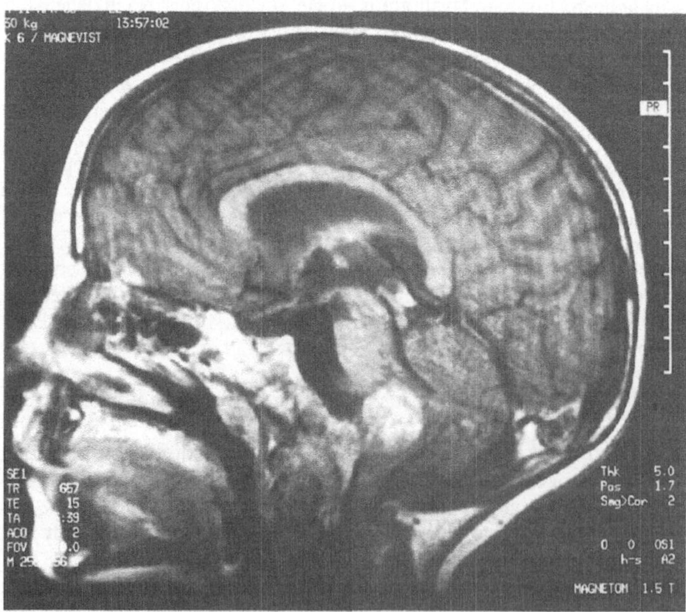

Abb. 2. Patient 2; NMR zeigt Raumforderung der hinteren Schädelgrube mit Kompression und Verlagerung des Hirnstamms

Deutlich zu erkennen ist die große Raumforderung, die zapfenförmig in die hintere Schädelgrube reicht mit Kompression und Verlagerung des Hirnstammes.

Intraoperativ fand sich ein Tumor vom 4. Ventrikel ausgehend mit einer sehr weichen Konsistenz, der keine abgrenzbare Schicht zum gesunden Hirngewebe erkennen ließ. Postoperativ erholte sich der Junge zunächst rasch, zeigte jedoch dann Atemstörungen, die zu einer Reintubation führten.

Die Histologie des Tumors ergab ein Karzinom des Plexus choroideus, wobei der Befund von einem 2. Institut bestätigt wurde. Aufgrund der schlechten Prognose des Tumors lehnten die Eltern jegliche Strahlen- bzw. chemotherapeutische Behandlung ab. Wenige Wochen später verstarb der Junge.

Patient 3: Im Alter von 4 Jahren wurde uns ein Junge zur Abklärung einer Ticstörung vorgestellt. Der Junge zeigte seit einigen Monaten Zuckungen im Schultergürtelbereich, die plötzlich einschießend und ruckartig auftraten. Unter dem Verdacht einer Epilepsie erfolgte die Einweisung. Der Junge war neurologisch unauffällig und vollkommen beschwerdefrei. Blutuntersuchungen, Wach-EEG, Schlaf-EEG sowie Augenhintergrund waren unauffällig. Im CT sahen wir eine ca. 3 mal 4 cm große Raumforderung oberhalb des 4. Ventrikels mit Einbeziehung des Kleinhirns (Abb. 3).

Der Tumor konnte am Dach des 4. Ventrikels nicht vollständig entfernt werden. Histologisch wurde ein Astrozytom Grad I WHO diagnostiziert.

Die Ticsymptomatik war nach der Operation unverändert. Vor allem bei Aufregung kam es zu einer deutlichen Zunahme der Tics. Der Junge wurde medikamentös mit Tiapridex und Haldol behandelt. Ein vollständiges Sistieren der Tics ergab sich hierdurch nicht. 2 Jahre nach der 1. Operation wurden im NMR eine Zunahme der Größe des Resttumors im 4. Ventrikel bei diffuser Infiltration des Oberwurmes festgestellt. Klinisch sahen wir bei dem Jungen keine Zeichen des Hirndrucks oder neurologische Ausfälle.

Der Tumor wurde in einer 2. Operation nach Kleinhirnwurmdurchtrennung im ganzen entfernt. Der Junge konnte ohne neurologische Ausfälle nach Hause entlassen werden. In den vergangenen 2 Jahren kam es bei dem Patienten zu keinen ticartigen Symptomen mehr.

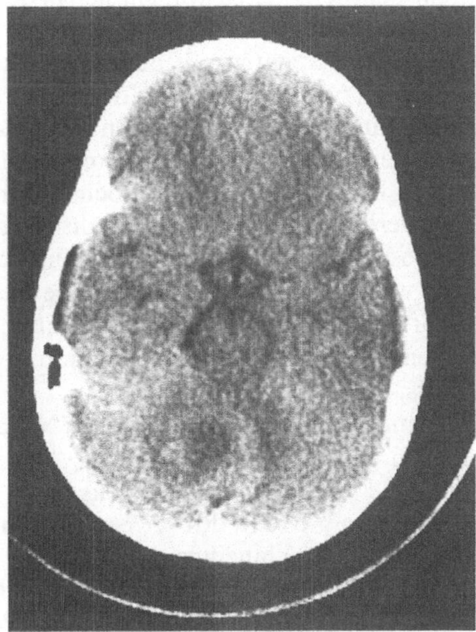

Abb. 3. Patient 3: CT mit Raumforderung oberhalb des 4. Ventrikels

Tabelle 1. Beschwerden und Befunde der Patienten

	Fall 1	Fall 2	Fall 3
Symptome	Schwindel Kopfschmerzen	Nackensteifigkeit Obstipation	Tic Schultergürtel
Befunde	Uveitis Pleozytose oligo. Banden	Meningismus Harnverhalten Zungenbiß	keine Beschwerden od. Ausfälle
Diagnose	Auftreibung Pons Kortison-Therapie	R.F. 4. Ventrikel, Hirnstamm, intra/ extradural	R.F. oberhalb 4. Ven. mit Kleinhirnbeteil.
Histologie	Astrozytom Grad 1	Plexus Choroideus Karzinom	Astrozytom Grad 1

Diskussion

Tabelle 1 zeigt eine kurze Zusammenfassung der Beschwerden und Befunde unserer Patienten.

Die entwicklungsgeschichtliche Einheit von Uvea und Iris mit den Hirnhäuten kann zu gemeinsamen Erkrankungen von Augen und ZNS führen. Eine gemeinsame Entzündung dieser Strukturen wird als Uveomengingoenzephalitis bezeichnet. Unter dem Begriff Uveoenzephalitis wird im engeren Sinne das Vogt-Koyanagi-Harada-Syndrom verstanden. Die Patienten zeigen Kopfschmerzen, Erbrechen, Hirnnervenausfälle, eine Uveitis und eine Pleozytose im Liquor. NMR-Veränderungen im Hirnstammbereich finden sich jedoch nicht. Differentialdiagnostische Schwierigkeiten können sich in der Abgrenzung einer Hirnstammenzephalitis von einem Hirnstammtumor initial ergeben. Hosoda und andere Autoren beschrieben Patienten mit augenärztlichen Problemen, Kopfschmerzen, Ataxie und Hirnnervenausfällen. Im Liquor wurde eine Pleozytose und eine Eiweißerhöhung gefunden. Im MRT zeigten sich eine Vergrößerung und Signalanhebung im Ponsbereich. Verschiedene Autoren empfehlen in solchen Fällen einen Therapieversuch mit Kortison für 8 Wochen durchzuführen. Bilden sich die klinischen Beschwerden zurück und normalisiert sich das CT bzw. NMR, so kann die Diagnose einer Hirnstammenzephalitis angenommen werden. In unserem Fall sahen wir zwar zunächst klinisch eine Remission, jedoch keine Verbesserung der neuroradiologischen Befunde. Im weiteren Verlauf zeigte sich eine deutliche Progredienz der Erkrankung und die Biopsie sicherte die Diagnose eines Hirnstammtumors.

Die motorischen Wurzelzellen des N. vagus befindet sich in der Medulla oblongata am Boden der Rautengrube. Der Tumor bei unserem Patienten scheint ausgehend vom Plexus choroideus im 4. Ventrikel durch die anatomischen Vorwölbungen am Boden des 4. Ventrikels in den gesamten unteren Hirnstamm und später in die Dura hineingewachsen zu sein. Symptome des Magen-Darm-Traktes können ursächlich von einem Tumor des Hirnstammes ausgelöst sein. Frank und auch andere Autoren berichteten über Patienten mit einer Gedeihstörung über

Jahre, einer Anorexia nervosa, gastroduodenalen Beschwerden, bei denen letztendlich ein Tumor des Hirnstamms festgestellt wurde. In einer Arbeit von Förster aus dem Jahre 1939 wurde hartnäckige Obstipation als Primärsymptom eines Hirnstammtumors bei 5 Patienten beschrieben.

Genetische Faktoren sollen den ätiologischen Hintergrund von Tics bilden. Nach neueren Arbeiten wird vermutet, daß eine Hypersensibilität der Dopaminrezeptoren im Striatum die Ursache für eine Ticerkrankung sein könnte. Gestützt wird die Überlegung durch die Tatsache, daß Dopaminrezeptoren blockierende Medikamente die Ticsymptomatik unterdrücken können. In der Literatur sind keine Berichte über eine Ticsymptomatik und Hirntumoren beschrieben. Mit letzter Sicherheit läßt sich in diesem Falle nicht ausschließen, daß es sich um einen Zufallsbefund gehandelt haben mag. Beschwerdefrei wurde der Junge jedoch erst nach der 2. Operation in der der Tumor in toto entfernt wurde.

Die recht bunte Palette der Symptome in den von uns geschilderten Fällen ist sicherlich untypisch für eine Hirntumorerkrankung im Kindesalter.

Selbstverständlich soll nicht der Eindruck erweckt werden, daß jeder Patient mit einer Obstipation, einem Harnverhalten, einer Gedeihstörung, einem Tic, Zungenbissen oder einer Anorexia nervosa einer neuroradiologischen Abklärung bedarf.

Jedoch sei auf die Möglichkeit hingewiesen, daß im Einzelfall auch einmal ungewöhnliche Symptome eines Kindes ursächlich durch einen Hirntumor bedingt sein können.

Literatur

1. Frank Y, Schwartz S, Epstein N, Beresford H (1989) Chronic dysphagia, vomiting and gastroesophageal reflux as manifestations of a brain stem glioma: A case report. Pediatr Neurosci 15:265–268
2. Foerster O, Gagel O, Mahoney W (1939) Die encephalen Tumoren des verlängerten Markes, der Brücke und des Mittelhirns. Arch Psychiat Nervenkr 110:1–74
3. Jacobi G (1984) Infratentorielle Hirntumoren des Kindes. Klinische Untersuchung zur Frage einer Hirnstammbeteiligung. Therapiewoche 34:1343–1347
4. Maroon JC, Albright L (1977) "Failure to thrive" due to pontine glioma. Arch Neurol (Chic) 34:295–297
5. Martenet AC (1988) Nervensystem und Uveitis. Klin Mbl Augenheilk 192:83–86
6. Rothenberger A (1991) Wenn Kinder Tics entwickeln. Gustav Fischer

Tumorbedingte Hirnnervenläsionen im Kindesalter

M. Sauer, V. v. Velthoven, R. Korinthenberg, V. Rauscher

Einleitung

Über die sensibel-sensorischen und motorischen Hirnnerven geschieht zu einem bedeutenden Teil die Kommunikation mit der Umwelt, so daß Hirnnervenläsionen (Hnl) früh bemerkt werden sollten. Neben Entzündungen (Buchner et al. 1991) und Trauma sind Hirnstammtumoren häufig Ursache für Hnl im Kindesalter.

Die Prognose der Hirnstammtumoren war bisher meist infaust. In den letzten Jahren zeichnen sich jedoch gewisse Möglichkeiten der Beeinflussung ab – interstitielle (Braus et al. 1990) oder hyperfraktionierte externe Bestrahlung (Freeman et al. 1988) und anderes. Oft wird die Behandlung aber durch die Größe der raumfordernden Prozesse limitiert.

Diagnostik

Vor diesem Hintergrund wurden die Krankenakten von 187 Kindern mit isolierter oder multipler Hirnnervenläsion, die in den Jahren 1986–6/1991 stationär untersucht und behandelt wurden, analysiert:

- 21 Pat. mit einer Optikusläsion (kein Hirnnerv i. e. Sinne)
- 59 Pat. mit tumorbedingter Hnl (einschließlich raumfordernden Prozessen: Kavernome, granulomatöse Entzündungen)
- 49 Patienten mit nichttumorbedingten Hirnnervenläsionen (in der Hauptsache entzündliche und traumatische Fazialisparesen).

Im gleichen Beobachtungszeitraum wurden etwa gleich viele Kinder (n: 58) mit Hirntumoren (außerhalb des Hirnstamms) ohne Hnl versorgt.

Die Altersverteilung der Pat. mit tumorbedingten Hnl entspricht dem Vorkommen von Mittellinien- und Kleinhirntumoren mit einem Gipfel im Kleinkind- und Schulalter. Bei 30 Kindern waren die Hirnnervenausfälle das erste Symptom. Bei den anderen entwickelten sie sich erst im Laufe der Erkrankung. Hier standen Gangataxie, Paresen oder subjektive Symptome und Beschwerden im Vordergrund, wie Erbrechen, Kopfschmerzen, Schwindel und Gleichgewichtsstörungen.

Tumorbedingte Hnl können indirekt (Collier 1904) und direkt entstehen. Die direkten Hnl sind entweder nukleär, faszikulär, peripher oder interfaszikulär. Die supranukleären Hnl sind definitionsgemäß hier nicht gemeint.

Auch supratentoriell gelegene Tumoren (Hemisphärenmarklager, Thalamus, suprasellär/sellär) können periphere Hnl verursachen entweder durch direkte

Tabelle 1. Supratentorielle Tumoren mit teils indirekter, teils direkter Hnl

Supratentorielle Tumoren mit Hnl		(16)
Hemisphärentumoren:	indirekt: VI	(8)
Thalamustumoren:	indirekt und direkt	(8)
sellär/supasellär:	(II), III, IV, VI	(3)
Pinealistumor:	III und coniug. Stg.	(1)

Kompression und Schädigung oder indirekt durch Zerrung und Verschiebung mit Druck und Kompression an vorgegebenen Schädelstrukturen (siehe Tabelle 1).

Die Tabellen 2–4 zeigten Lokalisation und Art der Tumoren. Die histologische Absicherung erfolgte bei nicht operablen Tumoren in der Regel durch stereotaktische Biopsie (Abtlg. Stereotaxie der Univ. Freiburg, Prof. Ostertag).

Die Anamnesendauer betrug bei einem Viertel unserer Patienten 4 Wochen, bei der Hälfte 1 ½–3 Monate und bei einem weiteren Viertel ein Jahr und mehr. Die Mehrzahl der mit Hnl einhergehenden infratentoriellen Tumoren zeigte sowohl klinisch (s. Tabelle 2) als auch durch bildgebende Diagnostik eine erhebliche Ausdehnung.

Dies muß die Notwendigkeit einer früheren Diagnosestellung deutlich machen vor allem vor dem Hintergrund sich wandelnder therapeutischer Möglichkeiten.

Tabelle 2. Ausdehnung der Hirntumoren über mehrere Hirnstammebenen mit Bevorzugung mesenzephal-pontin

Mesenzephal:	(1)	KH:	(4)*
Mesenzephal-pontin:	(7)		
Pontin:	(8)	KH:	(4)
Pontomedullär:	(6)	KH:	(5)
Mesenzephalopontomedullär:	(2)		

* indirekt verursachte Hnl

Tabelle 3. Hirnstammtumoren: histologische Differenzierung

Hirnstammtumoren (nukleär/faszikulär/interfasz.)	(24)
Astrozytom	(16)
Gliome	(3)
PNET	(2)
Kavernom	(2)
Zyst. Rf	(1)

Tabelle 4. Infratentorielle Tumoren mit direkter peripherer Hnl

Kleinhirnbrückenwinkel (peripher)	(6)	Isolierte Hirnnerven- und Basissyndrome (peripher)	
Akustikusneurinom	(3)		
Bilat. Meningeom	(1)	Aktinomykose	(1)
Glossopharyngeusneurinom	(2)		

Erstaunlich ist, daß auch nach hausärztlicher Konsultation oft lange Zeit bis zur Diagnosestellung verstreicht.

Ergänzend zur neurologischen Diagnostik kann die Untersuchung der Hirnstammreflexe (HSR) und der frühen akustisch evozierten Hirnstammpotentiale (BERA) eine erst subklinische Beteiligung der Nn. V/VII (HSR) bzw. VIII (BERA) und ihrer interfaszikulären Leitung und Umschaltung von medullär bis mesenzephal aufdecken. Außerdem eignen sich diese Methoden zur Verlaufsbeobachtung vor, während und nach Therapie.

Wegen ihrer Seltenheit im Kindesalter soll im folgenden noch auf die Fälle mit isolierten oder multiplen peripheren Hirnnervenausfällen eingegangen werden (s. Tabelle 4). Das Akustikusneurinom bei einer 16jährigen Patientin hatte das Felsenbein so völlig aufgebraucht, daß eine Pyramidektomie durchgeführt werden mußte.

Neurinome können isoliert an allen Hirnnerven vorkommen. Ihre häufigste Lokalisation ist aber der N. vestibularis. Die Neurinome des N. glossopharyngeus verursachen Hypaesthesie im Oropharynx, partielle Geschmacksstörungen, Abschwächung des Würgereflexes mit partieller Gaumensegelparese und in der Regel Nachbarschaftssymptome (VII, VIII) mit Hörverlust analog dem Akustikusneurinom und zusätzlich zunehmende Heiserkeit und Schluckprobleme durch Läsion des N. vagus (Schmidt u. Malin 1986).

Bei einem als Tumor imponierenden Prozeß in der mittleren Schädelgrube im Bereiche der Pyramidenspitze, der zu einem sog. Gradenigo-Syndrom geführt hatte (Ausfall der Hn. V, VI und typische Schmerzsymptomatik) handelte es sich um eine von extrazerebral durch die basalen Foramina fortgeleitete Aktinomykose. Das 13jährige Mädchen war wegen Trigeminusneuralgie mit anorektischer Reaktion lange fehlbehandelt worden.

Bei den 13 Patienten mit Kleinhirntumoren mit sekundärer Hirnstamm- und Hirnnervenläsion lagen überwiegend niedriggradige bzw. langsam wachsende Raumforderungen vor, von lateralen Kleinhirnstrukturen ausgehend mit Wachstum in Richtung Hirnstamm. Dagegen stehen sowohl beim Medulloblastom als auch beim höhergradigen Ependymon die Zeichen des Hirndruckes und Kleinhirnsymptome im Vordergrund, während präoperativ Hnl ungewöhnlich sind (s. Tabelle 5).

Tabelle 5. Kleinhirntumoren mit Ausdehnung in Richtung Hirnstamm

Kleinhirntumoren (nukleär/faszikulär)	(17)
Astrozytom	(6)
Medulloblastom	(2)
Ependymom	(1)
PNET	(1)
Gangliogliom	(1)
Cavernom	(1)
Dysontogen. Tu.	(1)

Ergebnisse

Hirnnervenläsionen im Kindesalter werden am häufigsten durch tumoröse Prozesse im Hirnstamm verursacht. Ihre klinischen Erscheinungen sind neuerworbenes Schielen, Doppeltsehen, auch averbal erkennbar an Unmutsäußerung, Zukneifen der Augen, Zwinkern etc., durch zunehmende Fehlhaltung oder Einstellung des Kopfes, mimische Asymmetrien bis zur Gesichtslähmung, Hörbeeinträchtigung, Schwindel, Speicheln und Schluckstörungen. Diese meist deutlich erkennbaren klinischen Zeichen, die erstaunlich lange Anamnesedauer, und die im CT und MR dann oft schon enorme Größe der Tumoren, sollten wichtige Hinweise sein für eine frühere Diagnosestellung. Hier werden bestimmte Symptome und Äußerungen der kindlichen Patienten zuwenig ernstgenommen und ohne neurologische Abklärung als psychogen deklariert.

Literatur

1. Braus DF, Schwechheimer K, Volk E, Mundinger F (1990) Interstitielle Curietherapie bei Patienten mit niedriggradigen Hirnstamm-Astrozytomen – Langzeitergebnisse. Verhandl der Deutschen Gesellschaft für Neurologie. Springer, Berlin Heidelberg New York Tokyo
2. Buchner H, Schuchardt V, Imbert M, Biniek R (1991) Klinik akuter Läsionen des Hirnstamms entzündlicher Genese. Fortschr Neurol Psychiat 59:43–52
3. Collier J (1904) The false localizing signs of intracranial tumors. Brain 27:490–508
4. Freeman CR, Kirscher J, Sanford RA (1988) Hyperfractionated radiotherapy in brainstem tumors: Results of a pediatric oncology group study. Int J Radiat Oncol Biol Phys 15:311–318
5. Schmidt D, Malin JP (1986) Erkrankungen der Hirnnerven. Thieme, Stuttgart

Hirntumoren im Kindesalter

D. Rating, H. Schäfer, P. Kaatsch, H. J. Kühl

Auf Anregung der Gesellschaft für Pädiatrische Onkologie (GPO) und in Zusammenarbeit mit der Gesellschaft für Neuropädiatrie begann 1987/88 die Hirntumorstudie HIT, in der alle ZNS-Tumoren des Kindesalters erfaßt werden sollen. Die Studie ist prinzipiell zweiarmig konzipiert. Es wurde eine

1. *Chemotherapiestudie* (HIT-CHEM) geplant, die sich mit den malignen Hirntumoren auseinandersetzt. Ausgewählt für diese Studie wurden in erster Linie Medulloblastome, neuroektodermale Tumoren, die anaplastischen Ependymome, Astrozytome und Glioblastome. Ziel der Studie, die von Dr. Kühl (Würzburg) geleitet wird, ist es, die Wertigkeit einer neu konzipierten Chemotherapie auf die malignen Hirntumore zu untersuchen. Nach zwei Pilotstudien begann im Winter 91 die Hauptphase (GPO-Protokoll), in der randomisiert und kontrolliert multizentrisch eine Chemotherapie unter Einschluß von Ifosfamid, MTX, Cytarabin, VP-16 und Cisplatin und einer Radiatio nach dem Sandwichdesign einer alleinigen Radiotherapie gegenübergestellt wird (siehe Beitrag Kühl et al. dieser Band, Seite 176).
2. *Hirntumor-Dokumentationsstudie* (HIT-DOK) geplant, die flächendeckend für die BRD die benignen und niedergradig malignen Hirntumore im Kindesalter (0–14 Jahre) zu erfassen sucht.

Konzept der Studie

Das Konzept der beiden Studien besteht darin, daß die initiale Erfassung und Dokumentation der Patienten sowohl in HIT-CHEM als auch in HIT-DOK auf einheitlichen Dokumentationsbelegen erfolgt, so daß die Daten aller Kinder sowohl mit malignen als auch niedergradigen Tumoren nach einheitlichen Kriterien erfaßt und somit leicht zusammengeführt werden können. Hiernach werden in HIT-DOK in erster Linie ZNS-Tumoren mit niedrigem Malignitätsgrad aufgenommen. In HIT-DOK werden aber auch alle höhergradigen Malignome dokumentiert, die zwar nicht nach dem GPO-Protokoll aber nach dem 8 in 1-, dem Einhorn- oder SIOP-Protokoll oder einem anderen Protokoll chemotherapiert werden. Umgekehrt werden Patienten, die initial nicht für das GPO-Protokoll vorgesehen waren, als Beobachtungspatienten in HIT-CHEM geführt, wenn der Kliniker sich dazu entschloß, sie nach dem GPO-Protokoll zu behandeln. Durch informelle Kontakte zu Prof. Goebel (Düsseldorf) werden die sich intrakraniell manifestierenden Germinome (MAKEI-Studie) in HIT-DOK eingespeist.

Dokumentationsform und Datenstand

Die Dokumentationsbelege gliedern sich in
- *Ersterhebungsbogen*, der den Status zum Moment der OP inkl. Histologie und Bericht umfaßt.
- *Therapieverlaufsbogen*, hierin soll der Status nach jedem abgeschlossenen Therapieschritt wie Radiatio oder Chemotherapie dokumentiert werden.
- *Therapieabschlußbogen*, dieser Bogen ist zu dokumentieren, wenn eine erste geplante Gesamttherapie zum Abschluß gekommen ist. Dies kann sein nach einer OP, oder nach OP + Chemotherapie + Radiatio.
- *Verlaufsbogen*, hierin soll der Status im ersten Jahr nach Therapieende ¼jährlich, im 2. und 3. Jahr ½jährlich, nachfolgend 1mal pro Jahr dokumentiert werden.

Es war das erklärte Ziel der Gesellschaften für Pädiatrische Onkologie und Neuropädiatrie, auf diese Art flächendeckend und vollständig alle Kinder mit Hirntumoren in der BRD zu erfassen und zu dokumentieren. Eine der Schwierigkeiten wird es sein, alle Kliniken, i. e. neben den Kinderkliniken auch die neurochirurgischen Abteilungen und hier gerade die kleineren neurochirurgischen Abteilungen, denen nur selten primär ein Kind mit einem Hirntumor vorgestellt wird, anzuhalten, ihre Patienten der Studienleitung zu melden.

Neben der genauen Beschreibung des somatischen, neurologischen, endokrinologischen und neuroradiologischen Befundes bei Diagnosestellung und einer sorgfältigen Langzeitnachuntersuchung ist es ein Schwerpunkt der HIT-Studien, im Laufe der Zeit Strukturen zu etablieren, daß alle ZNS-Tumoren im Neuropathologischen Hirntumor-Referenzzentrum (Prof. Kleihues Zürich) histologisch mitbefundet werden. In der derzeitigen Pilotphase sollen dabei die Fragen beantwortet werden:

1. Gelingt es, Patienten sehr unterschiedlichen Alters mit Tumoren ganz unterschiedlicher Histologie, die nach sehr unterschiedlichen Konzepten mit verschiedenen Modalitäten in unterschiedlichem zeitlichem Ablauf behandelt werden, so zu dokumentieren, daß aus den übermittelten Daten wirklich auf den Verlauf und den klinischen Status der Kinder geschlossen werden kann, daß Verbesserungen und Verschlechterungen ablesbar sind und an Hand der Dokumentation Urteile gefällt werden können?
2. Wird es möglich sein, für eine multizentrische Studie Fragebögen zu entwikkeln, die neben den harten Daten wie Überleben, Tod, Hemiparese, Monoparese, Ataxie, Hirnnervenausfälle etc. etwas über die Lebensqualität der Kinder und ihre Behinderung im täglichen Leben aussagen und die innerfamiliäre und die soziale Interaktion beschreiben?

Das Institut für Medizinische Statistik und Dokumentation an der Universität Mainz (IMSD) sammelt seit gut 10 Jahren bundesweit die Basisdaten aller Malignome im Kindesalter (Kinderkrebsregister Mainz). Von 1980 bis 1990 wurden insgesamt 12798 Kinder jünger als 15 Jahre, die an einem Malignom erkrankten, erfaßt, was einer Inzidenz von ca. 13–14/1000000 entspricht. Hierunter waren 2041 Kinder i. e. 16 % mit einem Hirntumor. Die Hirntumoren stellen somit nach den Leukämien (34,9 %) die zweithäufigste Gruppendiagnose der Malignome im Kindesalter. Ihre Inzidenz liegt bei ca. 2,4/100000 der unter 15jährigen. Wie aus vielen anderen Veröffentlichungen bekannt, waren Jungen häufiger als Mädchen von einem ZNS-Tumor betroffen; die Inzidenz betrug für Jungen 2,7/100000, für Mädchen 2,1/100000 (Ratio: 1:1,3). Das Medianalter lag bei 7½ Jahren; immerhin waren knapp ¼ aller Patienten bei Diagnosestellung jünger als 3 Jahre.

Seit Anfang 1991 ist die HIT-DOK-Studie personell so ausgestattet, daß sie die ihr zugesendeten Daten in eine Datenbank eingeben und den Dialog mit den Kliniken aufnehmen konnte, um dann zeitgerecht nach dem Ersterhebungsbogen die weiteren Dokumentationsfolgebögen zuzusenden.

Wir konnten bisher Daten von 308 Patienten (vor 1988 n=14, 1988 n=46, 1989 n=94, 1990 n=108, bis 9/91 n=46) in die Datenbank eingeben. Fügt man diesen Zahlen die Studien- und Beobachtungspatienten aus der HIT-CHEM-Studie (n=236) hinzu, so sind in der gemeinsamen Datei (Tabelle 1) 1989 n=166 und 1990 n=182 Patienten erfaßt. Gestützt auf die IMSD-Zahlen aller Malignome der Jahre 1989 und 1990 und unter der Annahme, daß etwa 16 % der Malignome ZNS-Tumoren sind, wären in der gemeinsamen HIT-Studie für 1989 84,7 %, für 1990 87,1 % der zu erwartenden ZNS-Tumore dokumentiert. Das Gros der HIT-DOK-Tumoren ist nach der Einteilung der WHO den neuroepithelialen Tumoren (n=214/308; 69,5 %) zuzuordnen, wobei dann wiederum, dem Studiencharakter entsprechend, die niedergradigen Astrozytome (n=104/214) überwiegen.

In Folge der bisher kurzen Laufdauer von HIT-DOK sind die Aussagen zum Verlauf der Patienten spärlich. Bei nur 99/308 Patienten ist die primäre Therapie beendet. Bei 52,4 % der Kinder wurde der Tumor nur operiert, in 11,1 % nur bestrahlt; weitere 16,2 % erhielten neben der Operation eine Radiatio (9,1 %),

Tabelle 1. ZNS-Tumoren im Kindesalter* (<15 Jahre) (HIT 1987-9/91)

		HIT	HIT-DOK
1. Astrozytome		152	140
niedergradige	140		
anaplastische	12		
2. Medulloblastome		142	19
3. Ependymome		51	12
niedergradige	12		
höhergradige	39		
4. PNET		32	10
5. Kraniopharyngeome		23	23
6. Glioblastome		11	0
7. Anaplast. Gangliozytome/Gliome		7	0
8. Oligodendrogliome		9	2
9. Gangliogliome		14	14
10. Plexustumoren		9	4
11. Keimzelltumoren		7	7
12. Pinealome		3	3
13. Andere		32	22
14. Keine Angaben		52	52
		544	308

* Histologische Klassifikation entsprechend den WHO-Kriterien

eine Chemotherapie (1,0%) bzw. eine Radiatio + Chemotherapie (5,1%). 6 Kinder (6,1%) wurden nur biopsiert, bei 8 Kindern (8,1%) wurden weder eine Biopsie noch eine Therapie initiiert, sondern der weitere Verlauf abgewartet.

Ziel der Hirntumorstudie

Das kurzfristige Ziel der HIT-DOK-Studie ist es, möglichst umfassend alle Kinder mit ZNS-Tumoren zu erfassen, unter Einschluß der nach einheitlichen Kriterien erarbeiteten neuropathologischen Diagnose und einer genauen Beschreibung des klinischen Zustandsbildes und der Lebensqualität zum Zeitpunkt der Diagnose und langfristig nach Beendigung jeder Therapie.

Die darüber hinaus zu formulierenden Zielvorstellungen gehen in die Richtung der Identifizierung wichtiger Untergruppen von Hirntumoren, für die dringlich neue Therapieansätze formuliert werden müssen, aber auch in die Richtung der Gewichtung exogener und endogener bzw. genetischer Faktoren für die Entstehung von Hirntumoren. Zu denken ist dabei daran,

- daß autosomal-rezessive (z. B. Louis-Bar-Syndrom) und autosomal-dominante Erkrankungen (z. B. Neurofibromatose) bekannt sind, deren Träger signifikant häufiger ZNS-Tumoren im Laufe ihrer Kindheit/ihres Lebens entwickeln als die Restbevölkerung.
- daß es familiäre Krebssyndrome gibt, deren Genetik noch ungeklärt ist.
- daß der Zusammenhang zwischen dem p53 Gen und der Inzidenz von ZNS-Tumoren im Kindesalter ungeklärt ist.

Bei dieser Überlegung muß im Blick gehalten werden, daß der genetisch/familiäre Charakter, der zur Manifestation des ZNS-Tumors beiträgt, bei Diagnosestellung des Indexpatienten noch nicht evident sein muß. So kann z. B. bei der Neurofibromatose der Beginn der Tumorerkrankung vor der Manifestation der Hauterscheinungen liegen. Die derzeitigen Studien würden diesen kausalen Zusammenhang in der Regel nicht erfassen. Beim familiären Krebssyndrom kann die Manifestation der Tumore bei den anderen Familienmitgliedern – wodurch ja erst die Familiarität beschrieben wird – später als für den Indexfall erfolgen und erneut würden derartige Zusammenhänge von den bisher konzipierten Studien nicht systematisch erfaßt.

Die HIT-DOK- bzw. die gesamte HIT-Studie kann in diesem Zusammenhang nur Rahmen sein, in dem die interessierenden Untergruppen identifiziert werden, um dann gesondert untersucht zu werden. Neben der Weiterentwicklung der Dokumentationsbögen und der Ausdehnung von HIT-DOK auf die neuen Bundesländer wird daher die Konzipierung derartiger Einzelstudien im Rahmen von HIT-DOK die Aufgabe der nächsten Jahre sein.

Biologie der gliösen Hirntumoren: Experimentelle Ansätze bei der Therapie maligner Hirntumoren

M. Westphal, W. Hamel, L. Anker, H. Nausch, D. Zirkel, H.-D. Herrmann

Einleitung

Im Vordergrund der biologischen Beurteilungsproblematik der Gliome stehen derzeit im wesentlichen zwei Themenkomplexe:

- Es gibt in Hinblick auf die Entwicklungslinien der unterschiedlichen Gliaformen im ausdifferenzierten Gehirn und die entsprechenden Signale, die für diese Differenzierung verantwortlich sind, noch keine verläßlichen Informationen.
- Man muß davon ausgehen, daß auch bei Gliomen, insbesondere bei den malignen Formen, einerseits eine Aktivierung bzw. sogar Überexpression von Genen nachweisbar ist, die den Zellen einen Wachstumsvorteil verleihen. Andererseits kommt es zu Funktionsverlusten von entscheidenden zellulären Kontrollgenen. Man kann dabei nicht sagen, welchem Phänomen die größere Bedeutung zukommt, oder ob die Ereignisse sogar verknüpft sind, d. h. daß die Gene, die einen Wachstumsvorteil vermitteln, dadurch angeschaltet werden, daß durch den Funktionsverlust eines Kontrollgenes ein zelluläres Programm aktiviert wird.

Zelltypanalyse in Zellkulturen

Aus den Untersuchungen am Sehnerven der embryonalen/neugeborenen Ratte ließen sich zwei „lineages" von Gliazellen definieren, ein Typ1-Astrozyt und eine O-2A-Stammzelle, die sich je nach einwirkenden Faktoren in einen Oligodendrozyten oder einen Typ2-Astrozyten ausdifferenzieren kann (Raff 1989). Die Marker, die sich im Rahmen dieser Zelltypisierung als sinnvoll erwiesen haben, sind A2B5 für Vorläuferzellen, GFAP für astrozytäre Differenzierung, HNK-1/Leu 7 für neuroektodermale Derivatisierung und Galactozerebrosid (Gal-C) als Oligodendrozytenmarker. Beim Menschen konnten diese Marker in der Zelltypisierung in Primärkulturen von Gliomen oder etablierten Zellinien allerdings nicht entsprechend eingesetzt werden (Kennedy et al. 1987; Westphal et al. 1990). A2B5-positive Zellen finden sich in Kultur nur zu geringen Anteilen, gehen schnell verloren und sind ansonsten meist nicht morphologisch von anderen Zelltypen zu unterscheiden (Abb. 1). Gal-C wird in Kulturen menschlicher Oligodendrogliome fast gar nicht exprimiert. Die Intensität der GFAP-Expression und Persistenz der A2B5- oder HNK-1-positiven Zellen kann mittlerweile durch ein serumfreies Primärkultursystem unter Zuhilfenahme serumfreien konditionierten

---

B. Köhler, R. Keimer (Hrsg.)
Aktuelle Neuropädiatrie 1991

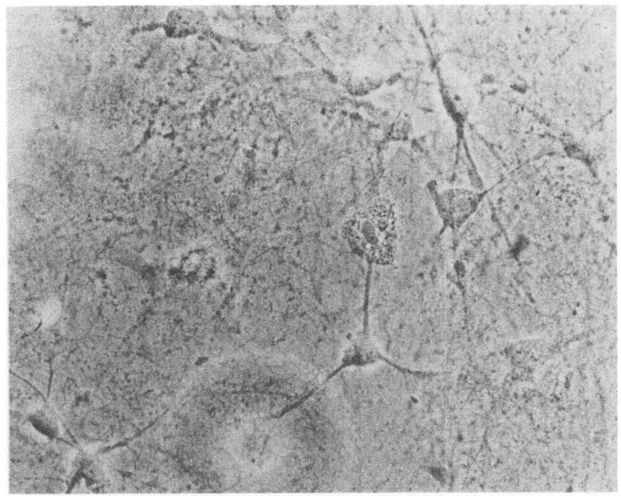

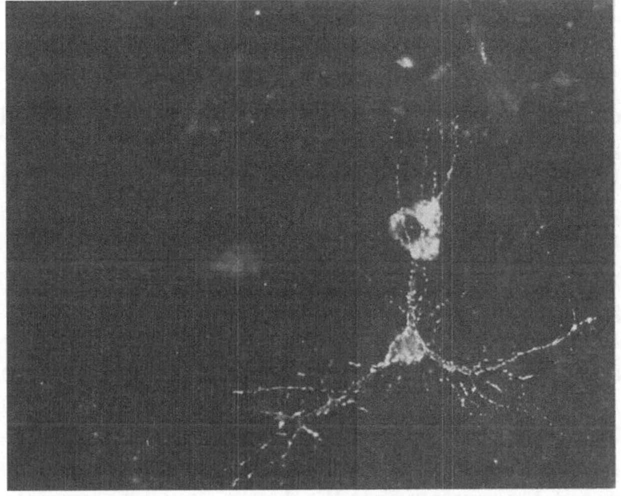

Abb. 1. Immunfärbungen einer Kultur eines anaplastischen Oligodendroglioms mit einem Antikörper gegen A2B5

Mediums einer Glioblastomzellinie und extrazellulärer Matrix optimiert werden. Damit kann die Wachstumsautoregulation durch autokrine Sekretion von Wachstumsfaktoren unter serumfreien Bedingungen untersucht werden (Westphal et al. 1991 a, Abb. 2).

Autoregulation von Gliomen durch autokrine Wachstumsfaktorsekretion

Gliome produzieren eine Reihe von Wachstumsfaktoren, u. a. PDGF, TGFα und FGF (Gross et al. 1990; Nister et al. 1988; Westphal u. Herrmann 1989) von denen bekannt ist, daß sie in der Proliferationskontrolle der schon angespro-

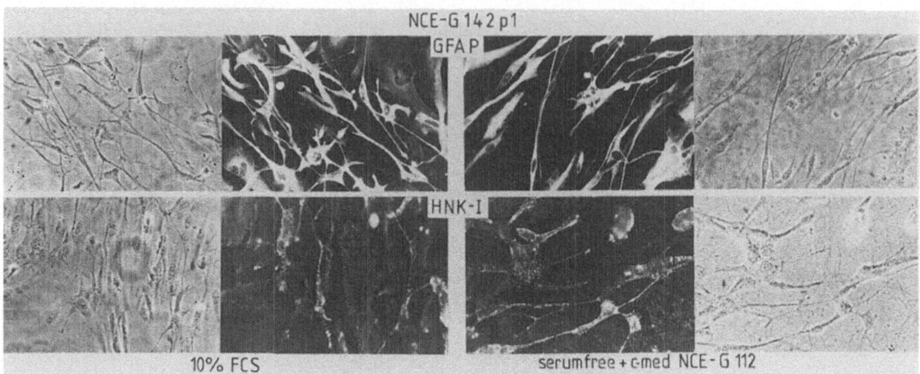

Abb. 2. Immunfärbungen der Primärkultur eines Glioblastoms des Erwachsenenalters, in der unterschiedliche Kulturbedingungen in ihrem Einfluß auf die Intensität der GFAP Färbung (oben) und der Unterhaltung HNK-1-positiver Zellen (untere Reihe) untersucht wurden. Dabei ist deutlich eine Zunahme der HNK-1-positiven Zellen unter serumfreien Bedingungen (*rechts*) zu sehen

chenen „lineages" eine Rolle spielen (Bögler et al. 1990; Raff et al. 1988). Da gleichzeitig auch die Rezeptoren für diese Wachstumsfaktoren exprimiert werden, kommt es zu einer sog. autokrinen Wachstumsstimulation, wie sie in der Onkologie häufig gefunden wird (Aaronson 1991; Heldin 1988). Die Überexpression des EGF-Rezeptors (EGF-R), an den sich das TGFα binden kann, gehört zu den wesentlichen Merkmalen der malignen Gliome. Ebenso findet sich in höhergradigen Gliomen fast immer eine Produktion der unterschiedlichen Isoformen des PDGF und der entsprechenden PDGF-Rezeptoren (Nister et al. 1988). Derartige autokrine Fehlsteuerungen lassen sich inhibieren durch spezifische Antagonisten, Antikörper gegen Wachstumsfaktoren oder deren Rezeptoren sowie breit neutralisierende Substanzen, z. B. Suramin, wovon chemisch so unterschiedliche Faktoren wie PDGF, FGF und TGFα gehemmt werden. Da auch die Autostimulation von Zellmigration über Wachstumsfaktoren vermittelt wird, gewinnen diese Systeme noch eine zusätzliche Bedeutung.

Funktionsverlust von Regulationsgenen

Man hat nachweisen können, daß Sequenzen von Genverlusten für die Progression bzw. Neuentstehung von Gliomen der astrozytären Reihe verantwortlich sind (Cavanee 1991; Mickelsen et al. 1991). Dazu gehören Allelverluste und/oder Punktmutationen auf dem Chromosom 17p, auf dem sich das Gen für das Regulationsprotein p53 befindet oder Sequenzverluste auf dem Chromosom 13q, auf dem der Sitz für das Retinoblastom-Gen (RB) nachgewiesen werden konnte (s. Weinberg 1991). Von besonderer Bedeutung für den Übergang vom anaplastischen Gliom zum Glioblastom scheint der Verlust von Gensequenzen auf dem Chromosom 10q zu sein (Cavanee 1991), wobei noch nicht bekannt ist, um was für ein Protein es sich bei diesem Genprodukt handelt. Aus Gentransferexperimenten mit großen Chromosomenfragmenten muß man schließen, daß das zugehörige Protein wesentlich die invasiven oder infiltrativen Eigenschaften von Zellen mitdeterminiert. Derartige Genmutationen oder -verluste sind entweder direkt mittels molekularbiologischer Techniken nachweisbar wie für das RB oder den Chromosom 10 Lokus oder auch durch immunologische Proteinanalytik. Punktmutationen des p53-Gens bewirken je nach Mutationsort wesentlich verlängerte Halbwertszeiten dieses Proteins und damit eine immunzytologische Nachweisbarkeit mit spezifischen Antikörpern, wie im Beispiel einer von einem kindlichen malignen Gliom abgeleiteten Zellinie gezeigt ist (NCE-G96, Abb. 3). Auch ein Funktionsverlust von pRB läßt sich mit ähnlicher Methodik nachweisen, indem sich Zellen mit pRB-Verlust oder -mutation auf einem Western-blot negativ darstellen (Abb. 4). Eine Mutation oder ein Verlust von p53 findet sich bei Gliomen häufig, wobei es sich dabei um ein frühes Ereignis zu handeln scheint, da auch in niedriggradigen Gliomen Mutationen nachweisbar sind (James et al. 1989). Ein Verlust von Teilsequenzen des RB-Gens bzw. Verlust von Heterozygotie fand sich bei 5/9 untersuchten malignen Gliomen (Venter et al. 1991) und in unserer Serie in 5/14 Zellinien (Abb. 4, Hamel et al. in Vorbereitung)

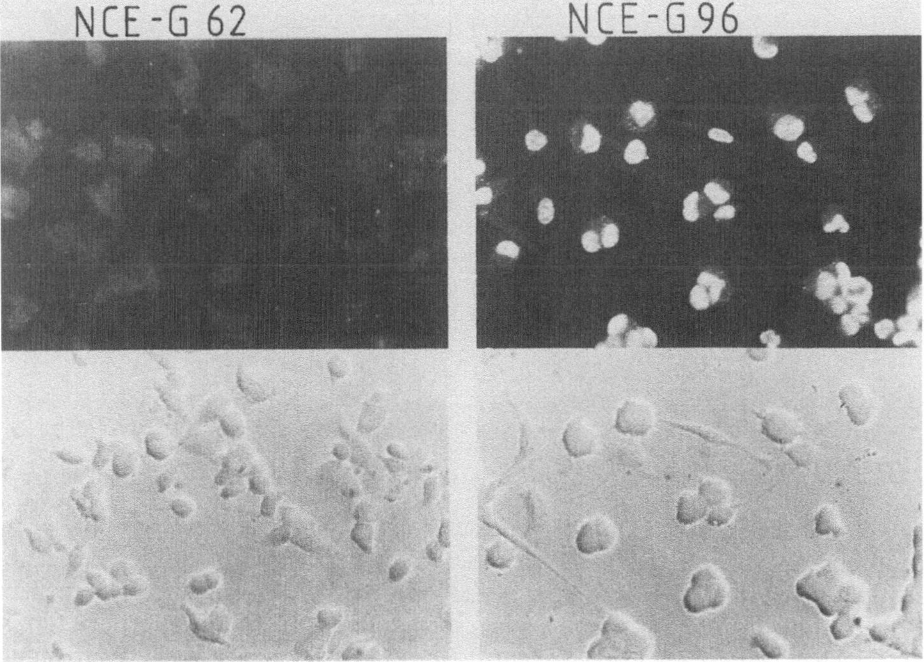

Abb. 3. Immunfärbungen von p53 in einer positiven Zellinie, in der sich die Zellkerne stark anfärben (NCE-G96, *rechts*, abgeleitet von einem anaplastischen Astrozytom eines 9jährigen Kindes) und einer im Vergleich dazu negativen Zelle (NCE-G62, *links*, isoliert von einem kindlichen Glioblastom, 4 J.). Die individuelle Morphologie der Zellen ist durch fixationsbedingte Verquellung nicht mehr unterscheidbar

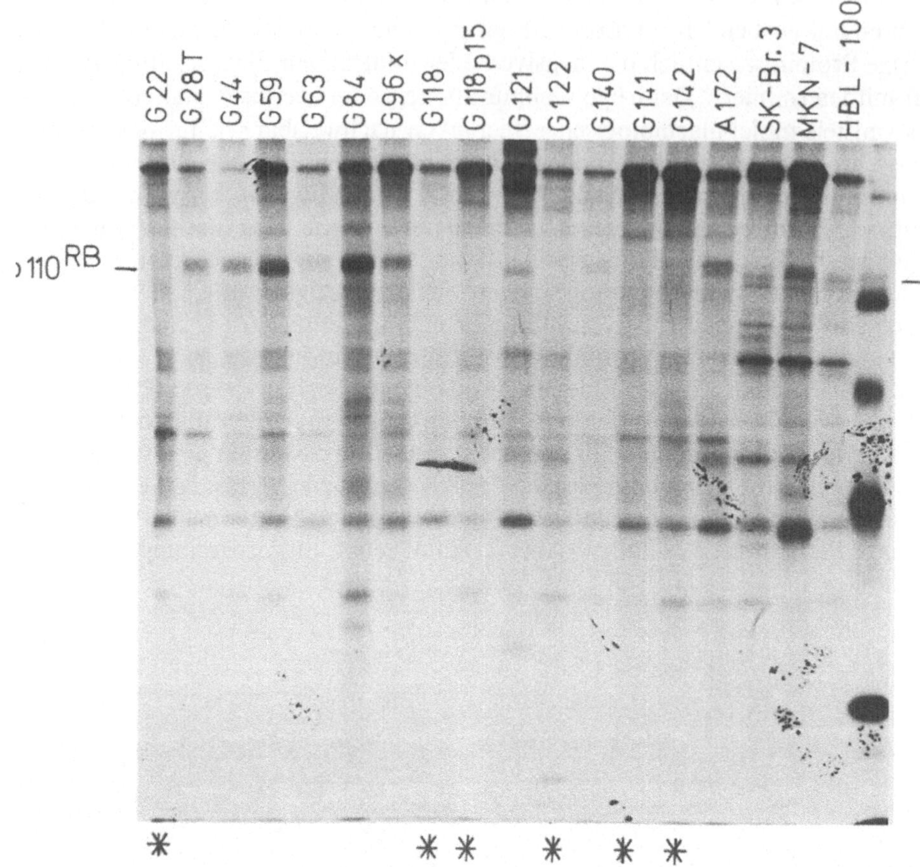

Abb. 4. Autoradiographie von Immunpräzipitaten der Homogenisate von 14 humanen Gliomzellinien (Lane 1–15) und entsprechender Kontrollen (Lane 16–18). Die Zellen wurden mit 35-S-Methionine metabolisch gelabelt, homogenisiert und dann mit einem Antikörper gegen p110RB präzipitiert. Diese Immunpräzipitate wurden anschließend gelelektrophoretisch aufgetrennt. Man erkennt die fehlende p110RB-Bande in fünf verschiedenen Zellinien (*)

Therapeutische Ansätze

Aus dem bisherigen Verständnis der autokrinen Fehlregulation sind erste therapeutische Ansätze entwickelt worden. So wurde bereits mit monoklonalen Antikörpern gegen den EGF-Rezeptor in Zellkulturen von Gliomen ein hemmender Effekt auf die Proliferation gesehen (Werner et al. 1988). An einer Gruppe unterschiedlicher Zellinien wurde versucht, Wachstumsfaktor-vermittelte Autostimulation an Gliomen zu unterbrechen (Pollack et al. 1991). An einer weiteren Gruppe von Zellinien wurde versucht, durch Suramin die Zellproliferation zu hemmen, wobei es sich dabei um eine Substanz handelt, die durch Komplexbildung so unterschiedliche Faktoren wie EGF/TGFα, PDGF und FGF inhibiert.

Hierbei konnte gezeigt werden, daß einige Linien sich mit therapeutisch im Serum erreichbaren Suraminspiegeln gut inhibieren ließen, andere aber nur wenig gebremst weiterwuchsen (Westphal et al. 1991 b). Das läßt die Vermutung zu, daß chemisch sehr unterschiedliche Mechanismen auf individuell sehr unterschiedliche Weise in Gliomen zur Wachstumsautoregulation bzw. Autostimulation aktiviert werden. Direkte Hinweise hierfür finden sich auch in der Analyse des autostimulatorischen Verhaltens von 20 etablierten Linien, von denen sich nur die Hälfte über einen Mechanismus stimulieren, der eine Interaktion von sezernierten Mitogenen mit der Zelle beinhaltet (Westphal unveröffentl. Ergebn.).

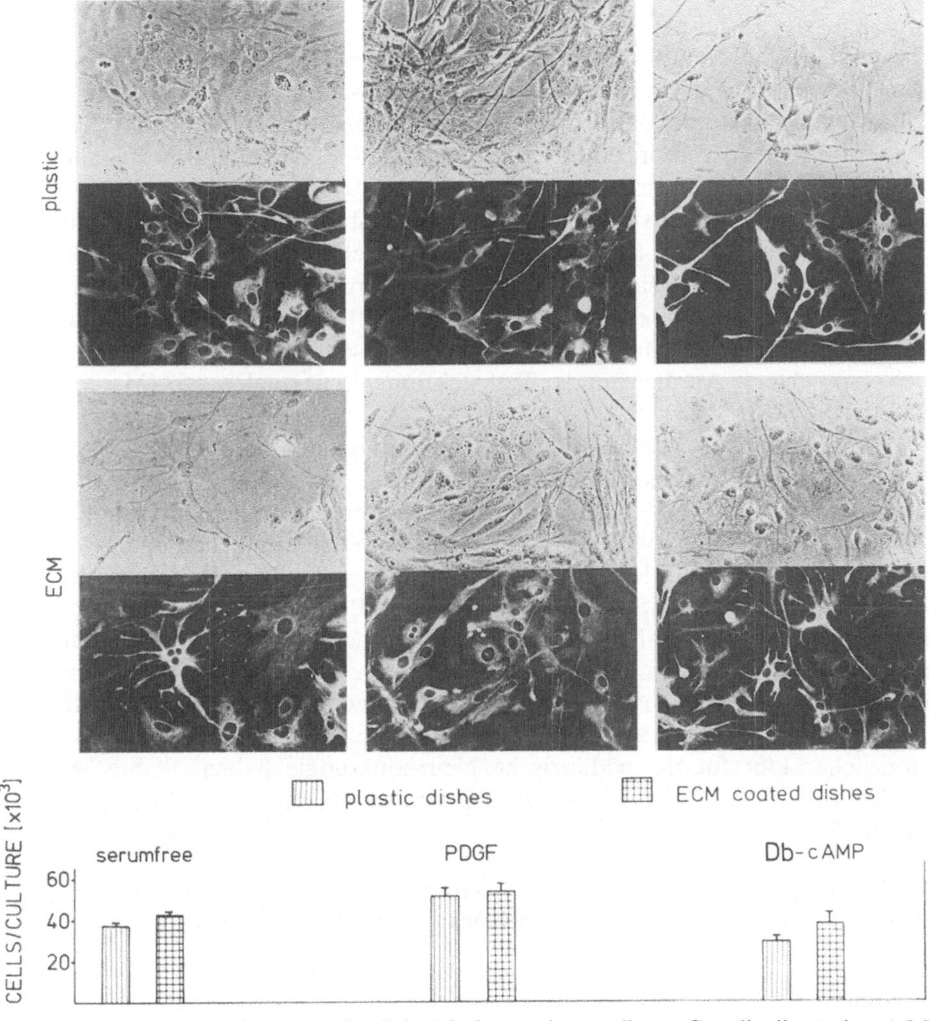

Abb. 5. In diesem Experiment wurden Primärkulturen eines malignen Ganglioglioms eines 1,5 J. alten Kindes auf zwei unterschiedlichen Substraten angezüchtet und sowohl mit einem Wachstumsfaktor (PDGF 2 nM) als auch mit einem „differenzierenden" Agens (Db-cAMP, 0,4 µM) behandelt (einmalige Zugabe, zwei Tage Inkubation) und zur Auswertung sowohl gezählt als auch für GFAP immungefärbt

Als weitere therapeutische Optionen stehen Differenzierungstherapien und in weiterer Zukunft Gentherapien zur Entwicklung an. Differenzierungstherapien mit c-AMP-erhöhenden Substanzen oder Retinolsäure sind schon versuchsweise angewendet worden, – allerdings kaum bei Gliomen. In einem Beispiel, in dem versucht wurde, in einer Primärkultur eines kindlichen malignen Ganglioglioms die Zellen durch Zugabe von 8-Br-cAMP zu „differenzieren" konnte eine Veränderung der Morphologie und eine Abnahme der Zellzahl, – allerdings in der kurzen Versuchsdauer nicht signifikant – beobachtet werden (Abb. 5).

Zukunftsperspektive der pädiatrischen Neuroonkologie

Die pädiatrische Neuroonkologie wird sich mit ihren neuen Therapieansätzen ganz anderes entwickeln müssen als bei den Erwachsenen. Bei Kindern haben z. B. Medulloblastome, pilozytische Astrozytome, Gangliogliome und primitive neuroektodermale Tumore einen viel größeren Anteil. Die Rolle von Regulationsgenverlusten ist in den einzelnen malignen Tumorarten noch widersprüchlich und bei den pilozytischen Astrozytomen ist z. B. bisher noch gar kein genetischer Defekt entdeckt worden. In Hinblick aber auf zunehmend aufgedeckte Gendefekte wird sich als Option eine aktive Gentherapie im Sinne einer von außen kommenden Reparatur defekter, normaler Gene z. B. des p53-Gens und/oder des RB-Gens auch für den Menschen entwickeln müssen. In vitro gibt es schon erste, vielversprechende Ansätze mit der Transfektion von normalem p53 (Mercer et al. 1990).

Des weiteren wird man auch davon ausgehen müssen, daß die Zellen, die am ehesten im Verdacht stehen, am Beginn vieler Tumorerkrankungen zu stehen, die schon erwähnten O-2A-Progenitors, in einer juvenilen und einer adulten Form existieren (Noble et al. 1992). Die Unterschiede in den kindlichen und erwachsenen Verläufen der multiplen Sklerose, die auf unterschiedliche Reparatureffizienz durch eben diese Progenitors zurückzuführen sind, weisen darauf hin (Compston et al. 1991). Diese juvenilen Progenitors unterscheiden sich – zumindest in den bisher untersuchten Tiermodellen – in ihrer Migrationsgeschwindigkeit und Regulierbarkeit durch Wachstumsfaktoren vom erwachsenen Zelltyp. Die zellbiologischen Untersuchungen an gliösen Tumoren Erwachsener können also allenfalls Modellcharakter für die pädiatrische Neuroonkologie haben. Wahrscheinlich werden differenzierende Therapien bei kindlichen Tumoren eine wesentlich größere Rolle spielen.

Die Forschungsarbeiten im Labor für Hirntumorbiologie werden durch die Deutsche Krebshilfe (W 41/90/He-2) und die Johannes Bauer Stiftung für Hirntumorforschung gefördert.

Literatur

Aaronson SA (1991) Growth factors and cancer. Science 254:1146–1153

Bögler O, Wren D, Barnett SC, Land H, Noble M (1990) Cooperation between two growth factors promotes extended self renewal and inhibits differentiation of oligodendrocyte-type-2 astrocyte (O-2A) progenitor cells. Proc Natl Acad Sci USA 87:6368–6372

Cavanee WK (1991) Recessive mutations in the causation of human cancer. Cancer 67:2431–2435

Compston DAS, Scolding NJ, Wren DR, Noble M (1991) The pathogenesis of demyelinating disease: Insights from cell biology. Trends in Neurosci 14:175–182

Gross JL, Morrison RS, Eidsvoog K, Herblin WF, Kornblith PL, Dexter DL (1990) Basic fibroblast growth factor: A potential autocrine regulator of human glioma cell growth. J Neurosci Res 27:689–696

Heldin CH, Betzholz C, Claesson-Welsh L, Westermark B (1987) Subversion of growth regulatory pathways in malignant transformation. Biochem Biophys Acta 907:219–244

James CD, Carlbom E, Nordenskjöld M, Collins VP, Cavanee WK (1989) Mitotic recombination of chromosomes in astrocytes. Proc Natl Acad Sci USA 86:2858–2862

Kennedy PGE, Watkins BA, Thomas DGT, Noble MD (1987) Antigenic expression by cells derived from human gliomas does not correlate with morphological classification. Neuropathol Appl Neurobiol 13:327–347

Mercer WE, Shields MT, Amin M, Sauve GJ, Apella E, Romano JW, Ullrich SJ (1990) Negative growth regulation in a glioblastoma tumor cell line that conditionally expresses human wild-type p53. Proc Natl Acad Sci USA 87:6166–6170

Mikkelsen T, Cairncross G, Cavanee WK (1991) Genetics of the malignant progression of astrocytoma. J Cell Biochem 46:3–8

Nister M, Libermann TA, Betsholtz C, Pettersson M, Claesson-Welsh L, Heldin CH, Schlessinger J, Westermark B (1988) Expression of messenger RNAs for platelet derived growth factor and transforming growth factor alpha and their receptors in human malignant glioma cell lines. Cancer Res 48:3910–3918

Noble M, Ataliotis P, Barnett SC, Bevan K, Bögler O, Jat P, Wolswijk G, Wren DR (1992) Development, differentiation and neoplasia in glial cells of the central nervous system. Ann New York Acad Sci, in press

Pollack IF, Randall MS, Kristofik MP, Kelly RH, Selker RG, Vertosik FT (1991) Response of low-passage human malignant gliomas in vitro to stimulation and selective inhibition of growth factormediated pathways. J Neurosurg 75:284–293

Raff MC (1989) Glial cell diversification in the rat optic nerve. Science 243:1450–1455

Raff MD, Lillien LE, Richardson WD, Burne JF, Noble MD (1988) Platelet-derived growth factor from astrocytes drives the clock that times oligodendrocyte development in culture. Nature 333:562–565

Venter DJ, Bevan KL, Ludwig RL, Riley TEW, Jat PS, Thomas DGT, Noble M (1991) Retinoblastoma gene deletions in human glioblastomas. Oncogene 6:445–448

Weinberg RA (1991) Tumor suppressor genes. Science 254:1138–1146

Werner MH, Humphrey PA, Bigner DD, Bigner SH (1988) Growth effects of epidermal growth factor (EGF) and a monoclonal antibody against the EGF receptor on four glioma cell lines. Acta Neuropathol 77:196–201

Westphal M, Herrmann H-D (1989) Growth factor biology and oncogene activation in human gliomas and their implications for specific therapeutic concepts. Neurosurgery 25:681–694

Westphal M, Nausch H, Herrmann HD (1990) Antigenic staining patterns of human glioma cultures: primary cultures, long term cultures and cell lines. J Neurocytol 19:466–477

Westphal M, Nausch H, Herrmann HD (1991a) Modulation of antigenic staining patterns of human glioma cultures: Effect of culture conditions and time. Brain Tumor Pathol 8:195–200

Westphal M, Ackermann E, Hoppe J, Herrmann HD (1991b) Receptors for platelet derived growth factor in human glioma cell lines and influence of suramin on cell proliferation. J Neurooncol 11:207–213

Ergebnisse der multizentrischen Chemotherapiepilotstudie HIT '88/'89 *

J. Kühl, D. Rating, F. Berthold, N. Graf, E. Maass, A. Gnekow, P. Weinel, U. Göbel, W. Havers, M. Lakomek, P. Gutjahr, Ch. Urban, M. Bamberg, U. Bode, P. Kaatsch, P. Kleihues, D. Niethammer, N. Sörensen

Einleitung

Hirntumoren sind im Kindesalter die größte Diagnosegruppe unter den soliden Tumoren (Haaf et al. 1991). Mit Operation und Bestrahlung können nicht viel mehr als 50 % der Kinder mit einem Medulloblastom oder Ependymom geheilt werden (Berry et al. 1981; Bloom et al. 1990; Kun et al. 1988; Schulte 1984). Für Kinder mit einem Astrozytom von hohem Malignitätsgrad, mit einem Glioblastom oder einem Hirnstammtumor liegt nach alleiniger Operation und/oder Strahlentherapie die Langzeitüberlebensrate unter 30 % (Bloom et al. 1990; Finlay et al. 1987; Jenkin et al. 1987). Die hinsichtlich Überlebensraten und Überlebensqualität (Glauser et al. 1991) noch unbefriedigenden Langzeitergebnisse zwingen uns, neue Therapiemodalitäten einzusetzen. In erster Linie bietet sich in Analogie zur Therapie maligner extrakranieller Tumoren die bei kindlichen Krebserkrankungen erfolgreiche zytostatische Chemotherapie an. Die Chemotherapie wurde zunächst als adjuvante Erhaltungstherapie nach Operation und Bestrahlung eingesetzt (Allen et al. 1986; Kühl 1990 a). Mit CCNU und Vincristin als Erhaltungstherapie konnte die Prognose von Kindern mit fortgeschrittenem Medulloblastom und malignem Astrozytom deutlich verbessert werden (Evans et al. 1990; Tait et al. 1990; Sposto et al. 1989). Bei Kindern mit Ependymom zeichnet sich eine Tendenz zur Verbesserung ab (Bloom et al. 1990; Kun et al. 1988). Eine Steigerung der Effektivität der Chemotherapie kann durch Intensivierung der Erhaltungstherapie mit zusätzlichen Medikamenten (Packer et al. 1991) oder durch eine intensive postoperative Polychemotherapie (Pendergrass et al. 1987) erreicht werden. Da die Plazierung der Chemotherapie nach der Operation und vor der Bestrahlung hinsichtlich der Effektivität, aber vor allem auch hinsichtlich der Toxizität zytostatischer Medikamente erfolgversprechender schien, führte die Gesellschaft für Pädiatrische Onkologie (GPO) bereits 1980 eine Studie mit postoperativer Chemotherapie bei Kindern mit Medulloblastom durch (Neidhardt et al. 1987). 1984 folgte eine gemeinsame Studie der GPO und SIOP (Internationale Gesellschaft für Pädiatrische Onkologie) mit postoperativem Einsatz von Procarbazin, Vincristin und hochdosiertem Methotrexat (Gnekow et al. 1991). Da beide Studien keinen Vorteil dieser Art von Sandwichchemotherapie

---

Prof. Dr. Dr. h.c. Josef Ströder zum 80. Geburtstag

* Gefördert von der Deutschen Leukämie-Forschungshilfe und der Elterninitiative leukämie- und tumorkranker Kinder, Würzburg

B. Köhler, R. Keimer (Hrsg.)
Aktuelle Neuropädiatrie 1991

zeigen konnten, entschloß sich 1987 die GPO in Zusammenarbeit mit der Gesellschaft für Neuropädiatrie, eine dritte Studie mit intensiver Chemotherapie durchzuführen (Kühl 1988).

Patienten und Methoden

Bisher wurden 139 auswertbare Patienten in diese Studie aufgenommen. Darunter sind 87 Patienten mit Medulloblastom, 12 mit supratentoriellem primitiv neuroektodermalen Tumor (PNET), 20 mit infra- und supratentoriell gelegenem Ependymom und 20 mit supratentoriellem anaplastischen Gliom (8mal Glioblastom, 5mal Astrozytom, 5mal Oligodendrogliom und 2mal Gangliogliom). Die histologische Diagnose wurde jeweils vom örtlichen Pathologen gestellt. Für die Auswertung wurde in einzelnen Fällen die vom zentralen Referenzzentrum gestellte Diagnose berücksichtigt.

Das Alter bei Diagnose lag zwischen 3 und 29,5 Jahren. Jüngere Kinder wurden entsprechend einem gesonderten Chemotherapieprotokoll behandelt mit dem Ziel, die Strahlentherapie hinauszuzögern (Kühl et al. 1990c). Einen im Computer- (CT) oder Magnetresonanztomogramm (MRT) sichtbaren Resttumor und/oder primäre Metastasen hatten 34 Kinder mit Medulloblastom, 8 mit PNET, 10 mit Ependymom und 12 mit anaplastischem Gliom.

Alle Patienten erhielten postoperativ eine Sequenz von 4 Chemotherapieelementen (Abb. 1). Bald nach der Operation wurde Procarbazin (E I) gegeben. Nach postoperativer Erholung des Kindes folgte Element II. In der myelosuppressiven Phase nach E II folgte 2 Wochen später die erste hochdosierte Methotre-

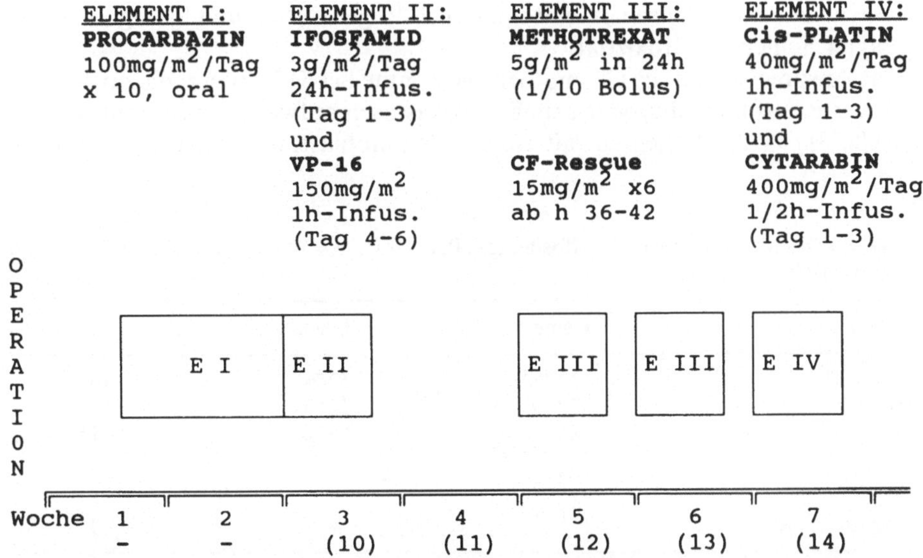

Abb. 1. Sandwichchemotherapie HIT'89: Im HIT'88-Protokoll war zwischen den beiden MTX-Infusionen und zwischen E III und E IV eine Woche länger Pause; im E II zusätzlich IFO-Ladung von 1 g/m² als 1 h-Infusion. Weitere Erläuterungen sind im Text enthalten

xatinfusion (E III), die in der 88er Studie nach 2 Wochen und in der 89er Studie bereits nach 1 Woche wiederholt wurde. Nach hämatologischer Regeneration erhielten die Patienten eine Kombination von Cisplatin und Cytosinarabinosid. 80% der Patienten erhielten einen 2. Chemotherapiezyklus. Insbesondere Patienten mit Tumorrezidiv oder Progression nach dem 1. Zyklus wurden sofort bestrahlt. Die Tumorbestrahlung erfolgte mit konventionellen Dosen von 54/55 Gy. Supratentorielle Tumoren wurden lokal mit einem 2 cm Sicherheitsabstand bestrahlt. Bei infratentoriellen Tumoren erfolgte eine kraniospinale Bestrahlung mit 35 Gy. 15 Kinder mit Medulloblastom und ohne postoperativen Resttumor wurden mit einer reduzierten Dosis von 24–25 Gy bestrahlt. Nach der Bestrahlung erhielt ⅓ der Kinder 6mal alle 6 Wochen eine Erhaltungschemotherapie mit CCNU (100 mg/m^2 am Tag 1) und Procarbazin (100 mg/m^2/Tag von Tag 8 bis 17).

Ergebnisse

Das Intervall zwischen Operation und Strahlentherapie dauerte im Mittel 13 Wochen (10–18 Wochen) bei Kindern, die nur einen Chemotherapiezyklus erhielten, und im Mittel 23 Wochen (17–29 Wochen) bei Kindern, die 2 Chemotherapiezyklen erhielten. Die Analyse der intensiven Therapieelemente E-II und E-IV ergab keine außergewöhnlichen Nebenwirkungen und nur einmal eine schwere Neurotoxizität (Tabelle 1). Schwere Hämatotoxizität trat nur nach Element II gehäuft auf (Tabelle 2). Nur selten kam es zu schweren Infektionen, wobei eine Pilzsepsis tödlich verlief. 2 Kinder entwickelten einen so schweren Hörschaden, daß sie ein Hörgerät brauchen. Hochdosiertes Methotrexat in der myelosuppressiven Phase nach Element II führte in der Studie HIT '89 mit kürzeren Therapiepausen zu einer verzögerten hämatologischen Regeneration und häufiger zu ausgeprägter Schleimhauttoxizität.

Das Ansprechen auf die Chemotherapie konnte bei 64 Kindern, die postoperativ einen Resttumor und/oder primäre Metastasen aufwiesen, bestimmt werden (Tabelle 3). ⅔ der Patienten mit einem Medulloblastom sprachen gut auf die

Tabelle 1. Chemotherapietoxizität: Ifosfamid/VP16 (E II; n=205) und Cisplatin/Cytarabin (E IV; n=197)

Toxizität [a]	Keine	Leicht	Schwer
Erbrechen [b]	32%	52%	16%
Infektion [b]	72%	22%	6%
Mucositis [b]	84%	15%	1%
Ototoxizität [c]	106	7	2
Neurotoxizität [c]	112	2	1
Nephrotoxizität [c]	111	4	0

[a] entsprechend den WHO-Kriterien
[b] bezogen auf 402 Therapieelemente (EII+IV)
[c] bezogen auf 115 Patienten

Tabelle 2. Hämatologische Toxizität

	0	Leicht[a]	Schwer[b]
	Ifosfamid/VP16 (E II; n=205)		
Leukopenie	8 %	22 %	70 %
Thrombopenie	60 %	28%	12 %
	Cisplatin/Cytarabin (E IV; n=170)		
Leukopenie	6 %	72 %	22 %
Thrombopenie	42 %	34 %	23 %

[a] LK 3.9–1.0/TH 99–30 ($\times 10^9$/L)
[b] LK <1.0/TH <30 ($\times 10^9$/L)

Tabelle 3. Response auf Chemotherapie

	Medulloblastom n=34	PNET n=8	Ependymom n=10	Gliom anaplast. n=12
CR	18 } 68 %	1	4	1
PR	5 }	3	1	2
SD	6	1	3	7
PD	5	3	2	2

CR=komplett, PR=partiell (>50 % Reduktion), SD=stabile Erkrankung, PD=Progression (>25 % Tumorzunahme)

Chemotherapie an. Nur 5 von 34 Patienten mit einem Medulloblastom zeigten eine Tumorprogression unter Chemotherapie noch vor der Bestrahlung. Die Hälfte der Patienten mit PNET und Ependymom, aber nur ⅓ der Kinder mit anaplastischem Gliom haben gut auf die Chemotherapie angesprochen.

Die Wahrscheinlichkeit des ereignisfreien Überlebens (EFS = "event free survival") nach 2 Jahren beträgt 73 % für Patienten mit Medulloblastom und komplettem oder partiellem Response (PR = >50 % Tumorreduktion), während die Überlebenskurve der Patienten mit schlechtem Ansprechen (<25 % Reduktion) auf die Chemotherapie nach 2 Jahren auf 10 % abfällt (Abb. 2).

Bei 75 Patienten waren postoperativ kein Resttumor und keine primären Metastasen nachweisbar (Tabelle 4). Von 53 Patienten mit Medulloblastom sind 85 % in kompletter Erstremission bei einer mittleren Beobachtungszeit von 18 Monaten. Von den 7 Kindern, die einen Rückfall erlitten, trat dieser nur bei einem Kind bereits während der Chemotherapie auf. Bei Patienten mit Ependymom sind die Ergebnisse ebenso befriedigend; nur eines von 10 Kindern erlitt einen Rückfall. Dagegen trat bei 3 von 4 Kindern mit PNET und 3 von 8 Kindern mit anaplastischem Gliom ein Rückfall auf; diese Tumoren rezidivierten allerdings erst nach der Bestrahlung.

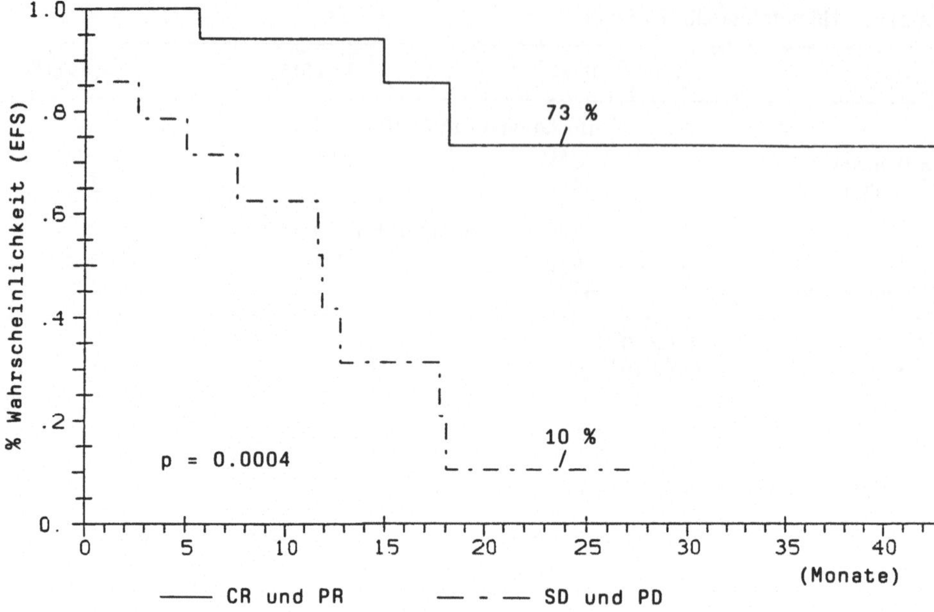

Abb. 2. Wahrscheinlichkeit des ereignisfreien (Ereignis = Tumorprogression, Rezidiv oder Tod) Überlebens (nach Kaplan-Meier) bei Patienten mit Medulloblastom und Resttumor und/oder Metastasen nach der Operation in Abhängigkeit vom Response auf den ersten Chemotherapiezyklus. Die Rate beträgt nach 2 Jahren 73% für 20 Patienten mit komplettem (CR) oder partiellem (PR) Response und 10% für 14 Patienten mit stabiler Erkrankung (SD) oder Progression (PD), die bei 2 Patienten schon zu Beginn der Therapie nicht aufzuhalten war

Tabelle 4. Remissionsrate und Remissionsdauer von Patienten ohne Resttumor oder solide Metastasen nach der Operation

	Medulloblastom n=53	PNET n=4	Ependymom n=10	Gliom anaplast. n=8
In Remission (Juli 1991)	n=45 (85%)	n=1	n=9	n=5
Dauer (Monate) im Mittel	3–38 18 Monate	6	3–34 22 Monate	2–21 11 Monate
Rezidive nach (Monate)	n=7 5–22	n=3 18, 18, 28	n=1 10	n=3 6, 10, 22

Von 87 Patienten mit einem *Medulloblastom* wiesen postoperativ 39% einen Resttumor im CT/MRT auf; 10% hatten primäre Metastasen entsprechend einem Chang-Stadium M2/M3 (Harisiadis et al. 1977), und bei 37% der Kinder fanden sich noch 10–14 Tage postoperativ maligne Zellen im Liquor (Stadium M1). Das EFS nach 2 Jahren beträgt 78% für Patienten, die postoperativ keinen Resttumor und keine Metastasen aufweisen, im Vergleich zu 43% bei Kindern mit Resttumor und/oder nicht resezierbaren Metastasen (Abb. 3).

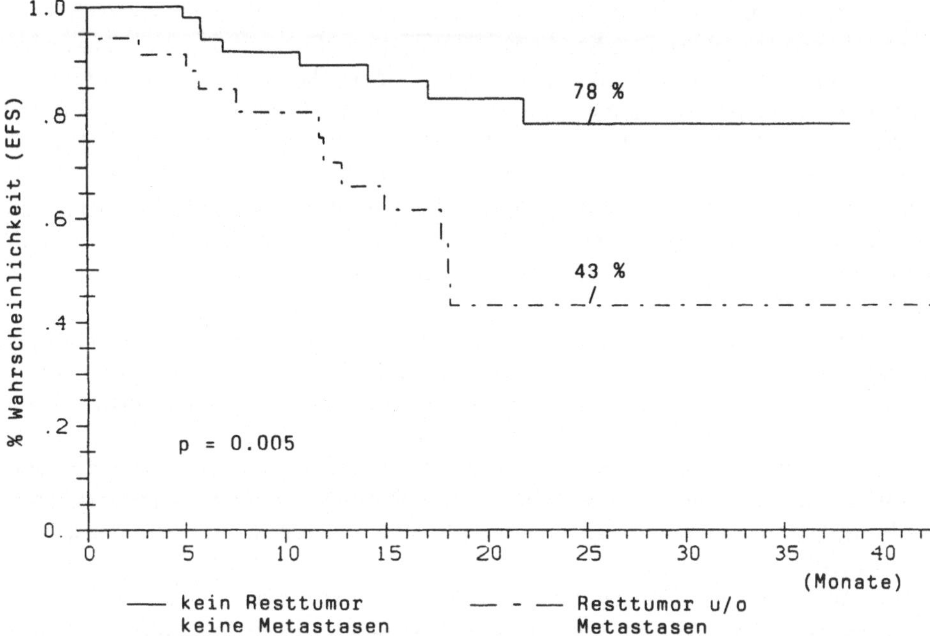

Abb. 3. Wahrscheinlichkeit des ereignisfreien (Ereignis = Tumorprogression, Rezidiv oder Tod) Überlebens (nach Kaplan-Meier) bei Patienten mit Medulloblastom in Abhängigkeit vom postoperativen Befund bildgebender Verfahren. Die Rate beträgt nach 2 Jahren 78 % für 53 Patienten ohne Resttumor oder Metastasen und 43 % für 34 Patienten mit Resttumor und/oder Metastasen

Der Nachweis von Tumorzellen im Liquor (Stadium M1) hatte bei Kindern mit Medulloblastom ohne Resttumor nach der Operation keinen signifikanten Einfluß auf die Prognose.

Diskussion

In der Chemotherapiepilotstudie HIT '88/'89 wurde untersucht, inwieweit ein aggressives Chemotherapieprotokoll bei Kindern mit malignen Hirntumoren postoperativ durchführbar und wirksam ist (Kühl et al. 1990 b).

Die Ergebnisse zeigen, daß auch eine intensive Chemotherapie postoperativ bei Kindern mit malignen Hirntumoren durchführbar ist. Es traten keine unerwarteten Komplikationen auf; insbesondere kam es zu keiner Häufung zentralnervöser Nebenwirkungen. Das Toxizitätsmuster ist vergleichbar mit anderen ähnlich intensiven Chemotherapieregimen (Pendergrass et al. 1987). Nur 1 von 139 Kindern starb therapiebedingt wahrscheinlich an einer Pilzsepsis; seine Tumorzellen im Liquor sprachen nicht auf die Chemotherapie an.

Das lange Intervall von fast ½ Jahr zwischen Operation und Strahlentherapie war ein besonders kritischer Punkt im Therapiekonzept. Aufgrund historischer Studien mit inadäquater postoperativer Strahlentherapie war zu befürchten, daß dann gehäuft Rückfälle auftreten, wenn die Chemotherapie nicht wirksam sein würde (Landberg 1980). Das Studienergebnis ist insofern beruhigend, als nur bei 1 von 53 Patienten mit Medulloblastom und keinem Patient mit anderen Hirntumoren, die postoperativ keinen Resttumor und keine Metastasen aufwiesen, ein Rezidiv unter der Chemotherapie auftrat. Bei Patienten mit einem Resttumor oder primären, unresezierbaren Metastasen trat unter der Chemotherapie bei 5 von 34 Patienten mit Medulloblastom und 7 von 30 mit anderen Hirntumoren eine Tumorprogression auf. Dennoch sprechen die Responseraten von 68 % beim Medulloblastom und 40 % bei anderen Hirntumoren für die Wirksamkeit der Chemotherapie.

Auch in anderen Phase-II-Studien konnte nachgewiesen werden, daß maligne Hirntumoren auf Chemotherapie ansprechen (Kühl 1988). In unserer Studie konnten wir erstmals zeigen, daß dieses Ansprechen auf die Chemotherapie auch von prognostischer Bedeutung ist. Patienten mit Medulloblastom, die gut auf die Chemotherapie ansprachen, haben eine hohe Wahrscheinlichkeit eines EFS nach 2 Jahren von 73 %. Dies ist vergleichbar mit dem guten Ergebnis bei Patienten mit Medulloblastom, die postoperativ keinen Resttumor oder Metastasen aufwiesen und ein EFS nach 2 Jahren von 78 % erreichten. Eine schlechte Prognose haben somit nur die wenigen Patienten, bei denen ein postoperativer Tumorrest bzw. nicht resektable Metastasen schlecht oder gar nicht auf die Chemotherapie ansprachen. Gerade auf diese Patienten muß das besondere Augenmerk in einer Folgestudie gerichtet sein. Durch Verbesserung der Prognose dieser Kinder kann insgesamt die Überlebensrate auf ein befriedigendes Niveau angehoben werden.

Bei Patienten ohne Resttumor nach der Operation und ohne primäre Metastasen konnte die Wirksamkeit der Chemotherapie nicht direkt überprüft werden. Die geringe Rezidivrate bei Patienten mit Medulloblastom und Ependymom sowie das EFS nach 2 Jahren von 78 % bei Medulloblastompatienten spricht jedoch indirekt deutlich für die Effektivität des gewählten Chemotherapiekonzeptes bei diesen Patienten.

Zusammenfassung und Schlußfolgerung

Die HIT '88/'89-Chemotherapiestrategie war gut durchführbar und wurde gut vertragen. Die Chemotherapie war besonders wirksam bei Patienten mit Medulloblastom, aber in geringerem Ausmaß auch bei Patienten mit anderen malignen Hirntumoren. Die Studie konnte zeigen, daß das Ansprechen auf die Chemotherapie einen entscheidenden Einfluß auf die Prognose von Patienten mit Medulloblastom hat. Somit scheint das Konzept der postoperativen Chemotherapie auch bei Kindern mit malignen Hirntumoren zukunftsweisend. Die vorliegenden Ergebnisse der Pilotstudie rechtfertigen eine randomisierte Studie, um die HIT-Strategie mit postoperativer Chemotherapie zu vergleichen mit einer adjuvanten Erhaltungschemotherapie nach der Bestrahlung. Erst wenn sich die Strategie der postoperativen Chemotherapie als gleich verträglich und gleich wirksam erweist, kann sie zukünftig – wie schon seit langem bei Kindern mit malignen Tumoren außerhalb des ZNS – auch bei Kindern mit malignen Hirntumoren empfohlen werden.

Verzeichnis der Kinderkliniken, die an der Pilotstudie teilnahmen (geordnet nach Zahl der eingebrachten Patienten):
Würzburg, Köln, Homburg, Stuttgart, Augsburg, Hannover, Düsseldorf, Essen, Göttingen, Mainz;
Graz, Innsbruck, Münster, Wien (St. A.), Bremen, Dortmund, Lübeck, München (TU);
Aachen, St. Augustin, Bayreuth, Berlin (FU), Karlsruhe, Koblenz, Tübingen, Salzburg, Wuppertal;
Datteln, Erlangen, Freiburg, Heidelberg, Herdecke, Kiel, Minden, München (Poli), Ulm

Literatur

Allen JC, Bloom HJG, Ertel I, Evans A, Hammond D, Jones H, Levin V, Jenkin D, Sposto R, Wara W (1986) Brain tumors in children: Current cooperative and institutional chemotherapy trials in newly diagnosed and recurrent disease. Sem Oncol 13:110–122

Berry MP, Jenkin RDT, Keen CW, Nair BD, Simpson WJ (1981) Radiation treatment for medulloblastoma. J Neurosurg 55:43–51

Bloom HJG, Glees J, Bell J (1990) The treatment and long-term prognosis of children with intracranial tumors: A study of 610 cases, 1950–1981. Int J Radiat Oncol Biol Phys 18:723–745

Evans AE, Jenkin RDT, Sposto R, Ortega JA, Wilson ChB, Wara W, Ertel IJ, Kramer S, Chang ChH, Leikin SL, Hammond GD (1990) The treatment of medulloblastoma. J Neurosurg 72:572–582

Finlay JL, Goins StC (1987) Brain tumors in children. III. Advances in chemotherapy. Am J Pediatr Hematol Oncol 9:264–271

Glauser TA, Packer RJ (1991) Cognitive deficits in long-term survivors of childhood brain tumors. Child's Nerv Syst 7:2–12

Gnekow AK, Bailey C, Michaelis J, Wellek S, Kleihues P (1991) SIOP/GPO Medulloblastoma trial II – MED 84: Annula status report. Med Ped Oncol 19:435 (Abstract 356)

Haaf HG, Kaatsch P, Keller B, Michaelis J (1991) Jahresbericht 1990 des Kinderkrebsregisters Mainz, Mainz

Harisiadis L, Chang CH (1977) Medulloblastoma in children. Int J Radiat Oncol Biol Phys 9:833–842

Jenkin RDT, Boesel C, Ertel I, Evans A, Hittle R, Ortega J, Sposto R, Wara W, Wilson Ch, Anderson J, Leikin S, Hammond GD (1987) Brain-stem tumors in childhood: A prospective randomized trial of irradiation with and without adjuvant CCNU, VCR and prednisone. J Neurosurg 66:227–233

Kühl J (1988) Chemotherapie bei Hirntumoren im Kindesalter. Literaturübersicht und Pilotprotokoll. Klin Pädiatr 200:214–220

Kühl J (1990a) Chemotherapy for childhood brain tumors. J Cancer Res Clin Oncol 116 (Suppl II):1226

Kühl J, Rating D, Berthold F, Riehm HJ, Graf N, Gnekow A, Niethammer D, Treuner J, Spaar HJ, Kaatsch P, Bamberg M, Sörensen N, Kleihues P, Neidhardt M (1990b) Intensive chemotherapy after surgery and before radiotherapy in children with malignant brain tumors. Pediatr Neurosci (Suppl) 15:144–145

Kühl J, Niethammer D, Gnekow A, Graf N, Schöck V, Spaar HJ, Maass E, Gaedicke G, Haas R, Havers W, Lakomek W, Mertens R, Müller-Weihrich St, Schneppenheim R (1990c) Intensive chemotherapy after surgery and delayed irradiation in children under 3 years of age with malignant brain tumors. Int Symp CNS tumors in childhood. (Genoa Abstract 1)

Kun LE, Kovnar EH, Sandford RA (1988) Ependymomas in children. Pediatr Neurosci 14:57–63

Landberg T (1980) Radiotherapy of medulloblastoma. Cancer 45(4):672–678

Neidhardt M, Bailey C, Gnekow A, Kleihues P, Michaelis J, Wellek S (1987) Die Medulloblastom-Therapiestudien MBL 80 und MED 84 der GPO und SIOP. Klin Pädiat 199:188–192

Packer RJ, Sutton LN, Goldwein JW, Perilongo G, Bunin G, Ryan J, Cohen BH, D'Angio G, Kramer ED, Zimmerman RA, Rorke LB, Evans AE, Schut L (1991) Improved survival with the use of adjuvant chemotherapy in the treatment of medulloblastoma. J Neurosurg 74:433–440

Pendergrass ThW, Milstein JM, Geyer JR, Mulne AF, Kosnik EJ, Morris JD, Heideman RL, Ruymann FB, Stuntz JT, Bleyer WA (1987) Eight drugs in one day chemotherapy for brain tumors: Experience in 107 children and rationale for preradiation chemotherapy. J Clin Oncol 5:1221–1231

Schulte FJ (1984) Intracranial tumors in childhood – Concepts of treatment and prognosis. Neuropediatr 15:3–12

Sposto R, Ertel IJ, Jenkin RDT (1989) The effectiveness of chemotherapy for treatment of high grade astrocytoma in children: Results of a randomized trial. J Neurooncol 7:165–177

Tait DM, Thornton-Jones H, Bloom HJG, Lemerle J, Morris-Jones P (1990) Adjuvant chemotherapy for medulloblastoma: The first multi-centre control trial of the International Society of Paediatric Oncology (SIOP I). Eur J Cancer 26:464–469

Medulloblastome bei Kindern unter zwölf Jahren

H. Seyer, J. Erhardt, J. D. Beck, H. Lauffer, S. Reitz, U. Neubauer

Einleitung

Die Behandlung von Medulloblastomen wird um so kritischer gesehen, je jünger die Patienten sind. Chirurgisch soll eine weitestgehende Tumorresektion vorgenommen und eine Shuntimplantation vermieden werden, um Erfolge der onkologischen Therapie und die Lebensqualität der Patienten zu begünstigen.

Hat die lokale komplette Tumorentfernung oder prä- oder postoperatives „tumor-staging" mehr Bedeutung für die Prognose? Welche diagnostischen Maßnahmen sind interdisziplinär zum „staging" zu fordern?

Patienten

Aus einer Serie von 20 Patienten mit Medulloblastomen, die an der Erlanger Universitätsklinik interdisziplinär behandelt wurden, wurden die ab 1983 operierten Kinder unter 16 Jahren zusammengestellt. Dazu kamen 3 weitere (aus den Jahren 1990 und 1991), und ein Kind mit Disseminierung ohne soliden Primärtumor, das in der oben erwähnten Serie nicht berücksichtigt worden war.

Insgesamt waren es 13 Kinder, wobei das älteste 11 Jahre alt, die 3 jüngsten im 2. Lebensjahr waren; das mittlere Lebensalter lag bei 6 Jahren. Es handelte sich um 10 Buben und 3 Mädchen.

Operative Behandlung

6 Kindern wurde primär ein ventrikuloatrialer Shunt implantiert. 5 Kinder erhielten primär eine Außenableitung, die bei 3 von ihnen nach Tumorentfernung in einen VA-Shunt umgewandelt werden mußte. Damit wurde bei 9 Kindern ein Shunt implantiert (69 %).

12 Kinder wiesen Tumoren in der hinteren Schädelgrube auf, die über eine subokzipitale Trepanation in sitzender Lagerung operiert wurden. Dabei kam es in einem Fall zu einer Luftembolie, die den Abbruch der Operation erforderte. Sie wurde eine Woche später in Bauchlage vervollständigt. In einem anderen Fall trat am zweiten postoperativen Tag eine Nachblutung auf.

Ein gleichzeitiger zweiter Tumor eines Kindes (supraselär) wurde vor Operation der hinteren Schädelgrube über eine frontolaterale Trepanation entfernt. In einem Sonderfall fand man bei einem 9jährigen Mädchen keinen soliden Primärtumor, sondern leptomeningeale Tumorzellnester bei Operation eines „chronisch subduralen Hämatoms"; später kam es zu spinalen Metastasen.

Nach dem Eindruck des Operateurs war die lokale Tumorentfernung in sieben Fällen komplett. Dennoch bestand radiologisch einmal der Verdacht auf einen Tumorrest; ein anderes Mal wurde postoperativ überraschend eine Disseminierung am Hirnstamm nachgewiesen.

Onkologische Behandlung

Chemotherapie wurde bei allen Kindern bis auf 2 angewendet. Die Behandlung erfolgte nach den SIOP-1- und SIOP-2-Protokollen, mit MTX und Ifosfamid, oder nach dem HIT-Säuglingsprotokoll.

Alle Kinder wurden bestrahlt. Die Einzeldosen lagen zwischen 1,6 und 1,8 Gy (HD). Ganzhirnbestrahlungen wurden mit 35 Gy (GHD), die Primärtumoraufsättigung von 51 bis max. 56 Gy durchgeführt. Bei 3 Kindern wurden Einzeldosen von 2 Gy und eine Ganzhirndosis von 45 Gy gewählt. Spinal wurde mit 35 Gy bestrahlt, bei Metastasen bis 56 Gy.

Diskussion

Chirurgisch müssen wegen der häufigen Ventrikelerweiterung primär liquorableitende Maßnahmen ergriffen werden. Der Anteil der Shuntimplantationen ist in unserer Serie hoch (69 %). Die Begünstigung einer extraneuralen Disseminierung durch Shunts wird verschieden beurteilt bzw. bestritten [1], insofern erscheint auch die Implantation eines Zellfilters wegen der Verstopfungsgefahr eher ungünstig. Eine Shuntunabhängigkeit ist aber wünschenswert und nach der Literatur in höherem Maße erreichbar ([5], Shuntanteil bei 23–34 %), möglicherweise aber unter Inkaufnahme von Liquorkissen oder mäßiger Ventrikelerweiterung.

Eine totale lokale Tumorresektion scheint nicht gleichbedeutend zu sein mit besserer Prognose. Von 13 der bei uns operierten Kinder leben 10 in Remission ohne erneutes Ereignis. 3 Todesfälle betreffen ein Kleinkind mit frühzeitiger Disseminierung am Hirnstamm nach kompletter lokaler Tumorresektion, ein 9jähriges Kind mit lokalem Rezidiv und Disseminierung 4 Monate nach kompletter Entfernung, und einen 6jährigen mit Rezidivtumoren im Thalamus und Kleinhirnbrückenwinkel, 15 Monate nach kompletter Entfernung. Nach der Literatur ist die Abhängigkeit der Prognose von einer radikalen Tumorresektion umstritten, eher wird eine Beziehung zu Lebensalter und präoperativem „tumorstaging" gesehen [6]. Ein umfassendes „staging" könnte bereits präoperativ mit einem kraniospinalen MR beginnen. Postoperativ ist eine Ergänzung durch KM-CT und, ca. zwei Wochen nach Operation, durch Liquorzytologie sinnvoll. Ein kraniospinales Kernspintomogramm sollte auf jeden Fall vor Beginn der onkologischen Behandlung durchgeführt werden, wenn eine Reduktion oder Aussetzung der Strahlentherapie (z. B. nach dem HIT-Säuglingsprotokoll) diskutiert wird.

Fünfjahresüberlebensraten ohne erneutes Ereignis von 65% und mehr [3] bis 70% [4] sind heute erreichbar.

Bei Kleinkindern soll die Bestrahlungseinzeldosis auf 1,6 Gy (evtl. hyperfraktioniert) gesenkt werden. Mit dem HIT-Säuglingsprotokoll wird, wie bei zwei unserer Patienten unter 3 Jahren, eine Verschiebung der Bestrahlung in höheres Lebensalter versucht. Bei ausgedehnten Tumoren oder früher Disseminierung ist dies jedoch besonders riskant oder nicht durchführbar, weil dann der Patient eine vollständige Bestrahlung möglicherweise nicht mehr erlebt [2].

Literatur

1. Berger MS, Baumeister B, Geyer JR, Milstein J, Kanev PM, LeRoux PD (1991) The risk of metastases from shunting in children with primary central nervous system tumors. J Neurosurg 74:872–877
2. Bierbrauer K, Barrow D, O'Brien M (1989) Review of seventeen patients with medulloblastoma under the age of four years. In: Marlin AE (ed) Concepts in pediatric neurosurgery. Vol 9. Basel, Karger, pp 110–121
3. Black PMcL (1991) Brain tumors (Second of two parts). New Engl J Med 324:1555–1564
4. Erhardt J et al. (1991) Results of treatment of medulloblastomas (Poster). 23 Meeting of the International Society of Pediatric Oncology, Rhodos 30.9.–4.10.1991
5. Rekate HL, McCormick J, Yamada K (1991) An analysis of the need for shunting after brain tumor surgery. In Marlin AE (ed) Concepts in pediatric neurosurgery. Vol 11. Basel, Karger, pp 39–46
6. Sutton NL, Packer RJ, Siegel K, Radcliffe JA, Atkins TAJ, D'Angio GD, Schut L (1989) Current management of medulloblastoma – a modest proposal. In Marlin AE (ed) Concepts in pediatric neurosurgery. Vol 9. Basel, Karger, pp 91–109

Die Bedeutung von Operation, kraniospinaler Radiotherapie und Kombinationschemotherapie für die Prognose der Medulloblastome

P. Gutjahr, M. Schwarz, J. Kutzner, J. Bohl, D. Voth

Einleitung

In der Bundesrepublik Deutschland erkranken derzeit etwa 250–300 Kinder unter 16 Jahren an einem Tumor des Zentralnervensystems; von diesen sind 20 % Medulloblastome. Die Fortschritte in der Chemotherapie dieser Grad-IV-Tumoren der hinteren Schädelgrube sind in den vergangenen Jahren nicht so spektakulär gewesen wie in anderen Bereichen der pädiatrischen Onkologie. Dennoch sind die Heilungschancen beträchtlich gestiegen. Dies sollen Behandlungsergebnisse belegen, die nachfolgend dargestellt werden. Sie betreffen 74 Kinder mit der histologischen Diagnose eines Medulloblastoms bzw. primitiven neuroektodermalen Tumors (PNET) am Klinikum Mainz [1] im Zeitraum 1954–1990.

Patienten

Es handelte sich um Kinder im Alter von 3 Monaten bis 17 Jahren, der Altersdurchschnitt lag bei 7 Jahren. Knaben waren doppelt so oft betroffen wie Mädchen. Im ersten Zeitraum, 1954–1979, wurden 39, zwischen 1980 und 1990 33 neuerkrankte Kinder behandelt.

Pathologie

Die Diagnose wurde in allen Fällen durch histologische Untersuchung des Tumors gestellt. Kinder mit der Diagnose eines PNET wurden in diese Auswertung einbezogen.

Therapie

In allen Fällen erfolgte die primäre Operation, meist nach initialer offener Ventrikeldrainage. Bei mehr als 80 % der Kinder gelang es, über 90 % der Tumormasse zu resezieren. Bei allen Kindern im zweiten Behandlungszeitraum wurden mikroneurochirurgische Verfahren eingesetzt. Bei einem Teil der Kinder in dieser Zeit

---

[1] Zwei Kinder wurden nicht behandelt: Eines entwickelte ein Medulloblastom im Spätstadium einer nicht mehr behandlungsfähigen idiopathischen Kardiomyopathie; ein Säugling hatte multiple Fehlbildungen des ZNS neben dem Befund des Medulloblastoms.

wurde auch der Ultraschallaspirator (CUSA) angewendet. Die Operationstechnik folgte standardisierten Vorschriften.

Die Operationsmortalität war in der ersten zeitlichen Gruppe 10 % (Tod innerhalb der ersten 4 postoperativen Wochen), von den 1980–1990 operierten 33 Kindern verstarb keines in der frühen postoperativen Phase.

Im ersten Zeitraum wurde postoperativ eine lokale, später eine kraniospinale Bestrahlung durchgeführt, zwischen 1967 und 1979 mit 60 Gy im Bereich der hinteren Schädelgrube, mit 40 Gy im Bereich des übrigen ZNS, Bestrahlungsdauer 6–8 Wochen. Seit 1960 erfolgte eine systemische zytostatische Behandlung mit Zyklophosphamid, später zusätzlich mit Vincristin und i.th. Methotrexat, seit 1974 mit zusätzlicher Gabe des Nitroseharnstoffderivates CCNU.

1980–1990 wurden die Kinder postoperativ präradiotherapeutisch zytostatisch behandelt, und zwar entweder mit hochdosiertem Methotrexat + Procarbazin + Vincristin (SIOP-Protokoll) oder nach dem Vorschlag der Gesellschaft für Pädiatrische Onkologie mit Procarbazin, Ifosfamid, hochdosiertem Methotrexat, Cisplatin, Etoposid und Zytosin-Arabinosid [1]. Radiotherapeutisch wurden in dieser Zeit 55 Gy im Bereich der hinteren Schädelgrube, 35 Gy am restlichen ZNS appliziert. Bei Kindern unter drei Jahren wurde die Strahlendosis reduziert, z. B. auf 45 Gy im Bereich der hinteren Schädelgrube, auf 25–30 Gy am restlichen ZNS.

Abgesehen von der vor der Tumoroperation gelegten offenen Ventrikeldrainage schlossen weitere Supportivmaßnahmen die Gabe von Dexamethason, eine postoperative, z. T. mehrtägige Hyperventilationsbehandlung sowie seit Ende der 70er Jahre die routinemäßige Anlage eines internen, ventrikulospinalen Shunts ein. Lediglich bei 4 der 33 Patienten wurde eine ventrikuloperitoneale Shuntversorgung notwendig.

Ergebnisse

In der Life-table-Analyse nach Kaplan-Meier ergeben sich für den Zeitraum 1954–1979 rezidivfreie Fünfjahresüberlebensraten von 23 % ($n = 39$) und für den Zeitraum 1980–1990 74 % rezidivfrei überlebende Patienten nach 5 Jahren (Standardabweichung ± 9 %). Dieser Unterschied ist statistisch hochsignifikant. Bei der Auswertung nach Alter und Geschlecht, was wegen der geringen Fallzahl jeweils nur für den Gesamtzeitraum möglich war, ergaben sich günstigere Behandlungsergebnisse für Mädchen als für Knaben und eine höhere Heilungsrate für die Altersgruppe der 9–14jährigen gegenüber den 4–9jährigen.

Bei den ungünstigen Krankheitsverläufen kam es in einem Drittel der Fälle zu Lokalrezidiven, in einem Drittel zu ZNS-Metastasen, in einem weiteren Drittel zur Kombination von Lokalrezidiv und ZNS-Metastasen. Unter den metastatischen Verläufen überwogen die spinalen deutlich gegenüber den supratentoriellen Metastasen.

Rezidive und metastatische Verläufe kamen nach bis zu 6jährigem rezidivfreiem Verlauf vor.

Weder nach Lokalrezidiv noch nach ZNS-Metastasierung war jemals eine dauerhafte Beherrschung der Erkrankung möglich, maximal überlebten diese Kinder

3 Jahre. Spätere Rezidive hatten keine bessere Prognose als frühe, wenn auch der Verlauf bis zum letalen Ausgang protrahierter war.

Trat ein Rezidiv mehr als 2 Jahre nach Erstmanifestation lokal im Bereich der hinteren Schädelgrube auf, wurde meist eine Rezidivoperation angestrebt. Zweitbestrahlungen wurden in allen Fällen vermieden. Das Schwergewicht der Rezidivbehandlung lag somit auf einer gegenüber der Erstbehandlung geänderten Chemotherapie.

Diskussion

Recht einheitlich wird in der Literatur der letzten Jahre eine verbesserte Prognose in der Behandlung der Medulloblastome festgestellt. Die meisten Angaben liegen im Bereich von 45–60 % Fünfjahresheilungen (rezidivfrei) [2–5]. Bei Multicenterstudien sind spezifische Selektionskriterien zu berücksichtigen.

Als besondere Risikofaktoren der Erkrankung gelten eingeschränkte Operabilität, differenzierte Histologie, Vorhandensein von Metastasen bei Diagnosestellung und Alter des Patienten unter 3 Jahren.

Die hier vorgelegten Daten stammen aus einem unselektionierten Kollektiv und aus einer einzelnen Institution. Sie belegen im Vergleich der Ergebnisse in zwei großen Zeiträumen deutlich den Fortschritt in der Behandlung dieses hochmalignen Kleinhirntumors.

Dieser Fortschritt hat ohne Zweifel mehrere Komponenten. Zum einen spielt die Operation eine wesentliche, ihre Radikalität wohl die entscheidende Rolle. Ist das Ausmaß der Tumormassenreduktion geringer als 90 %, so wird die Heilungschance deutlich niedriger. Eine Arbeitsgruppe [6] stellte eine Abhängigkeit im Ausmaß der Tumorresektion von der Erfahrung der jeweiligen Neurochirurgen mit kindlichen Tumoren fest. Vor der eigentlichen Tumoroperation empfiehlt es sich überwiegend, eine offene Ventrikeldrainage anzulegen. Damit bleibt die Frage der definitiven postoperativen eventuellen Shuntversorgung zunächst offen. Es empfiehlt sich jedenfalls nicht, routinemäßig ventrikuloperitoneale Shuntsysteme anzulegen. Zwar gibt es noch keine statistische Analyse darüber, inwieweit diese Maßnahme die Heilungschancen für ein Gesamtkollektiv verschlechtert; Einzelberichte belegen indes, daß ein derartiges Shuntsystem eine peritoneale Metastasierung begünstigen kann.

Zum Behandlungsfortschritt haben weiterhin Verbesserungen in der Radiotherapie beigetragen wie die heute ausschließliche Benutzung von Linearbeschleunigern und auch die computerunterstützten Feldberechnungen. Trotzdem konnte die Strahlendosis jeweils um 5 Gy ohne Einbuße an Heilungschancen reduziert werden.

Die modernen Kombinationschemotherapien sind grundsätzlich hochwirksam, ihr Nutzen ist um so größer, je geringer die postoperative Tumormasse ist. Eine Dauerheilung durch Chemotherapie alleine kann nicht erzielt werden. Unter den gegenwärtig aktuellen Therapieplänen erscheinen die mit „8 Zytostatika an einem Tag“ [7] und die Kombination aus hochdosiertem Methotrexat, Etoposid, Zytosin-Arabinosid, Cisplatin und Ifosfamid als die sinnvollsten und in ihrer Wirkung am besten belegten. Der Anteil der Chemotherapie am Behandlungsfortschritt läßt sich nicht eindeutig belegen, jedoch kann begründet davon ausgegangen werden, daß die kombiniert angewendeten Zytostatika die Heilungsraten um etwa 10 % verbessern. Weitere Behandlungsverfahren neben den genannten haben in der Medulloblastomtherapie derzeit keine Bedeutung.

Eine nicht zu unterschätzende Größe, welche u. E. die Prognose nachhaltig beeinflußt, ist die optimale Abstimmung der Therapieverfahren unter den beteiligten Therapeuten, d. h. die Prognose hängt vermutlich deutlich von der Erfahrung des Behandlungsteams ab.

Literatur

1. Kühl J (1988) Chemotherapie bei Hirntumoren im Kindesalter – Literaturübersicht und Pilotprotokoll. Klin Pädiat 200:214
2. Evans AE, Jenkin RDT, Sposto R et al. (1990) The treatment of medulloblastoma. Results of a prospective randomized trial of radiation therapy with and without CCNU, vincristine, and prednisone. J Neurosurg 75:572
3. Finlay JL, Goins SC (1987b) Brain tumors in children. III. Advances in chemotherapy. Am J Pediatr Hematol Oncol 9:264
4. Harwood-Nash C (1991) Primary neoplasms of the central nervous system in children. Cancer 67:1223
5. Hirsch JF, Renier D, Czernichow P et al. (1979) Medulloblastoma in childhood. Survival and functional results. Acta Neurochir 48:1
6. Albright AL, Wisoff JH, Zeltzer PM et al. (1989) Current neurosurgical treatment of medulloblastomas in children. Pediatr Neurosci 15:276
7. Pendergrass TW, Milstein JM, Geyer JR et al. (1987) Eight drugs in one day chemotherapy for brain tumors: Experience in 107 children and rationale for preradiation chemotherapy. J Clin Oncol 5:1221

Histologische, immunologische und epidemiologische Untersuchungen von 113 Medulloblastomen

J. R. Iglesias-Rozas

Einleitung

Unter den neuroektodermalen hirneigenen Tumoren des Kindesalters sind die Medulloblastome mit einem Anteil von 20 % vertreten (Zülch 1986; Jänisch et al. 1980, 1988). Bezüglich aller Altersgruppen betrug ihr Anteil weniger als 7–8 % (Jellinger und Seitelberger 1970), in unserer Serie von 4041 hirneigenen Tumoren aller Altersgruppe 3,7 %. Die jährliche Inzidenz von histologisch verifizierten Medulloblastomen betrug $5{,}4 \cdot 10^{-6}$ (Clausen et al. 1990).

Im folgenden wird über epidemiologische, histologische und immunhistologische Untersuchungen von Medulloblastomen aller Altersgruppen berichtet.

Material

Es wurden 113 Medulloblastome in den letzten 20 Jahren in West-Berlin (ca. $2 \cdot 10^6$ Einwohnern) beobachtet und die Mehrzahl im Institut für Neuropathologie des Klinikum Steglitz (Direktor Prof. Dr. J. Cervós-Navarro) histologisch und immunologisch untersucht. Die zwei letzten Fälle wurden in Stuttgart 1990–91 diagnostiziert.

Mit Hilfe einer Datenbank wurden 50 histologische Merkmale mit folgenden vier Ausprägungen: „nicht vorhanden, geringgradig, mittelgradig und hochgradig vorhanden“ und weitere 30 z. T. epidemiologische Charakteristika registriert. Bei 58 Tumoren wurden folgende immunhistologische Reaktionen durchgeführt: Antikeratin KL-1, GFAP, LCA, NSE, NF, S-100 und Vimentin.

Ergebnisse

Bei Manifestation des Tumors waren unser jüngster Patient 6 Monate und der älteste 70 Jahre alt. Unter 15 Jahren wurden 81 (72 %) Medulloblastome gefunden. 96 Tumore (85 %) wurden als klassische und 17 (15 %) als desmoplastische Medulloblastome diagnostiziert. 70 (73 %) Fälle mit klassischen und 7 (41 %) mit desmoplastischen Medulloblastomen waren männliche Patienten. In unserer Serie wurden 23 Medulloblastome (20 %) bei Kindern zwischen 4 und 5 Jahren, 10 Fälle (9%) unter einem Jahr gefunden. Zwischen 13 und 15 bzw. 21 und 27 Jahre wurden keine Medulloblastome beobachtet. Nach dem 30. Lebensjahr sind Medulloblastome selten (ca. 12 %). In einer Population von ca. $2 \cdot 10^6$ Einwohnern des ehemaligen West-Berlin wurden zwischen 1966 und 1991 jährlich 1 bis 5 Medulloblastome registriert. In den Jahren 1977, 1978 und 1983 wurden jedoch 10, 32 bzw. 13 Patienten mit Medulloblastomen beobachtet. Wir fanden keine Korrelation dieser regionalen Häufung mit den Geburtsdatum der Patienten. Die Altersverteilung der in den Jahren 1977, 1978 und 1983 diagnostizierten Patienten mit Medulloblastomen zeigt eine für diese Tumorart typische Verteilung.

Histologische Malignitätsmerkmale der übrigen Hirntumore finden sich bei Medulloblastomen selten oder in geringerer Ausprägung: nur 5,5 % bzw. 21 % der Medulloblastome zeigen eine deutliche Zell- und Kernpolymorphie, 4 % deutliche Nukleoli, 10 % einzelne Gefäßanomalien, 6,3 % Gefäßthrombosen, und nur in 45 % bzw. 10 % der Fälle sind typische und atypische Mitosen zu beobachten. In 14 % der Medulloblastome, davon 3 % bei desmoplastischen Formen, konnten minimale lymphozytäre Infiltrate bestätigt werden. In der Tabelle 1 werden die histologischen Unterschiede zwischen klassischen und desmoplastischen Medulloblastomen gezeigt.

Tabelle 1. Histologische Unterschiede zwischen klassischen und desmoplastischen Medulloblastomen (%)

	Histologische Merkmale	Total (113 Fälle)	Klassische (96 Fälle)	Desmoplastische (17 Fälle)
1	Knotige Architektur	56,7	50,5	93,8
4	Diffuse Infiltration	66,7	70,5	43,8
6	Kernreihen	45,9	43,2	62,5
11	Perivaskuläre Zellanordnungen	60,1	63,2	43,7
13	Nekrosen	58,5	61,1	43,7
14	Blutungen	71,1	74,7	50,0
15	Verkalkungen	11,7	13,7	0,0
16	Stroma	63,9	61,1	81,3
18	Gefäßanomalien	62,2	63,2	56,3
26	Längliche Kerne	5,4	6,3	0,0
29	„Ringförmige“ Kernanordnung ohne Lumen	33,3	36,8	12,5
32	Atypische Mitosen	60,3	63,2	7,0

Tumorzellen der Medulloblastome exprimieren neuronale, gliale jedoch auch epitheliale immunhistologische Marker, z. T. innerhalb eines Tumors: GFAP (60 %), Vimentin (50 %), NF (30 %), NSE (15 %), S-100 (30 %) und KL-1 (5 %). Positive Reaktion der Lymphozyten auf LC-Marker wurden bei 17 (20 %) der Medulloblastome beobachtet. 20 % der Tumoren zeigen gleichzeitig positive Reaktionen auf GFAP und NSE oder/und NF.

Diskussion

Übereinstimmend mit Untersuchungen von Schoenberg et al. (1976) und Clausen et al. (1990) betrug die jährliche Inzidenz der Medulloblastome in West-Berlin, mit Ausnahme des Jahreszeitraumes 1977–78 und des Jahres 1983, 2–5 Neuerkrankungen pro $2 \cdot 10^6$ Einwohner. Jedoch ist eine genaue Interpretation der regionalen Häufung der Medulloblastome West-Berlins innerhalb dieser Zeiträume sehr schwierig. Die untersuchten Patienten wurden in 3 bzw. 5 neurochirurgischen Kliniken operiert. Die Medulloblastome wurden in verschiedenen pathologischen Instituten histologisch diagnostiziert und teilweise retrospektiv ohne vorhandene Krebsregister zusammengefaßt. Ungenauigkeiten bezüglich der Inzidenz konnten somit entstehen. Jedoch sind nach unserer Meinung die Häufungen als nicht zufällig anzusehen. Andererseits konnten Expositionen oder Umwelteinflüsse in diesen Zeitspannen nicht bestätigt werden. Eine Korrelation zwischen Häufungen und Geburtsdatum der Patienten wurde nicht gefunden. Die Altersverteilung der diagnostizierten Patienten mit Medulloblastomen entspricht den Erwartungen aus früheren Jahren. Eine Häufung der Medulloblastome bei den in den Monaten September–Dezember geborenen Kindern, die Yamakawa et al. (1979) und Manshande et al. (1985) postulieren, konnten wir nicht bestätigen. Für die klinische Manifestation der Medulloblastome, unabhängig von Entstehungsmechanismen der Tumore, könnten exogene Faktoren wie Wetterveränderungen oder andere Umwelteinflüsse bedeutend sein. Epidemiologische Studien und Krebsregister für Hirntumoren sind notwendig, um solche Zusammenhängen näher zu untersuchen (Becker 1991).

Die histologischen Malignitätsmerkmale werden bei desmoplastischen Medulloblastomen seltener oder mit geringgradiger Ausprägung als bei den klassischen beobachtet. Desmoplastische Tumore haben dementsprechend eine bessere Prognose als klassische Medulloblastome (Russell u. Rubinstein 1989):

Immunhistologisch wurden keine deutlichen Unterschiede zwischen klassischen und desmoplastischen Medulloblastomen festgestellt. 20% der Medulloblastome zeigen gleichzeitig positive Reaktionen auf GFAP und NSE oder/und NF, so daß Anteile der Tumorzellen sich teils als gliale, teils als neuronale Elemente differenzieren lassen (Russell u. Rubinstein 1989). Höchstwahrscheinlich weisen gleiche Tumorzellen einzelner Medulloblastome gleichzeitig astrogliale und neuronale immunologische Differenzierungen auf. Weitere Studien sind jedoch erforderlich.

Literatur

1. Becker N (1991) Regionale Häufungen von Krebsfällen. Eine Bewertung aus epidemiologischer Sicht. Dt Ärztebl 88/43:2411–2415
2. Clausen N, Garwics S, Glomstein A, Jonmundsson G, Kruus S, Yssing A (1990) Medulloblastoma in nordic children. I. Incidence and mortality. Acta Pediatr Scand Suppl 371:5–11
3. Jänisch W, Schreiber D, Gerlach H (1980) Tumoren des Zentralnervensystems bei Föten und Säuglingen. Fischer, Jena
4. Jänisch W, Schreiber D, Güthert H (1988) Tumoren des Nervensystems. Gustav Fischer, Stuttgart, S 172–182
5. Jellinger K, Seitelberger F (1970) Zur Neuropathologie der Hirngeschwülste im Kindesalter. Wien med Wschr 120:855–861
6. Manshande J-P, Tornout JV, Coppens M, Casaer P (1985) Seasonal variation in incidence of cerebellar medulloblastoma. Brain Dev 7:525–526

7. Russell DS, Rubinstein LJ (1989) Pathology of tumor of the nervous system. Arnold, London, pp 251–279
8. Schoenberg BS, Schoenberg DG, Christine BW, Gómez NR (1976) The epidemiology of primary intracranial neoplasms of childhood. Mayo Clin Proc 51:51–56
9. Yamakawa Y, Fukui M, Kinoshita K, Ohgami S, Kitamura K (1979) Seasonal variation in incidence of cerebellar medullobastoma by month of birth. Fukuoka Igaku Zasshi (Fukuoka) 70:295–300
10. Zülch KJ (1986) Brain tumors. Their biology and pathology. Springer, Berlin Heidelberg New York Tokyo, pp 324–336

Mutismus nach Operation eines Kleinhirnmedulloblastoms

E. Herb, U. Thyen

Einleitung

Bekanntermaßen gibt es unterschiedliche Formen und Ätiologien des Mutismus. Hier soll berichtet werden über eine bislang recht wenig beachtete Erscheinungsweise des Mutismus, deren ätiologische Natur noch reichlicher Klärung bedarf.

Kasuistik

Männlich, 9 J.: Seit 6. Lj. rezidivierende Kopfschmerzen. Mit 8¾ J. erstmals Erbrechen im Rahmen einer Kopfschmerzattacke. Zunehmend depressive Stimmungslage. Bef.: beidseitiges Papillenödem, diskrete Fazialisparese links; geringe Hemiparese rechts bei seitengleich mittellebhaften Muskeleigenreflexen und fehlenden Pyramidenbahnzeichen. Ungestörte Sensibilität. Geringe rechtsbetonte Ataxie. CCT: primär hyperdense, KM-enhancende Raumforderung mit kleinen Kalkeinlagerungen im Bereich des Kleinhirnwurms mit Kompression des 4. Ventrikels sowie konsekutiver Aufweitung der Seitenventrikel und des 3. Ventrikels (Abb. 1). OP: Subtotale Tumorentfernung bis in das Niveau der Rautengrube, hier Verschorfung infiltrierender Tumorrestanteile mit dem CO_2-Laser. Histolog.: Medulloblastom WHO IV°. 5 Tage postoperativ Beginn der Chemotherapie, Bestrahlung der kraniospinalen Achse 5 Monate postoperativ. Computer- und kernspintomographisch kein eindeutiger Tumorrest (Abb. 2).

Auffallenderweise kam es nach der Operation zu einem kompletten Sprachverlust. Der Junge war zunächst noch etwas apathisch, nach wenigen Wochen aber voll attent. Bei ungestörtem Sprachverständnis waren lediglich Wimmer- und Stöhnlaute zu registrieren. Nach etwa 10 Wochen konnten langsame, überdeutliche und fehlerfreie, jedoch lautlose Artikulationsbewegungen beobachtet werden. Zu diesem Zeitpunkt hatte der Junge unter großer Anstrengung eine tönende, aber nicht modulierbare Stimme. Die kaudale Hirnnervengruppe und die Phonationsorgane waren intakt. Allmählich kam es zu mühsamen Artikulationen mit tiefer, kloßiger Stimme. Mit logopädischer Behandlung konnte der Junge etwa 6 Monate nach der Operation wieder normal sprechen.

Diskussion

Nach Operationen der hinteren Schädelgrube auftretende Sprechstörungen im Sinne einer Dysarthrie sind keine Seltenheit. Mutismus hingegen, d. h. ein kompletter Sprachverlust, ist ein eher ungewöhnlicher Befund. Zum einen kann Mutismus rein funktioneller Natur sein im Rahmen bestimmter psychiatrischer Erkrankungen wie Autismus oder anderer Psychosen. Der organisch bedingte Mutismus im engeren Sinne kommt in dem Syndrom des akinetischen Mutismus zur Ausprägung, der frontalen oder mesenzephalen Ursprungs sein kann. Bei dem

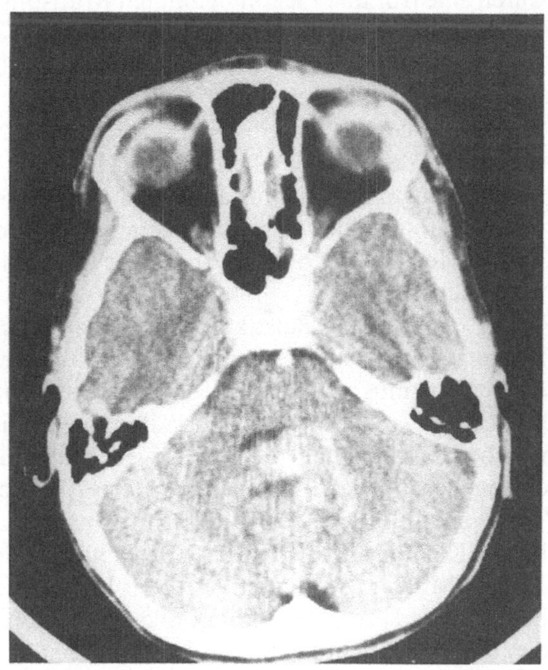

Abb. 1. Präoperatives CCT mit KM

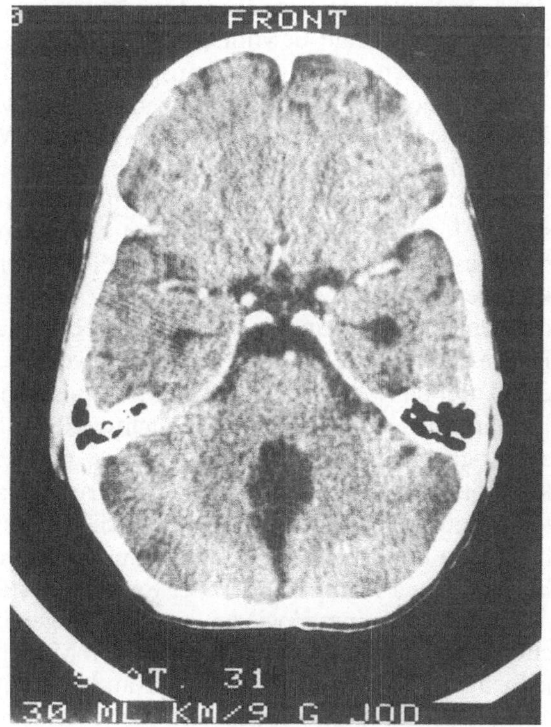

Abb. 2. 2 Monate postoperativ durchgeführtes CCT mit KM

durch eine frontale Läsion bedingten Mutismus, der hyperpathischen Form, sind die Patienten wach und weisen keine Störung der Pupillo- und Okulomotorik auf. Eine mesenzephale Läsion führt zu der apathischen Form des Mutismus, der meist mit Blickparesen und Pupillenstörungen verbunden ist. Segarra [8] hat das klinische Bild des apathischen akinetischen Mutismus als das „Syndrom der mesenzephalen Arterie" beschrieben. In weiterem Sinne werden unter dem organisch bedingten Mutismus auch eine komplette Broca-Aphasie oder ein Sprachverlust infolge einer Läsion des supplementären motorischen Kortex der dominanten Hemisphäre bzw. infolge einer bilateralen Pharynx- oder Stimmbandlähmung subsumiert.

Der in unserer Kasuistik beschriebene Sprachverlust ist keiner der oben angeführten Ätiologien zuzuordnen. Es gibt einige Hinweise dafür, daß es sich um einen Mutismus rein zerebellären Ursprungs handelt. So erwähnen Hirsch et al. [3] in ihrer Darstellung der Behandlungsergebnisse von Medulloblastomoperationen bei Kindern den postoperativen Mutismus, ohne allerdings näher darauf einzugehen. Rekate und Mitarbeiter [7] berichten über 6 Kinder mit großen Tumoren im Bereich des Kleinhirnwurms und akuter postoperativer Schädigung beider Kleinhirnhemisphären mit nachfolgendem 3 Wochen bis 3 Monate dauerndem Mutismus. In einer Serie von 152 Operationen der hinteren Schädelgrube beobachtete Humphreys [5] 5 Fälle mit postoperativem Mutismus. Ergänzt werden diese Beobachtungen durch Ferrante et al. [1] und Yonemasu (zitiert bei [5]) mit entsprechenden Kasuistiken.

Allen Fällen ist gemeinsam, daß es sich um große Mittellinientumore der hinteren Schädelgrube handelt, die fast immer bis an einen oder beide laterale Recessus des 4. Ventrikels heranreichen. Eine Miteinbeziehung der Kleinhirnhemisphären ist inkonstant. Eine Bewußtseinsstörung und über die präoperativ bestehenden neurologischen Störungen hinausgehende Ausfälle fehlen.

Der Läsionsort – hemisphäral vs. vermal – wird kontrovers diskutiert. Lange Zeit wurde die These von Holmes [4], der im 1. Weltkrieg Patienten mit Schußverletzungen der hinteren Schädelgrube untersuchte und die dabei auftretenden Sprachfunktionsstörungen dem Kleinhirnwurm zuordnete, kaum in Frage gestellt. Fraioli und Guidetti [2] sahen nach stereotaktischer Läsion des Nucleus dentatus bei 50 Patienten in zwei Fällen einen 1 bzw. 3 Monate anhaltenden kompletten Sprachverlust. Lechtenberg und Gilman [6] fanden bei kleinhirnbedingten Sprechstörungen autoptisch überwiegend eine Schädigung der oberen Hälfte der linken Kleinhirnhemisphäre, woraus sie auch für den Kleinhirnbereich eine Lateralisation der Sprachfunktion postulierten. Die nicht dominante rechte Großhirnhemisphäre spielt eine wichtige Rolle bei der Verarbeitung nonverbaler akustischer Stimuli sowie bei der Erfassung der Sprachmelodie. Da die Hauptkomponenten der zerebellären Dysarthrie sich auf die Prosodie beziehen, äußerten diese Autoren die Vermutung, daß die mit der nichtdominanten rechten Großhirnhälfte in Verbindung stehende linke Kleinhirnhälfte hauptsächlich für diese harmonischen Komponenten der Sprache zuständig ist.

Zudem wird immer wieder eine psychogene Verursachung bzw. Mitverursachung des hier zur Diskussion stehenden Mutismus ventiliert. Unseres Erachtens jedoch steht seine organische Natur außer Zweifel. Diese Form des Mutismus ist als Extremform der zerebellären Dysarthrie, nämlich als eine völlige Anarthrie, zu betrachten. Im Sinne einer „phonetischen Disintegration“ besteht eine Unfähigkeit, die Bewegungen der Phonationsorgane zu koordinieren. Gerade auch die Dysarthrie in der Rückbildungsphase der Störung spricht für eine organische Genese.

Topodiagnostisch legt die These der kompletten Anarthrie eine Funktionsstörung des Neocerebellum nahe, das für die Abstimmung der Feinmotorik zuständig ist.

Bekanntlich zählen zum Neocerebellum die Kleinhirnhemisphären sowie mittlere Wurmanteile, so daß sich die Kontroverse um einen hemisphäralen oder vermalen Läsionsort auflöst.

Literatur

1. Ferrante L et al. (1990) Mutism after posterior fossa surgery in children. J Neurosurg 72:959–963
2. Fraioli B, Guidetti B (1975) Effects of stereotactic lesions of the dentate nucleus of the cerebellum in man. Appl Neurophysiol 38:81–90
3. Hirsch JF et al. (1979) Medulloblastoma in childhood. Survival and functional results. Acta Neurochirurgica 48:1–15
4. Holmes G (1917) The symptoms of acute cerebellar injuries due to gunshot injuries. Brain 40:461–535
5. Humphreys RP (1989) Mutism after posterior fossa tumor surgery. Concepts Pediatr Neurosurg 9:57–64
6. Lechtenberg R, Gilman S (1978) Speech disorders in cerebellar disease. Annals of Neurology 3:285–290
7. Rekate HL et al. (1985) Muteness of cerebellar origin. Arch Neurol 42:697–698
8. Segarra JM (1970) Cerebral Vascular Disease and Behavior. Arch Neurol 22:408–418

Welches ist die beste Behandlung der Kraniopharyngeome?

P. Gutjahr, C. Glagau

Einleitung

Kraniopharyngeome, d. h. histologisch benigne, dysontogenetische supratentorielle Mittellientumoren, sind Fehlbildungen (der Rathke-Tasche) und Tumoren zugleich. Sie sind keine Hirntumoren i.e.S., werden aber aus topographischen Gründen unter den ZNS-Tumoren abgehandelt. Die Literatur zur Therapie dieser Tumoren ist in der Pädiatrie spärlich, weil in erster Linie der Operateur gefragt zu sein scheint. Nachdem sich aber zeigt, daß es Radikaloperation mit dauerhafter Heilung überwiegend nicht gibt, daß andererseits nach (meist) subtotaler Operation mit oder ohne nachfolgende Bestrahlung 30 % der Patienten Spätfolgen aufweisen, die ein Ausmaß haben, daß es diesen Patienten nicht möglich ist, später ein selbständiges Leben zu führen, gilt es, die Behandlung zu überdenken. Hierzu mögen die Erfahrungen hilfreich sein, die in der Behandlung von 36 Kindern (unter 362 primären ZNS-Tumoren, entsprechend 10 %) an der Universitätskinderklinik Mainz zwischen 1966 und 1990 gewonnen wurden. Danach sind, je nach Situation, unterschiedliche therapeutische Vorgehensweisen möglich und sinnvoll, d. h. die optimale Therapie eines Kraniopharyngeoms ist die individualisierte.

Patienten

In 24 Jahren (1966–90) wurden 36 Kinder mit der Diagnose eines Kraniopharyngeoms behandelt. Das Alter der Kinder lag zwischen 2 und 17 Jahren. Klinisch hatten sie sich mit allgemeinen Hirndruckzeichen, zerebralen Anfällen oder endokrinologischen Auffälligkeiten präsentiert.

Behandlung

Nach interdisziplinärer Diskussion des individuellen Patienten erfolgte eine von 4 Therapien:

1. Primäre Operation mit der Absicht der Radikalexstirpation des Tumors;
2. Restriktive Operation, Teilresektion, nachfolgende Radiotherapie, ggf. nach größerem zeitlichen Intervall;
3. Primäre Radiotherapie;
4. Zunächst abwartendes Verhalten mit engmaschiger Befundkontrolle.

Von den 36 Kindern wurden 27 am Kraniopharyngeom operiert, 20 bestrahlt, 12 wurden ausschließlich operiert, 5 ausschließlich bestrahlt, 15 wurden sowohl operiert als auch bestrahlt, vier erhielten bislang keinerlei Tumortherapie. Von den 27 operierten Kindern hatten 8 eine Totalexstirpation des Tumors; 19mal erfolgte eine Teilexstirpation (davon 2mal lediglich eine Zystenpunktion und -aspiration).

20 Kinder wurden bestrahlt, und zwar mit 60 Gy (n = 10), 50 Gy (n = 9) bzw. 40 Gy (n = 1); Dauer der Therapie 6–7 Wochen bei 17 Kindern, geringfügig mehr oder weniger bei n = 3.

5 der Kinder erhielten eine Radiotherapie als einzige Therapie am Tumor, bei 15 erfolgte die Radiotherapie als postoperative Maßnahme.

Ergebnisse

Als Resultat dieser langjährigen Strategie, der die möglichst individualisierte Therapie als Ziel der bestmöglichen Behandlung zugrunde liegt, ergibt sich: 32/36 Kinder überleben nach 1–25 Jahren, davon 11 mehr als 10 Jahre und 8 Kinder 5–10 Jahre rezidivfrei, 13 weniger als 5 Jahre nach Diagnose. 4/36 (= 11 %) sind verstorben, u. a. an einem Sekundärmalignom bzw. im Rahmen eines generalisierten zerebralen Anfalls. Postoperative Todesfälle kamen nicht vor. Bei der Aufschlüsselung der Ergebnisse je nach durchgeführter Therapie resultieren folgende Daten:

Die nachtherapeutischen Probleme, insbesondere hypophysäre Defizienzen und zerebrale Anfälle sollen hier nicht weiter analysiert werden. Sie sind Gegenstand einer separaten Auswertung.

Diskussion

Die Literatur zur Therapie der Kraniopharyngeome ist erstaunlich arm an pädiatrischen Arbeiten. Der Grund hierfür mag darin zu suchen sein, daß es sich um histologisch benigne Tumoren handelt, die in erster Linie einer operativen Behandlung zuzuführen sind.

Erst in einer für eine Radikaloperation unmöglichen Situation oder bei Rezidiven wurden sodann auch die Möglichkeiten einer Radiotherapie geprüft.

Jedoch gibt die Tatsache, daß die Operationen offenbar zu beträchtlichem Teil nicht folgenlos überstanden werden (Tomita 1988; Fischer et al. 1990) Anlaß,

Tabelle 1.

Überlebende	absolut	%	über 10 J	5–10 J	unter 5 J
Therapie:					
OP alleine	10/12	83	2	5	3
Radiother.	4/5	80	2	1	1
OP + Rad.ther.	14/15	93	6	7	1
Keine Ther.	4/4	100	–	1	3

die Therapie der Kraniopharyngeome zu überdenken, wenn generell die primäre Operation und erst für Rezidive die Radiotherapie empfohlen wird bzw. für Patienten mit Resttumor nach OP.

In historischen, aus den 20er und 30er Jahren stammenden Arbeiten wird die Rate Überlebender nach Operation alleine mit 20% nach 2–31 Jahren angegeben. Bloom et al. (1990) sahen 22% der Patineten nach alleiniger, „radikaler" Operation tumorfrei nach 1–10 Jahren, während es 73 % nach restriktiver Operation mit nachfolgender Radiotherapie waren. Fischer et al. (1990) berichten über vier Rezidive bei sieben lediglich operierten Kindern, während es unter 27 „konservativ" operierten Kindern mit Nachbestrahlung lediglich zwei waren. Nach Tomita (1988) ist nach „radikaler" Operation dennoch in 15–50% mit Rezidiven zu rechnen.

Aus diesen Arbeiten können verschiedene Folgerungen gezogen werden:

1. Radikale Kraniopharyngeomoperationen sind deutlich weniger oft erzielt worden als von den verschiedenen Operateuren selbst nach dem Eingriff vermutet.
2. Da der Anteil der präoperativ für radikal operabel gehaltenen Tumoren ohne Zweifel noch höher liegt, sollte zukünftig eine wesentlich strengere Indikation zur Operation der Kraniopharyngeome gestellt werden, denn der Eingriff hinterläßt in bis zu 30% Spätfolgen im psychisch-intellektuellen Bereich, die es den Patienten später weitgehend unmöglich machen, sich selbst zu versorgen und ein aktives Leben zu führen.
3. Dieses Vorgehen einer restriktiveren Handhabung der Indikationsstellung zur Operation der Kraniopharyngeome bedeutet keine Einbuße an Heilungschancen, da – wie die Literatur ausweist – ohnedies die Mehrzahl der Kinder einer postoperativen Radiotherapie bedarf und danach gute Heilungschancen besitzt. Primär nicht radikal operable Tumoren sollten daher nicht operiert werden, da sie ohnehin nachbestrahlt werden müssen und den Kindern somit der Eingriff mit seinen potentiellen Folgen erspart werden kann.
4. Nur bei höchstwahrscheinlich oder sicher radikal operablen Kraniopharyngeomen sollte die primäre OP erfolgen, im Bemühen, evtl. gänzlich auf eine Bestrahlung verzichten zu können. Bei Unsicherheiten bzgl. der Radikalität des Eingriffes dürften heute engmaschige MRT-/CT-Kontrollen ausreichend Sicherheit bieten, ein Rezidiv frühzeitig aufzudecken; bis dahin kann postoperativ jedenfalls zugewartet werden.
5. Eine weitere therapeutische Variante ist angesichts der guten Kontrolluntersuchungsmöglichkeiten mit den modernen bildgebenden Verfahren das primär abwartende Verhalten, wenn der Tumor inzidentell gefunden wurde oder anläßlich einer Diagnostik wegen endokrinologischer Besonderheiten, wegen eines einmaligen zerebralen Anfalls oder ähnlicher Probleme. Betont sei, daß dieses Vorgehen nicht ohne Risiken ist und streng individualisiert erwogen werden kann, aber noch keine Regelbehandlung darstellt.

Aus der Erfahrung mit 36 Kraniopharyngeompatienten im Kindesalter läßt sich aus unserer Sicht sagen, daß im Einzelfall jede der gewählten 4 Vorgehensweisen:

- Primäre Operation;
- Primäre Radiotherapie;

- Primäre Operation, nachfolgend Radiotherapie (ggf. nach zeitlich unterschiedlichem Intervall, das z. B. auch mittels der Kontrolluntersuchungen in CT/ MRT bestimmt werden kann);
- Primär abwartendes Verhalten (ausgewählte Einzelfälle), dessen Vorteil in einer Verschiebung möglicher Spätfolgen nach Operation und Radiotherapie liegt;

die für das jeweilige Kind beste Therapie sein kann. Welche der Therapien im Einzelfall zu wählen ist, bedarf der sorgfältigen Diskussion in einem mit dieser Krankheit vertrauten Kreis von Onkologen und Neuropädiatern, um einerseits die größtmöglichen Heilungschancen wahrzunehmen, andererseits die Spätfolgen möglichst minimal zu halten.

Literatur

Bloom HJG, Glees J, Bell J (1990) The treatment and long-term prognosis of children with intracranial tumors: A study of 610 cases, 1950–1981. Int J Radiat Oncol Biol Phys 18:723

Fischer EG, Welch K, Shillito J (1990) Craniopharnygiomas in children. Long-term effects of conservative surgical procedures combined with radiation therapy. J Neurosurg 73:534

Tomita T (1988) Management of craniopharyngiomas in children. Pediatr Neurosci 14:204

Operative Indikation und Ergebnisse bei 18 endophytisch-intraaxialen Hirnstammtumoren im Kindesalter

J. Behnke, H.-J. Christen, F. Hanefeld, E. Markakis

Patientengut

In den letzten Jahren operierten wir 18 Kinder und zehn Erwachsene an endophytisch-intraaxial wachsenden Hirnstammtumoren. Die Tumoren lagen hauptsächlich in der Pons oder Medulla oblongata, in einigen Fällen auch im Thalamus oder Mesenzephalon. Alle anderen, primär nicht endophytischen Tumoren, die nur in den Hirnstamm einwuchsen, oder aber Tumoren, deren ausschließliche oder überwiegende Lage außerhalb der Achse war, wurden aus dieser Serie ausgeschlossen.

Das jüngste Kind war 2, das älteste 15 Jahre alt, 10 Kinder waren männlich, 8 weiblich. Die Krankheitsdauer vor Stellung der Diagnose war bei den Kindern deutlich kürzer als bei den Erwachsenen: Mehr als 50 % der Kinder hatten eine Anamnese von weniger als 3 Monaten, die durchschnittliche Symptomdauer lag bei 10 Monaten. In der Erwachsenengruppe, die wir bei den Untersuchungen zum Vergleich heranzogen, lag das Alter der Patienten zwischen 25 und 58 Jahren, in der Gruppe waren 4 Frauen und 6 Männer; die durchschnittliche Symptomdauer vor Stellung der Diagnose lag bei 36 Monaten.

Tumorlokalisation

Die Tumoren lagen bei 3 Fällen im Thalamus, in weiteren 2 Fällen im Bereich des Mesenzephalons oder der Regio quadrigemina. Meistens fanden wir ein Tumorwachstum in der Pons (13 Kinder oder 72 %), gefolgt von der Lokalisation in der Medulla oblongata (9 Kinder oder 50 %). Ein Wachstum nach lateral mit Infiltration der Pedunkel fanden wir bei 8 Kindern (44 %), bei weiteren 4 Kindern sahen wir eine Tumorinvasion in das obere Zervikalmark. In der Erwachsenengruppe war die Patientenverteilung hinsichtlich der Tumorzuordnung zur Pons oder Medulla umgekehrt, 50 % hatten ein Tumorwachstum in der Pons und 70 % in der Medulla.

Operativer Zugang und intraoperatives Vorgehen

Als operativen Zugang wählten wir in den meisten Fällen eine mediale Inzision in der Rautengrube, die von funktionserhaltener Sicht durch Schonung des im Hirnstamm befindlichen Kernnetzwerkes offenbar der beste Zugang ist. Nur

B. Köhler, R. Keimer (Hrsg.)
Aktuelle Neuropädiatrie 1991

wenn der Tumor lateralisiert war und in die Pedunkel einwuchs, führten wir, wie bei einem 8 Jahre alten Mädchen mit einer großen Raumforderung im rechten Anteil der Pons, eine laterale Inzision durch. Entsprechend der Tumorlokalisation und Tumorausdehnung führten wir bei 10 Kindern (55,6%) eine mediale Inzision durch, eine laterale in 5 Fällen (27,8%).

Die oberflächlichen Schichten am Boden der Rautengrube eröffneten wir mit dem Laser. Das Opfern einzelner Gefäße der Corona verursacht keine speziellen postoperativen Ausfälle; dennoch schonten wir größere Äste. Nach Tumordarstellung wurde mit dem Ultraschallzertrümmerer der Tumor von innen her ausgeräumt und verkleinert, schließlich wurde am Tumorrand wieder der Laser eingesetzt. Ernste intraoperative Komplikationen fanden wir bei Manipulationen an den oberflächlichen Schichten im Bereich des pontomedullären Überganges: Hier traten hypertensive Reaktionen bis zu 250–300 mm Hg auf, Bradykardien (30–40/min) oder kurze Asystolien ein. Bei der präoperativen Beurteilung bestehender sensibler oder motorischer Läsionen hat sich die Ableitung von SSEPs und magnetisch evozierten Potentialen bewährt. Ein intraoperatives SSEP-Monitoring ist jedoch nicht zuverlässig. AEPs waren gelegentlich hilfreich, wenn der Tumor die Pedunkel infiltrierte.

Bei den Kindern mit Thalamusgliomen führten wir eine Operation nach stereotaktischem „guiding" von einer funktionell günstigen Stelle, in der Regel von parietodorsal aus, durch.

Operative Radikalität

Eine radikale Operation (mehr als 80% Tumorresektion) konnte bei 11 Kindern (61%) erreicht werden, eine Teilresektion (50–70%) bei 4 Kindern (22%). Bei weiteren drei Kindern konnten nur kleinere Tumoranteile entfernt werden. Hierbei handelte es sich um niedriggradige Astrozytome harter Konsistenz, die infiltrativ wuchsen und nicht vom umgebenen normalen Hirnstammgewebe getrennt werden konnten. Nicht gefunden werden konnten para- und intratumorale Zysten. Alle Tumoren waren solide, jedoch unterschiedlich in der Konsistenz entsprechend ihrer Histologie. Bei den Erwachsenen konnten wir mit vergleichbarer Radikalität operieren (60, 20 bzw. 10%).

Tumorhistologie

Bei der histopathologischen Untersuchung fanden wir bei den Kindern überwiegend Astrozytome (13 Fälle, 72,2%), die Hälfte von diesen (7 Fälle, 38,9%) waren Astrozytome Grad-I, in drei Fällen lag ein Grad-II- und in weiteren drei Fällen ein Grad-III-Astrozytom vor. Bei den restlichen Tumoren handelte es sich bei jeweils zweien um Oligodendrogliome und Ependymome, bei einem um ein Angiom. Eine ähnliche Verteilung fanden wir auch in der Erwachsenengruppe, auch hier nahmen den größten Teil (70%) die Astrozytome ein.

Postoperatives Vorgehen

Alle Kinder mit einem Tumor Grad III oder Grad IV bekamen postoperativ eine Radio- und Chemotherapie. Bei einem der ersten Kinder aus dieser Serie wurde trotz diagnostizierten Grad-I-Astrozytoms aufgrund der inkompletten Tumorexzision eine Radiatio durchgeführt. In der Erwachsenengruppe wurde eine postoperative Strahlentherapie, jedoch keine Chemotherapie bei Patienten mit Grad-III- und Grad-IV-Tumoren durchgeführt.

Präoperative Störungen

Bei den Kindern waren die häufigsten präoperativen Symptome pyramidale Störungen (16 Fälle, 88,9 %), Ataxie (14 Fälle, 77,8 %), gefolgt von Hirnnervenausfällen. Hier fanden sich bevorzugt Störungen an den kaudalen Hirnnerven (9 Fälle, 50 %), Fazialisparesen (8 Fälle, 44,4 %) und Abduzensparesen (7 Fälle, 38,9 %). Läsionen höher gelegener Kerngebiete fanden wir nicht. Ähnliche Verhältnisse fanden sich in der Erwachsenengruppe.

Postoperative Zustände

Postoperativ fanden wir bei den meisten unserer Patienten zunächst eine vorübergehende Zunahme der präoperativen Symptome, besonders bei den pyramidalen Läsionen, Fazialisparesen und Blickparesen. Diese Verschlechterung bestand über zwei bis drei Monate, gelegentlich über sechs Monate. Nachfolgende Untersuchungen zeigten ein befriedigendes Ergebnis; eine weitere Verbesserung war bei den Kindern noch nach über einem Jahr postoperativ zu verzeichnen.

Zwei unserer Patienten verstarben kurz nach der Operation: ein 5 Jahre alter Junge mit einem Ponsastrozytom Grad I am ersten postoperativen Tag und ein 25 Jahre alter Mann aus der Erwachsenengruppe mit einem Astrozytom Grad II der Pons und Medulla oblongata. Beide Patienten hatten präoperativ schwerwiegende Veränderungen der SSEPs, Atemstörungen und zunehmende Lähmungen der kaudalen Hirnnerven. Das Kind war postoperativ in der ersten Nacht wach und ansprechbar und hatte keine zusätzlichen Störungen, verglichen mit dem präoperativen Befund. Es starb plötzlich infolge eines generalisierten Hirnstammödems. Die Tumorextirpation war bei diesem Kind schwierig und inkomplett; der Tumor war hart und infiltrierte den Hirnstamm. Der junge Mann, der aufgrund rezidivierender Aspirationspneumonien bereits präoperativ tracheotomiert werden mußte, verbesserte sich postoperativ nicht und starb Wochen später an pulmonalen Problemen.

Zusammenfassung

Wir denken, daß Patienten mit endophytisch intraaxialen Hirnstammtumoren mit schwerwiegenden Veränderungen der SSEPs, mit zunehmenden neurologischen Ausfällen, insbesondere mit progressiven Atemlähmungen und Hirnnervenausfällen nicht operiert werden sollten. Für die Indikation zur Operation ist nicht die Größe des Tumors, sondern die präoperative Symptomatik entscheidend.

Maligne Hirntumoren im Kindesalter. Ultraschallgesteuerte Operation und perioperative TCD-Überwachung

P. Sanker, R. Lehrke, K.E. Richard, B. Roth

Einleitung

Aufgrund neuer intra- und perioperativer Methoden kann die neurochirurgische Entfernung maligner Tumore zwar weitgehender, schonender und sicherer erfolgen, bleibt aber dennoch in der Regel nur eine palliative Maßnahme.

Patienten und Methode

Im Zeitraum 1951–1990 wurden in der Neurochirurgischen Universitätsklinik Köln 557 Kinder im Alter bis zu 14 Jahren an Hirntumoren operiert. Die Größe des Patientengutes entspricht den Zahlen größerer Zentren [2, 4].

Rechnet man die invasiv wachsenden und aufgrund ihrer Lokalisation nicht radikal entfernbaren Gliome zu den Malignomen, beträgt ihr Anteil über 50% (n=288).

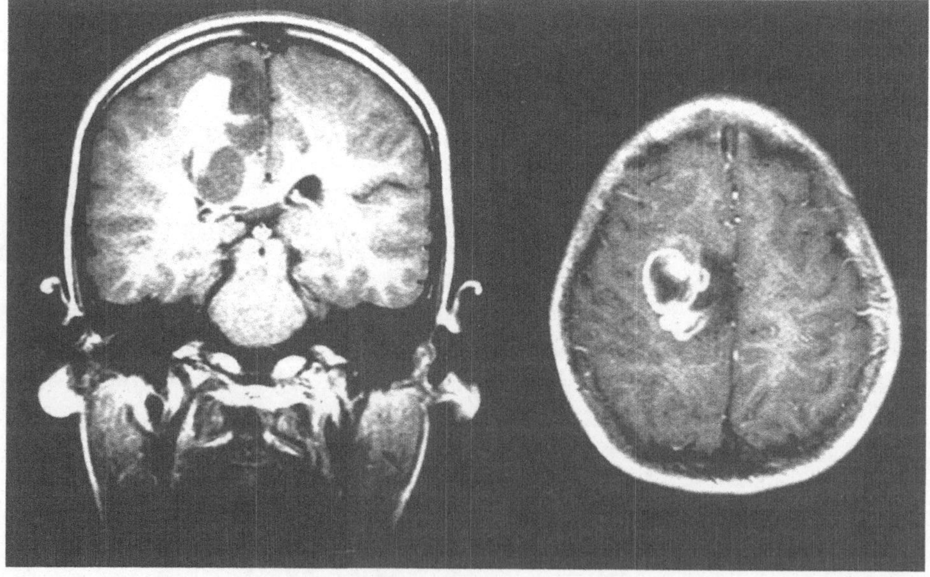

Abb. 1. C., I., ml., 11 J. MP: Pilozytisches Astrozytom rechts parietal in der Zentralregion

Die intraoperative Ultraschallbildgebung (US) erfolgte mit einem 5- bzw. 7,5-MHz-Sektor-Scanner der Firma Kontron-Instruments (Basel). Die Beschallung wurde transdural und nach Duraeröffnung durchgeführt, gegebenenfalls auch über die große Fontanelle. Für die transkranielle Dopplersonographie (TCD) gelangte das Gerät TC 2000 S (EME) zur Anwendung. Die Untersuchungen erfolgten transtemporal mit einer Ausgangsfrequenz von 2 MHz.

Ergebnisse und Diskussion

Die intraoperative Anwendung des Ultraschalls bei neurochirurgischen Operationen wurde in den USA bereits vor 10 Jahren beschrieben [3]. In Deutschland

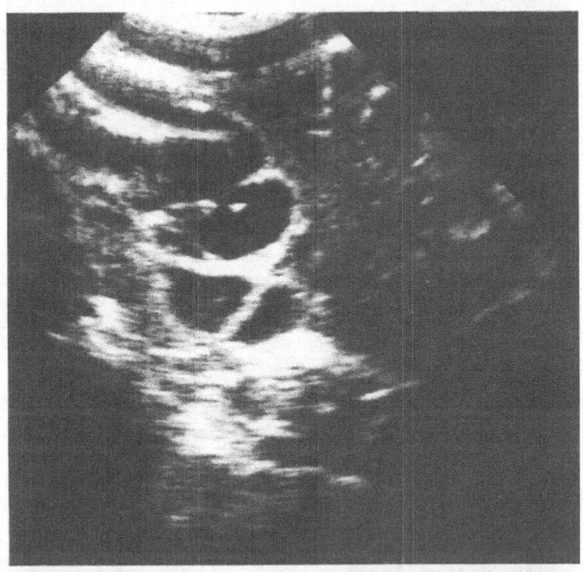

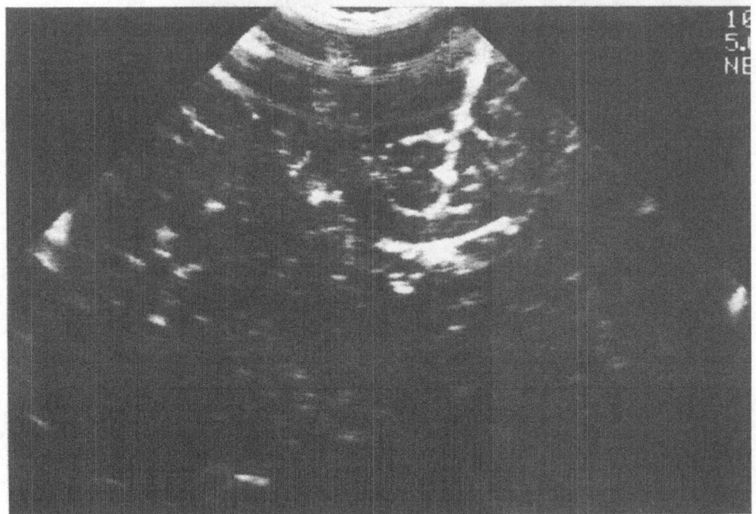

Abb. 2a, b. Patient wie in Abb. 1. **a** Intraoperative Ultraschalldarstellung des zystischen Tumors mit 5-MHz-Sektor-Scanner. **b** Postoperative Kontrolle nach vollständiger Tumorresektion

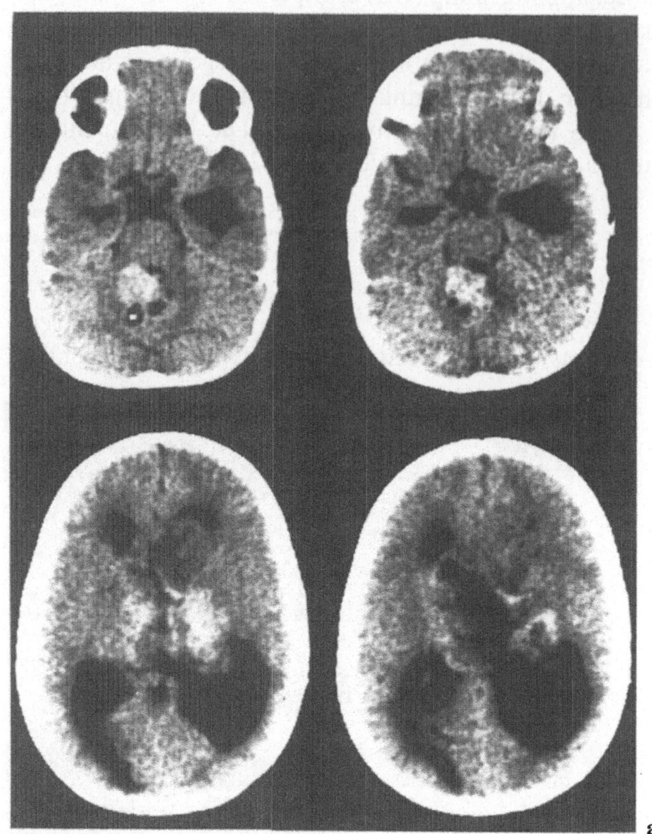

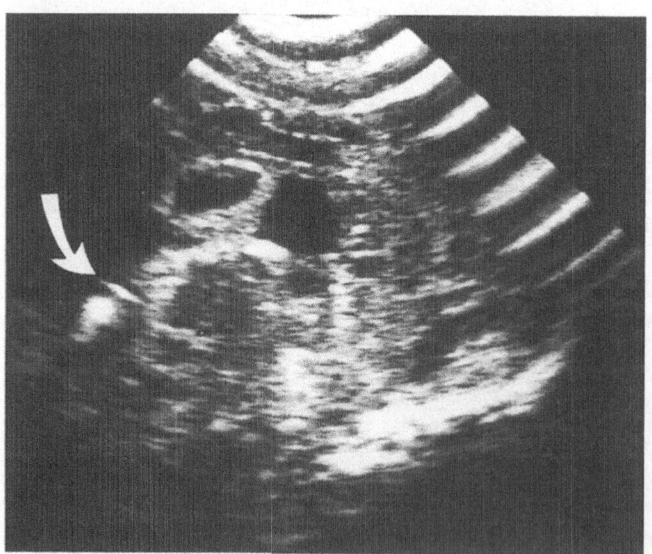

Abb. 3a, b. H., L.-M., wbl., 13 Mon. **a** CT: rasch wachsender Mittellinientumor, Liquorzytologie: Neuroblastom. **b** US-Sagittalbild des rechten Seitenventrikels. Einführen des Ventrikelkatheders ins Hinterhorn unter US-Kontrolle (→: *Spitze des Katheders*)

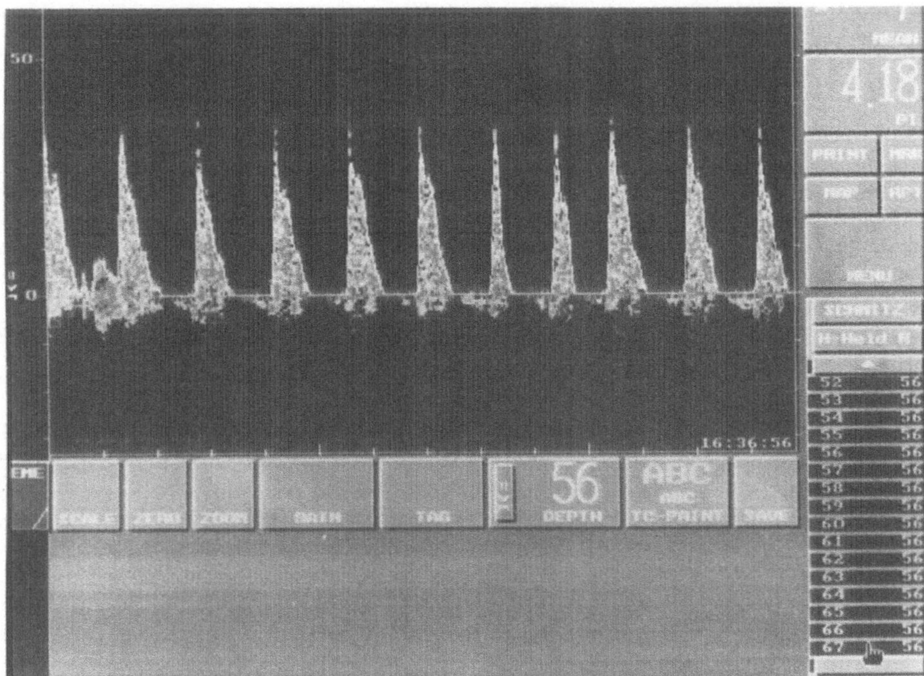

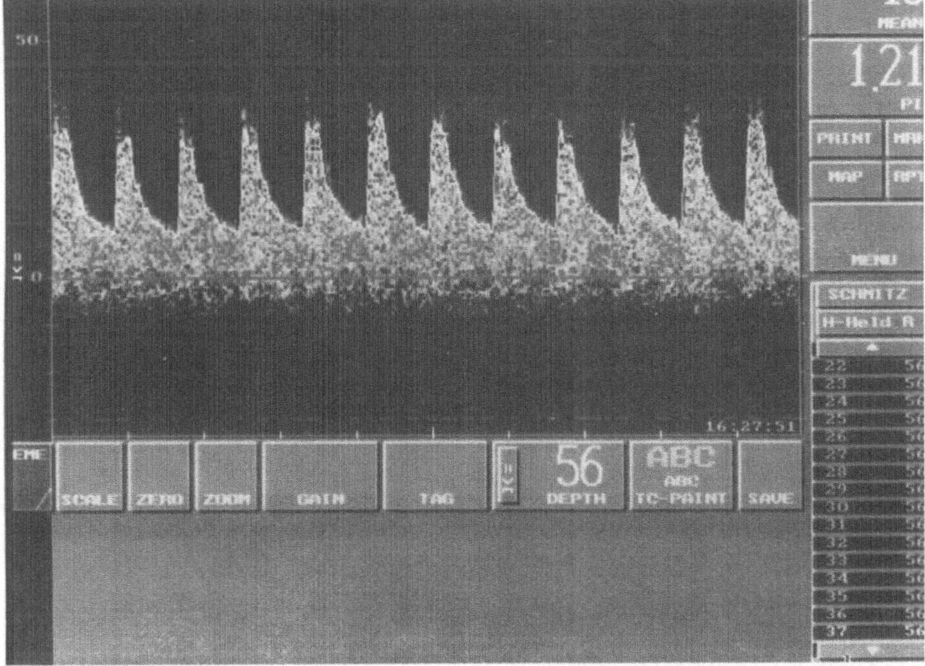

Abb. 4a, b. Patient wie in Abb. 3. **a** TCD präoperativ: Im Bereich der Art. cer. anterior niedrige mittlere Flußgeschwindigkeit (7 cm/s) und hoher Pulsatilitätsindex (4,18) als Zeichen des gesteigerten ICP. **b** Postoperativ Normalisierung der TCD-Werte

ist man auf diese Methode erst 1988 aufmerksam geworden. Sie bietet nicht allein die Möglichkeit, auch kleine subkortikale Prozesse zuverlässig zu orten, sondern kann intraoperative Komplikationen (z. B. Blutungen) sofort darstellen. Postoperativ werden Tumorreste lokalisiert und können nachreseziert werden.

Fall 1: C., I., ml., 11 J. Seit 1984 motorische Jackson-Anfälle links. Aufgrund zunehmender Hirndrucksymptomatik und Hemiparese Operation des rechtsparietalen in der Zentralregion gelegenen Tumors (Abb. 1). Nach osteoplastischer Trepanation US-gesteuerte Zystenpunktion zur Druckentlastung. Über eine 1 cm lange präzentrale intergyrale Inzision vollständige Tumorresektion (Abb. 2a, b). Komplikationsloser postoperativer Verlauf, Rückbildung der Hemiparese. Histologie: pilozytisches Astrozytom (G1).

Aufgrund der US-gesteuerten Operation ließ sich die Zystenpunktion unter Sicht durchführen und die Länge der Rindeninzision minimieren.

Fall 2: H., L.-M., wbl., 13 Mon. Inoperabler, rasch wachsender Mittellinientumor (Abb. 3a). Bei rascher Zunahme des Kopfumfangs und Hirndruckzeichen in der TCD (Abb. 4a) erfolgte zunächst die US-gesteuerte Anlage des ventrikuloperitonealen Shunts (Abb. 3b). Unmittelbar postoperativ Normalisierung der TCD-Werte (Abb. 4b). Liquorzytologie: Neuroblastom. Daraufhin Beginn der palliativen Zytostase.

Bei offener Fontanelle sollte jede Ventrikelpunktion ausschließlich US-gesteuert erfolgen [5]. In Fall 2 konnte so eine iatrogene Ventrikelblutung durch Verletzung des Tumors vermieden werden.

Die TCD erlaubt es, nichtinvasiv Aufschlüsse über die Höhe des intrakraniellen Drucks (ICP) zu gewinnen [1, 5]. Eine erniedrigte mittlere Flußgeschwindigkeit bei erhöhtem Pulsatilitätsindex bedeutet einen hohen ICP. Nach Shuntoperationen kann die regelmäßige TCD-Verlaufskontrolle eine beginnende Shuntinsuffizienz z. B. als Wachstumsfolge objektivieren.

Zusammenfassung

Die US-gesteuerte Operation kindlicher Hirntumoren dient
1. der Lokalisation auch tiefgelegener Prozesse,
2. der Kontrolle des Operationserfolges (Radikalität),
3. dem Erkennen von intraoperativen Komplikationen (Blutungen),
4. der Punktion von Zysten und des Ventrikelsystems unter Sicht.

Die TCD kann perioperativ nichtinvasiv einen Anstieg des ICP dokumentieren.

Literatur

1. Deeg K-H (1989) Zerebrale Dopplersonographie im Kindesalter. Springer, Berlin Heidelberg New York Tokyo
2. Dohrmann GJ, Farwell JR (1976) Intracranial neoplasms in children: A comparison of North America, Europe, Africa and Asia. Dis Nervv Syst 37:696–698
3. Dohrmann GJ, Rubin JM (1981) Use of ultrasound in neurosurgical operations: a preliminary report. Surg Neurol 16/5:362–366

4. Richard KE, Sanker P, Greib N, Nanassis K (1987) Fehldiagnosen beim Hirntumor des Kindesalters. In: Bock WJ, Schirmer M (Hrsg) Differentialdiagnosen in der Neurochirurgie, Urban & Schwarzenberg, München Wien Baltimore, S 13–19
5. Sanker P, Richard KE, Firsching R, Weigl HC, Klug N, Gahnz G (1991) Perioperative TCD and ultrasound monitoring in hydrocephalic newborn. In: Excerpta Medica's International Congress Series (Code No. "ICS" 979), Elsevier (im Druck)

Die Bedeutung einer liquorableitenden Operation bei infratentoriellen Tumoren im Kindesalter

J. Pospiech, R. Kalff, D. Stolke

Einleitung

Die Hirntumoren des Kindesalters weisen gegenüber denen des Erwachsenen einige Besonderheiten auf. So sind sie z. B. doppelt so häufig – in etwa 60 % – in der hinteren Schädelgrube lokalisiert. Histologisch überwiegen Medulloblastome, Kleinhirnastrozytome und Ependymome. Aufgrund der engen topographischen Beziehungen zum Ventrikelsystem führen infratentorielle Tumoren häufig zu einem sekundären Verschlußhydrozephalus mit entsprechender klinischer Hirndrucksymptomatik. Die Häufigkeitsangaben hierzu liegen in der Literatur bei knapp 80 % [4, 6]. Im eigenen Krankengut von 61 Kindern betrug die Inzidenz je nach Tumorlokalisation und Histologie 50–100 %. Raimondi [4, 5] spricht deshalb zu Recht davon, daß bei diesen Kindern im Grunde zwei verschiedene Erkrankungen vorliegen:

1. der Tumor an sich und
2. der Verschlußhydrozephalus, wobei die Hirndrucksymptomatik häufig genug im Vordergrund steht.

Externe Ventrikeldrainage und ventrikuloperitonealer Shunt

Für den Neurochirurgen stellt sich somit die Frage: Wie und wann kann bzw. muß der Hydrozephalus behandelt werden?

Prinzipiell kommen hierbei zwei Verfahren zur Anwendung: die externe Ventrikeldrainage sowie der interne ventrikuloperitoneale Shunt. Die Indikationsstellung ist für beide Techniken unterschiedlich. Wann eine solche liquorableitende Operation – ob vor oder nach der eigentlichen Tumoroperation – durchgeführt wird, hängt in erster Linie von der jeweiligen klinischen Situation ab. Steht die Hirndrucksymptomatik mit Kopfschmerzen, Erbrechen, Sehstörungen und evtl. auch mit einer verminderten Bewußtseinslage im Vordergrund, so besteht eine absolute Indikation, die Liquorableitung notfallmäßig vor dem Eingriff in der hinteren Schädelgrube anzulegen. Diese Maßnahme kann unter Umständen für das Kind lebensrettend sein. Eine externe Ventrikeldrainage ist in solchen Fällen einem internen Shunt sicherlich überlegen [1, 3, 4]. Der entscheidende Vorteil ist der, daß es so möglich ist, analog dem Prinzip der kommunizierenden Röhren die Geschwindigkeit der intrakraniellen Druckentlastung zu steuern. Damit kann auch die Menge des abfließenden Liquors jederzeit einer geänderten klinischen

Situation angepaßt werden. Die eigentliche Tumoroperation wird dann nach einigen Tagen, in denen sich das Kind erholen kann, angeschlossen. Postoperativ kann nach Abklemmen der Drainage beurteilt werden, ob eine permanente Shuntbedürftigkeit vorliegt. Zeigt sich z. B. computertomographisch eine sekundäre Ventrikelaufweitung, sehen wir die Indikation zu einem ventrikuloperitonealen Shunt für gegeben. Einen solche interne Ableitung halten wir ebenfalls primär bei inoperablen infratentoriellen Tumoren bei Auftreten von Hirndruckzeichen für indiziert.

Diskussion

Neben allgemeinen Risiken wie Infektion und Systemdysfunktion ist die Hauptproblematik vorgeschalteter liquorableitender Operationen bei infratentorieller Raumforderung in der sog. „upward herniation" zu sehen [3–5]. Durch die Liquordrainage kommt es zu einer Druckentlastung supratentoriell. Insofern besteht die Gefahr, daß der Hirnstamm in caudorostraler Richtung gegen den freien Tentoriumrand gepreßt wird und das klinische Bild eines Mittelhirnsyndromes resultiert. Im eigenen Krankengut sahen wir diese Komplikation nicht. In der Literatur wird die Häufigkeit mit 3–4% angegeben [3–5]. Da bei externer Ableitung – wie oben beschrieben – die Druckentlastung dosiert erfolgt, kann dieses Risiko auf ein Minimum reduziert werden. Daher sollte, wenn möglich, primär kein interner Shunt angelegt werden. Darüber hinaus ist in diesem Zusammenhang von Bedeutung, daß bislang keine verläßlichen Parameter bekannt sind, anhand derer sich die sog. permanente Shuntbedürftigkeit präoperativ abschätzen ließe [6]. Man muß davon ausgehen, daß insgesamt etwa 20–40% der Kinder auf Dauer shuntpflichtig sind [4]. In all diesen Fällen war es nicht möglich gewesen, durch eine radikale Tumorexstirpation eine freie Liquorpassage wiederherzustellen.

Schließlich besteht bei ventrikuloperitonealen Ableitungen das zusätzliche Risiko einer Tumorzellaussaat über den Shunt, im Sinne einer systemischen Metastasierung bzw. peritonealer Absiedlungen [3–5]. Diese Komplikation ist nach unserer Einschätzung nur bei malignen Tumoren von klinischer und vor allem prognostischer Relevanz. Die Häufigkeitsangaben hierzu schwanken in der Literatur zwischen einigen wenigen und 30% [3, 4, 6]. Wenn man bedenkt, daß zum einen bei Kindern mit einem Medulloblastom, die nicht mit einem Shunt versorgt waren, eine systemische Metastasierungsrate von 12% beschrieben wird [2], und zum anderen der Ventrikelliquor aus eigener Erfahrung bei einer zytologischen Untersuchung nur selten Tumorzellen enthält, halten wir auch dieses Risiko für durchaus vertretbar.

Schlußfolgerung

Es bleibt festzuhalten, daß eine vorgeschaltete liquorableitende Operation bei Kindern mit infratentoriellen Tumoren und einem sekundären Verschlußhydrozephalus aufgrund eigener Erfahrungen sowie einer Literaturdurchsicht den gesamten Krankheitsverlauf positiv beeinflußt. Der Nutzen für das Kind überwiegt die möglichen Risiken. In jedem Falle aber sollte die Indikation zur Anlage einer dauerhaften Drainage, also einer ventrikuloperitonealen Ableitung, erst so spät wie möglich gestellt werden.

Literatur

1. Albright AL (1983) The value of precraniotomy shunts in children with posterior fossa tumors. Clin Neurosurg 30:278–285
2. Latchaw JP, Hahn JF, Moylan DJ, Humphries R, Mealey J (1985) Medulloblastoma – period of risk reviewed. Cancer 55:186–189
3. McLaurin RL (1983) Disadvantages of the preoperative shunt in posterior fossa tumors. Clin Neurosurg 30:286–292
4. Raimondi AJ, Yashon D, Matsumoto S (1967) Increased intracranial pressure without lateralizing signs: the midline syndrome. Neurochirurgia 10:197–209
5. Raimondi AJ, Tomita T (1981) Hydrocephalus and infratentorial tumors. J Neurosurg 55:174–182
6. Schmid UD, Seiler RW (1986) Management of obstructive hydrocephalus secondary to posterior fossa tumors by steroids and subcutaneous ventricular catheter reservoir. J Neurosurg 65:649–653

Niedriggradige Hirnstammastrozytome bei Kindern und Jugendlichen. Prognostische Faktoren

D.F. Braus, K. Schwechheimer, F. Mundinger

Einleitung

Kinder und Jugendliche mit Hirnstammgliomen haben eine ungünstige Prognose. Meist sterben sie innerhalb von zwei Jahren nach Diagnosestellung. Nur ca. 20–30% der Patienten mit dieser seltenen, heterogenen Tumorentität überleben nach Literaturangaben [1, 3, 4] mehrere Jahre. Zuverlässige prognostische Faktoren fehlen bisher [4]. So ist das therapeutische Vorgehen bei Hirnstammastrozytomen von niedrigem Malignitätsgrad uneinheitlich [3]. Für nicht resezierbare Hirnstammastrozytome stehen therapeutisch externe Radiatio, eventuell in Kombination mit Chemotherapie, hyperfraktionierte Bestrahlung oder die interstitielle Curietherapie mit Iridium (^{192}Ir) bzw. seit 1979 Jod (^{125}I) [3] zur Verfügung.

Die vorliegende retrospektive Studie stellt den Langzeitverlauf bei Kindern und Jugendlichen mit histologisch gesicherten, nicht resezierbaren Hirnstammastrozytomen dar. Mögliche prognostische Faktoren werden dargestellt, um daraus einen Beitrag für ein rationales diagnostisches und therapeutisches Konzept abzuleiten.

Patienten

Es wurden 49 zwischen 1974 und 1986 diagnostizierte Patienten bis zum 1.1.1989 nachuntersucht. Das Durchschnittsalter der Patienten lag bei 9,9 Jahren. 30% waren zum Zeitpunkt der Diagnose jünger als 7 Jahre, 36% 7 bis 12 Jahre und 34% 13 bis 18 Jahre alt. Computertomographisch waren 26 von 49 (53%) der Astrozytome überwiegend mesenzephal und 23 von 49 (47%) überwiegend in der Brücke gelegen. 31 von 49 (63%) Tumoren stellten sich im CT nach Kontrastmittelgabe hyperdens dar. 23 von 49 (47%) Hirnstammgliomen waren computertomographisch gut abgrenzbar. In 32 (65%) Fällen lag ein pilozytisches Astrozytom (WHO Grad I) vor, bei den übrigen Patienten ein Hirnstamm-Astrozytom WHO Grad II [4].

Zusätzlich zur CT-stereotaktischen Biopsie wurde bei 29 (59%) Patienten im gleichen operativen Eingriff eine interstitielle Curietherapie mit Jod-125 (16 Patienten) oder mit Iridium-192 (13 Patienten) durchgeführt.

Prognostische Faktoren

Geschlecht und Alter beeinflußten im vorliegenden Kollektiv die Überlebenswahrscheinlichkeit (Kaplan-Meier-Analyse) nicht signifikant. Es fand sich jedoch ein ungünstigerer Trend bei Kindern (jünger als 12 Jahre) verglichen mit Jugendlichen und Heranwachsenden. Zwischen WHO Grad I und Grad II Hirnstammgliomen bestand kein signifikanter Unterschied bezüglich der Überlebenswahrscheinlichkeit. Es zeigte sich jedoch, daß die Lokalisation im Hirnstamm

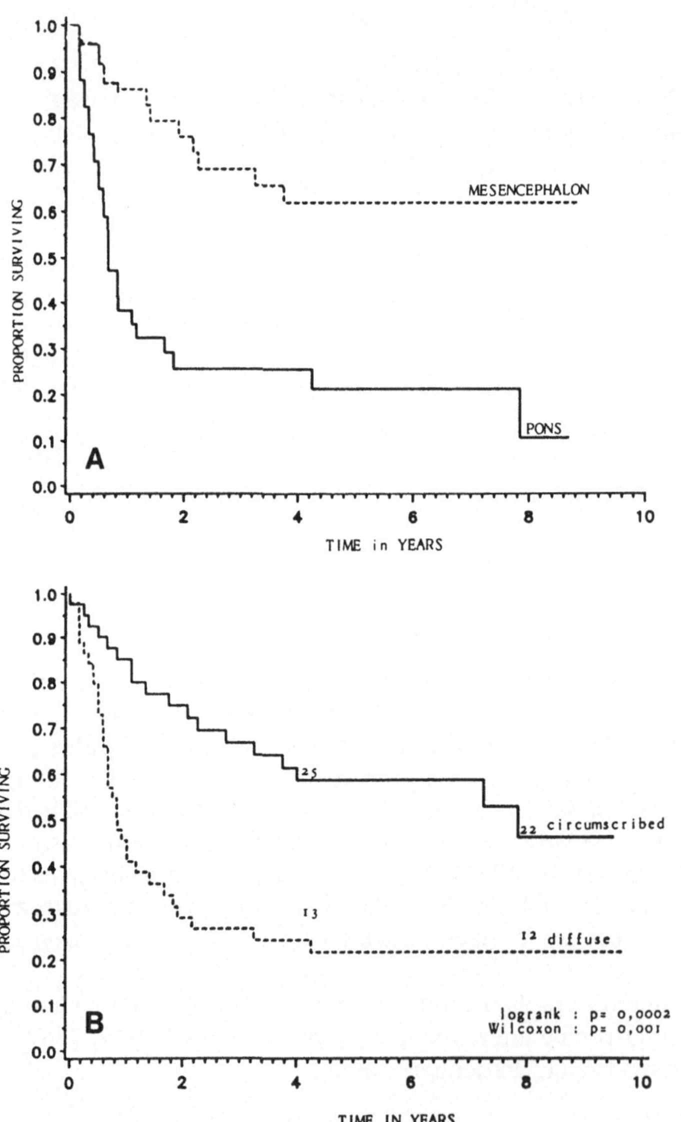

Abb. 1a–d. Prognostische Faktoren (Kaplan-Maier-Analyse) niedriggradiger Hirnstammgliome bei Kindern und Jugendlichen

(Abb. 1a), die Abgrenzbarkeit der Raumforderung im CT (Abb. 1b), das Enhancement-Verhalten nach Kontrastmittelgabe (Abb. 1c) und die Auswahl des Radionuklids (Abb. 1d) einen Einfluß auf die Überlebenswahrscheinlichkeit hatten. Scharf abgrenzbare, homogen hyperdense, vorwiegend mesenzephal gelegene und mit Jod-125 lokal bestrahlte Patienten hatten die günstigste Prognose (Abb. 1a–d). Diffuse, hypodense, vorwiegend pontin gelegene niedriggradige Hirnstammastrozytome zeigten den ungünstigsten Verlauf. Die Analyse des Verlaufs der gemittelten Veränderung des Karnofsky-Index zeigte, daß das computertomographisch nachweisbare lokale Ansprechen der Tumoren auf Jod-125 nicht mit einer Einbuße an Lebensqualität während der rezidivfreien Überlebenszeit verbunden war [2].

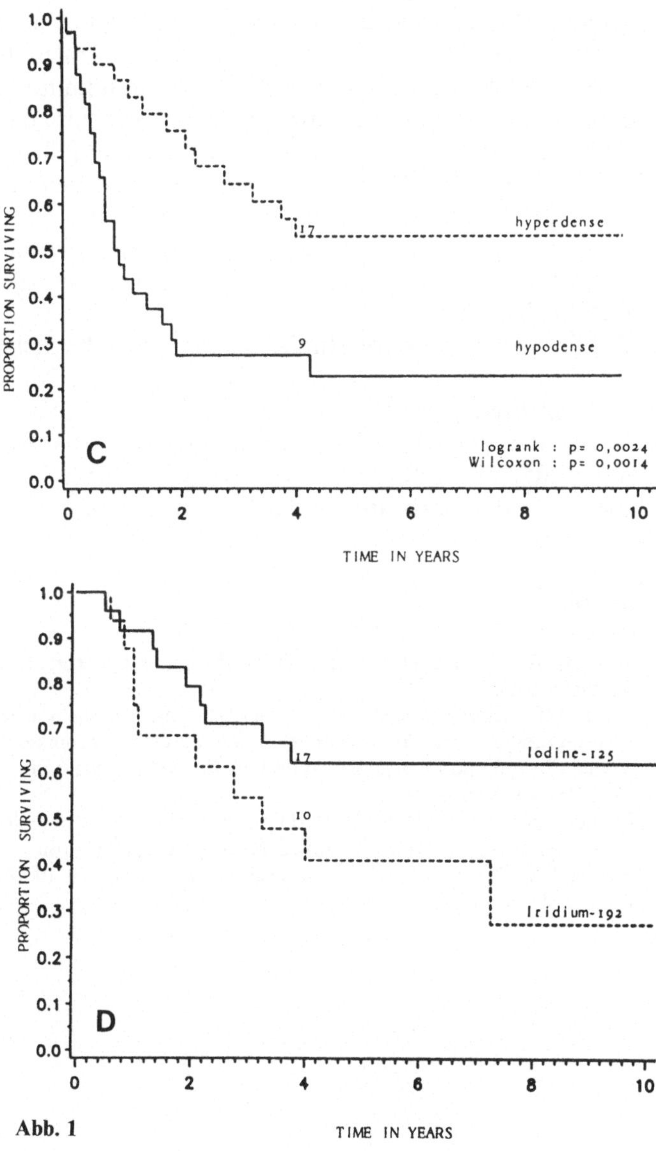

Abb. 1

Diskussion

Aus den vorliegenden klinischen Langzeitergebnissen zur Überlebenswahrscheinlichkeit bei Patienten mit nicht resezierbaren niedriggradigen Hirnstammastrozytomen kann die Schlußfolgerung gezogen werden, daß

a) Lokalisation im Hirnstamm, Abgrenzbarkeit und Enhancement-Verhalten im kranialen Computertomogramm wesentliche prognostische Parameter sind. Scharf abgrenzbare, hyperdense, vorwiegend mesenzephale, lokalisierte Astrocytome haben nach CT-stereotaktischer Curietherapie die günstigste Prognose. Bei dieser CT-Morphologie ist deshalb eine rasche Diagnostik und Therapie anzustreben.

b) Im Falle der interstitiellen Curietherapie ist das Radionuklid Jod-125 dem Iridium-192 vorzuziehen. Gründe für das günstigere Abschneiden von Jod dürften einerseits darin liegen, das der energieärmere (0,027–0,035 MeV) Photonenstrahler Jod-125 mit steilem Dosisabfall im menschlichen Hirnstamm zu geringeren lokalen Nebenwirkungen führt als das energiereichere (0,3–0,61 MeV) Iridium-192 mit flacherem Dosisabfall. Außerdem konnte in den letzten Jahren die Dosimetrie wegen des besseren Auflösungsvermögens der modernen Computertomographen optimiert werden.

c) Diffuse, hypodense, vorwiegend pontine Astrozytome haben eine ungünstige Prognose; eine eher konservative Vorgehensweise erscheint hierbei derzeit gerechtfertigt.

d) Zukünftige prospektive Studien sollten ein einheitliches „staging system“ enthalten, das die oben erwähnten prognostischen Parameter mitberücksichtigt und gleichzeitig prüft.

e) Kenntnisse über das molekularbiologische Verhalten dieser heterogenen Tumorentität sind erforderlich, um langfristig über biologische Konzepte neue, spezifischere therapeutische Ansätze zu erhalten.

Literatur

1. Albright AL, Guthkelch AN et al. (1986) Prognostic factors in pediatric brain-stem gliomas. J Neurosurg 65:751–755
2. Braus DF, Schwechheimer K et al. (1991) Interstitielle Curietherapie bei Patienten mit niedriggradigen Hirnstamm-Astrozytomen: Langzeitergebnisse. In: Firnhaber W et al. (Hrsg) Verhandlungsband Deutsche Gesellschaft für Neurologie 6 Springer, Berlin Heidelberg New York Tokyo, S 394–395
3. Mundinger F, Braus DF et al. (1991) Long-term outcome of 89 low-grade brain-stem gliomas after interstitial radiation therapy. J Neurosurg 75:740–746
4. Russel DS, Rubinstein LJ (1989) Pathology of tumours of the nervous system. 5th edn. Arnold, London

Die Prognose von Kindern mit zerebralem Astrozytom Grad I und II

H. M. Straßburg, U. Maisch, M. Sauer, M. Mohadjer, V. van Velthoven

Einleitung

Obwohl Astrozytome histologisch die häufigsten Hirntumore im Kindesalter sind, werden sie in großen Statistiken nur unvollständig erfaßt [5].

Zwischen 1968 und 1979 wurden an der Universitätskinderklinik Freiburg zusammen mit der Neurochirurgischen Universitätsklinik Freiburg 20 Kinder mit niedriggradigen Astrozytomen behandelt. Bis 1986 sind 7 dieser Kinder verstorben, bei 13 mußte ein Rezidiv diagnostiziert werden. Hirnstammtumoren waren in dieser Gruppe nicht berücksichtigt worden [6].

Patienten

Wir haben die Daten von 54 Patienten im Alter von 4 Monaten – 16 Lebensjahren, die zwischen dem 01.06.1979 und dem 31.05.1989 zusammen von der Universitätskinderklinik Freiburg und der Neurochirurgischen Universitätsklinik Freiburg wegen eines histologisch verifizierten zerebralen Astrozytoms Grad I oder II betreut wurden, analysiert.

Das Durchschnittsalter dieser Kinder betrug jetzt 13 Jahre, das Verhältnis Jungen zu Mädchen war 1,0 : 1,2.

Die Lokalisation der Tumoren ist in den Abb. 1 a–d zusammengefaßt. Insgesamt waren 12 Astrozytome im Bereich des Großhirns, 11 im Bereich des Kleinhirns und 31 im Bereich der mittleren und kaudalen Mittellinienstrukturen gelegen. Histologisch handelt es sich bei 40 Kindern um ein pilozytisches Astrozytom, bei 9 Kindern um ein fibrilläres, bei 1 um ein gemistozytisches und bei 2 um ein Riesenzellastrozytom. Auffallend ist dabei die Aussparung der frontalen und okzipitalen Großhirnregion.

In Zusammenarbeit mit dem Institut für Klinische Psychologie der Universität Freiburg (Prof. Dr. Fischer) wurde ein Elternfragebogen konzipiert. Dabei wurde ausführlich auf den Entwicklungsverlauf des Kindes, die Schulleistungen und sonstige soziale Fähigkeiten, das Verhalten sowie psychosoziale Auffälligkeiten eingegangen [1–4]. Außerdem wurden die Kinder aufgefordert, eine Menschzeichnung nach eigenen Vorstellungen zu fertigen. Nach unserem Wissen sind 3 Kinder verstorben. 32 Fragebögen wurden zurückgesandt, 11 von Kindern mit Großhirnastrozytom, 7 mit Kleinhirnastrozytom und 12 mit Mittellinientumoren. Demnach sind unsere Angaben über die letztgenannte Gruppe unzureichend.

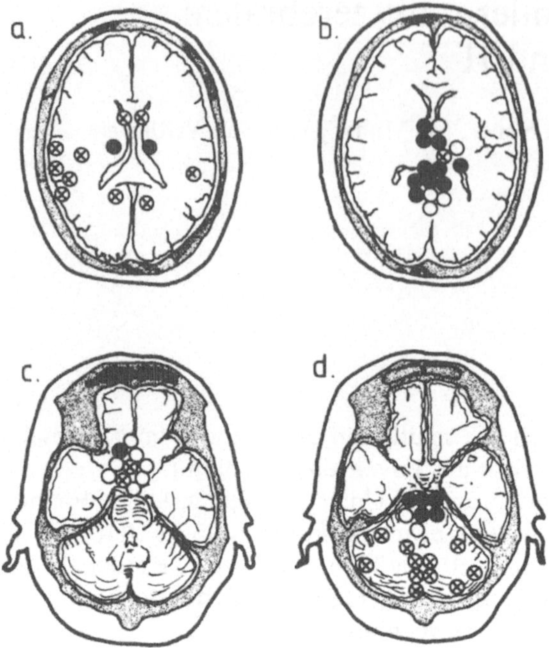

Abb. 1 a–d. Lokalisation niedriggradiger Astrozytome bei 54 Kindern. Auffallend ist die Häufung im Bereich der Mittellinienstrukturen und die Aussparung des frontalen und okzipitalen Großhirns

Es ist wahrscheinlich, daß bei den meisten dieser Kinder ein schlechter Verlauf bestand.

Eine vollständige Analyse einschließlich der Fragebogenauswertung erfolgte bei 30 Patienten. 15 konnten hiervon primär mit mikrochirurgischen Techniken operiert werden, bei 10 Kindern erfolgte eine stereotaktische interstitielle Radiotherapie, bei 4 eine konventionelle externe Bestrahlung.

Nach den uns vorliegenden Angaben besteht für die von uns untersuchte Gruppe eine Fünfjahresüberlebensrate von 0,94 und eine Rezidivfreiheit von 0,80.

Die Lebensqualität wurde bei 65 % mit gut bis sehr gut bezeichnet, bei 28 % als teilweise und bei 7 % als schwer beeinträchtigt. Kein Kind mit einem Kleinhirnastrozytom befand sich in Gruppe III und IV. Bei jedem Kind wurde über Bewegungsauffälligkeiten und Verhaltensprobleme berichtet:

- in 57 % Gleichgewichtsstörungen,
- in 43 % Probleme beim Basteln,
- in 37 % Schwierigkeiten beim Schreiben und Malen und
- in 17 % deutliche Lähmungen mit schweren Gangstörungen.

Bei 6 Kindern bestanden in der Anamnese zerebrale Anfälle, eine schwere Epilepsie jedoch nur bei 2 Kindern. 18 Kinder (60 %) hatten ophthalmologische Symptome, 3 Kinder waren vollständig erblindet. 17 Kinder (57 %) klagten über rezidivierende Kopfschmerzen.

8mal wurden die Kinder in der Sonderschule betreut, 2 besuchten das Gymnasium, 5 die Realschule. In 85 % waren die Schulleistungen insgesamt zufriedenstellend, wobei 73 % der Eltern angaben, ihre Kinder brauchten auffallend viel

Zeit für die Hausaufgaben („slow workers“). Ein Zusammenhang zur Primärlokalisation des Tumors konnte hierbei nicht festgestellt werden.

Bezogen auf das Alter bestand in unserer Gruppe die schlechteste Prognose bei einem Erkrankungsalter von 1–3 Jahren. Das Ausmaß der neurochirurgischen Operation, eine zusätzlich notwendige Hydrozephalusbehandlung (57%) oder eine medikamentöse Behandlung waren ohne Einfluß auf die Lebensqualität.

Zusammenfassung

Zusammenfassend kann festgestellt werden, daß sich durch Verbesserungen der Operationstechnik und der stereotaktischen interstitiellen Hirngewebsbestrahlung die Prognose von Kindern mit niedriggradigem zerebralem Astrozytom in den vergangenen 10 Jahren deutlich verbessert hat. Neben der bekannt guten Prognose von reinen Kleinhirnastrozytomen besteht auch bei niedriggradigen Astrozytomen des Großhirns insgesamt gesehen eine günstige Prognose. Bei Tumoren im Bereich der Basalganglien, des Mesenzephalons, bedingt auch in einigen kritischen Kortexregionen sowie im Hirnstamm besteht nach genauer Auswahl eine vertretbare therapeutische Alternative in der stereotaktischen interstitiellen Bestrahlung. Ostertag [7] hat in einer Analyse von 401 Patienten mit niedriggradigen Astrozytomen eine Fünfjahresüberlebensrate zwischen 59 und 77% bei einer Operationsmorbidität von 3,9% und fehlender Operationsletalität berichtet. Diese Angaben gelten nicht für diffus wachsende Hirnstammtumoren und Opticusgliome im Rahmen einer von Recklinghausen-Erkrankung.

Ob durch eine kombinierte externe und interstitielle Bestrahlung oder eine Chemotherapie in Einzelfällen eine Verbesserung der Prognose möglich ist, kann z. Z. noch nicht gesagt werden.

Literatur

1. Bordeaux HD, Dowell RE et al. (1988) A prospective study of neuro-psychological sequelae in children with brain tumors. J Child Neurol 3:63–68
2. Duffner PK, Cohen ME et al. (1988) Prospective intellectual testing in children with brain tumors. Ann Neurol 23:575–579
3. Ellenberg L, McComb JG et al. (1987) Factors affecting intellectual outcome in pediatric brain tumor patients. Neurosurgery 21:638–644
4. Glauser TA, Packer RJ (1991) Cognitive deficits in long-term survivors of childhood brain tumors. Child's Nerv Syst 7:2–12
5. Haaf HG, Kaatsch P et al. (1991) Jahresbericht 1990 des Kinderkrebsregisters Mainz, Johannes-Gutenberg-Universität Mainz
6. Hellstern G (1986) Katamnestische Untersuchung von 82 Fällen kindlicher Hirntumoren. Dissertation Freiburg
7. Ostertag CB (1991) Interstitial radiotherapy for cerebral gliomas. Revue Neurologique, in press

Ergebnisse der mehrfachen operativen Behandlung rezidivierender Großhirntumoren im Kindesalter

D. Class, B. Köhler

Einleitung

Hirntumoren sind der häufigste solide Tumor, der im Kindesalter vorkommt, und es ist in der Bundesrepublik jährlich mit etwa 250 Neuerkrankungen zu rechnen. Andererseits ist die hohe Rezidivrate nach Hirntumoroperationen bekannt und die Frage, welche Behandlungsmöglichkeiten beim Auftreten eines Tumorrezidivs gegeben sind, hat hohe praktische Relevanz. Wir berichten über eine Verlaufsuntersuchung an 17 Kindern, die wegen rezidivierender Großhirntumoren mehrfach operiert wurden mit dem Ziel, den neuerlich gewachsenen Tumor zu resezieren; die Untersuchung erstreckte sich auf einen Zeitraum von 22 Jahren und konnte sich auf sehr gut dokumentierte Krankenunterlagen und engmaschige Nachuntersuchungen durch Neurochirurgen und Neuropädiater stützen, die überwiegend in einer gemeinsamen Sprechstunde erfolgen. Gleichwohl handelt es sich um eine in sich heterogene Patientengruppe in bezug auf die gestellten histologischen Diagnosen, der zahlenmäßige Umfang ließ überdies statistische Korrelationen nicht zu. Eine vergleichbare Untersuchung in der Literatur fanden wir jedoch nicht.

Patienten und Methode

Wir bildeten insgesamt 3 Gruppen und faßten 8 Kinder mit *Ependymomen*, 4 Kinder mit *Astrozytomen* und 5 Kinder mit *Meningeomen bzw. Sarkomen des Großhirns* zusammen. Bei 3 Kindern lag ein Ependymom Grad II, bei 4 ein Tumor Grad II–III und bei einem ein Tumor Grad III vor; 2 Kinder hatten ein Astrozytom Grad I, je ein Kind ein Astrozytom Grad II und Grad II–III. Je 1 Kind wurde behandelt wegen eines Retothelsarkoms, monstrozellulären Sarkoms, fibromatösen Meningeoms, endotheliomatösen Meningeoms und embryonalen Rhabdomyosarkoms. Die Klassifizierung der Tumoren erfolgte zum Teil vor Einführung der WHO-Klassifikation, zum Teil wurden die Tumoren beim Rezidiv anders eingestuft als der Primärtumor, was insbesondere bei den Meningeomen und Sarkomen der Fall war; eine Zunahme der Malignität des Tumors beim Auftreten des Rezidivs sahen wir bei 1 Kind mit Ependymom, bei 3 von 4 Kindern mit Astrozytom, und zumindest bei 1 Kind mit einem Meningeom entartete dies zu einem Sarkom im Krankheitsverlauf.

Da die Analyse der Überlebenszeiten allein die Ergebnisse einer Behandlungsmodalität nur unzureichend beschreibt, wurde der Frage besonders nachgegangen, wie die Kinder während einer bestimmten Zeit überlebt haben, welche Möglichkeiten und Einschränkungen bestanden. Hierzu benutzen wir die von Spunberg

Tabelle 1. Behandlungsergebnisse

	Beobachtungszeit	Überlebenszeit	Indexwert
Gruppe I			0,12–0,99
(Ependymom, n=8)	9/13	10/03	0,78
Gruppe II			0,38–0,95
(Astrozytom, n=4)	7/05	2/46	0,70
Gruppe III			
(Meningeom bzw. Sarkom, n=5)	9/45	3/41	0,43

(Angabe des Mittelwertes, beim Indexwert zusätzlich der Schwankungsbreite)

Tabelle 2. Beispiel für eine Verlaufsanalyse

Pat. M. Z.; Diagnose: Großhirnastrozytom; zweimalige Tumorentfernung mit interstitieller und perkutaner Radiotherapie

```
Stufe 5    OOOOOOO OOOO
    4      O     O O  OOO
    3      O     O O    OO   (H), Patient ist verstorben
    2      O     O O         Überlebenszeit: 4 Jahre und 35 Wochen
    1      O     O O         Indexwert: 0,95
   OP    OO      OOO
            153      91      (Intervall in Wochen)
```

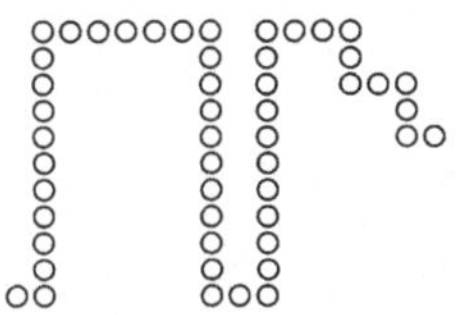

(H): Patient war zuletzt im Krankenhaus

et al. 1981 publizierte, 5 Stufen umfassende Skala und analysierten, welcher Stufe das Befinden des Kindes zu einem bestimmten Zeitpunkt des Krankheitsverlaufs am besten entsprach. Die Anteile der Zeiten an der Beobachtungszeit bzw. Überlebenszeit insgesamt, die das Kind in den beiden „besten" Stufen der Spunberg-Skala verbrachte, definierten wir als „Indexwert": Wurde beispielsweise ein Kind 10 Jahre lang beobachtet und befand sich von diesen 10 Jahren insgesamt während 7 Jahren in den Skalenstufen 5 und 4, so entsprach dies einem Indexwert von 0,7.

Bei den Kindern mit Ependymomen wurden bis zu 6 Tumoroperationen durchgeführt (im Mittel 2,8), bei den Kindern mit Astrozytomen waren es bis zu 3 (im Mittel 2,5) und bei den Kindern mit Meningeomen bzw. Sarkomen waren es bis zu 4 (im Mittel 2,6). Eine perkutane Radiotherapie erfolgte bei 16 Kindern, eine interstitielle Bestrahlung bei 2 und eine Chemotherapie bei 6 Kindern.

Bei mehreren Kindern waren weitere Eingriffe neben den eigentlichen Tumoroperationen erforderlich wie liquorableitende Operationen, Punktionen oder Eingriffe bei spinalen Abtropfmetastasen. Das Erkrankungsalter schwankte im Mittelwert in den 3 Gruppen zwischen 8,8 und 9,8 Jahren. In allen Gruppen war eine Tendenz zur Verkürzung der zeitlichen Intervalle erkennbar, die zwischen den erforderlichen Rezidiveingriffen lagen. Eine relevante Zunahme der intra- und postoperativen Komplikationsrate bei den einzelnen Tumoroperationen fanden wir nicht: die Komplikationsrate betrug bei der 1. Operation 12,5 %, bei der 1. Reoperation 11,8 % und bei der 2. Reoperation 14,3 %; Komplikationen bei der 3. Reoperation, die bei 3 Kindern durchgeführt wurde, sahen wir nicht, ebenso nicht bei der 5. und 6. Operation eines Kindes mit Großhirnependymom.

Ergebnisse

Wie die nachfolgende Übersicht erkennen läßt, waren die Behandlungsergebnisse am besten bei den Kindern mit Ependymomen, und zwar sowohl in bezug auf die Überlebens- bzw. Beobachtungszeiten als auch in bezug auf die errechneten Indexwerte, die im Mittel bei 0,78 lagen, bei einer Schwankung zwischen 0,12 und 0,99. Ähnliche Indexwerte bestimmten wir bei den Kindern mit Astrozytomen mit im Mittel 0,7, wobei in dieser Gruppe die Überlebens- bzw. Beobachtungszeiträume deutlich kürzer waren. Am schlechtesten relativ zu den anderen Gruppen waren die Behandlungsergebnisse bei Kindern mit Meningeomen und Sarkomen, wo wir die kürzesten Überlebenszeiten (30 Wochen) und auch die schlechtesten Indexwerte (0) beobachteten; andererseits lebt ein Mädchen nach dreimaliger Operation eines primären monstrozellulären Sarkoms knapp 10 Jahre nach dem 1. Eingriff und absolviert eine Berufsausbildung.

Insgesamt gesehen zeigt unseres Erachtens die vorliegende Untersuchung trotz ihres zahlenmäßig kleinen Umfanges, daß Rezidiveingriffe als Bestandteil der Behandlungsstrategie eines rezidivierenden Großhirntumors im Kindesalter positiv zu bewerten sind.

Literatur

1. Spunberg JJ, Chang CH, Goldman M, Auricchio E, Bell JJ (1981) Quality of long-term survival following irradiation for intracranial tumors in children under the age of two. Int J Radiat Oncol Biol Phys 7:727–736
2. Finkemeyer H, Krämer W, Pfingst E, Tzonos T (1965) Malignität und Rezidiv bei den hirneigenen Tumoren. Zentralbl Neurochir 25:281–299
3. Pool JL (1968) The management of recurrent gliomas. Clin Neurosurg 15:265–287
4. Ray BS (1964) Surgery of recurrent intracranial tumors. Clin Neurosurg 10:1–30
5. Wilson CB (1975) Reoperation for primary tumors. Sem Oncol 2:19–20

Lebensqualität von Kindern und Jugendlichen nach Hirntumor

L. Thun-Hohenstein, I. Jedlicka-Köhler, B. Schaidinger, H. Einzinger-Gabriel, W. Bigenzahn, W. Brix

Einleitung

Die Verbesserung der Überlebensraten kindlicher Hirntumorpatienten hat in den letzten Jahren auch das Interesse an der Überlebensqualität geweckt. Glauser u. Packer (1991) beschreiben in ihrem ausführlichen Review, daß bei 20–40 % der Kinder mäßige und bei ca 10 % der Kinder schwere Behinderungen zu erwarten seien. Die Beurteilung der Lebensqualität, zumeist nach der Skala von Bloom et al. (1969), ergibt deutliche Widersprüche hinsichtlich des Schweregrades der Beeinträchtigung der betroffenen Kinder.

Ziel der vorliegenden Studie war es daher, auf Grund neurologischer und psychologischer Untersuchungen sowie der Elterneinschätzung die Lebensqualität dieser Kinder zu beurteilen.

Patienten

Im Zeitraum 1975–1985 wurden an der Universitätskinderklinik Wien 77 österreichische Kinder wegen eines Hirntumors behandelt. Von 36 (46,7 %) im Jahr 1988 Lebenden konnten 29 (37,6 %) in die Studie aufgenommen werden. Das mittlere Alter bei Diagnose hatte 9,2 $\pm$ 4,9 Jahre betragen und betrug zur Untersuchung 14,2 $\pm$ 5,3 Jahre, das ergibt eine mittlere Überlebenszeit von 4,9 $\pm$ 2,5 Jahren. 14 Kinder litten an einem infratentoriellen und 15 an einem supratentoriellen Tumor. Bei 17 Kindern konnte eine Total- und bei 12 eine Teilextirpation des Tumors durchgeführt werden. Eine Bestrahlung des Tumors erhielten 21 Kinder (54,3 $\pm$ 4,9 Gy), des gesamten ZNS 9 Kinder (33,2 $\pm$ 6,1 Gy) und eine Bestrahlung der gesamten Neuraxis 7 Kinder (35,3 $\pm$ 0,5 Gy). Chemotherapie nach dem Medulloblastomprotokoll SIOP erhielten 7 Kinder.

Die Studie umfaßte eine ausführliche neurologische Untersuchung, eine psychologische Untersuchung mittels altersentsprechender Intelligenz- (z. B. HAWIK-R n. Schubert u. Berlach 1982) und Konzentrationstests (Brickenkamp 1972; Kleber et al. 1975). Die soziale Integration in Familie, Freunde und Schule wurde mittels eines Elternfragebogens erhoben. Einflüsse des Alters bei Diagnose und der Strahlentherapie wurden mittels Multivarianzanalyse berechnet.

Die Beurteilung der Lebensqualität setzte sich aus der vierteiligen Bloom-Skala (Bloom et al. 1969) und den Untersuchungsergebnissen zusammen (Tabelle 1).

Tabelle 1. Lebensqualität von Kindern und Jugendlichen nach Hirntumortherapie (mod. nach Bloom 1969)

	Klassifikation	%
I	Mindest-IQ 85, volle Arbeitsfähigkeit, keine körperliche Beeinträchtigung	24,7
II	Mindest-IQ 85, Teilleistungsstörung, beeinträchtigte Arbeitsfähigkeit, verminderte körperliche Belastbarkeit	37,7
III	IQ <85>70, Sonderschule, schlechte körperliche Belastbarkeit, Mehrfachbehinderung	27,6
IV	IQ <70, schwere Behinderung, Pflegebedürftigkeit	10,3

Ergebnisse

Bei 27 % der Probanden konnte ein normaler Neurostatus erhoben werden. Die häufigsten neurologischen Befunde waren Paresen (31 %), motorische Koordinationsstörungen (20,7 %), okuläre (12,8 %) und endokrine Probleme (10,3 %).

Der mittlere Totalintelligenzquotient (TIQ) betrug 93 ± 28 Punkte (n = 29), der mittlere verbale (n = 26) IQ 104,1 ± 18,3 und der mittlere Handlungs-IQ 94,8 ± 22,0. Die Differenz zwischen VIQ und HIQ ist signifikant ($p < 0,001$) und weist auf die hirnorganische Störung dieser Kinder hin. Jüngere Kinder (Diagnosealter $\bar{x} = 4,1$ J) erreichten einen signifikant niedrigeren TIQ (66,9) als die ältere Gruppe ($\bar{x} = 11,8$ Jahre), ebenso die Gruppe bestrahlter Kinder (TIQ = 90,7) im Vergleich mit nicht Bestrahlten (TIQ = 115,5).

Bei den Konzentrationstests ergab sich für 47,8 % der Probanden ein Ergebnis unter einem IQ von 85. Weiters zeigte sich eine deutlich verminderte Leistungsmenge und Schwankungsbreite. Auch hier zeigte sich der signifikante Einfluß des Alters und der erhaltenen Radiotherapie.

Die Eltern gaben eine normale körperliche Belastbarkeit für 41,4 %, eine verminderte für 44,8 % und eine schlechte für 13,8 % der Kinder an. Im Vergleich zu vor der Erkrankung gaben die Eltern eine Zunahme der Lärmempfindlichkeit (10,3 % vs. 34,5 %; $p < 0,05$) und der Wetterfühligkeit (13,8 % vs 62,1 %; $p < 0,001$) an. Im Bereich der Familien kam es in 57,2 % zu einer Verschlechterung der allgemeinen Situation. Im Freundeskreis berichteten nach der Erkrankung 34,8 % der Eltern von Schwierigkeiten ihrer Kinder, hingegen nur 13 % vor der Erkrankung. Freizeitkontakte blieben für 61,9 % unverändert, verminderten sich bei 33,3 % und nahmen bei 4,8 % zu. Zu Klassenwiederholungen kam es bei 38,5 %, ein absteigender Schulwechsel wurde von 23,1 % der Kinder erlebt. Eine Normalschule besuchen oder einem Normalberuf nachgehen konnten zum Zeitpunkt der Untersuchung nur 31 %.

Die Beurteilung der Lebensqualität ist in Tabelle 1 zusammengefaßt.

Diskussion

Unsere Studie zeigt deutlich auf, wie sehr die Lebensqualität von Kindern nach Hirntumortherapie eingeschränkt ist. Knapp vierzig Prozent haben eine Lebensqualität, die mit Blooms Kategorie III oder IV beurteilt werden mußte, d. h. sie benötigen mehr oder weniger andauernd eine Betreuungsperson. Diese Zahlen liegen etwas über dem internationalen Durchschnitt, der bei 27,7 % Kategorie III + IV liegt (Metaanalyse von 15 Studien an insgesamt 541 Kindern mit Hirntumor). Die Beurteilung nach den Kriterien Blooms allein ist unserer Meinung nach nicht ausreichend, sie ergibt, je nach Untersucher eine zu positive Einschätzung der Situation dieser Kinder (Bloom et al. 1969). Daraus erklärt sich auch der höhere Prozentsatz an Bloom III + IV Kategorien unserer Studie.

Diese Ergebnisse legen dringend eine prospektiv geführte, mit objektivierbaren Untersuchungen gestützte Begleitung dieser Familien, insbesondere im sozialen und familientherapeutischen Bereich, nahe.

Literatur

Bloom HJG, Wallace ENK, Henk JM (1969) The treatment and prognosis of medulloblastoma in children. Am J Roentgenol 105:43–62

Brickenkamp R (1972) Test d2 Aufmerksamkeits-Belastungstest. 4. Aufl. Hogrefe, Göttingen

Glauser TA, Packer RJ (1991) Cognitive deficits in long-term survivors of childhood braintumors. Child's Nerv Syst 7:2–12

Kleber EW, Kleber G, Hans O (1975) Differentieller Leistungstest – KG (DL-KG). Hogrefe, Göttingen

Schubert MT, Berlach G (1982) Neue Richtlinien zur Interpretation des Hamburger-Wechsler-Intelligenztests für Kinder (HAWIK). Zeitschr Klin Psych 11/4:266–277

Lebensqualität von Kindern mit Hirntumor, die im Onkologischen Zentrum in Lodz von 1985 bis 1991 behandelt wurden

J. Wendorff, W. Grzybowski, I. Indisow, B. Wiśniewska

Einleitung

Viele Veröffentlichungen sind der Lebensqualität von Kindern nach Behandlung eines Hirntumors gewidmet [1, 3, 4]. Die einzige polnische Arbeit, die die Lebensqualität dieser Kinder analysiert, ist im Jahr 1987 erschienen [2].

Das Ziel der Arbeit ist die Beurteilung der Lebensqualität bei Kindern, die wegen eines Hirntumors im Onkologischen Zentrum in Lodz in den Jahren 1985 bis 1991 behandelt wurden und deren antineoplastische Behandlung auch abgeschlossen wurde.

Patienten

Das Untersuchungsgut bestand aus 40 Kindern und Jugendlichen zwischen 3 und 17 Jahren. Die Lebensqualität wurde auf Grund der Bestimmung der körperlichen Entwicklung, der neurologischen Ausfälle, der psychologischen Untersuchung mit Hilfe der verbalen und nicht-verbalen Skala (WICS) sowie dem Grad der sozialen und emotionalen Anpassung nach entsprechender Befragung und Untersuchung durch Psychologen bestimmt.

Die Untersuchung wurde auch bei 40 Kindern und Jugendlichen gleichen Alters, die aus ähnlichem Milieu stammen, durchgeführt (Stadt- und Landbereich). Es wurden die neurologischen Defizite in Abhängigkeit von der Tumorlokalisation festgestellt.

Ergebnisse

Das intellektuelle Niveau nach der Wechsler-Skala während der Untersuchung beträgt über 79 für 24, 79 bis 70 für 10 und unter 70 für 6 Patienten. Das intellektuelle Niveau in Abhängigkeit von der Tumorlokalisation ist in der Tabelle 1 dargestellt.

Tabelle 1. Intellektuelles Niveau in Abhängigkeit von der Tumorlokalisation

Tumorlokalisation	Mittlerer Intelligenzindex
Supratentoriell	91
Intratentoriell	88, 5

Tabelle 2. Schul- bzw. Unterrichtsfähigkeit. (Nach Bloom 1990)

Art des Unterrichts	Zahl der Fälle	Beurteilungsgrad nach Bloom			
		I°	II°	III°	IV°
Normale Schule	14	6	5	3	
Individueller Unterricht (zu Hause)	16	4	9	4	2
Spezielle Schule	4			4	
Keinerlei Unterricht	4	2	2		

Die Schul- bzw. Unterrichtsfähigkeit in Abhängigkeit vom Beurteilungsgrad nach Bloom [1] wird in Tabelle 2 dargestellt (I° – no disability, II° – mild disability, III° – partial disability, IV° – total disability).

Die Fähigkeiten, die außerschulischen Interessen zu verwirklichen, werden in Tabelle 3 dargestellt.

Tabelle 3. Fähigkeit zur Verwirklichung außerschulischer Interessen. (Nach Bloom 1990)

	Zahl der Fälle	Beurteilungsgrad nach Bloom	Kontroll-gruppe
Nur im Bereich der eigenen Wohnung realisierte Interessen	23	I – 4 II – 11 III – 8 IV	4
Auch außerhalb der Wohnung realisierte Interessen	11	I – 8 II – 3 III IV	34
Keinerlei Interessen	6	I II – 2 III – 2 IV – 2	2

Von 28 Patienten unterhielten nur 10 Patienten mit Grad I bzw. Grad II nach Bloom Kontakte zu Gleichaltrigen wie vor der Erkrankung.

Die Krankheit des Kindes hatte einen insgesamt negativen Einfluß auf die gesundheitliche und ökonomische Situation der betroffenen Familien.

30 Mütter wiesen Symptome von Neurosen auf, 14 (von 25 berufstätigen Müttern) kündigten ihren Arbeitsplatz.

Es wurden keine Beschäftigungs- oder psychotherapeutischen Maßnahmen für Kinder und deren betroffene Familien eingeleitet.

Schlußfolgerungen

1. Es wurde keine signifikante Abhängigkeit zwischen intellektuellem Niveau und Tumorlokalisation festgestellt.
2. Die Lebensqualität der Patienten nach Behandlung des Hirntumors ist relativ niedrig.
3. Die Mehrheit der Eltern und Psychologen der betroffenen Kinder bevorzugen einen individuellen Unterricht zu Hause.
4. Die niedrige Lebensqualität hat auch erhebliche Auswirkungen auf die Familien der betroffenen Eltern, sowohl bezüglich externer Kontakte der Familie als auch bezüglich der ökonomischen und emotionalen Situation der Angehörigen.
5. Eine frühzeitige Beurteilung durch ein Spezialistenteam und die Einleitung einer frühen Psychotherapie sind für die betroffenen Hirntumorpatienten und ihre Familien im Onkologischen Zentrum Lodz notwendig.

Literatur

1. Bloom MJG, Glees J, Bell J (1990) The treatment and long prognosis of children with intracranial tumours. Int J Radiat Oncol Biol Phys 18:723–745
2. Czochańska J, Langener B, Sidor B, Traczyńska H (1987) Jakość życia dzieci z nowotworami mózgu. Neur Neurochir Pol 21:299–303
3. Lannering B, Iidiko M, Lundberg A, Olsson E (1990) Long term sequelae after pediatric brain tumors: Their effect on disability and quality of life. Med Ped Oncol 18:304–310
4. Zarbock G, Matthes-Martin S, Schulte FJ (1989) Quality of life and systems of residual damage in cerebellar tumors in children and adolescents. Klin Pediatr 201:337–345

3. Spina bifida Rehabilitation von Kindern und Jugendlichen mit Myelomeningocele

Koordinative Behandlung von Kindern mit Spina bifida in der kinderärztlichen Praxis

J. A. Ermert

Koordinative Behandlung: Konzept

Der überwiegende Teil der Spina-bifida-Patienten wird wegen der inzwischen erreichten hohen Spezialisierung der Versorgung durch mehrere Einrichtungen betreut. Hierbei wächst die Anforderung, eine steigende Zahl oft unterschiedlicher diagnostischer und therapeutischer Vorgehensweisen im Interesse des Patienten zu koordinieren.

Diese Aufgabe (= *koordinative Behandlung*) nimmt meist der Kinderarzt als eine *besondere Form der Spezialisierung* wahr. Dies verlangt sowohl Kenntnisse der aktuellen Versorgung und des sozialen Hintergrundes als auch gute Kontakte zu den mitbetreuenden Einrichtungen. Unter den Bedingungen einer kinderärztlichen Gemeinschaftspraxis hat sich eine *koordinative Behandlung* entwickelt, die aus drei Achsen besteht:

dem „Behandlungsplan", der sich aus dem Behinderungsumfang des Kindes und der individuellen Belastung der Familie ergibt (Achse 1), der der „persönlichen Belastbarkeit von Patient und Familie" (Achse 2) durch eine geeignete „Didaktik" (Achse 3) möglichst genähert werden muß.

Um weitere, vor allem soziale Komplikationen des Krankheitsbildes zu vermeiden, sind bei der *ärztlichen Führung* der Patienten besondere *Prioritäten* einzuhalten:

1. *Die Erhaltung der sozialen Struktur*, in der das Kind lebt: Partnerschaft der Eltern, Geschwister, weitere Familie;
2. *Überwachung*, Therapie und Anleitung zum Erkennen unmittelbar *lebensbedrohlicher Komplikationen*: Kopf, Harnwege;
3. *Überwachung*, Therapie und Anleitung weiterer Bereiche, die mit *der Lebensqualität* unmittelbar verbunden sind: Mobilität, Gewichtsentwicklung, neurologische Funktionen, Sicherung der Kontinenz, Hygiene, Wohnungseinrichtung usw.
4. Relativierung möglicher diagnostischer und therapeutischer Maßnahmen durch *Beachtung der Belastbarkeit* und der *Auswirkungen auf die Lebensqualität*.

Nach diesen Prinzipien werden alle, auch die externen *Untersuchungsergebnisse und Therapievorschläge* zusammen mit den Eltern durchgesprochen, geordnet und den bestehenden Möglichkeiten durch eine regelmäßige fachübergreifende Nachsorge angepaßt. Diese Arbeit wird durch eine(n) spezialisierte(n) Helfer(in) sowie durch eine Elternselbsthilfegruppe unterstützt, die einen Teil der Eltern-/Patientenausbildung wie auch einen Teil der häuslichen Nachsorge gewährleistet.

Elemente der koordinativen Behandlung

1. Achse: Behandlungsplan

Der Behandlungsplan definiert das Ziel der Habilitation bzw. der Rehabilitation. Er ergibt sich aus dem Behinderungsumfang des Kindes und dem Grad der

Tabelle 1. Überwachungsbereiche

Pränatale Betreuung	
Vor der 21. Schwangerschaftswoche:	
Definition des erkennbaren Behinderungsumfanges;	
Ausgewogene Beratung über mögliche Therapieformen.	
Nach der 21. Schwangerschaftswoche:	
Definition des erkennbaren Behinderungsumfanges;	
Ausgewogene Beratung über mögliche Therapieformen;	
Geburtsvorbereitung;	
Vorzeitige Entbindung.	
Perinatale Betreuung (meist unerwartete Geburt)	
Gewährleistung eines frühen Eltern-Kind-Kontaktes;	
Vollständige, (wiederholte) ausgewogene Erstberatung;	
Frühversorgung des Kindes;	
Eingehen auf emotionale Betroffenheit der Eltern;	
Anbahnen von Akzeptanz (Einbeziehen der Familie).	
Nachsorge	
Kopf:	Wachstum, Überwachung d. Shuntsystems
Augen:	Visus, Augenhintergrund
Hirnstrombild/Krampfleiden	
Entwicklung:	Wachstum (Gewicht, Länge), Motorik/Mobilität, Wahrnehmungsfunktionen, Sprache, Sozialentwicklung, Selbständigkeit.
Neurologie:	Status (Motorik, Reflexe, Sensibilität, Muskelfunktion), Elektrophysiologie.
Psyche:	Psychometrik, p. Entwicklung, psychopatholog. Symptome
Harnwege:	Infektion, Harntransport, neurogener Umbau, Inkontinenz, radiologische Überwachung; operative Maßnahmen.
Darm:	Stuhltransport, Inkontinenz.
Hygiene:	Kontinenzsicherung, Hilfsmittel
Haut:	Basispflege, Druckstellengefährdung
Orthopädie:	Mot. Entwicklungsstand, Hilfsmittel, op. Maßnahmen
Genetik:	Familienplanung, Schwangerschaftslenkung
Andrologie:	Familienplanung, Partnerberatung *
Gynäkologie:	Familienplanung, Schwangerschaft/Entbindung *
Sexualität:	Partnerberatung
Impfungen:	Realisierung e. norm. Impfplanes
Familie:	Partnerschaft, Geschwister, weitere Familie . . .
Rechtshilfen/„Schadensausgleich“	
Wohnung:	Planung, Ausstattung

* nur bei jugendlichen/erwachsenen Spina bifida-Patienten

Betroffenheit der Familie. Er stellt das „Soll“ aller möglichen (verfügbaren) diagnostischen und therapeutischen Maßnahmen dar. Er enthält medizinische, pädagogische, psychologische, rechtliche Details usw. und verändert sich inhaltlich mit dem Alter und Entwicklungstand des Kindes und seiner Umgebung.

Nach dem Alter des Kindes ergeben sich die *Überwachungsbereiche*:

Wenn es nicht ausdrücklich von den Eltern anders gewünscht ist, sind stets zuerst die unmittelbar lebensbedrohlichen Bereiche (Kopf, Harnwege) zu behandeln.

Alle Untersuchungen sind als *Vorsorgeuntersuchungen* konzipiert. Mögliche Komplikationen werden prospektiv ermittelt.

Aus dem zeitlichen Vergleich der bisher in unserer Ambulanz ermittelten altersbezogenen Komplikationen ergeben sich die Empfehlungen zur Häufigkeit von Untersuchungen (Tabelle 2a, b).

Tabelle 2a. Häufigkeit von Untersuchungen bis zum 12. Lebensmonat

1. Untersuchung:	Neugeborenen-Screening (im Rahmen der U1)
2. Untersuchung:	7.–10. Lebenstag (im Rahmen der U2)
3. Untersuchung:	4.–6. Lebenswoche (im Rahmen der U3)
4. Untersuchung:	unmittelbar nach der Entlassung des Kindes aus der klinischen Erstversorgung (Sonderuntersuchung U3A)
5. Untersuchung:	3.–4. Lebensmonat (im Rahmen der U4)
6. Untersuchung:	6.–7. Lebensmonat (im Rahmen der U5)
7. Untersuchung:	9.–12. Lebensmonat (im Rahmen der U6)

Bis hierher folgt die Untersuchungshäufigkeit (bis auf die 4. Untersuchung) dem Abstand der normalen Vorsorgeuntersuchungen (U1–6). Mit Vollendung des ersten Lebensjahres müssen jedoch Untersuchungsabstände von ca. 6 Monaten eingeführt werden, um die möglichen Komplikationen der immer noch hohen Wachstumsbeschleunigung überschaubar zu halten.

Tabelle 2b. Häufigkeit von Untersuchungen bis 5½ Jahre

8. Untersuchung:	16.–18. Lebensmonat (Sonderuntersuchung U6A)
9. Untersuchung:	20.–24. Lebensmonat (im Rahmen der U7)
10. Untersuchung:	mit 2½ Jahren (U7A)
11. Untersuchung:	mit 3 Jahren (U7B)
12. Untersuchung:	mit 3½ Jahren (U7C)
13. Untersuchung:	mit 4 Jahren (im Rahmen der U8)
14. Untersuchung:	mit 4½ Jahren (U8A)
15. Untersuchung:	mit 5 Jahren (U8B)
16. Untersuchung:	mit 5½ Jahren (im Rahmen der U9).

Ab diesem Alter muß der Untersuchungsabstand individuell definiert werden.
Aller bisherigen Erfahrung nach kann der Abstand *bis zum Abschluß des Wachstums* (vor allem wegen Möglichkeit neurologischer Verschlechterungen) den Abstand von *6 Monaten nicht wesentlich überschreiten.*
Ab dem 16.–17. Lebensjahr ist – in Abhängigkeit vom Behinderungsumfang und vom klinischen Verlauf – *eine Jahresuntersuchung* verbindlich zu vereinbaren.

2. Achse: Belastbarkeit von Patient und Eltern

Das Kind

Das Spina-bifida-Kind ist in der Regel mehrfachbehindert und hierdurch körperlich minderbelastbar. Trotz dieser Konstitution ist es durch teilweise schmerzhafte Maßnahmen (Fahrten, Diagnostik, Therapien), häufige Trennungen und Klinikaufenthalte psychisch außergewöhnlich belastet. Die Belastung steigt mit dem Behinderungsumfang und wird durch Krankheitseinsicht noch verstärkt.

Die Eltern

Die Eltern gewährleisten die Versorgung des gerade am Anfang mehrfach lebensbedrohten Kindes und entwickeln hierdurch naturgemäß eine außergewöhnliche Bindung an das Kind. Sie bemühen sich meist im Rahmen ihrer Möglichkeiten, die Behinderungsmerkmale auszugleichen und sind hierdurch zeitlich vermehrt gebunden. Diese Zeit steht anderen Familienmitgliedern nicht zur Verfügung, was in erster Linie die Partnerschaft und vorhandene Geschwister negativ beeinflußt. Viele Familienschicksale zeigen, welch hoher Rang der Beachtung der Familienbelastung zukommt.

Prioritäten der koordinativen Behandlung

Nach den Regeln der koordinativen Behandlung ist es unverzichtbar, das gesamte erforderliche diagnostische und therapeutische Spektrum unter Beachtung der persönlichen Belastbarkeit von Kind und Familie zu ordnen.

Die Behandlung richtet sich an folgenden *Prioritäten* aus:

1. *Die Erhaltung der sozialen Struktur*, in der das Kind lebt: Partnerschaft der Eltern, Berücksichtigung der Geschwister, Beachtung der weiteren Familie, der Freunde und der gesellschaftlichen Verpflichtungen.
2. *Überwachung*, Therapie und Anleitung zum Erkennen unmittelbar *lebensbedrohlicher Komplikationen*. Hierzu gehören vor allem die Bereiche Harnwege und Kopf
3. *Überwachung*, Therapie und Anleitung weiterer Bereiche, die mit *der Lebensqualität* unmittelbar verbunden sind: Mobilität, Gewichtsentwicklung, neurologische Funktionen, Kontinenzsicherung, Hygiene usw.
4. Relativierung therapeutischer Maßnahmen durch Beachtung der *Auswirkungen auf die Lebensqualität*.

Aus der bisherigen Kenntnis von Früh- und Spätkomplikationen ergibt sich eine Gesamtversorgung nach folgendem Konzept:

1. *der Rahmen für alle Maßnahmen* wird vor allem durch soziale *Elemente* vorgegeben. Der Rahmen entspricht den subjektiven Möglichkeiten von Eltern und Kind;
2. medizinische, pädagogische usw. Inhalte füllen diesen Rahmen, sie dürfen ihn jedoch nicht sprengen. Es sind sonst Sekundärprobleme zu erwarten, die den Leidenszustand erneut verschärfen;

3. bei jeder erfolgreichen Betreuungsmaßnahme müssen die Achsen „objektives Erfordernis“ (1) und „persönliche Belastbarkeit“ (2) durch eine geeignete Didaktik (3) genähert werden.

Das ist ohne ein kooperatives Betreuungssystem nicht denkbar, in das sowohl ärztliche wie nichtärztliche Fachkräfte als auch die Eltern selbst gleichrangig einbezogen sind. Dieses Betreuungssystem gewährleistet eine hohe Form von Akzeptanz für Familien und Patienten sowie eine bessere Lebensqualität für die Betroffenen.

3. Achse: Vermittlung/Didaktik

Einzelberatung

Wichtigste Form der Vermittlung bleibt die Einzelberatung, die im ärztlichen Bereich wie üblich aus Anamnese, Befund und Therapie besteht und sich an den im Abschnitt „Konzept“ beschriebenen Prioritäten ausrichtet. Den größten zeitlichen Anteil nimmt in der Regel die Abstimmung der therapeutischen Maßnahmen mit den persönlichen Möglichkeiten in Anspruch.

Der „Praxisberater“ ist während der Behandlung – das Einverständnis der Eltern/des Patienten vorausgesetzt – anwesend. Er greift die für ihn wichtigen Einzelheiten auf und verfolgt diese in einem weiteren Einzelgespräch.

Die Gesamtzeit einer Einzelvorstellung soll 2 Stunden nicht übersteigen, wovon 1 Stunde für die ärztliche Beratung und eine Stunde für die weiteren Maßnahmen geplant ist.

Häusliche Nachsorge durch „Praxisberater“

Unter den Bedingungen einer Arztpraxis scheinen viele Maßnahmen und Therapieformen durchführbar, die jedoch unter häuslichen Gegebenheiten scheitern (z. B. die Krankengymnastik wird auf dem Küchentisch nicht lange durchzuhalten sein). Viele Eltern und Betroffene verschweigen diese Diskrepanz jedoch mit schlechtem Gewissen. Zur Sicherung der medizinischen Nachsorge und zur Verbesserung der Compliance, kann ein(e) spezialisierte(r) Arzthelfer(in) als „Praxisberater(in)“ eingesetzt werden, der/die bei regelmäßigen Hausbesuchen vor allem bei neubetroffenen Familien in ständiger ärztlicher Absprache die notwendigen Therapieformen den häuslichen Gegebenheiten anpaßt und notwendige Hilfen direkt leistet oder vermittelt. In einer größeren Ambulanz gehört der Praxisberater (neben Arzt und Schreib-/Organisationskraft) allein zur Sicherung der medizinischen Nachsorge und sozialrechtlichen Beratung zum Kernteam einer Ambulanz (vgl. die folgende Übersicht).

Arbeitsmerkmale des Praxisberaters (Auszug)

- Betreuung (Besuch, Anleitung) des Kindes und der Familie im Krankenhaus
- Sicherung des Übergangs von der stationären in die ambulante Betreuung
- Hausbetreuung (Anpassung der Reha-Maßnahmen an häusliche Möglichkeiten)
- Eltern-/Patientenausbildung
- Nachgehende Betreuung von Jugendlichen

Betreuung in Gruppen

Weil die erforderliche Gesamtversorgung nicht überall zur Verfügung steht, *müssen die Eltern frühzeitig und möglichst umfassend mit allen Besonderheiten ihres Kindes vertraut gemacht werden.*

Tabelle 3. Elternseminare (nach Altersstufen geordnet)

Seminar für neubetroffene Familien

Alter der Kinder:	bis zu einem Jahr.
Themenschwerpunkte:	emotionale und geistige Bewältigung der Betroffenheit, Aufarbeitung der Erstinformation, keine medizinische Inhalte.
Veranstalter:	Regionaler Elternverein.
Häufigkeit:	2mal jährlich.
Bisher durchgeführt:	8 Seminare.

Diagnostisch-therapeutisches Eltern-Kind-Seminar („Babyseminar")

Alter der Kinder:	bis zu zwei Jahren.
Themenschwerpunkte:	Medizinisch-fachübergreifendes Gesamtkonzept etwa bis zum Erreichen des Schulalters.
Veranstalter:	Regionaler und überregionaler Elternverein in Zusammenarbeit mit dem Kinderneurologischen Zentrum Mainz.
Häufigkeit:	1mal jährlich.
Bisher durchgeführt:	etwa 20 Seminare.

Diagnostisch-therapeutisches Eltern-Kind-Seminar („Kleinkindseminar")

Alter der Kinder:	3–6 Jahre.
Themenschwerpunkte:	Medizinisch-fachübergreifendes Gesamtkonzept etwa bis zum Erreichen des Schulalters.
Veranstalter:	Regionaler und überregionaler Elternverein in Zusammenarbeit mit dem Kinderneurologischen Zentrum Mainz.
Häufigkeit:	1mal jährlich.
Bisher durchgeführt:	1 Seminar.

Selbständigkeitstraining

Alter der Kinder:	spätes Schulalter.
Themenschwerpunkte:	Training von Sebstständigkeitsmerkmalen, medizinische Basisdiagnostik.
Veranstalter:	Regionaler Elternverein.
Häufigkeit:	2mal jährlich.
Bisher durchgeführt:	etwa 12 Seminare.

Jugendtreffs

Alter der Teilnehmer:	Jugendliche.
Themenschwerpunkte:	Selbsthilfetraining, medizinische Basisdiagnostik.
Veranstalter:	Regionaler Elternverein.
Häufigkeit:	mindestens 2mal jährlich.
Bisher durchgeführt:	14 Treffen.

Fortbildungsveranstaltungen („Elternabende")

Alter der Kinder:	alle Altersstufen.
Themenschwerpunkte:	Medizinisch-fachübergreifende Themen nach Wunsch und Bedarf.
Veranstalter:	Regionaler Elternverein.
Häufigkeit:	2mal jährlich.
Bisher durchgeführt:	etwa 25.

Neben der Einzelanleitung haben sich Seminare für Eltern bewährt, in denen das notwendige Wissen über die Besonderheiten einzelner Altersstufen vermittelt wird (vgl. Tabelle 3).

Hilfsmittel

Basisausstattung: Sicherheit im Umgang mit dem Kind und Vermeidung von Ängsten vor Komplikationen ist das Ziel einer Basisausstattung der Eltern zur Beobachtung der ungestörten Entwicklung und Früherkennung von Komplikationen.

Zu dieser Basisausstattung gehören: ein Register der unveränderlichen Diagnosen, eine Wachstumskurve, eine altersbezogene Kopfumfangskurve, eine urologische Befundübersicht, ein Entwicklungs-Screening, ein Sensibilitätsschema, eine Übersicht von Hilfen zum sog. Schadensausgleich, ein Röntgenpaß, eine Liste zur Registrierung von Arztbesuchen, Kontaktadressen, stationären Aufenthalten.

Schriftliche Anleitungen: Jeder Patient erhält dem individuellen Verständnis angepaßte schriftliche Anleitungen:
- zur Basisversorgung: (z. B. Messen des Kopfumfanges, Hirndruckzeichen, Gewinnung von keimfreiem Urin usw.)
- zu Komplikationen: z. B. Kind im Krankenhaus, Behandlung von einer offenen Druckstelle usw.

Die Anleitungen erklären in verständlicher Form wichtige Zusammenhänge. Sie bestehen zum Teil aus Übersichten, z. B. „Möglichkeiten sportlicher Betätigung", teilweise aus Detailanleitungen (z. B. „Hirndruckzeichen im Säuglingsalter"). Anleitungen, die Komplikationen beschreiben, erhalten die Eltern/Patienten gezielt ausschließlich auf die Behinderungsmerkmale bezogen. So läßt sich eine unnötige Belastung durch nicht verwertbare und oft beunruhigende Informationen vermeiden.

EDV: Zu den didaktischen Hilfen ist auch die in der Ambulanz verwendete EDV zu zählen, die aus einem AT-Equipment und einem eigens für Spina-bifida-Patienten entwickelten *Softwareprogramm (q-doku)* besteht. Q-doku beinhaltet ein Dokumentationssystem, in dem Stammdaten und Krankheitsdaten (Diagnosen, stat. Aufenthalte, Operationen, radiol. Untersuchungen usw., aufgenommen werden können. Über ein Auswertungssystem stehen patientenbezogene Diagnoseregister, Listen der radiologischen Belastung und der stationären Aufenthalte, Anleitungen, Arztbriefe, Bescheinigungen usw. zur Verfügung.

Zusammenfassung

Die kooperative Betreuungsform für Spina-bifida-Patienten stellt besondere Anforderungen an die Anpassung aller Behandlungsvorschläge an die Belastbarkeit des Patienten und der Familie. Durch die Koordinierung aller Maßnahmen ist eine optimale Realisierung notwendiger medizinischer Maßnahmen, eine hohe Form von Akzeptanz und Wahrhaftigkeit sowie eine Verminderung der Gesamtbelastung für den Patienten und für die Familie zu erreichen. Eine regelmäßige Zusammenarbeit aller an der Versorgung des Kindes beteiligten Einrichtungen erleichtert diese Arbeit zum Vorteil der Patienten.

Literatur

Ermert A (1990) Vorsorge für die Familie von Spina-bifida-Kindern. Sozialpädiat Prax Klin 12/2:138–143

Ermert A (1991) Dokumentationssystem für Spina bifida-Patienten (q-doku). Jahresbericht 1990 des „Modellprogramms zur Förderung der Versorgung von Patienten mit Spina bifida". Bundesminister für Gesundheit, Bonn, S 28–32

Lambeck S (1990) Diagnoseeröffnung bei Eltern behinderter Kinder. Psych Diplomarbeit, Universität Münster

Neuhäuser G (1988) Klinik spinaler Dysraphien. Weinmann HM (Hrsg) Aktuelle Neuropädiatrie. S 267–276

Parsch K (1990) Spina bifida und Hydrozephalus als sozialpädiatrische Aufgabe. In: Arbeitsgemeinschaft Spina bifida und Hydrozephalus Dortmund (Hrsg) Spina bifida und Hydrozephalus. Aspekte zur körperlichen Situation. 3. Aufl (ISBN 3-9801420-3-5), 6–11

Weise S (1985) Die unerwartete Geburt eines Kindes mit Spina bifida. Reaktionsweisen der Eltern im Kontakt mit ihrer Umwelt. Med Dissertation, Universität Mainz

Sozialpädiatrisches Konzept zur Koordinierung der Habilitationsmaßnahmen bei Kindern mit Spina bifida

H. Bauer, F. Höpner, J. Correll, R. Gruber

Einleitung

Die Inzidenz der Spina bifida (Myelomeningozele, MMZ) hat sich trotz verbesserter pränataler Diagnostik nicht merkbar vermindert, sie beträgt 1,5–2,0‰, d. h. 2000 neu betroffene Kinder pro Jahr in der gesamten Bundesrepublik. Seit das Lorber-Konzept verlassen wurde, beträgt die Überlebensrate ca. 95%. Seit vielen Jahren sind wir in München bemüht, mit je drei kinderchirurgischen und orthopädischen Kliniken ein koordiniertes Behandlungs- und Versorgungskonzept zu erarbeiten. Von Anfang an bestand das gemeinsame Ziel, in Orientierung an den individuellen Entwicklungsabläufen eine Optimierung der *kooperativen* Behandlung zu erreichen.

Die optimale Habilitation des Spina-bifida-Kindes kann nur unter Einhaltung eines koordinierten Mehrstufenplanes der Behandlung erzielt werden. Dies setzt eine *ständige Interaktion zwischen den einzelnen Fachdisziplinen* voraus.

Stufe I – Nachgeburtliche Behandlung

- Kinderchirurgisch-neurochirurgische Operation der MMZ;
- allgemein pädiatrische Diagnostik bezüglich weiterer Fehlbildungen;
- neuropädiatrische Diagnostik bezüglich des zu erwartenden Hydrozephalus, zu 70–85% wird die neurochirurgische Intervention des Hydrozephalus notwendig;
- kurzfristige kinderorthopädische Behandlung, z. B. Redression der kontrakten Klumpfüße, Klärung der Hüftsituation;
- frühe, intensive Physiotherapie nach Vojta noch in der behandelnden Klinik;
- *sozialpädiatrische Information* der Eltern über Ausmaß der Behinderung, Erstellung der Prioritäten in der ambulanten Weiterbehandlung (Stufe II), Information über die Selbsthilfegruppen der Arbeitsgemeinschaft Spina bifida und Hydrozephalus (ASbH).

Bereits in der Stufe I, also der Primärbehandlung, sollte somit das Subsidiarprinzip der multidisziplinären Zusammenarbeit im Interesse der folgenden Habilitationsziele entstehen:

1. Vermeidung von Komplikationen seitens des Shuntsystems und der verbliebenen medullären Innervation;

2. Störungsfreie psychomotorische Entfaltung des Kindes unter Vermeidung von *verfrühten* urologischen sowie orthopädisch-chirurgischen Eingriffen;
3. Selbständigkeits- und Persönlichkeitsentwicklung mit der Planung der späteren Versorgung und Familienführung.

Stufe II – Ambulante Therapie und Nachbetreuung (1.–4. Lebensjahr)

Die Hauptaufgabe der ambulanten Weiterbetreuung im 1. und 2. Lebensjahr besteht darin, die weiteren Therapieziele der Habilitation zu definieren. Unser Ziel ist, eine Führung der Familie mit ihrem Kind in einer *gemeinsamen Sprechstunde* des Kinderchirurgen, Pädiaters (Neuropädiaters), Orthopäden und Physiotherapeuten zu erreichen.

Somit wäre sowohl der Informationsfluß zwischen den verschiedenen medizinischen Disziplinen als auch die Meinungsbildung der Eltern über das nächstliegende Procedere gesichert.

Inhalte der Überwachung

1. Klinische und technische Überwachung des Hydrozephalus (Sonographie, Fontanellenmanometrie, Liquorflow-Messungen u. a.).
2. Urologische Kontrolluntersuchungen.
   Die Primärüberwachung hinsichtlich von Harnwegsinfektionen ist Aufgabe des betreuenden Kinder-Hausarztes.
   Weitergehende Kontrolluntersuchungen urologischer Art:
   - Sonographie der Nieren und ableitenden Harnwege;
   - Miktionszystourethrogramm (MCU),
   - Urodynamische Grundmessung.

   In der *urologischen Therapie* sollte folgender Grundplan Geltung haben:
   - Keine dauerhafte sog. „präventive“ Antibiose;
   - Blasenentleerung mit Senkung des Restharns durch Physiotherapie, evtl. intermittierende Katheterisierung (IMC) und frühzeitig einsetzende Toilettenerziehung zur Entleerung.
   - In der Prävention von Harnwegsinfektionen hat die homöopathische Behandlung einen guten Stellenwert gewonnen.
   - Operative Verfahren sind letztes Mittel zur Abwendung einer chronischen Nierenschädigung.
3. Kinderneurologisch-physiotherapeutische Kontrollen in Zusammenarbeit mit dem Kinderorthopäden:
   a) Die Physiotherapie – wenn möglich nach Vojta – hat in den ersten Lebensjahren eine entscheidende Priorität für die Vorbereitung auf höhere motorische Habilitationsziele (wie z. B. Apparateversorgung, motorische Selbständigkeit auch im Rollstuhl!).
   Gemeinsame Aufgabe ist es, die Vertikalisierungstendenz des Kindes zu steuern. Jedes Kind mit MMZ absolviert seinen individuellen Entwicklungsprozeß.

b) Folgende kinderneurologisch-neuroorthopädische Abstimmung ist notwendig:
   - Frühoperation von kontrakten Klumpfüßen, die durch Physiotherapie nicht beeinflußt werden können, wenn prognostisch aufgrund des neurologischen Befundes zu erwarten ist, daß das Kind „Fußgänger" werden kann.
   - Keine frühe Hüftoperation bei bestehender Hüftluxation (insbesondere nicht bei beidseitiger).
   - Hüftluxationsoperationen sollten innerhalb der ersten 4 Lebensjahre vermieden werden, weil sie das Kind in seiner Entwicklung in aller Regel entscheidend zurückwerfen und das Habilitationsziel evtl. verfehlt wird.
   - Apparative Versorgung erst zum Zeitpunkt der spontanen Vertikalisierungstendenz des Kindes. Sie darf sich nicht am Lebensalter, sondern muß sich am Entwicklungsalter des Kindes orientieren. Apparateversorgung ist nur sinnvoll, wenn das Kind damit auch lernen kann umzugehen (Ferrari-Schiene ist nicht für jedes Kind geeignet!).
   - Neben der Apparateversorgung ist auch die Rollstuhlversorgung für die Selbständigkeit zum Kindergarten wichtig.
   - Im Wachstum kann es zu Komplikationen wie Skoliose, medullärer Syrinxbildung sowie dem „tethered cord syndrom" kommen. Eine ständige neurologische Überprüfung des Befundes (evtl. mit NMR) ist angezeigt.

4. Frühe psychologische Begleitung inklusive Steuerung der Frühförderung mit den Integrationszielen *Regelkindergarten und Regelschule.*
   Häufig bestehen aufgrund des Hydrozephalus Wahrnehmungs-, Teilleistungs- und Konzentrationsstörungen, die eine psychologische Intervention notwendig werden lassen. Die psychologische Begleitung dient auch dem Abbau von psychosozialen Barrieren, die die Familien alleine nicht ertragen können. Die Akzeptanz der Behinderung, der notwendigen medizinischen Eingriffe als auch der Bewußtwerdungsprozeß des „Andersseins" seitens des Kindes wird erduldbarer.
5. Genetische Beratung zur *positiven* Familienplanung. Das erhöhte Wiederholungsrisiko muß gemeinsam verarbeitet werden, die Geburt eines gesunden Geschwisterkindes stellt einen Gewinn für die Gesamtentwicklung des behinderten Spina-bifida-Kindes dar.

Stufe III – Therapie und Versorgung des Schulkindes und des Jugendlichen

Diese Entwicklungsphase ist geprägt von der Erhaltung des bisher Erreichten:
- ausreichende Mobilität und Vermeidung der Verschlechterung (z. B. Skoliose, Verschleiß von Gelenken durch Fehlbelastung, chronische Niereninsuffizienz),
- Prävention der evtl. fokalen „Ventilepilepsie".

Im körperlichen Befund sind Verschlechterungen leider häufig und können nur zum Teil durch Basistherapie der Krankengymnastik aufgehalten werden.

Die urologische Situation, d. h. die bisherige Vermeidung einer chronischen Niereninsuffizienz, hat für den Betroffenen eine größere Bedeutung als die Frage der Gehfähigkeit oder Rollstuhlabhängigkeit. Die psychologische Aufarbeitung z. B. auch der oft früher einsetzenden Pubertät, der Sexualität, der späteren Partnerfindung gewinnt jetzt einen höheren Stellenwert.

Die Beobachtung von Patienten, die wir vom Säuglingsalter bis ins Erwachsenenalter betreuen konnten, zeigt deutlich: Die „konzertierte Aktion" der „Sozialarbeiter" der verschiedenen Fachdisziplinen führt Kind und Familie zur besseren Akzeptanz der Mehrfachbehinderung, aber auch evtl. zur Optimierung der sozialen Integration.

Erfahrungen in der neurochirurgischen Erstversorgung von Kindern mit Spina bifida

W. Tischer, J. Bennek, V. Tau

Einleitung

Verschlußstörungen der Neuralplatte zum Neuralrohr führen zu verschiedenartigen Fehlbildungen mit unterschiedlicher Auswirkung für das Neugeborene. Ihre Nomenklatur ist leider nicht einheitlich und standardisiert. Moderne Verfahren der Diagnostik und Therapie bieten heute viele Möglichkeiten. Im folgenden soll berichtet werden über unsere Erfahrungen in der Diagnostik und operativen Behandlung sowie komplexen Therapie der Neugeborenen mit Myelomeningozelen.

Patienten und Methoden

Wir haben von 1960 bis 1990 insgesamt 576 Neugeborene mit dieser schwerwiegenden Fehlbildung operativ behandelt. Eine möglichst frühzeitige Operation dieser Neugeborenen ist erforderlich. Die freiliegende Myelonplatte ist thermischen, mechanischen, osmotischen und infektiösen Einflüssen ausgesetzt. Diese können bereits bei der Passage durch den Geburtskanal wirksam werden. Ein postnatales Austrocknen der Myelonplatte führt zusätzlich rasch zu irreversiblen Schäden der Ganglienzellen und Nervenbahnen. Eine Selektion zur Operation lehnen wir ab. Allerdings gibt es vom Lokalbefund her inoperable Fälle (z. B. sehr ausgedehnte Myelomeningozelen mit Unmöglichkeit der Operation, ausgedehnte Gibbus-Bildungen). Diese Neugeborenen müssen einer konservativen Therapie unterzogen werden. Darunter kommt es dann oft zu einer sekundären Epithelialisierung der Myelonplatte. Für die Operationen bei Neugeborenen müssen die heute allgemein gültigen Kriterien der Operabilität eingehalten werden. Zu sichern sind die kardiorespiratorische Funktion, die Gewährleistung des Flüssigkeits- und Energiebedarfs, die Realisierung der Kerntemperatur mit normaler Thermoregulation, die Vermeidung von Infektionen sowie fortlaufendes Monitoring und Trendbeurteilung. Die Operation wird in Intubationsnarkose ausgeführt, ein bei Neugeborenen erfahrener Anästhesist ist unbedingt notwendig.

Operationstechnik

Einige Erfahrungen zur Operationstechnik seien mitgeteilt: Ein schwieriges Problem kann die Deckung des bestehenden Hautdefektes sein. Zahlreiche Verfahren wurden empfohlen: Z-Plastiken, Verschiebelappenplastiken, Bildung von Brükkenlappen, Hauttransplantationen. Uns haben sich all diese Verfahren nicht bewährt. Oft wurden die Wundränder und Zipfel von Hautlappen aus der an sich schon schlecht durchbluteten Rückenhaut nekrotisch. Infektionen des Wundgebietes mit aszendierender Meningitis und Pyozephalus sind dann begünstigt. Wir bevorzugten den linearen Verschluß der weit nach lateral mobilisierten Rückenhaut. Dabei besitzt die zweckmäßige Umschneidung der Myelomeningozele für den weiteren Fortgang der Operation die größte Bedeutung. Den Hautschnitt legen wir entsprechend Abb. 1 wenige Millimeter einwärts des Überganges von der normalen Haut zur Zona cutanea. Dann erfolgt die Umschneidung der Dura mater spinalis derart, daß eine wenige Millimeter breite Duramanschette an der

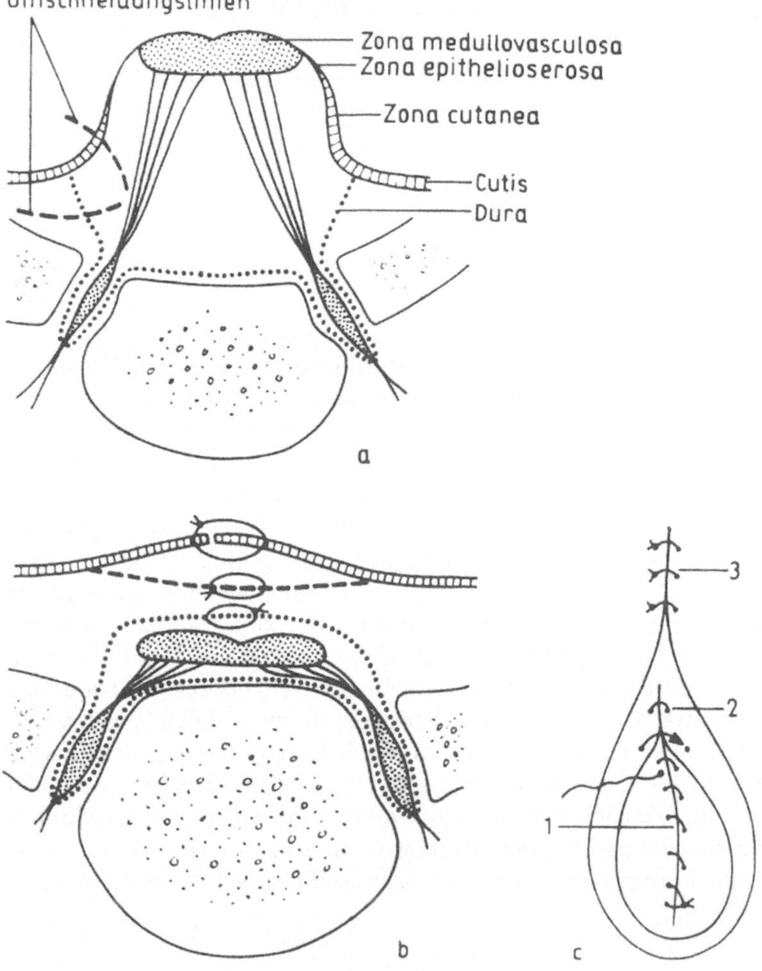

Abb. 1. Operative Schritte bei Myelomeningozele (a–c)
1. Mit fortlaufender Naht verschlossener Duralsack
2. Mit invertierenden Einzelknopfnähten vernähte Duramanschette
3. Hautnähte

Haut verbleibt (s. Abb. 1). Die Dura strahlt mit derben bindegewebigen Fasern und elastischen Netzen in diesen Bereich in die Haut ein. Es schließt sich unter sorgfältiger Schonung der Myelonplatten und evtl. in der Zelenwand verlaufender Nervenfasern (erforderlichenfalls mit Lupenbrille oder Operationsmikroskop) die Resektion der Zelenwand an. Über der Myelonplatte wird die Dura wasserdicht vernäht. Eine anschließende Türflügelplastik nach lateraler Umschneidung der Rückenaponeurose und Muskulatur des M. erector trunci ist bei breiten Spalten technisch nicht möglich oder gelingt nur teilweise. Zum Hautverschluß legen wir zunächst linear durch die an der Haut belassene Duramanschette invertierende Einzelknopfnähte aus nicht resorbierbarem Nahtmaterial. Diese Nähte gestatten eine gute Adaptierung und Entspannung der darauffolgenden Hautnähte. Die Duranähte reißen wegen der zahlreichen elastischen Fasernetze nicht aus, beseitigen in idealer Weise die entstehende Zugspannung der Rückenhaut, verhüten Wunddehiszenzen und Wundinfektionen. Wichtig ist die postoperative Lagerung auf einem Bauchgurt. Diese Lagerung entspannt die Rückenwunde, hält Stuhl und Urin von ihr fern und begünstigt die Wundheilung.

Um die Keimbesiedelung der freiliegenden Myelonplatte und deren Einfluß auf postoperative Wundheilungsstörungen und aszendierende Meningitiden festzustellen, haben wir bakteriologische Untersuchungen ausgeführt. Von 445 untersuchten Neugeborenen hatten 278 nach der Geburt einen sterilen Myelonabstrich. Bei 167 Neugeborenen ließ sich nach der Geburt bereits eine Keimbesiedelung mit verschiedenartigen Erregern nachweisen. Verlaufsuntersuchungen bei postoperativen Wundinfektionen ergaben jedoch, daß keine Korrelation zu den Keimen auf der Myelonplatte nach der Geburt bestand. Es sollte jedoch eine kalkulierte perioperative Antibiotikaprophylaxe erfolgen. Bei positivem Keimnachweis ist eine 3–5tägige zielgerichtete Antibiotikatherapie erforderlich.

Postoperative Therapie- und Rehabilitationsmaßnahmen

Leider ist mit der erfolgreichen neurochirurgischen Erstversorgung der Neugeborenen mit Myelomengozelen nur die erste Etappe einer komplexen Therapie und Rehabilitation dieser Fehlbildung erreicht. Die sofortige orthopädische Behandlung der myelodysplastischen Fußdeformitäten schließt sich an. Den konsekutiven progredienten Hydrozephalus als assoziierte Fehlbildung leiten wir etwa am 10. Lebenstag (nach Ausschluß einer Meningitis) mit einer ventillosen ventrikuloperitonealen Ableitungsoperation ab. Assoziierte Fehlbildungen der ableitenden Harnwege und Folgeerscheinungen neurogener Blasenentleerungsstörungen bedürfen schon frühzeitig einer umfangreichen Diagnostik und individuellen Therapie. Bei der jeweiligen Diagnostik spielen umfangreiche urodynamische Funktionsuntersuchungen eine entscheidende Rolle. Sie ermöglichen eine zielgerichtete Behandlung. Umfangreiche kombinierte Nachuntersuchungsprogramme und komplexe Rehabilitationsmaßnahmen sind bei diesen Kindern erforderlich, um ein befriedigendes Resultat zu erzielen.

Literatur

Lorber J (1978) Der Rückschlag des Pendels bei der Behandlung der Myelomeningocele. Mschr Kinderheilk 126:9–13

Tischer W, Bennek J (1990) Der heutige Stand in der Mißbildungschirurgie im Neugeborenen- und Säuglingsalter. Zentbl Chir 115:1206–1217

Tischer W (1968) Zur Operationstechnik der Myelomeningozelen. Zentbl Chir 93:1657–1663

Wasmeier C (1984) Wundheilungsstörungen nach Myelodysplasieoperationen. Dipl Arb Bereich Medizin, Karl-Marx-Universität, Leipzig

Ultraschallgesteuerte Spinalchirurgie beim Tethered-cord-Syndrom

H.-J. Meisel, K. Weigel, Th. Michael, M. Reichel, M. Brock

Einleitung

Fehlentwicklungen mesenchymaler und neuraler Strukturen führen zu unterschiedlichen spinalen Anomalien. Diese komplizierten Mißbildungen betreffen häufig mehrere Segmente der Wirbelsäule. Dekomprimierendes und korrigierendes chirurgisches Vorgehen ist entsprechend kompliziert. Der Einsatz des Ultraschalls hat sich als hilfreich zur intraoperativen Identifizierung und Lokalisation ebenso wie zur postoperativen Kontrolle des Behandlungsergebnisses erwiesen [3].

Dies gilt insbesondere beim Tethered-cord-Syndrom, wo es gilt, die Traktion des Myelons durch die Fixierung des Konus medullaris unterhalb von L2 festzustellen. Da es sich um eine atraumatische Methode handelt, die beliebig oft wiederholt werden kann, gewinnen diese Beobachtungen an praktischer Relevanz.

Material und Methode

Seit 1988 wurden 40 Patienten mit einem Tethered-cord-Syndrom im Alter zwischen 1 und 46 Jahren operiert. 20 Patienten waren männlich, 20 Patienten weiblich. 17 Patienten zeigten eine Spina bifida occulta, in 10 Fällen war ein ausgedehntes intra- und extraspinales Lipofibrom Ursache der progredienten neurologischen Symptomatik. Im Vordergrund standen hier bei 8 Patienten diffuse Schmerzen beider Beine, in 6 Fällen kam es zu Spitzfußbildungen, in 9 Fällen zu progredienten Paraparesen. Bei 8 Patienten konnten teilweise diffuse, teilweise radikuläre Sensibilitätsstörungen nachgewiesen werden. Die mittlere Symptomatikdauer vor der Operation lag bei 21 Monaten $\pm$ 14 Monaten.

Die zweite Gruppe mit 23 Patienten umfaßt die Fälle mit einem sogenannten sekundären „Tethered-cord-Syndrom“. Hier handelt es sich um Folgen einer ausgedehnten Vernarbung nach postpartaler Versorgung einer Spina bifida aperta mit Meningomyelozelen. In allen Fällen lag eine unterschiedlich starke neurologische Schädigung als Folge der Defektbildung vor. In einem mittleren Zeitraum von etwa 9 Monaten $\pm$ 7 Monaten kam es in 13 Fällen zu einer Zunahme der angeborenen Fehlstellung der Füße bzw. skoliotischen Veränderungen der Wirbelsäule. In 11 Fällen war eine Zunahme der sensiblen Störungen festzustellen, bei 8 Fällen führte die zunehmende Spastik zur Gehunfähigkeit. 19 Patienten

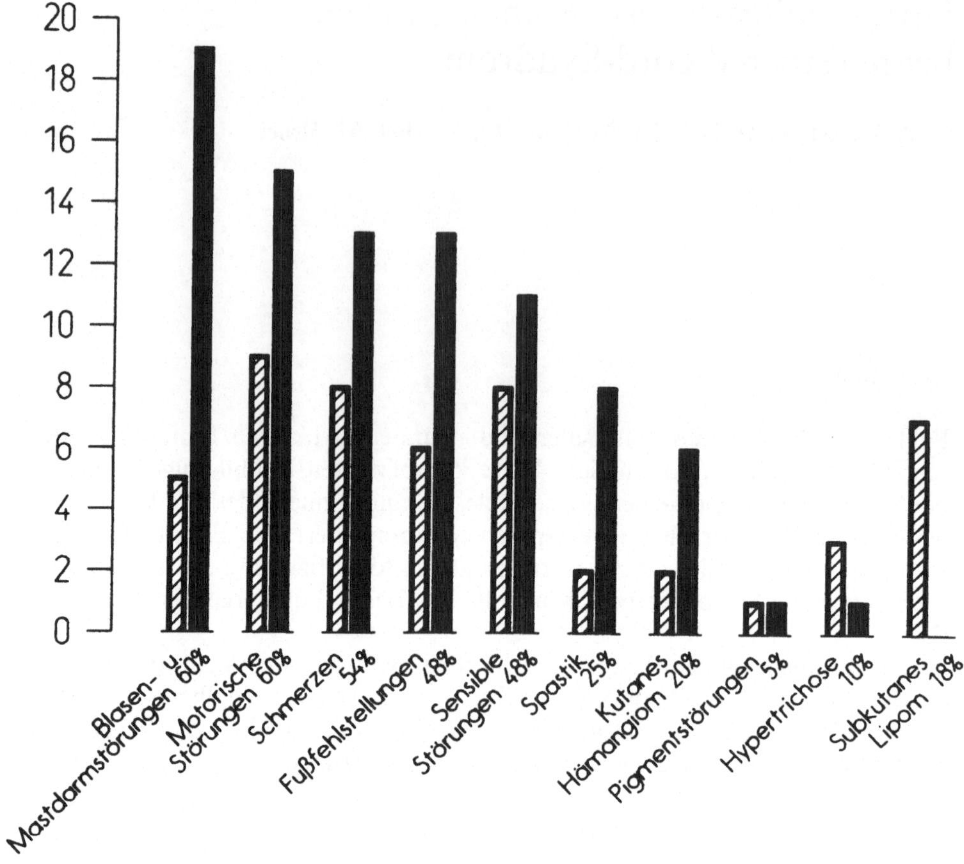

Abb. 1. Klinische Befunde bei ▨ primärem (n = 17) und ■ sekundärem (n = 23) Tethered Cord

zeigten eine Zunahme der Blasen-Mastdarm-Störungen, was auch zystotonometrisch nachgewiesen werden konnte (Abb. 1).

Bei beiden Gruppen wurde in allen Fällen eine kernspintomographische Untersuchung präoperativ durchgeführt, die bei der Gruppe mit Spina bifida occulta einen deutlichen Tiefstand des Konus medullaris und in 10 Fällen eine Fixierung des Myelons durch ein Lipofibrom zeigte. Bei Patienten mit den Folgen einer Spina bifida aperta und einem sekundären „Tethered-cord-Syndrom" konnte in allen Fällen die meist breitbasige Fixierung des Myelons im Bereich der alten Operationszone nachgewiesen werden. Bei 6 Patienten stellte sich eindeutig ein Epidermoid, größtenteils intramedullär, dar (Abb. 2a, b).

Lediglich in 31 aller untersuchten Fälle war im Kernspintomogramm die anatomische Struktur des Konus medullaris zu identifizieren. Mit Ausnahme eines Falles war in der Patientengruppe mit Spina bifida aperta das Filum terminale in den Magnetresonanzbildern nachzuweisen, wohingegen in der Gruppe der Spina bifida occulta in 6 Fällen ein deutlich verdicktes Filum terminale identifiziert werden konnte (Abb. 3).

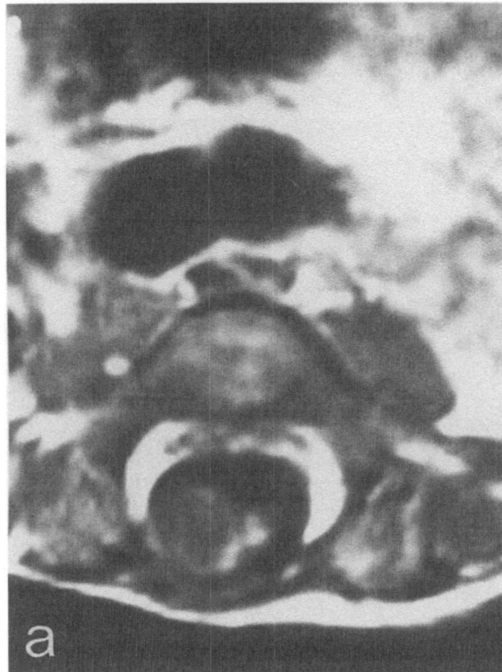

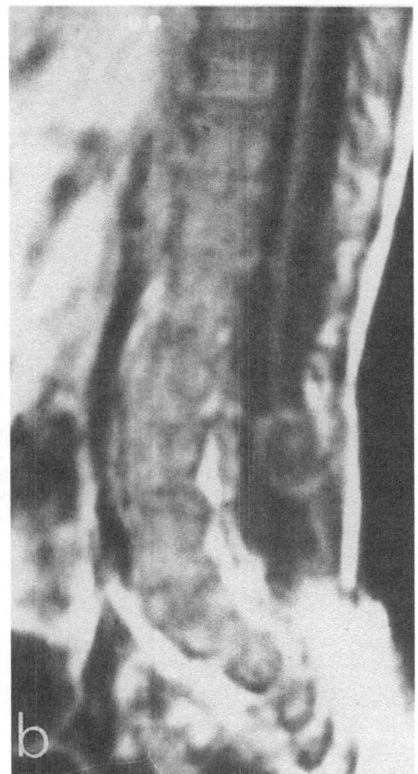

Abb. 2a, b. Dorsolaterale Fixierung des Myelons durch ein Epidermoid im (**a**) axialen und (**b**) sagittalen MR

Die ultraschallgesteuerte selektive Lokalmyelolyse wird als Kausaltherapie dieses Syndroms angesehen. Intraoperativ wurde ein 7-MHz-Ultraschallkopf der Fa. Bruel u. Kjaer verwandt. Die Operation wurde unter mikroneurochirurgischen Konditionen durchgeführt (Abb. 4).

Ergebnisse

Nach Eröffnen des Spinalkanals unter weitgehender Schonung der großteils inkomplett angelegten knöchernen Strukturen wurde in der Gruppe der Spina-bifida-occulta-Patienten in 10 Fällen das Lipofibrom präpariert und weitestgehend reseziert. Dabei wurde besonderer Wert auf die Schonung der neuralen Strukturen gelegt, was eine inkomplette Resektion des Lipofibroms zur Folge hatte. Die Teilresektion erfolgte, nachdem die Fixierung im Ultraschall transdural eindeutig identifiziert war. In den übrigen Fällen war eine ausgedehnte Arachnopathie Ursache der Fixierung, hier konnte im Sonogramm lediglich der Tiefstand des Konus nachgewiesen werden.

Bei der zweiten Gruppe mit voroperierter Meningomyelozele ließ sich intraoperativ in allen Fällen eine breitflächige Narbenplatte zwischen Dura und Myelon darstellen. Teilweise war diese unterbrochen durch die Anlagerung von Epider-

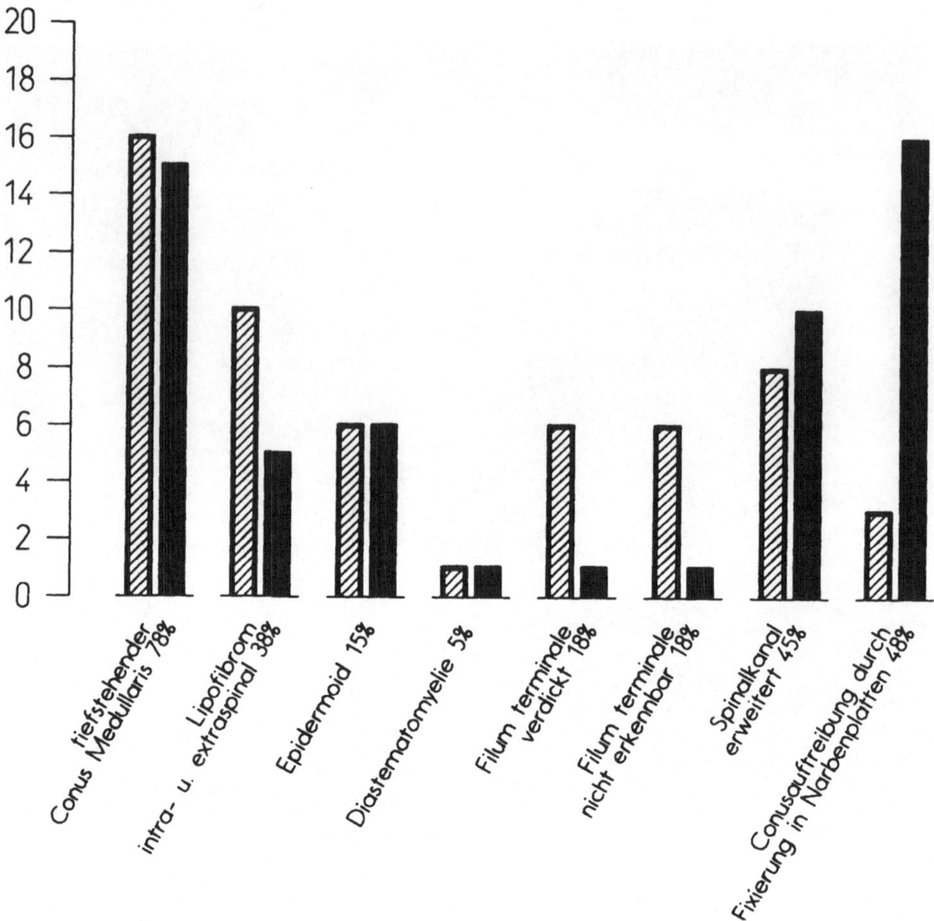

Abb. 3. ▨ primäres Tethered Cord Syndrom im MR (n = 17); ■ sekundäres Tethered Cord Syndrom im MR (n = 23)

moiden (6 Fälle). Durch den Einsatz des Ultraschall konnte die eindeutige Beziehung zwischen Narbenplatte und restlichem Myelon sowie den nach ventral abgehenden Nervenwurzeln dargestellt werden, was die Lösung des Myelons und die Teilresektion der Narbenplatte sowie die vollständige Entfernung der Epidermoidknollen unter dem Mikroskop ermöglichte und erleichterte. Gerade in dieser Gruppe waren auch ausgedehnte Fibrosierungen der Arachnoidea mit zusätzlicher Fixierung des Myelons nach lateral an die Durainnenfläche Ursache der Traktion des Rückenmarks. Diese Vernarbungen reichten teilweise bis zu 3 cm unter den ersten intakten Wirbelbogen am oberen Ende der Spaltbildung. Mit Hilfe des Ultraschalls war es möglich, diese Verlagerung, teilweise nach Doppelung des Myelons darzustellen und unter Ultraschallführung zu präparieren. Damit wurde eine weiterreichende Laminektomie vermieden, was der funktionellen Stabilität der Wirbelsäule zugute kam.

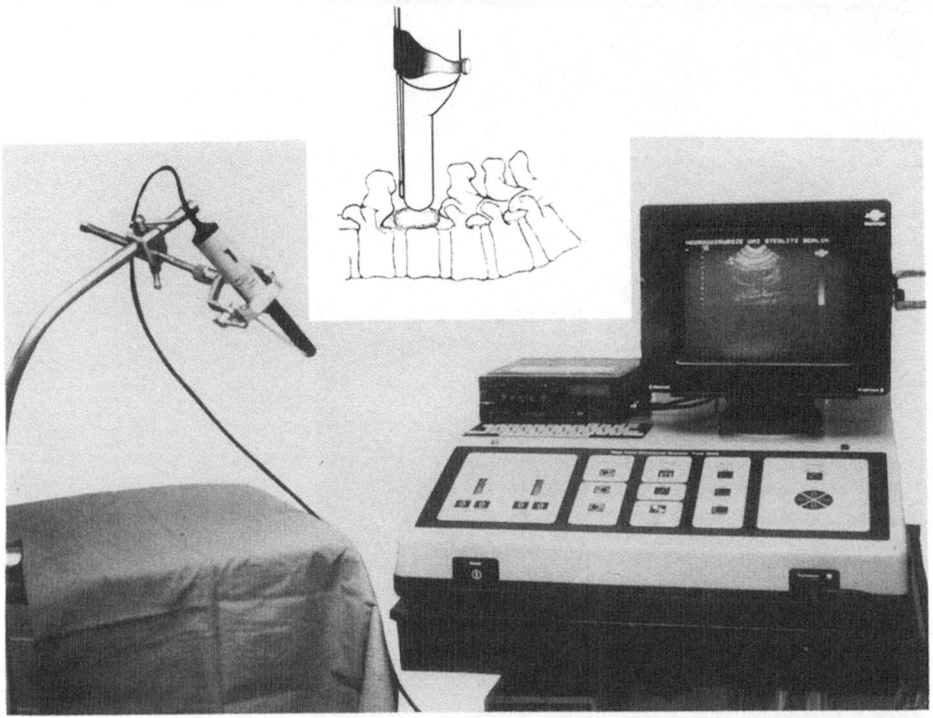

Abb. 4. Fingertip-Scanner der Fa. Bruel u. Kjaer in der Operationshalterung mit schematischer Darstellung der intraoperativen Vorgehensweise

Bereits am zweiten postoperativen Tag beklagte keiner der Patienten mehr die spannungsbedingten Schmerzen in den Beinen. Insgesamt 38 Fälle zeigten innerhalb der ersten 7 Tage nach der Operation eine eindeutige Besserung der neurologischen Symptomatik mit Rückgang der Spastik sowie der Paraparesen. Lediglich in 4 Fällen kam es vorübergehend zu einer Verschlechterung der Blasen-Mastdarm-Funktion.

Transkutane postoperative Ultraschallkontrollen bei 10 Patienten zeigten eine deutliche Entspannung des Myelons im Spinalkanal und bestätigten die bereits intraoperativ festgestellte Aszendierung um 1–2 cm.

Durch sorgfältige plastische Deckung des Duradefektes, Abdichten mit Fibrinkleber und konsequenter Lagerung des Patienten mit einer Neigung des Oberkörpers um 15° kopftief sowie in Bauchlage kam es lediglich in 2 Fällen in der Gruppe der Patienten mit sekundärem Tethered-cord-Syndrom zu einer Liquorfistel. Infektionen bzw. Meningitiden traten nicht auf (Abb. 5).

Diskussion

Die intraoperative Sonographie hat, ähnlich der Kernspintomographie, bei der Diagnose eines „tethered cord-syndroms“ in der Chirurgie der Wirbelsäulen- und

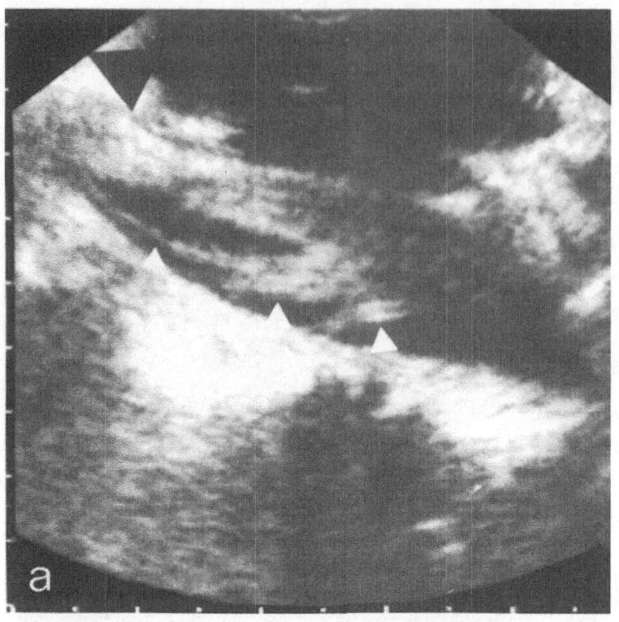

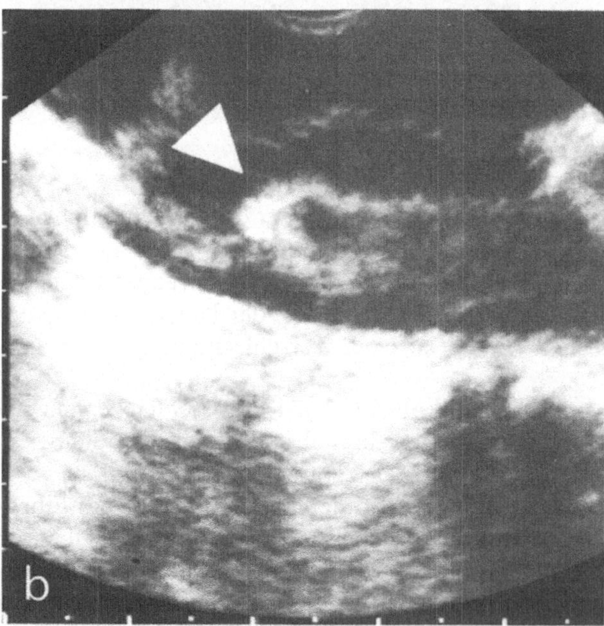

Abb. 5a, b. (**a**) Prä- und (**b**) postoperative Darstellung des fixierten Myelons in der Sonographie (*große Pfeile*). Präoperative Darstellung gespannter Nervenwurzeln nach dorsal (*kleine Pfeile*). Die postoperative Aufnahme zeigt bereits eine Aszendierung des Rückenmarks

Rückenmarksfehlbildungen sich als unerläßlich gezeigt [1, 3]. Bei der Identifizierung und Lokalisation angeborener spinaler Läsionen findet die Neurosonographie heute breite Anwendung. Das Real-time-Verfahren gestattet intraoperativ die Abgrenzung normaler und pathologischer Strukturen, die sich am besten mit einem 6- oder 7,5-MHz-Scanner darstellen lassen [4]. Während einer Myelolyse können bereits transdural die Strukturen des Spinalkanals sichtbar gemacht, narbige Veränderungen identifiziert und so die Operationstaktik situationsbezogen flexibel gestaltet werden. Bei Lipofibromen, die häufig Ursache eines „tethered cord syndroms" bei Spina bifida occulta sind, läßt sich intraoperativ die intramedulläre Ausdehnung meist sehr gut darstellen. Unter Schonung funktionell wesentlicher Strukturen der Medulla kann so eine Teilresektion mit hohem Effektivitätsgrad erfolgen.

Die Möglichkeit, intrakanalikuläre Strukturen und Veränderungen darzustellen, vermeidet zusätzliche knöcherne Resektionen bestehender Wirbelbogenanteile und verhindert so die Gefahr einer weitergehenden Instabilität der Wirbelsäule [2, 6].

Die Möglichkeit der transkutanen postoperativen Verlaufskontrollen gibt Aufschluß über die anatomischen Veränderungen intraspinal nach der Operation mit dem Aszendierungsnachweis des Rückenmarks. Bei Verschlechterung des neurologischen Status im weiteren Verlauf läßt sich mit dieser Methode auch die Frage einer erneuten Fixierung des Rückenmarks im alten Operationsgebiet klären, Zystenbildungen können nachgewiesen werden, ebenso ausgeprägte Atrophien. Auf der Basis dieses Untersuchungsergebnisses sowie des klinischen Verlaufs kann dann die Indikation für eine erneute Reoperation gestellt werden [5]. Neben der fehlenden Strahlenbelastung muß auch auf die hohe Aussagekraft gegenüber der Myelographie oder dem CT hingewiesen werden, was einen verstärkten Einsatz dieser Technologie bei der Langzeitbetreuung von Patienten mit Spina-bifida-Folgen rechtfertigt.

Literatur

1. Hall WA, Albright AL, Brunberg JA (1988) Diagnosis of tethered cords by magnetic resonance imaging. Surg Neurol 30:60–64
2. Montalvo BM (1987) The role of intraoperative ultrasonography in the management of spinal lesions. In: Rifkin MD (ed) Intraoperative und endoscopic ultrasonography. Churchill Livingstone, New York
3. Quencer RM, Montalvo BM, Naidich TP et al. (1986) Intraoperative sonography in the surgical management of congenital and developmental abnormalities of the spinal cord and theca, presented at the annual meeting of the American Society of Neuroradiology, San Diego, CA
4. Quencer RM, Morse BM, Geen BA, Eismont JF, Brost P (1984) Intraoperative spinal sonography: Adjunct to metrizamide CT and the assessment and surgical decompression of posttraumatic spinal cord cysts. AJR 142:593–602
5. Raghavendra BN, Epstein FJ (1985) Sonography of the spine and spinal cord. Radiol Clin North Am 23:91
6. Wilberger JE, Maroon JC, Prostko ER et al. (1987) Magnetic resonance imaging and intraoperative neurosonography in syringomyelia. Neurosurgery 20:599–605

Peritoneale Pseudozyste als Komplikation eines ventrikulo-peritonealen Shunts

J. Weisser, C. G. Lipinski

Einleitung

Die Behandlung des Hydrocephalus internus insbesondere auch des konnatalen Hydrozephalus im Rahmen der Arnold-Chiari-Fehlbildung bei Meningomyelozele (MMC) erfolgt in der Regel durch Anlegen eines Shuntsystems. Zunehmend mehr wird dabei anstelle eines ventrikuloatrialen (v. a.) Weges ein ventrikulo-peritonealer (v. p.) Verlauf gewählt. Neben der systemimmanenten Shuntobliteration treten dabei weitere Komplikationen auf. Diese können sein: lagetypisch (ventrikulär, atrial, peritoneal), verlaufstypisch (Diskonnektion, Drucknekrosen), materialtypisch (Diskonnektion, Materialbruch, Fremdkörperreaktion), manifestationstypisch (Infektion, Raumforderung, Embolie, Thrombose, Obstruktion von Darm oder Ureter).

Peritoneale Pseudozyste

Die Komplikation einer peritonealen Zyste wird schon in der Literatur der späten 60er Jahre beschrieben [4]. Vor der Ära der routinemäßigen Sonografie der Nieren und der Harnwege fielen diese im Abdomen an unterschiedlicher Stelle (subphrenisch, subhepatisch, retrovesikal) lokalisierten Pseudozysten (Synonym: Zysten oder Pseudoaszites) in der Regel durch infektiöse, raumfordernde oder obstruierende (Darm, Ureter) Symptome und Sekundärkomplikationen auf. Durch die Sonografie des Abdomens werden sie aber auch als Zufallsbefund häufiger gesehen. Es erhebt sich dann die Frage, ob ohne eine der Sekundärkomplikationen wie Verschluß des distalen Endes, Infektion, Raumforderung und Obstruktion von Darm und Harnwegen eine Revision dieser Pseudozysten erforderlich ist.

Kasuistik

Bei einem jetzt 6 Jahre alten Jungen fand sich 3 Jahre nach Anlegen eines v. p. Shunts rechts retrovesikal eine scharf begrenzte, trapezförmige, im wesentlichen echofreie Region, die von einem sehr echokräftigen schmalen Reflexionsband durchzogen wurde, welches dem distalen Ende des Shuntsystems entsprach. Von kranial ragten, typisch polyzyklisch begrenzt und sich peristaltisch bewegend, Darmschlingen in diesen Bereich (Aszitesphänomen). Es bestanden keine Sekundärkomplikationen oder Schmerzen (Abb. 1, 2).

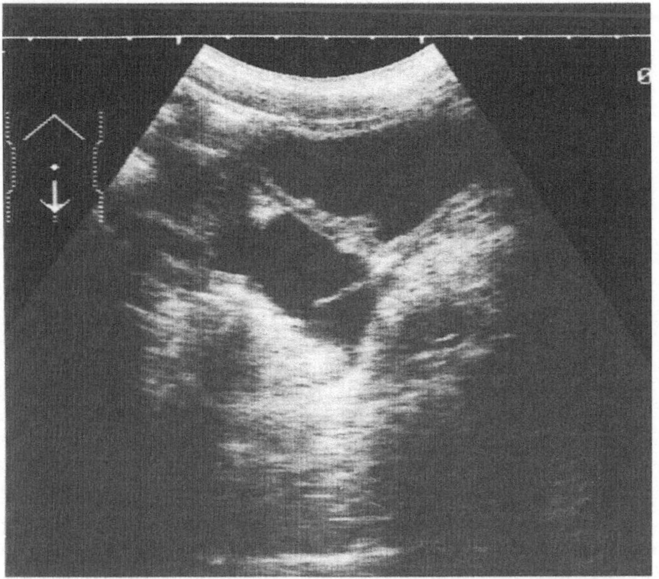

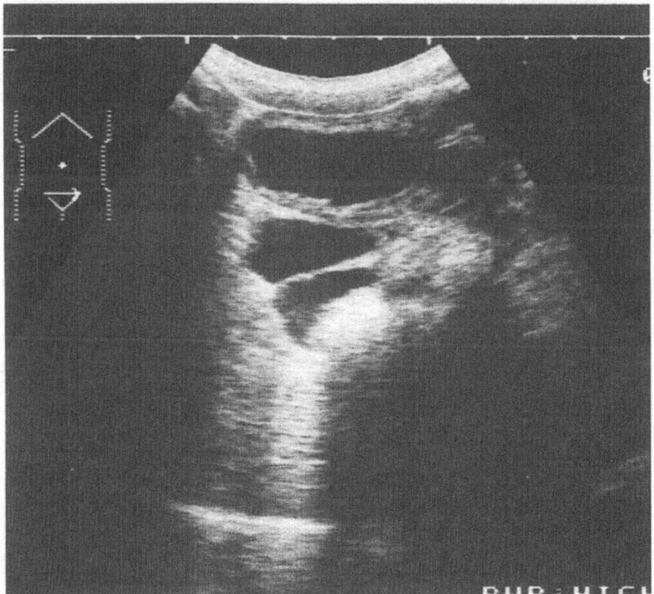

Abb. 1, 2. Sonographie der Blase und der Pseudozyste

Im vorliegenden Fall wird deswegen auf eine operative Revision verzichtet und für eine regelmäßige sonografische Größen- und Lagekontrolle entschieden. Aus der umfangreichen Literatur [1–17] ergeben sich keine Hinweise für eine andere Vorgehensweise.

Literatur

1. Bayston R, Spitz L (1977) Infective and cystic causes of malfunction of ventriculoperitoneal shunts for hydrocephalus. Z Kinderchir 22:419–424
2. Dean DF, Keller IB (1972) Cerebrospinal fluid ascites: A complication of a ventriculoperitoneal shunt. J Neurol Neurosurg Psychiatry 35:474–476
3. Deindl C, Kellnar S (1986) Zur Diagnostik und Therapie der intraperitonealen Liquorpseudozyste bei ventrikuloperitonealer Liquorableitung von Hydrocephaluspatienten. Z Kinderchir 41:295–298
4. Fischer EG, Shillito J (1969) Large abdominal cysts: A complication of peritoneal shunts. Report of three cases. J Neurosurg 31:441–444
5. Goldfine SL, Turetz F, Beck AR, Eiger M (1978) Cerebrospinal fluid intraperitoneal cyst: An unusual abdominal mass. AJR 130:568–569
6. Grosfeld JL, Cooney DR (1974) Inguinal hernia after ventriculo-peritoneal shunt for hydrocephalus. J Pediat Surg 9:311–315
7. Hänsel-Friedrich G, Markakis E, Staffensky RH (1983) Komplikationen bei ventrikulo-atrialen und ventrikuloperitonealen Ableitungen. In: Voth D (Hrsg) Hydrocephalus im frühen Kindesalter. Enke, Stuttgart, S 232–236
8. Hassler W, Gilsbach J, Mathias K (1983) Seltene Shuntkomplikationen nach Shuntanlage. In: Voth D (Hrsg) Hydrocephalus im frühen Kindesalter. Enke, Stuttgart, S 282–285
9. Mahlmann E, Schwarz M, Voth D (1983) Komplikationen der peritonealen Shuntverfahren. In: Voth D (Hrsg) Hydrocephalus im frühen Kindesalter. Enke, Stuttgart, S 276–281
10. Latchaw JP, Hahn JF (1981) Intraperitoneal pseudocyst associated with peritoneal shunt. Neurosurgery 8:469–472
11. Parry SW, Schuhmacher JF, Llewellyn RC (1975) Abdominal pseudocyst and ascites formation after ventriculoperitoneal shunt procedures. J Neurosurg 43:476–479
12. Sivalingam S, Corkill G, Getzen L, Matolo N (1976) Recurrent abdominal cyst: A complication of ventriculoperitoneal shunt and its management. J Pediatr Surg 11:1029–1030
13. Viets DH, Stier FM, Bergman SM (1979) Urinary tract obstruction secondary to cerebrospinal fluid cysts. Urology 13:541–543
14. Voth D (Hrsg) (1983) Hydrocephalus im frühen Kindesalter. Enke, Stuttgart
15. Weidmann J (1975) Ascites from a ventriculoperitoneal shunt; case report. J Neurosurg 43:233–235
16. Wirth S, Baumann W, Alzen G (1983) Sonografische Diagnostik von abdominellen Komplikationen bei ventrikuloperitonealem Shunt. In: Voth D (Hrsg) Hydrocephalus im frühen Kindesalter. Enke, Stuttgart, S 297–302
17. Yount RA, Glazier MC, Mealey J, Kalsbeck JE (1984) Cerebrospinal fluid ascites complicating ventriculoperitoneal shunting – report of four cases. J Neurosurg 61:180–183

Neuropathic Bladder in Myelomeningocele: Obstruction and Incontinence

J.D. van Gool *

Introduction

With an incidence of 1 to 3 per 1000 live births, spina bifida or myelomeningocele (MMC) still is one of the best known, most common and most serious congenital defects. Despite tertiary and secondary prevention, by prenatal ultrasound or preconceptual folic acid, each year a predictable number of children will be born with serious myelodysplasia. The clinical expression of MMC starts even before birth, with hydrocephalus, Arnold-Chiari malformation and syringomyelia, often to stop in adolescence with end-stage renal failure secondary to neuropathic bladder-sphincter dysfunction (NBSD).

Urinary incontinence has been – and still is – thought to be the leading problem in NBSD and, consequently, diagnosis and treatment have been aimed predominantly at the detrusor muscle. Aiming at incontinence first, the traditional management of NBSD knew significant morbidity and mortality, from obstructive uropathy, and from the progressive scarring of reflux nephropathy. In MMC, the functional obstruction of the bladder outlet by detrusor-sphincter dyssynergia is responsible for upper tract dilatation and high-pressure VUR, which show an incidence increasing with age, and do not belong to the realm of associated primary renal malformations. To this, incomplete bladder emptying adds recurrent urinary tract infections: in every aspect, functional obstruction of the bladder outlet is comparable to anatomical obstruction.

Urinary bladder and urethra form a functional unit: the opposed and mutually exclusive functions of storage and evacuation are controlled and coordinated at different levels of the central nervous system, converging at the 'sacral micturition center' – which is structurally abnormal in almost every child with MMC. Thus, a classification for neuropathic bladder-sphincter dysfunction can only take full account of the complexity of the neurological lesion when it is based on assessment of both detrusor activity and urethral sphincter activity. A descriptive classification serves its purposes better than the time-honoured interpretative classifications based on the level of the neurological lesion [1–3], because it focusses attention on the clinical patterns of dysfunction of detrusor and urethral sphincter.

* On behalf of the members of the spina bifida team, University Children's Hospital, Utrecht: Th.M. Boemers, R. Gooskens, T.P. V.M. de Jong, W. Keessen, A.H.M. Mulders, Mrs M. Schoenmakers, W.P. Vander Top, Mrs H van Wieringen (coordinating pediatrician)

The combined registration of detrusor and urethral sphincter activity in children with MMC, with pediatric urodynamic techniques [4], permits pertinent conclusions about the activity of both detrusor muscle and urethral sphincter mechanism, during bladder filling and bladder emptying. Overactivity of the sphincter mechanism throughout filling and emptying implies functional obstruction, while inactivity during emptying and filling means incontinence. To these two clinically relevant categories the registration of detrusor activity adds two more: detrusor overactivity and detrusor inactivity.

Overactivity and inactivity of detrusor and sphincter muscles

In children with MMC, inactivity or overactivity of either detrusor or striated urethral sphincter can occur in any combination, which gives us 4 possible categories of bladder-sphincter dysfunction (Table 1). Urodynamic techniques – combining the registration of bladder pressure, rectal pressure, pelvic-floor electromyogram and urine flowrate – are mandatory to separate the individual disturbances in activity of detrusor and of urethral sphincter. Table 1 gives the distribution of the 4 main patterns of bladder-sphincter dysfunction that emerged with urodynamic assessment in a cohort of 121 children with MMC [4].

Table 1. Distribution of four patterns of bladder-sphincter dysfunction in 121 children with myelomeningocele

		Detrusor		
		Inactive	Overactive	Normal
SPH	Inactive	35	10	–
INC	Overactive	13	42	–
TER	Normal	–	–	11

The 4 patterns of bladder/sphincter dysfunction remain consistent at follow-up [4, 5], although changes may occur in single urodynamic parameters, such as compliance of the bladder, cystometric bladder capacity, bladder pressure during emptying, and urine flowrate. The patterns essentially represent the clinical expression of the primary neurological lesion in MMC. Real changes in this expression also occur, and are usually due to changes in the neurological lesion itself, such as secondary tethering of the spinal cord, or to a belated expression of associated lesions like hydromyelia or syringomyelia [6, 7]. Especially in patients with a low-level MMC, and minor motor dysfunction, these changes often are the first clinical sign of re-tethering or syringomyelia.

Pattern recognition is the main diagnostic modality to be gained with urodynamics in the assessment of NBSD. Therefore, interpretation of urodynamic investigations in terms of activity of detrusor and striated urethral sphincter became the basis of the current classification of NBD [2, 3].

The observed activity patterns can also be interpreted in terms of reflex activity, as originally proposed by Bors and Comarr [1], who used the diagnostic labels of upper motor neuron lesion (hyperreflexia) for overactivity, and lower motor neuron lesion (areflexia) for inactivity. It has to be kept in mind that overactivity or inactivity may also be caused by lesions in the end organ itself, or in afferent pathways of the reflex loops controlling detrusor or urethral sphincter muscles: the activity pattern alone is never conclusive for the diagnosis of the lesion in the efferent pathways.

Incontinence: pelvic floor inactivity

Incontinence is the main problem in the two patterns of NBSD with inactivity of the striated urethral sphincter, as judged by the electromygram of the pelvic floor. The functional bladder capacity will ultimately depend on detrusor activity (Table 2): extremely low values are to be expected with detrusor overactivity, low to near-normal values with detrusor inactivity.

Table 2. Mean percentage difference between measured and calculated normal values for cystometric bladder capacity, in 121 children with myelomeningocele

		Detrusor		
		Inactive	Overactive	Normal
SPH	Inactive	−16.6%	−35.5%	–
INC	Overactive	+23.8%	−22.0%	–
TER	Normal	–	–	−4.5%

Continence is difficult to achieve, because it depends on the passive resistance to flow of the bladder outflow tract; inactivity of the striated urethral sphincter will always cause some stress incontinence during sudden increases in abdominal pressure. In the combination of sphincter inactivity with detrusor inactivity, clean intermittent (self)catheterisation (CIC) [8] is still the method of choice, because, on its own, it may reduce the degree of incontinence to socially acceptable levels, and it gives much better control over urinary tract infections [9]. If stress incontinence remains an obvious problem with CIC, then the passive resistance to flow of the bladder outlet can be increased by surgical procedures like colposuspension [10], or, in selected cases, by implantation of an artificial sphincter [11].

When sphincter inactivity is combined with detrusor overactivity, functional bladder capacity has to be increased first, by pharmacological or neurosurgical denervation of the detrusor, or by a bladder augmentation [12] procedure, before CIC can be expected to give results. Bladder augmentation, substitution cystoplasty [13] or selective dorsal rhizotomy all aim to convert the low-compliance, low-capacity bladder into an inactive reservoir. For adequate emptying, the child then is totally dependent from CIC: it makes sense to try out the acceptance of

Table 3. Incontinence score (1 to 5) before and during CIC in 55 children with MMC. Mean age at start of CIC 7.3±4.1 years, mean follow up: 44±27 months

	1	2	3	4	5
Before CIC:	0	0	6	23	26
During CIC:	13	13	18	9	5

$Chi^2 = 45.16$, $p < 0.001$

CIC with both the parents and the child, before resorting to augmentation procedures. Along these lines of thought, recent techniques have been developed that provide both a high-compliance reservoir and a conduit for catheterization: appendicovesicostomy [14, 15].

Table 3 specifies the significant (Cochran's Chi^2 test) improvement in incontinence gained with CIC in 55 children with MMC. The degree of incontinence was assessed with a 5-point scale, and the scores before and during CIC were tabulated as ordered variables. The 55 children were selected from the cohort of 121 on one or more of the following criteria: cystometric bladder capacity more than 100 ml; tendency to urinary retention with or without UTI; high-pressure VUR. Out of the 55, 37 had overactivity of the plevic floor – they scored significantly better than the remaining 18 with inactivity of the pelvic floor muscles. Even the slighter improvements in incontinence greatly enhanced the patient's degree of independence, especially in the children who mastered selfcatheterization.

Urinary tract infections (UTI) and VUR seldom pose problems in the patterns with sphincter (pelvic floor) inactivity. They may play a role, however, in inducing overactivity of urethral smooth muscles with adrenergic innervation.

Functional obstruction: pelvic floor overactivity

Functional infravesical obstruction, by detrusor-sphincter dyssynergia, is the main problem in the two patterns with overactivity of the striated urethral sphincter. Combined with detrusor inactivity, sphincter overactivity will cause obstructive uropathy, with retention, overflow incontinence, and high bladder pressures throughout the filling phase. Clean intermittent (self)catheterisation is the obvious treatment – both to prevent obstructive uropathy and to regain continence. In the 55 children on CIC (Table 3), the rate of UTI's during CIC was significantly lower than before CIC: during CIC only one child out of the 55 had more than 2 to 3 documented infections per year, compared with 13 before CIC. Also, patient compliance with chemoprophylaxis was greatly enhanced by the concomitant improvement in incontinence, and the number of visits to the hospital could be reduced drastically by having regular urine samples taken by catheter at home, and mailed to the hospital.

Detrusor overactivity with sphincter overactivity may also cause obstructive uropathy, depending on the balance struck between the two overactive and

Table 4. Mean values (cm H_2O) for maximum bladder pressure during emptying, in 121 children with myelomeningocele

		Detrusor		
		Inactive	Overactive	Normal
SPH	Inactive	40.8±13	38.1±10	–
INC	Overactive	84.7±25	88.3±30	–
TER	Normal	–	–	44.4±12

dyssynergic muscles. Bladder-sphincter dysfunction may remain compensated, at the price of detrusor hypertrophy, high bladder pressures (Table 4) and small functional capacity; decompensation and obstructive uropathy are heralded by increasing values for capacity and residual volume, and by a high rate of UTI [16].

CIC as such will not alleviate incontinence, because of the small capacity, and pressures during emptying will remain unacceptably high: pharmacological conversion of the overactive detrusor to an inactive reservoir has to be added to CIC.

There is mounting evidence that this pattern of bladder-sphincter dysfunction will ultimately result in a small, low-compliance bladder, with continuously elevated pressures, both during filling and emptying [17]. The underlying structural changes in the bladder wall – collagen deposition in the muscular layer – are thought to be secondary to obstruction or infection, or both. Ultimately, in a number of cases with hyperactivity of both detrusor and sphincter, a surgical conversion of the low-compliance system will have to be done, to protect the upper urinary tracts.

In the presence of VUR, high bladder pressures are transmitted directly to the upper urinary tract, where the pressure-dependent phenomenon of intrarenal reflux initiates renal scarring – especially in young children.

Early detection and treatment of functional obstruction are thus mandatory to prevent the progressive scarring of reflux nephropathy (RN: Table 5).

Table 5. Renal units with VUR and RN versus urethral sphincter activity, in 110 children with MMC and bladder-sphincter dysfunction

	No VUR (*RN*)	VUR 1–2 (*RN*)	VUR 3–5 (*RN*)
Inactive sphincter:	74 (*0*)	13 (*1*)	3 (*2*)
Overactive sphincter:	90 (*9*)	7 (*0*)	13 (*10*)

Conclusion

The urodynamic patterns in infants and children with MMC provide a neuropathophysiological basis for classification of their bladder-sphincter dysfunction. The classifications in clinically relevant, as its classes are defined by the two most important urological problems: incontinence and obstruction. In the individual patient the urodynamic parameters serve to grade the clinical problems and to monitor medical or surgical interventions.

Urodynamics is also the only diagnostic technique that can detect functional obstruction long before it manifests itself as obstructive uropathy or RN. Serial urodynamic observations are needed to follow the evolution of detrusor-sphincter dyssynergia – to compensated bladder function or to frank functional obstruction. This is especially important when detrusor-sphincter dyssynergia coexists with VUR and UTI.

The main objective in the management of children with NBSD thus should be an early functional classification of their bladder-sphincter dysfunction, revealing any element of obstruction and guiding the approach to incontinence. Static imaging techniques do not meet this objective: they are complementary to urodynamic studies. A combination of imaging and urodynamic techniques will offer the best method for investigation of the lower urinary tract in children with MMC [13].

For obstruction as well as for incontinence, CIC [18] will prove the mainstay of therapy, to be initiated as early as possible; urodynamics will indicate when and how to convert a low-compliance high-pressure bladder to a high-compliance reservoir.

References

1. Bors E, Comarr AE (1971) Neurological urology – physiology of micturition, its neurological disorders and sequelae. Karger, Basel
2. Wein AJ (1981) Classification of neurogenic voiding dysfunction. J Urol 125:605
3. Hald T, Bradley WE (1982) The urinary bladder – Neurology and urodynamics. Williams & Wilkins, Baltimore
4. Gool JD van (1986) Spina bifida and neurogenic bladder dysfunction – A urodynamic study. In press, Utrecht
5. Bauer SB, Hallett M, Khoshbin S et al. (1984) Predictive value of urodynamic evaluation in newborns with myelodysplasia. JAMA 252:650
6. Spindel MR, Bauer SB, Dyro FM et al. (1987) The changing neurological lesion in myelodysplasia. JAMA 258:1630
7. Toet M, Gool JD van, Witkamp Th, Wieringen H van (1991) Spina bifida aperta and the tethered cord syndrome. Zschr Kinderchir 48 (in press)
8. Withycombe J, Whitaker RH, Hunt G (1978) Intermittent catheterisation in the management of children with neuropathic bladder. Lancet ii:981
9. Gool JD van, Jong TPVM de, Boemers ThM (1991) Einfluß des intermittierenden Katheterismus auf Harnwegsinfekte und Inkontinenz bei Kindern mit Spina bifida. Monatschr Kinderheilk 139:592–596
10. McGuire E, Wang C-C, Usitalo H et al. (1986) Modified pubovaginal sling in girls with myelodysplasia. J Urol 135:94
11. Light JK (1985) The artificial urinary sphincter in children. Urol Clin N Am 12:103
12. Kass EJ, Koff SA (1983) Bladder augmentation in the pediatric neuropathic bladder. J Urol 129:552
13. Borzyskowski M, Mundy AR (1988) The management of the neuropathic bladder in childhood. Pediatr Nephrol 2:56–66
14. Duckett JW, Snyder HM (1986) Continent urinary diversion: Variations on the Mitrofanoff principle. J Urol 136:58–62
15. Kock NG, Nilssan AE, Nilssan LO, Norlen LJ, Philipsan BM (1982) Urinary diversion via a continent ileal reservoir: Clinical results in 12 patients. J Urol 128:469

16. Gool JD van, Kuijten RH, Donckerwolcke RAMG, Kramer PP (1982) Detrusor-sphincter dyssynergia in children with myelomeningocele – a prospective study. Zschr Kinderchir 37:148
17. Ghoniem GM, Bloom DA, McGuire EJ, Stewart KL (1989) Bladder compliance in meningomyelocele children. J Urol 1404–1416
18. Lapides J, Diokno AC, Silber SJ, Lowe BS (1972) Clean intermittent self-catheterisation in the treatment of urinary tract disease. J Urol 107:458–461

Neurogene Blase bei Meningomyelozele – Bestandsaufnahme bei 121 Patienten und Therapiekonzept

E. Strehl, R. Trollmann, G. Schott, S. Drexler, H. G. Dörr

Einleitung

Das Wissen um die neurogene Blase und ihre Folgeprobleme hat sich vor allem dank urodynamischer Untersuchungen in den letzten Jahren erweitert und vertieft. Konservative Therapiekonzepte wurden entsprechend weiterentwickelt und ergänzt durch neue Operationstechniken, so daß zumindest theoretisch die wesentlichen Probleme lösbar erscheinen.

Wie sich die Situation dagegen derzeit in der Praxis darstellt, versucht die vorliegende Studie für ein größeres unausgewähltes Kollektiv festzustellen. Die Studie beschäftigt sich vor allem mit zwei Hauptthemen: der Gefährdung des oberen Harntraktes und der Kontinenzsituation. Nach der Darstellung der Ergebnisse wird ein Therapiekonzept vorgestellt, dem diese Hauptthemen zugrunde liegen.

Patienten und Methoden

Die Studie, die aus unserer multidisziplinären Sprechstunde hervorgeht, erfaßt alle Patienten mit der Diagnose Meningomyelozele, die 1990 mindestens einmal vorgestellt wurden und zum Stichtag (31.12.90) mindestens 1 Jahr alt waren. Es ergab sich so ein Kollektiv von 121 Patienten im Alter von 1 bis 20 Jahren (Durchschnittsalter 7,4 Jahre) mit nahezu ausgeglichener Geschlechtsverteilung (62 männliche und 59 weibliche Patienten).

Zur Objektivierung der morphologisch-funktionellen Situation der neurogenen Blase und des oberen Harntraktes wurden sonographische und radiologische Befunde (vor allem Miktionszystourethrogramme) ausgewertet im Hinblick auf

- Blasenkapazität
- Reflux
- Restharnmenge
- Blasenwandveränderungen
- Sphinktersituation (soweit möglich)

Urodynamische Messungen wurden nicht routinemäßig, sondern nur bei besonderen Fragestellungen durchgeführt. Die Angaben über Kontinenzsituation und Methoden der Blasenentleerung wurden in der Sprechstunde von den Patienten bzw. deren Eltern erfragt.

Ergebnisse

Im Rahmen dieses Beitrags können nur die wichtigsten Ergebnisse in Form von 3 Tabellen wiedergegeben werden.

Tabelle 1 faßt die Daten über die Refluxsituation zusammen und gibt damit Informationen über die *Situation des oberen Harntraktes*. Da ein Reflux ein veränderliches, inkonstantes Symptom ist, werden in der Tabelle die anamnestische Gesamtzahl jemals festgestellter Refluxe und die aktuelle Situation nebeneinandergestellt.

Tabelle 1. Refluxhäufigkeit

	Gesamt		Aktuell	
	Anzahl	%	Anzahl	%
Reflux ≥ Grad 3	23	18,8	8	6,9
Reflux < Grad 3	20	17,3	18	15,5
Kein Reflux	73	62,9	90	77,6

n = 116

Die Daten zur *Kontinenzsituation* – bezogen auf Patienten über 4 Jahre – sind in Tabelle 2 dargestellt. Als „kontinent" wurden nur Patienten mit voller willkürlicher Kontrolle über die Blasenfunktion ohne Hilfsmittel gewertet. 7 der Patienten hatten zum Stichtag eine Harnableitung (davon 5 eine Blasenhautfistel und 2 einen suprapubischen Katheter).

Die in Tabelle 3 zusammengefaßten Methoden der Blasenentleerung sind von Bedeutung sowohl für die Situation des oberen Harntraktes als auch für die Kontinenzsituation.

Tabelle 2. Kontinenzsituation

	Anzahl	%
Inkontinent	53	63,8
Trockenzeiten >2 h	19	23,0
Kontinent	4	4,8
Ableitung	7	8,4

n = 83 (Patienten über 4 Jahre)

Tabelle 3. Methoden der Blasenentleerung

	Anzahl	%
Spontan	52	43
Mechanische Expression	31	25,6
Intermittierendes Katheterisieren	31	25,6
Ableitung	7	5,8

n = 121

Schlußfolgerung

Die vorliegenden Daten – nicht ungünstig für den oberen Harntrakt, aber enttäuschend im Hinblick auf die Kontinenzsituation – zeigen deutlich, daß für einen recht großen Teil der Patienten die prinzipiell vorhandenen therapeutischen Möglichkeiten noch nicht ausreichend genutzt werden.

Wir stellen daher mit Tabelle 4 abschließend ein Therapiekonzept vor, das versucht, den vorrangigen Schutz des oberen Harntraktes mit einer Verbesserung der Kontinenzsituation zu verbinden. Die linke Spalte zeigt die für uns derzeit relevanten therapeutischen Möglichkeiten. Das intermittierende Katheterisieren nimmt insofern eine Sonderstellung ein, als es gleichzeitig zum Erreichen aller wichtigen Therapieziele beitragen kann. Die anticholinergie Therapie (wichtigster Vertreter: Oxybutynin) ist unter den vielen Möglichkeiten einer pharmakologischen Beeinflussung derzeit die erfolgversprechendste. Dabei läßt sich die Dämpfung des hyperaktiven Detrusors oft gut mit dem intermittierenden Katheterisieren kombinieren. Wenn diese Möglichkeiten nicht ausreichen, um eine Bedrohung für den oberen Harntrakt rasch abzuwenden, kommt die temporäre Ableitung durch suprapubischen Katheter oder auch eine Blasenhautfistel in Frage.

Tabelle 4. Therapiekonzept

	Schutz des oberen Harntraktes		Kontinenzverbesserung
	Infektbekämpfung	Druckentlastung	
Antibiotische Therapie	+		
– akut			
– Dauertherapie			
Anticholinerge Therapie		+	+
Intermitt. Katheterisieren	**+**	**+**	**+**
Suprapub. Ableitung (temp.)	(+)	+	+
Operativ: artef. Sphinkter			
„kontinentes Niederdrucksystem“	(+)	+	+

Auf die z. T. aufwendigen operativen Möglichkeiten kann hier nicht näher eingegangen werden.

Wenn es gelingt, dieses Therapiekonzept sehr individuell auf die persönlichen Möglichkeiten und Bedürfnisse des Betroffenen abzustimmen, erscheint es geeignet, Langzeitprognose und Lebensqualität von Patienten mit Meningomyelozele positiv zu beeinflussen.

Literatur

Borzyskowski M, Mundy AR (1990) Neuropathic bladder in childhood. Mac Keith, Oxford

Brem AS, Martin D, Callaghan J, Maynard J (1987) Long-term renal risk factors in children with meningomyelocele. J Pediatr 110:51–55

Geraniotis E, Koff SA, Enrile B (1988) The prophylactic use of clean intermittent catheterization in the treatment of infants and young children with myelomeningocele and neurogenic bladder dysfunction. J Urol 139:85–86

v Gool JD (1986) Spina bifida and neurogenic bladder dysfunction – a urodynamic study. Impress, Utrecht

v Gool JD, de Jong TPVM, Boemers TM (1991) Einfluß des intermittierenden Katheterismus auf Harnwegsinfekte und Inkontinenz bei Kindern mit Spina bifida. Monatsschr Kinderheilkd 139:592–596

Hagelsteen JH, Lagergren J, Lie HR, Rasmussen F, Borjeson MC, Lagerkvist B, Muttilainen M, Taudorf K, Köhler L (1989) Disability in children with myelomeningocele. Acta Paediatr Scand 78:721–727

Mulcahy JJ, James HE, McRoberts JW (1977) Oxybutynin chloride combined with intermittent clean catheterization in the treatment of myelomeningocele patients. J Urol 118:95–96

Taylor CED, Hunt GM, Matthews IG (1986) Bacterial study of clean intermittent catheterization in children. Brit J Urol 58:64–69

Withycombe J, Whitaker R, Hunt G (1978) Intermittent catheterisation in the management of children with neuropathic bladder. Lancet II:981–983

Untersuchungen zur Effizienz des intermittierenden Blasenkatheterismus bei Kindern mit Myelomeningozele

S. Bleich, Th. Lennert, Th. Michael, A. von Moers

Das intermittierende Kathetern der Blase (iBK) wurde das erste Mal 1966 in den USA beschrieben, wo es in den 70er Jahren zunehmende Verbreitung fand [1, 2]. In Deutschland wurde dieses Verfahren erst Mitte der 70er Jahre aufgegriffen. Im Unterschied zu den angelsächsischen Ländern gibt es im deutschsprachigen Raum bisher nur wenige Berichte dazu [3].

Wir untersuchten in unserer Studie den Einfluß des iBK auf:

1. das Auftreten von Harnwegsinfektionen und Bakteriurien
2. Entstehung und Verlauf eines Vesico-uretero-renalen Refluxes (VUR)
3. die Entwicklung der Blasenkontinenz

bei Kindern mit Myelomeningozele.

Methodik

Die Daten von 30 Kindern (25 Mädchen, 5 Jungen) konnten über einen mittleren Beobachtungszeitraum von 35 Monaten vor Katheterbeginn und 52 Monaten nach Katheterbeginn ausgewertet werden. Das Alter der Kinder bei Katheterbeginn betrug im Median 5 Jahre (3 Monate – 17 Jahre).

Die Urinbakterien erfaßten wir mittels Eintauchkulturen (Uricult®). Keimzahlen von mehr als 10^4/ml Urin wurden als pathologisch angesehen.

Die Refluxprüfung erfolgte mittels Miktionszystourethrogrammen (MCU), wobei die Graduierung dem internationalen Schema entsprach.

Die Kontinenzsituation bewerteten wir mit Hilfe eines Fragebogens.

Ergebnisse

Die erste Tabelle ermöglicht einen Vergleich der pathologischen Urinbefunde im Verhältnis zur Zahl aller Untersuchungen vor und nach Katheterbeginn.

Nimmt man die Gesamtzahl der Urinkulturen, so finden sich bei gleicher Häufigkeit der Urinuntersuchungen (bezogen auf die Patientenmonate) vor Katheterbeginn 42%, danach 37,5% pathologische Befunde. Die Häufigkeit der Bakteriurie ging also nach Katheterbeginn nicht signifikant zurück. Es bestand jedoch der Eindruck, daß symptomatische Harnwegsinfekte und Pyelonephritiden seltener wurden.

Tabelle 1. Harnwegsinfektionen

	Vor Katheterbeginn	Nach Katheterbeginn
Anzahl der Urinkulturen	705	1104
Urinkulturen/Patientenmonat	0,74	0,79
davon Keimzahl $>10^4$/ml Urin	296 = 42%	414 = 37,5%

Die Tabelle 2 zeigt die Auswertung der Refluxuntersuchung. 25 Ureteren waren vor und nach Katheterbeginn refluxfrei. Von 17 refluxiven Uretern wurden nach Katheterbeginn 10 refluxfrei, 3 zeigten eine Besserung des Refluxgrades, 3 blieben unverändert und 3 verschlechterten sich (davon 2 vorher refluxfreie Ureteren). Anhand dieser Ergebnisse ist der Einfluß des iBK auf den Refluxstatus als sehr positiv zu bewerten.

Tabelle 2. Refluxuntersuchung

Untersuchte Ureteren	n = 44
Nichtrefluxiv (vorher und nachher)	n = 25
Refluxiv vorher	n = 17
davon: nachher kein Reflux	n = 10
nachher gebessert	n = 3
nachher unverändert	n = 3
nachher verschlechtert	n = 3
(davon 2 × vorher kein Reflux)	

Tabelle 3 zeigt die Enuresisdaten vor und während des Katheterns anhand von 25 Elternfragebögen. Auch hier ergibt sich eine positive Tendenz.

Tabelle 3. Harninkontinenz vor und während iBK. Auswertbar: 25 Fragebögen

	Vor iBK		Während iBK	
	nachts	tags	nachts	tags
Trocken	2	2	7	6
Gelegentlich naß	10	13	8	11
Immer naß	13	10	10	8

Zusammenfassung

Im Unterschied zu verschiedenen publizierten Untersuchungen verminderte sich die Frequenz der Bakterienbesiedlung des Harntraktes in unserem Patientenkollektiv nicht [4]. Es scheint aber die Zahl der symptomatischen Pyelonephritiden zugunsten asymptomatischer Bakteriurien abzunehmen. Der VUR ging unter dem iBK deutlich zurück.

Es kommt zur Förderung der Kontinenzentwicklung, wobei jedoch die Zahl der vollständig kontinenten Kinder klein bleibt. Hier ist, je nach urodynamischen Befunden, eine medikamentöse Zusatztherapie, zum Beispiel mit Oxybutynin, zu diskutieren.

Im gesamten Beobachtungszeitraum fand sich keine Verschlechterung der Nierenfunktion. Als Ursache für die Verbesserung dürfte vor allem eine verminderte Restharnbildung und die Abnahme des Blasendruckes durch den iBK eine Rolle spielen.

Literatur

1. Guttmann L, Frankel H (1966) The value of intermittent catheterization in the early management of traumatic paraplegia and tetraplegia. Paraplegia 4:63
2. Lapides J, Diokno AC (1972) Clean intermittent self-catheterization in the treatment of urinary tract disease. Urol 107:458-461
3. Regenbrecht J (1984) Neue Wege in der Behandlung der neurogenen Blase bei Spaltbildungen der Wirbelsäule. Pädiat Prax 30:677-689
4. Cass AS, Luxenberg M, Gleich P, Johnson CF, Hagen S (1984) Clean intermittent catheterization in the management of the neurogenic bladder in children. J Urol 132:526-528

Ergebnisse der operativen Korrektur der angeborenen Kyphose bei Patienten mit Myelomeningozele

E. Schmidt

Einleitung

Mit dem Auftreten einer pathologischen Kyphose muß bei 10%–28% der Patienten mit Myelomeningozele gerechnet werden (Barson 1965; Hoppenfeld 1967; Eyring et al. 1972; Banta u. Hamada 1976). Solche Wirbelsäulenverkrümmungen verschlechtern sich mit zunehmender Vertikalisierung nicht selten bis auf Werte von 180 Grad. Die Progredienz ist u. a. von der Höhe der vorliegenden Querschnittslähmung abhängig (Shurtleff et al. 1976).

Kyphosen und ihre Folgeprobleme können damit sämtliche Bemühungen im Gesamtkonzept der Rehabilitation und sozialen Integration zerstören. Die Möglichkeiten der konservativen Therapie sind begrenzt. Aus diesen Gründen möchten wir über unsere Erfahrungen mit der operativen Korrektur der angeborenen Kyphose berichten.

Behandlung

Die Op-Indikation stellten wir aufgrund der rezidivierenden Hautulzerationen und der damit verbundenen erschwerten Lagerungsmöglichkeiten. Ebenso aufgrund der fehlenden Sitzbalance und den großen Schwierigkeiten mit der Orthesenversorgung. Auch Blasenprobleme mit nachfolgender Hydronephrose und respiratorische Probleme kamen erschwerend hinzu. In einem Zeitraum von 1971–1990 erfolgten 33 Kyphosekorrekturen an 24 weiblichen und 9 männlichen Patienten. Das durchschnittliche Alter zum Zeitpunkt der Operation betrug 5 Jahre und 6 Monate (min. 3 Monate – max. 15 Jahre 9 Monate).

Alle Patienten hatten ein thorakales Lähmungsniveau. Wir unterteilten nach morphologisch-funktionellen und ätiologischen Aspekten verschiedene Kyphoseformen: Gruppe I, die Kyphoskoliosen, 2 Patienten; Gruppe II, die angeboren spitzwinklig rigide Form, 16 Patienten; Gruppe III, die paralytische relativ flexible Kyphose, 11 Patienten und Gruppe IV, die Fehlbildungskyphosen, 4 Patienten. Nachuntersucht wurden die Patienten 6 Monate postoperativ und durchschnittlich 3 Jahre und 6 Monate postoperativ.

Im Durchschnitt wurden 2,7 Wirbelkörper entfernt, von 1 bis max. 6 Wirbelkörper.

Bezugnehmend zu Lindseth u. Stelzer (1979) resezierten wir den kompensatorisch thorakalen Lordosenabschnitt.

Die intraoperative Fixation erfolgte 22mal mit Cerclagen und K-Drähten, 4mal mit AO-Platte, 3mal mit Dwyer-Schrauben und 2mal mit Spongiosaschrauben.

Postoperativ erfolgte eine Gipsruhigstellung für 6 Monate: 13mal mit Max- und Moritz-Gips (Cotta et al. 1971) und ab 1982 15mal mit einem Thoraxgips. Danach entsprechend der Rumpfstabilität Korsett oder Mieder. 21mal traten Komplikationen auf (s. Tabelle 1). 3mal kam es aufgrund von Ventilkrisen zu intraoperativen Todesfällen. Durch regelmäßige praeoperative Shuntüberprüfung konnte dieses Problem gelöst werden.

Ergebnisse

Bei der Orthesenversorgung zeigte sich im Vergleich prae- zu postoperativ folgendes Ergebnis: in 11 Fällen konnte eine Orthesenversorgung ermöglicht werden und in 12 Fällen konnte eine deutliche Verbesserung erzielt werden (s. Tabelle 2).

Betrachtet man die intra- und postoperativ erzielten Kyphosewinkel im Hinblick auf die Kyphosegruppen, so konnten in Gruppe I und II die besten Ergebnisse erzielt werden. Die paralytischen Kyphosen und Fehlbildungskyphosen zeigten deutlich schlechtere Ergebnisse (s. Tabelle 3).

Alle Patienten waren postoperativ sitzfähig.

Tabelle 1. Postoperative Komplikationen

3 × Tod intraoperativ
1 × Tod postoperativ
7 × tiefe Wundheilungsstörungen
6 × leichte Wundheilungsstörungen
1 × Liquorfistel
1 × Meningitis
1 × Abbruch der Operation wegen Blutung
1 × Hautnekrose

Tabelle 2. Orthesenversorgung im Vergleich prae- zu postoperativ

Praeoperativ	Postoperativ
18 × keine	7 × keine
	8 × Schienen-Schellen-Apparat
	3 × Stehgerät
5 × Stehgerät	1 × reziproker Gehapparat
	3 × Schienen-Schellen-Apparat
	1 × verstorben
2 × reziproker Gehapparat	2 × reziproker Gehapparat
7 × Schienen-Schellen-Apparat	4 × Schienen-Schellen-Apparat
	2 × reziproker Gehapparat
	1 × verstorben
1 × Swivel-Walker	1 × Swivel-Walker

Tabelle 3. Vergleich der erzielten Kyphosewinkel im Hinblick auf die verschiedenen Kyphosegruppen

Durchschnittlicher Kyphosewinkel (Grad)				
Gruppe	Prae. Op.	Intra Op.	6 Monate post. Op.	Letzte Untersuchung
I	120	44 (63%)	44 (63%)	63 (47%)
II	157	53 (66%)	59 (62%)	69 (56%)
III	99	46 (44%)	57 (42%)	60 (39%)
IV	127	72 (43%)	81 (36%)	88 (31%)

Schlußfolgerung

1. Besonders bei jungen Patienten wird eine Orthesenversorgung ermöglicht.
2. Absolut notwendig ist eine praeoperative Shuntüberprüfung zur Vermeidung von Todesfällen.
3. K-Draht (+ Cerclagen)-Fixation ist zu bevorzugen; lanstreckige Spondylodesen sind zu vermeiden, um die Wachstumspotenz nicht zu beeinträchtigen.
4. Es gibt keine Möglichkeit, einen postoperativen Korrekturverlust zu verhindern.
5. Die operative Korrektur ist das einzig sinnvolle Behandlungsverfahren. Die Ergebnisse sind jedoch stark von der Kyphosenursache abhängig.

Literatur

1. Banta JV, Hamada JS (1976) Natural history of the kyphotic deformity in myelomeningocele. J Bone Jt Surg 58A:279
2. Barson AJ (1965) Radiological studies of spina bifida cystica. Brit J Radiol 38:294
3. Cotta H, Parsch K, Schulitz K-P (1971) Lumbalkyphose bei Spina bifida cystica. Z Orthop 108:567
4. Eyring EJ, Wanken JJ, Sayers MP (1972) Spine ostectomy for kyphosis in myelomeningocele. Clin Orthop Rel Res 88:24
5. Hoppenfeld S (1967) Congenital kyphosis in myelomeningocele. J Bone Jt Surg 49B:276
6. Lindseth RE, Stelzer L (1979) Vertebral excision for kyphosis in children with myelomeningocele. J Bone Jt Surg 61A:699
7. Sharrard WJW (1968) Spinal osteotomy for congenital kyphosis in myelomeningocele. J Bone Jt Surg 50B:466
8. Shurtleff DB, Goiney R, Gordon LH, Livermore N (1976) Myelodysplasia: The natural history of kyphosis and skoliosis. A preliminary report. Dev med child neurol, Suppl 37, 18:126

Der Einfluß der operativen Skoliosekorrektur auf die pulmonale Leistungsfähigkeit bei Patienten mit Myelomeningozele

K. Paul, C. Carstens, J. Pfeil, F. U. Niethard

An der Orthopädischen Universitätsklinik Heidelberg werden seit 1984 operative Korrekturen der Lähmungsskoliose bei Patienten mit Myelomeningozele durchgeführt. Da die Konsequenzen für die pulmonale Leistungsfähigkeit in der Literatur unterschiedlich beurteilt werden, analysierten wir die Lungenfunktion der operierten Patienten [1].

Patienten und Methoden

Es lagen Lungenfunktionsdaten von 13 Patienten mit Myelomeningozele vor, bei denen zwischen April 1986 und Oktober 1987 eine operative Aufrichtung der

Tabelle 1. Patientendaten mit synoptischer Zusammenstellung der Ergebnisse der operativen Korrektur

Lfd. Nr.	Alter bei Op.	Lähmungsniveau	Grad präop.	Grad postop.
1	13 J, 2 M	Th12	105	68
2	5 J, 3 M	Inkompl. Th8 Kompl. S1	89	60
3	15 J, 8 M	L3	90	52
4	11 J, 9 M	Th12	78 thorakal 54 lumbal	52 thorakal 54 lumbal
5	9 J, 1 M	Th12	120	50
6	13 J, 3 M	L3	121	67
7	13 J, 10 M	Inkompl. TH12 Kompl. L3	116 thorakal 138 lumbal	60 thorakal 52 lumbal
8	14 J, 6 M	L3	90	30
9	13 J, 3 M	Inkompl. Th12 Kompl. S1	130	61
10	15 J, 1 M	L3	42 thorakal 65 lumbal	34 thorakal 35 lumbal
11	12 J, 9 M	Th9	115	62
12	12 J, 7 M	Th11	51	36
13	17 J	Th12	114	55
Durchschnitt	12 J, 10 M		99	50

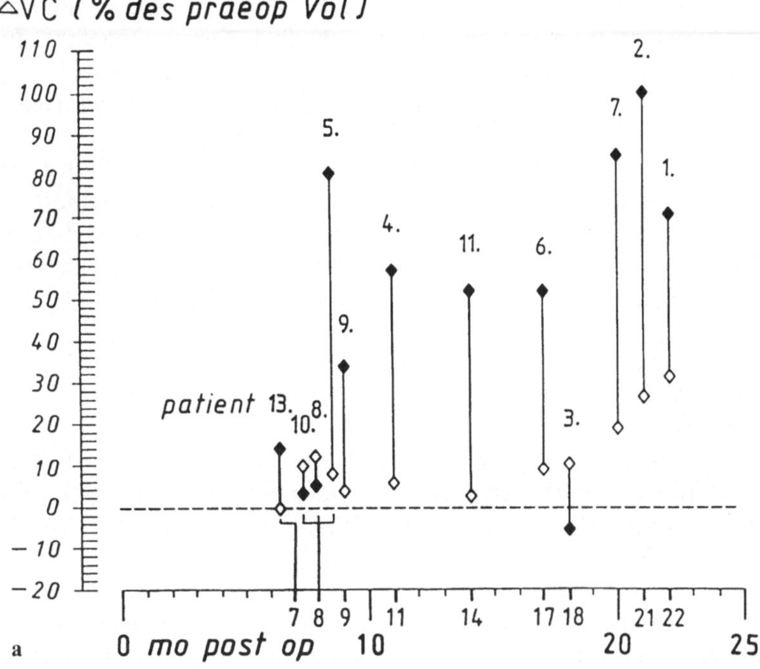

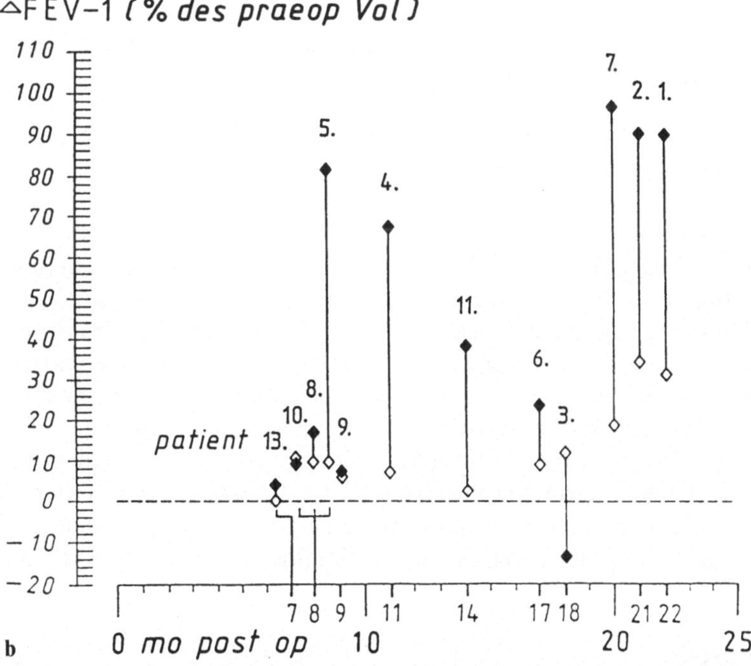

Abb. 1 a, b. Postoperative Änderung der VC (1 A) und der FEV_1 (1 B): erwarteter Zuwachs in Prozent des Ausgangswertes (*helle Symbole*) im Vergleich zur tatsächlichen Änderung (*dunkle Symbole*) für jeden Patienten (Numerierung s. Tabelle 1) im Nachuntersuchungszeitraum (Monate)

Skoliose vorgenommen worden war. Informationen über die Patienten und die chirurgische Intervention sind in Tabelle 1 zusammengefaßt. In 8 Fällen war aufgrund der Schwere der Skoliose ein beidseitiges operatives Vorgehen erforderlich gewesen, die dorsale Stabilisation erfolgte in der Regel nach einer 14tägigen Retraktionsbehandlung.

Die Vitalkapazität (VC) und Sekundenkapazität (FEV_1) wurden etwa einen Monat vor der geplanten Spondylodese sowie im Durchschnitt 13 Monate postoperativ bestimmt. Bei der Auswertung wurde das tatsächliche postoperative Lungenvolumen (in % des Ausgangswertes) mit dem zu erwartenden Zuwachs verglichen.

Ergebnisse

In der Lungenfunktion waren die VC und FEV_1 bei 10 von 13 Patienten präoperativ im Sinne einer restriktiven Ventilationsstörung auf im Durchschnitt weniger als 60 % des Sollwertes eingeschränkt. Durch die Operation konnte eine Aufrichtung des Skoliosewinkels von im Durchschnitt 99° auf 50° erzielt werden. Das tatsächliche postoperative Lungenvolumen betrug im Durchschnitt 146 % des Ausgangsvolumens (erwartet 112 %) ($p < 0{,}05$). Postoperativ schlechtere Werte als erwartet wurden bei 3 Patienten gefunden, deren Lungenfunktion jedoch präoperativ bereits überdurchschnittlich gut war, sowie bei einem weiteren Patienten mit einem Bruch des Harrington-Stabes und damit verbundenem Korrekturverlust. Auch die FEV_1 war bei sechs Patienten über den erwarteten Wert hinaus signifikant gebessert und betrug postoperativ durchschnittlich 142 % (erwartet 113 %) ($p < 0{,}05$).

Diskussion

Als Ursache der beeinträchtigten pulmonalen Leistungsfähigkeit sind neben der Raumbeengung die mit der Wirbelsäulenverkrümmung einhergehende Wirbelrotation und dadurch verursachte Rippendeformierung sowie die herabgesetzte Thoraxbeweglichkeit anerkannt. Der Wirkungsgrad der inspiratorischen Muskulatur ist tendenziell insuffizient, das Muskelwachstum behindert. Eine deutliche Reduktion der VC ist bei einer Skoliosekrümmung von mehr als 65° zu erwarten, eine respiratorische Insuffizienz im allgemeinen erst bei einer VC < 40 %. Bei der Wahl des Operationszeitpunkts sollte nicht das Eintreten der respiratorischen Insuffizienz zugrunde gelegt werden, sondern unter pulmonalen Gesichtspunkten ist es wünschenswert, wenn durch eine Spondylodese in einem frühen Entwicklungsstadium der Progredienz der Skoliose entgegengewirkt wird.

Literatur

1. Carstens C, Paul K, Niethard FU, Pfeil J (1991) Effect of scoliosis surgery on pulmonary function in patients with myelomeningocele. J Pediatr Orthopaedics 11:459–464

Orthetische Versorgung hoher Querschnittläsionen – neue Möglichkeiten

U. Neirich, B. Preisler

Einleitung

Im Zentrum der Kinderheilkunde der Universitätsklinik Frankfurt werden derzeit 42 Patienten mit Spina bifida im Alter von 0–19 Jahren betreut.

Dabei liegt bei 11 Patienten eine hohe Querschnittläsion ab L1/L2 und darüber vor. 4 Patienten sind von einer Läsion ab L3/L4, 9 Patienten von einer Läsion ab L4/L5, 9 Patienten von sakralen Querschnittlähmungen betroffen. 5 Patienten haben geringe motorische Ausfälle im Bereich der Füße, 4 sind in motorischer Hinsicht symptomlos.

Die orthetische Versorgung von Kindern mit Lähmungen ab L3/L4 und darunter erfolgt mit dem üblichen Ferrari-Schienensystem oder entsprechendem Schuhwerk.

Ein schwieriges Problem stellt die Versorgung von Patienten mit hoher Querschnittläsion ab L1 und höher dar. Ein hüftübergreifender Schienenschellenapparat führt oft nur zu einem geringen Mobilitätsgewinn bei hohem Kraftaufwand. Es kommt daher häufig dazu, daß die Steh- und Gehleistung zeitlich immer kürzer wird und die älteren Patienten sich nurmehr im Rollstuhl bewegen.

Hier stellen die in England von Orlau (Orthotic Research and Locomotor Assessment Unit) entwickelten Orthesen Swivel Walker und Parawalker interessante Möglichkeiten der Versorgung dar.

Wir verwendeten diese Geräte seit 1988, den Swivel Walker bisher bei 9, den Parawalker bei 3 Patienten.

Der Swivel Walker

Der Swivel Walker (s. Abbildungen 1 und 2) wurde erstmals Mitte der 60er Jahre von Motloch und Elliot zur Versorgung von Kindern mit Dysmelien entwickelt. Die Weiterentwicklung dieses Gerätes führte zur Herstellung einer Orthese, mit der Patienten mit hoher Querschnittläsion ein Stehen und Gehen ohne Zuhilfenahme der Arme ermöglicht wird.

Es handelt sich um eine Stehorthese, verbunden mit zwei kugelgelagerten Fußplatten. Hierbei liegt der Körperschwerpunkt etwas vor dem Mittelpunkt der Unterstützungsfläche. Bei Verlagerung des Körperschwerpunktes zur Seite bewegt sich der Apparat mit, fällt aber nicht um, da der Körperschwerpunkt innerhalb der Unterstützungsfläche bleibt. Es folgt eine kurze Drehung des Körpers

B. Köhler, R. Keimer (Hrsg.)
Aktuelle Neuropädiatrie 1991

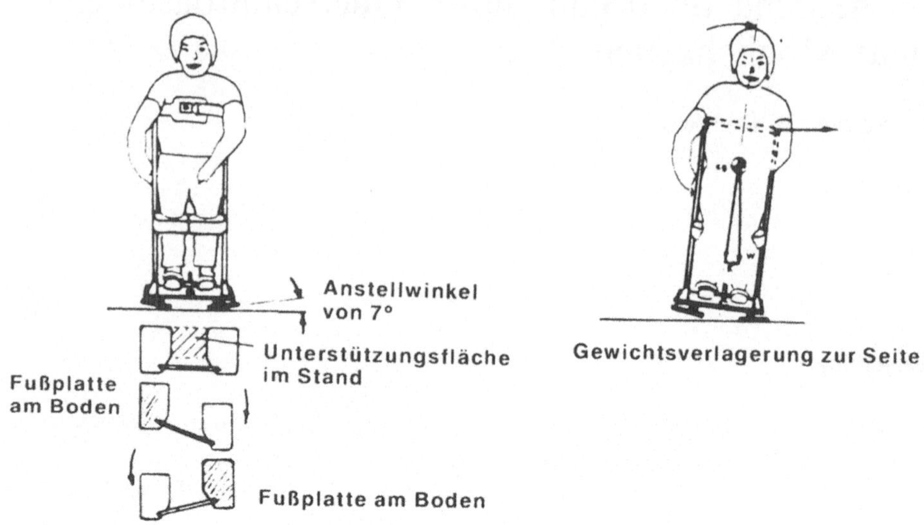

Abb. 1. Funktionsprinzip des Swivel Walkers

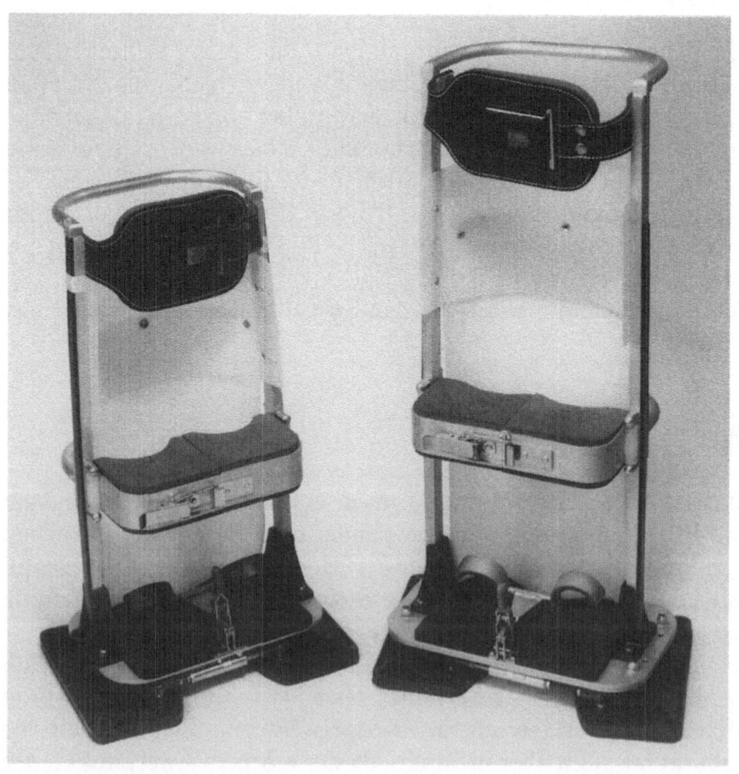

Abb. 2. Swivel Walker

um das „Standbein“, hervorgerufen durch den nach vorn verlagerten Schwerpunkt und das leichte Spiel der Kugellager. Das Kind kann so vorwärts und, bei einiger Übung, auch rückwärts „laufen“, bzw. schaukeln.

Vorteile dieser Technik sind:

- Es besteht die Möglichkeit, auch schon kleine Kinder, vom Zeitpunkt des „Aufrichtenwollens“ an, zu einer selbständigen, kräftesparenden Fortbewegung zu bringen.
- Den jungen Patienten wird die zeitgerechte Erfahrung ihrer Umwelt ohne Zuhilfenahme ihrer Hände für die Fortbewegung ermöglicht.
- Hinzu kommt die positive Wirkung des Stehens und Gehens auf vegetative Funktionen wie Blasen- und Mastdarmtätigkeit und Durchblutung, sowie der Einfluß auf Osteoporoseentstehung und übermäßige Gewichtszunahme.
- Die Handhabung des Gerätes ist einfach, der Swivel Walker kann von den Eltern, dann auch mit Hilfe der Kinder, in kurzer Zeit angelegt werden.
- Die Fertigung im Baukastensystem ermöglicht leicht die Änderung der Orthese bei Längenwachstum oder zusätzlichen orthopädischen Problemen und führt dadurch zu einer längeren Benutzungsdauer.

Nachteile dieser Methode liegen in der Eingrenzung auf den häuslichen Bereich, da ein glatter, ebener Boden Voraussetzung ist. Zum anderen stellt die schaukelnde Fortbewegung eine kosmetisch etwas ungünstige Lösung dar.

Der Parawalker

Ein reziprokes Fuß-vor-Fuß-Gehen kann bei Patienten mit kompletter hoher Querschnittlähmung, guter mentaler Entwicklung und unbeeinträchtiger Funktion der Arme mit dem Parawalker erreicht werden (s. Abbildungen 3 und 4).

Hierbei handelt es sich um zwei Beinschienen mit Kniegelenken, zwei Hüftgelenken und einer starren Rumpf-Becken-Fassung. Die Kniegelenke sind zum Gehen verriegelt, das Hüftgelenk hat einen limitierten Bewegungsausschlag um die Frontalachse.

Im Unterschied zu anderen Geräten, bei denen der Oberkörper mit Hilfe der Arme angehoben werden muß, genügt beim Parawalker die Verlagerung des Körpergewichtes zur Seite, um das gegenüberliegende Bein vorzuschwingen. Der erforderliche Kraftaufwand ist dadurch deutlich geringer.

Der Patient kann, sobald er mental dazu in der Lage ist, den Parawalker völlig selbständig an- und ausziehen, sich hinsetzen und wieder aufstehen. Dem kosmetischen Bedürfnis kommt der Laufstil entgegen. Das Gerät wird über den Kleidern getragen, dadurch kann es leicht und schnell angelegt werden, ist aber deutlich als Gehhilfe zu erkennen. Voraussetzung ist eine mentale Entwicklung, die die Fähigkeit zum Erlernen des Bewegungsablaufes einschließt. Kinder ab etwa dem 5. Lebensjahr sind normalerweise dazu in der Lage.

Gelenkkontrakturen erschweren den Bewegungsablauf und erhöhen den erforderlichen Kraftaufwand deutlich. Auch eine fixierte Valgusstellung ist problematisch. Eine Skoliose wirkt sich solange nicht negativ auf die Gehfunktion aus, als der Kopf zentral in einer Linie über dem Becken lokalisiert ist. Schwieriger, aber

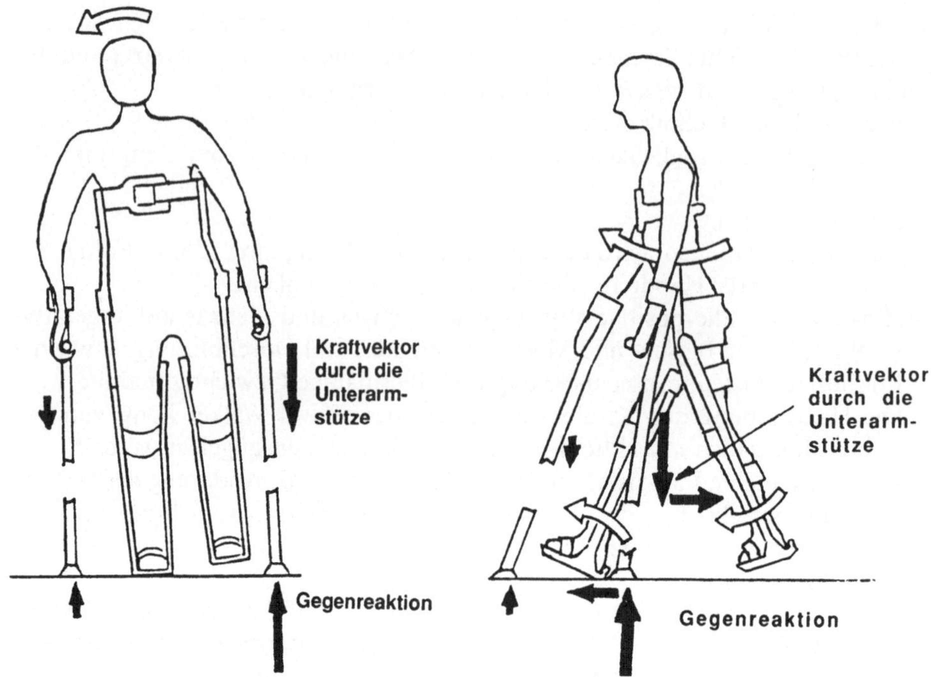

Abb. 3. Bewegungsablauf mit dem Parawalker

nicht verunmöglichend ist eine Skoliose mit Verlagerung zu einer Seite. Deutliche Gelenkeinschränkungen sollten vor dem Anpassen des Gerätes operativ korrigiert werden.

Die Vorteile des regelmäßigen Laufens ansonsten rollstuhlpflichtiger Patienten zeigt eine 1989 durchgeführte Studie von Mazur et al.: gehfähige Patienten sind mobiler bei täglichen Verrichtungen, Frakturen und Druckulcera treten seltener auf.

Zusammenfassung

Wir sehen die beiden vorgestellten Geräte als Chancen, jungen und auch älteren Patienten mit hoher Querschnittläsion ein Gehen mit relativ geringem Kraft- und Energieaufwand zu ermöglichen. Die Akzeptanz kann dadurch erleichtert und die positiven Auswirkungen der aktiven, eigenständigen Fortbewegung können genutzt werden.

Literatur

Butler PB, Major RE, Patrick JH (1984) The technique of reciprocal walking using hip guidance orthosis (hgo) with crutches. Prosth Orthot Int 8:33–38

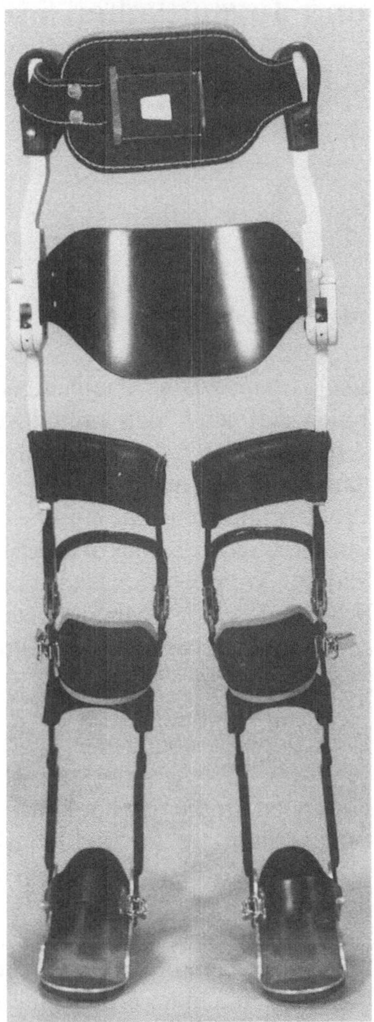

Abb. 4. Parawalker

Butler P, Engelbrecht M, Major RE, Tait JH, Stallard J, Patrick JH (1984) Physiological cost index of walking for normal children and its use as an indicator of physical handicap. Develop Med Child Neurol 26:607–612

Mazur JM, Shurtleff D, Menelaus M, Colliver J (1989) Orthopedic management of high-level spina bifida. J Bone Joint Surg 71-A 1:56–61

Patrick JH (1988) Walking rehabilitation possibilities in the Orlau Parawalker. Clinical Rehabilitation 2:333–337

Rose GK, Stallard J, Sankarankutty M (1981) Clinical evaluation of spina bifida patients using hip guidance orthosis. Develop Med Child Neurol 23:30–40

Psychosoziale Probleme bei Kindern und Jugendlichen mit Spina bifida

K. Popplow

Einleitung

Die psychosozialen Problembereiche von Kindern und Jugendlichen mit Spina bifida definieren sich einmal aus dem, was die Betroffenen selbst als Problem artikulieren, zum anderen aus dem, was die Eltern als Problem erleben und darüber hinaus aus dem, was ihre Bezugspartner im therapeutischen Umfeld als Problem ansehen. Die unterschiedlichen Sichtweisen implizieren Diskrepanzen insofern, als die subjektive Betroffenheit von der Behinderung selbstverständlich andere Wahrnehmungskategorien bereitstellt. Außenstehende ziehen ihre Schlüsse über das Medium der Fremdbeobachtung. Exemplarisch seien einige relevante Problemfelder erwähnt.

Entwicklungsbedingungen

Unter den Problemen der Kinder mit Spina bifida nehmen die durch die Behinderung veränderten Entwicklungsbedingungen einen vorrangigen Platz ein.

So stellen z. B. die Defizite in der motorischen Entwicklung in ihrer Interdependenz mit psychischen Funktionen Entwicklungsverzerrungen bereit, die anderen psychosozialen Deprivationen durchaus vergleichbar sind. Es ist bekannt, daß motorische Handicaps den Erfahrungsspielraum und damit die Lernchancen des behinderten Kindes erheblich einengen können. Hierfür einige wenige Hinweise: Der kindlichen Verselbständigung stehen fortlaufend körpereigene Barrieren entgegen; Vorwärtsbewegungen in orthopädischen Hilfsmitteln lassen ein Mithalten mit den Gleichaltrigen nur begrenzt zu; der Spracherwerb über konkret anschauliche Objekterfahrungen ist nur bedingt möglich; der geschlechtsspezifischen Körperwahrnehmung fehlen durch die lähmungsbedingten Ausfallserscheinungen grundlegende Elemente.

Einer kindgemäßen Entwicklung widerspricht darüber hinaus die Blasen- und Mastdarmlähmung. Die Erfordernisse von Pflege-, Behandlungs- und ständigen Kontrollmaßnahmen grenzen das Spina-bifida-Kind gegenüber Geschwistern und anderen Kindern ab, ettikettieren es als andersartig und können der Bildung eines stabilen Selbstbewußtseins entgegenstehen. Den altersgebundenen psychosexuellen Erfahrungs- und Erlebnisformen fehlt oder mangelt es an körperlicher Resonanz, was nicht ohne Auswirkung auf ein späteres Sexualleben bleiben kann.

Die Rolle des Hydrozephalus wird unter den Entwicklungshemmungen zumeist in seiner Bedeutung für die intellektuelle Entwicklung des Spina-bifida-Kindes diskutiert. Es ist bekannt, daß bei Kindern mit Hydrozephalus alle Intelligenzgrade möglich sind, wobei jedoch nicht übersehen werden kann, daß hervorragende intellektuelle Fähigkeiten nur einer kleinen Gruppe Spina-bifida-Betroffener zugute kommen. Psychosoziale Probleme werden weniger bei ihnen als bei denen vordergründig, die, sicherlich multifaktoriell bedingt, eine Lern- oder geistige Behinderung zeigen.

Auf der anderen Seite birgt der Hydrozephalus für das Kind selbst immer wieder die Gefahr eines Klinikaufenthaltes mit operativem Eingriff in sich, stellt somit für sein persönliches Erleben eine permanente latente Bedrohung dar.

Auch durch die jahrelangen Therapiemaßnahmen wird das Kind unkindgemäß gefordert, werden seine Freiräume beschnitten und entwicklungshemmend zu Trainings- und Behandlungseinheiten umfunktioniert.

Derartige und andere entwicklungshemmende Einflüsse bedeuten für Spina-bifida-Kinder und -Jugendliche problemträchtige Belastungen.

Persönlichkeitszüge

Kontaktpersonen und selbst die Eltern des Spina-bifida-Kindes kennzeichnen dieses häufig in einem Pauschalurteil als „lieb und brav", Jugendliche als diejenigen, die kaum Anlaß zu lebhaften Auseinandersetzungen oder Streitereien bieten. Mit derartigen Charakterisierungen wird eine Persönlichkeitsdimension angesprochen, die dem Eigenschaftsbereich der Aggressivität nahesteht. Verhaltensbeobachtungen sowie Selbstschilderungen der Jugendlichen weisen auf einer Aggressivitätsskala vermehrt in die Richtung einer geringen spontanen Aggressionsneigung. Die Nuancen der Aggressivität fokussieren bei Spina bifida vermehrt die Verhaltensweisen, die wir als mangelndes Durchsetzungsvermögen und unzureichende Selbstbehauptung verstehen. Aggressivität im Dienst von Widerstand und Durchsetzung, z. B. in einer sozialen Gruppe, sind im konstruktiven Sinn Voraussetzungen für eine aktive Auseinandersetzung mit der Umwelt. Insofern wird die herabgesetzte Aggressionstendenz zum Problem. Spina-bifida-Betroffene lassen damit einen Trend erkennen, der ihnen im sozialen Gefüge eher die Rolle der stillen Anpassung oder Überanpassung zuschreibt. Die Gefahr, in soziale Randpositionen gedrängt zu werden, ist auf diesem Hintergrund für viele nicht ganz von der Hand zu weisen.

Assoziiert ist diese Eigenschaft häufig mit einer naiven Kindlichkeit und unbekümmert heiteren Grundstimmung. Die Frage ist berechtigt, ob diese Eigenschaftskombination von den Betroffenen selbst als subjektives Problem ausgelegt wird.

Im Rahmen der Persönlichkeitszüge fällt bei vielen Spina-bifida-Kindern und -Jugendlichen darüber hinaus eine passiv-rezeptive Grundhaltung auf, die sich der beschriebenen Ebene verminderter Aggressionsneigung relativ stimmig einfügt. Hier kann das Kind oder der Jugendliche den Erwartungen der Eltern oder anderer Bezugspersonen an Eigeninitiative, Spontaneität und Impulsivität häufig nicht nachkommen. Forderungen an kreative Eigenbeteiligung, z. B. bei Spiel und Freizeitaktivität können eine deutliche Überforderung bedeuten. Das fremdgesteuerte Mitmachen scheint überwiegend verhaltensbestimmend zu sein. Im krassen Gegensatz zu den Spina-bifida-Betroffenen, die weitgehend selbständig, psychosozial aktiv und ausgewogen den Anforderungen ihres Ausbildungs- oder Berufslebens genügen, verbleiben sie zumeist in einer abwartend-beobachtenden Haltung, die ganz besonders im Leistungsbereich der Impulse von außen bedarf. Das auf diese Weise gesteigerte Aktivitätsniveau sinkt aber bei Wegfall der Stimulation häufig schnell auf die Null-Linie zurück, der Antrieb erscheint ausgeschöpft.

Der Passivität als Persönlichkeitsdimension sind häufig die Eigenschaften geringer Erregbarkeit, gleichmütiger Gelassenheit und zufriedener Selbstgenügsamkeit beigefügt. Dieser Kennzeichnung vieler Spina-bifida-Kinder und -Jugendlicher stehen jedoch diejenigen gegenüber, die durch erethisch unruhige Umtriebigkeit immer wieder neu pädagogisches Geschick und Flexibilität herausfordern.

Im Zuge der Identitätssuche und Auseinandersetzung mit der körperlichen Behinderung in Relation zu den geltenden gesellschaftlichen Idealnormen wird im Jugendalter nicht selten eine Depressionsneigung zum Problem. Sie findet ihren Ausdruck in schwankendem Selbstbewußtsein, in den Gefühlen der Unzulänglichkeit und Minderwertigkeit. Häufig erlauben Kompensationsversuche im Leistungsbereich beachtliche und subjektiv zufriedenstellende Erfolge. Anerkennung von außen, Förderung selbständiger Entscheidungen und bestmögliche Lösung aus elterlichen Abhängigkeiten sowie die Übernahme von Verantwortung auch für das eigene Handeln sind geeignet, aus dem psychischen Druck depressiven Erlebens herauszuführen. Psychotherapeutische Hilfen sind hier empfehlenswert – wie es z. B. eine Betroffene formuliert: „Viele von uns, die von Geburt an behindert sind, müssen ihre Geschichte in einer langjährigen Therapie aufarbeiten.“ Psychotherapeutische Interventionen bieten sich jedoch vorzugsweise dort an, wo neurotische Entwicklungen sich anbahnen oder neurotische Symptome manifest geworden sind wie z. B. bei dem Jugendlichen, der durch seine Stomaversorgung in eine ausgesprochene Zwangsneurose mit überzogenen hypochondrischen Zügen geraten ist. Es ist evident, daß hier ein psychotherapeutischer Kontakt erforderlich ist.

Inkontinenz

Die mit der angeborenen Querschnittlähmung verbundene Inkontinenz ist in frühester Kindkeit kein Problem des Kindes, sondern der Eltern, die deren Stellenwert aus ihren eigenen zukunftsbezogenen Gedanken heraus bestimmen. Sie nehmen vorweg, was eine Inkontinenz im psychosozialen Kontext bedeuten könnte. Und je nach dem, welches Schwergewicht sie ihr beilegen, wird sich das auf ihren Leidensdruck wie auch auf ihre Handlungsweisen auswirken. Die Verknüpfung der Inkontinenz mit der psychosexuellen Entwicklung des Kindes potenziert für die Eltern in den meisten Fällen diese körperliche Minusvariante. Die therapeutischen Angebote sollten in diesem Zusammenhang überwiegend Informationen enthalten, die nicht primär defektorientiert ausfallen, sondern lebbare Zukunft eröffnen.

Im Erleben des Kindes tritt die Inkontinenz als Problem dann in den Vordergrund, wenn es ihre negative Bewertung auf der Skala sozialer Entwicklungsnormen wahrnimmt, wenn die übliche sog. Reinlichkeitserziehung an ihm vorbeigeht und es in diesem Bereich selbst noch als Schulkind den Merkmalen eines Kleinkindes verhaftet bleibt. In den sozialen Einrichtungen wie Kindergarten und Schule kann die Inkontinenz durch Spott und distanzlose Neugier zu psychischen Verletzungen des Kindes führen. Diese beantwortet es entweder mit Rückzug, hilfloser Desorientierung oder in Einzelfällen mit aggressiven Verhaltensmustern. Es scheint ein Vorteil der Sondereinrichtungen zu sein, daß die Spina-bifida-Kinder ihre Inkontinenz dort in eine Solidargemeinschaft derer mit gleichem oder ähnlichem Handicap einfügen können. Sie entgehen so einer negativ umschriebenen Sonderstellung. Inwieweit die Inkontinenz in Regeleinrichtungen für das betroffene Spina-bifida-Kind zum psychischen Stressor wird, hängt z. T. von der Bereitschaft und dem Geschick der Eltern ab, die neuen Sozialpartner von den Symptomen der angeborenen Querschnittlähmung in Kenntnis zu setzen. Aufklärung ist jedoch nicht in jedem Fall ein Garant für Verständnis und Akzeptanz. Früh geübte und in den Schulalltag übertragbare Arrangements der praktischen Bewältigung können für Kind und Eltern dem Problem Inkontinenz die Spitze nehmen.

Der sozialen Umwelt die Inkontinenz zu verheimlichen, birgt für das Kind oder den Jugendlichen die Gefahr in sich, unter permanentem psychischem Druck der Entdeckung zu leben. Potentiell geeignete Situationen, z. B. Freizeitaktivitäten, die das Geheimnis lüften könnten, werden dadurch gemieden oder nur begrenzt genutzt. Diese Strategie treffen wir besonders bei den Spina-bifida-Betroffenen, die sich als ‚Grenzgänger' zwischen Behinderten und Nichtbehinderten erleben. Die unscharfe Kontur ihrer Rolle in beiden Gruppierungen bestimmt oft die Wahl verleugnender Techniken.

Es ist nicht zu übersehen, daß die Inkontinenz als Problem eine besondere Brisanz in den Sozialbeziehungen des Jugendalters annimmt, und zwar in zwei Richtungen. Sie kann einmal zum Entscheidungskriterium für den Abbruch einer Beziehung werden, gleichsam als ‚Zünglein an der Waage' die Gewichtung des Kontaktes festlegen, und zwar zu einem Zeitpunkt, an dem sie nicht mehr verborgen werden kann. Die antizipierte Zurückweisung, die Furcht vor Unverständnis sowie Scham und Zorn werden zu intrapsychischen Blockierungen, die Inkontinenz gegenüber einem Nicht- oder Andersbehinderten offen anzusprechen. Auf diese Weise kann die Inkontinenz zu einer Barriere werden, die entweder Partnerkontakte ausschließt oder nur bestimmte Kontaktformen zuläßt, solche ohne körperliche Begegnung. Gelingt es, diese sicher vielschichtige Hemmschwelle zu überwinden, so ist zumindest das Gespräch über dieses Tabu ermöglicht – ein wesentlicher erster Schritt aus der Isolation des Schweigens heraus. Daß die Inkontinenz in eine Partnerbeziehung integrierbar ist, belegen die bestehenden Partnerschaften Spina-bifida-Betroffener.

Die Inkontinenz kann auf der anderen Seite auch dann zum Problem werden, wenn die Jugendlichen ihr mit persönlichem Desinteresse und beharrlicher Vernachlässigung begegnen. In diesen Fällen treffen wir häufig auf ein fehlendes oder unzureichendes Problembewußtsein. Die Ignoranz gegenüber hygienischen Notwendigkeiten bei gleichzeitig bestehendem Wunsch nach körperlicher Attraktivität können nicht als Widerspruch erkannt und damit nicht folgerichtig beantwortet werden, zumal darüber hinaus eine disziplinierte Regelmäßigkeit schwerfällt. Auch soziale Rückmeldungen über Geruchsbelästigungen ziehen auf Dauer keine erfolgreiche Einstellungs- oder Verhaltensänderungen nach sich. Selbst Spina-bifida-Betroffene, die ihre Körperpflege routiniert in ihren Lebensalltag haben einordnen können, äußern hier Unverständnis und Kritik. In Einzelfällen haben verhaltenstherapeutische Techniken ein hinreichend zufriedenstellendes Ergebnis erzielen können, setzen aber, da sie konstant zur Anwendung kommen müssen, ein bestimmtes Setting voraus.

Psychologisch orientierte Erklärungsmodelle können die Hintergründe dieses Phänomens teilweise transparent machen. Es wären die Bedeutung der Entwicklung der Körperwahrnehmung bei angeborener Querschnittlähmung zu befragen, die Auswirkungen langjähriger Pflegeabhängigkeiten wie auch die Bewältigungsstrategien der Behinderung. Dennoch bleiben Detailfragen offen. Der Hinweis aus England bezüglich hormoneller Störungen (auch mit Blick auf das Antriebsgeschehen) wäre hier in die Diskussion einzubeziehen.

Besonderheiten des Leistungsverhaltens

Die Aktivitäten der Spina-bifida-Kinder können unter zwei Perspektiven betrachtet werden, einmal unter der Frage, was das Kind tut, zum anderen, wie das Kind es tut. Bei Leistungsansprüchen, die vorranging im schulischen Umfeld bedeutsam werden, interessieren neben den intellektuellen Kapazitäten die handlungsgebundenen Vorgehensweisen des Kindes. Problematisch für viele Spina-bifida-Kinder und -Jugendliche ist in diesem Zusammenhang die *psychomotorische Verlangsamung.* Diese stellt sich weniger in verzögert einsetzenden Reaktionen dar als vielmehr in durchgängig verlangsamten Handlungsvollzügen. Diktat und Aufsatz können in dem vorgegebenen Zeitrahmen nicht abgeschlossen werden; Spielaktivitäten bleiben unvollendet – nicht weil Unlust und Nichtwollen das Engagement verzögern, sondern weil ein Schritthalten mit dem angesetzten Tempo nicht möglich ist. Die Verlangsamung erfaßt ebenso die Denkprozesse, so daß auch auf dieser Ebene mit erhöhtem Zeitaufwand zu rechnen ist. Kurzfristig läßt sich die psychomotorische Verlangsamung durch Ansporn und Druck in eine etwas schnellere Gangart treiben, langfristig sind derartigen Versuchen kaum Erfolge beschieden.

Eine Variante bei vielen Spina-bifida-Kindern und -Jugendlichen, auch hier wie bei der Verlangsamung bei denen mit Hydrozephalus, sind die für die kindlichen Lernerfolge problematischen *Leistungsschwankungen.* Sie äußern sich in der Weise, daß die Kinder, die heute einen speziellen Lernstoff sicher erfassen, morgen mit demselben Schwierigkeiten haben; oder wenn die Schwankungen bereits innerhalb einer Tagesspanne auftreten, morgens die Rechenoperationen spielend bewältigen, am nachmittag jedoch nicht mehr verstehen. Der zunächst sichere Lernerfolg ist verloren gegangen und muß neu erworben werden. Verbinden sich psychomotorische Verlangsamung und Leistungsschwankungen, so kann bei zunehmendem Unterrichtsstoff und Leistungsdruck der Schulerfolg gefährdet sein.

Nicht typisch für Spina-bifida-Kinder, da auch im Rahmen anderer Behinderungen als Merkmal einer Hirnfunktionsstörung erwogen, ist die *Konzentrationsstörung* und erhöhte Ablenkbarkeit. Beide Variablen haben im Gefolge, daß Umgebungsreize und Lernstoff nur bruchstückhaft wahrgenommen und wesentliche Stimuli nicht von unwesentlichen unterschieden werden können. Insofern stellen Konzentrationsbeeinträchtigungen auch immer ein Behinderung des Lernens dar.

Die bereits erwähnte passiv-rezeptive Grundhaltung macht für die davon betroffenen Kinder und Jugendlichen gerade dort, wo Leistungsresultate erbracht werden sollen, vermehrt eine Führung und Lenkung erforderlich, die Vorgabe von weiterführenden Lern- und Handlungsschritten sowie die Wahl kleiner, überschaubarer Lerneinheiten. Die Erwartung einer selbständigen Strukturierung und Bewältigung der Aufgabenstellungen kann schnell die Grenzen dieser Kinder tangieren. Demgegenüber sind Kinder mit aktiver und lebhaft impulsiver Psychodynamik von diesem Sachverhalt kaum berührt. Die Trias von psychomotorischer Verlangsamung, Leistungsschwankungen und Konzentrationseinschränkungen kann für die Kinder und Jugendlichen zum Hindernis nicht nur für Schul- und Ausbildungserfolge, sondern darüber hinaus für die berufliche Integration werden, zumal dann, wenn die intellektuellen Möglichkeiten herabgesetzt sind – trotz beeindruckender (überwiegend über das Gedächtnis erworbener) umgangssprachlicher Kompetenzen.

Einer kleinen Gruppe junger Erwachsener gelingt es jedoch, eine Ausbildung zu absolvieren, überwiegend in einer Rehabilitationseinrichtung, und einem Beruf nachzugehen.

„Im Traum, da kann ich laufen.“ Die Körperbehinderung Spina bifida im Erleben von Kindern und Jugendlichen

H. Müller-Breckwoldt, C. G. Lipinski

Einleitung

Im Rehabilitationszentrum Neckargemünd bemühen wir uns seit vielen Jahren um die schulische Bildung und die berufliche Eingliederung von Kindern und Jugendlichen mit Körperbehinderungen, auch mit Spina bifida (SB). Dabei bieten diese häufig ein Bild mit folgenden Merkmalen: mangelnde Beachtung ihrer Beine, keinerlei Schamgefühl beim Windelwechsel, Nichtwahrnehmen von Uringeruch, wenig Neugierverhalten und Eigeninitiative, selten Gefühlsäußerungen, kaum Anschluß an Gleichaltrige, Vermeidung von Konflikten und Selbstverantwortung, dagegen meist geschickte sprachliche Äußerungen, rasche, aber nur oberflächliche Kontaktaufnahme. Bei diesem charakteristischen *äußeren* Bild dieser Kinder und Jugendlichen fragen wir uns, wie sieht dagegen ihre *„innere Welt“* aus? Wie nehmen sie sich selbst wahr?

Um diesen Fragen nachzugehen, haben wir uns in unserer Arbeit vermehrt zu *gruppenpsychotherapeutischen* Angeboten entschieden, die über den Erfahrungsaustausch und das Erleben des gemeinsamen Betroffenseins Denkanstöße, Lernen und Entwicklung initiieren.

Die folgenden *Zeichentests* haben wir mit SB-Kindern im Alter von 9 bis 15 Jahren im Rahmen der Gruppenarbeit durchgeführt. Zur Zeit, im Alter von 17 bis 23 Jahren, absolvieren sie in unserer Einrichtung ihre Berufsausbildung. Es sind fast alles Rollstuhlfahrer. Ihr intellektuelles Leistungsvermögen liegt durchweg im durchschnittlichen Bereich. Wir haben diese Jugendlichen vor kurzem nachbefragt und von ihnen mit derselben Instruktion Zeichnungen anfertigen lassen.

Selbstbild

Instruktion: Zeichne eine Person – Personenzeichnungen reflektieren den inneren Bezug des Zeichnenden zu sich selbst, so auch sein Körperbild und Körpererleben.

S., 14 Jahre/22Jahre: Die Bilder von Kind und Heranwachsendem weisen eine bemerkenswerte Konstanz auf (Abb. 1 a, b). Die Zeichnungen deuten auf gravierende Entwicklungsverzögerungen hin. Sie sind erstaunlich wenig detailliert ausgeführt, und wenn, dann vor allem noch im Kopfbereich. Als sei das der Bereich unserer Kinder und Jugendlichen, der für sie die größte Bedeutung hat, und über den sie am meisten verfügen. Ober- und Unterkörper gehen kaum oder gar nicht abgegrenzt ineinander über.

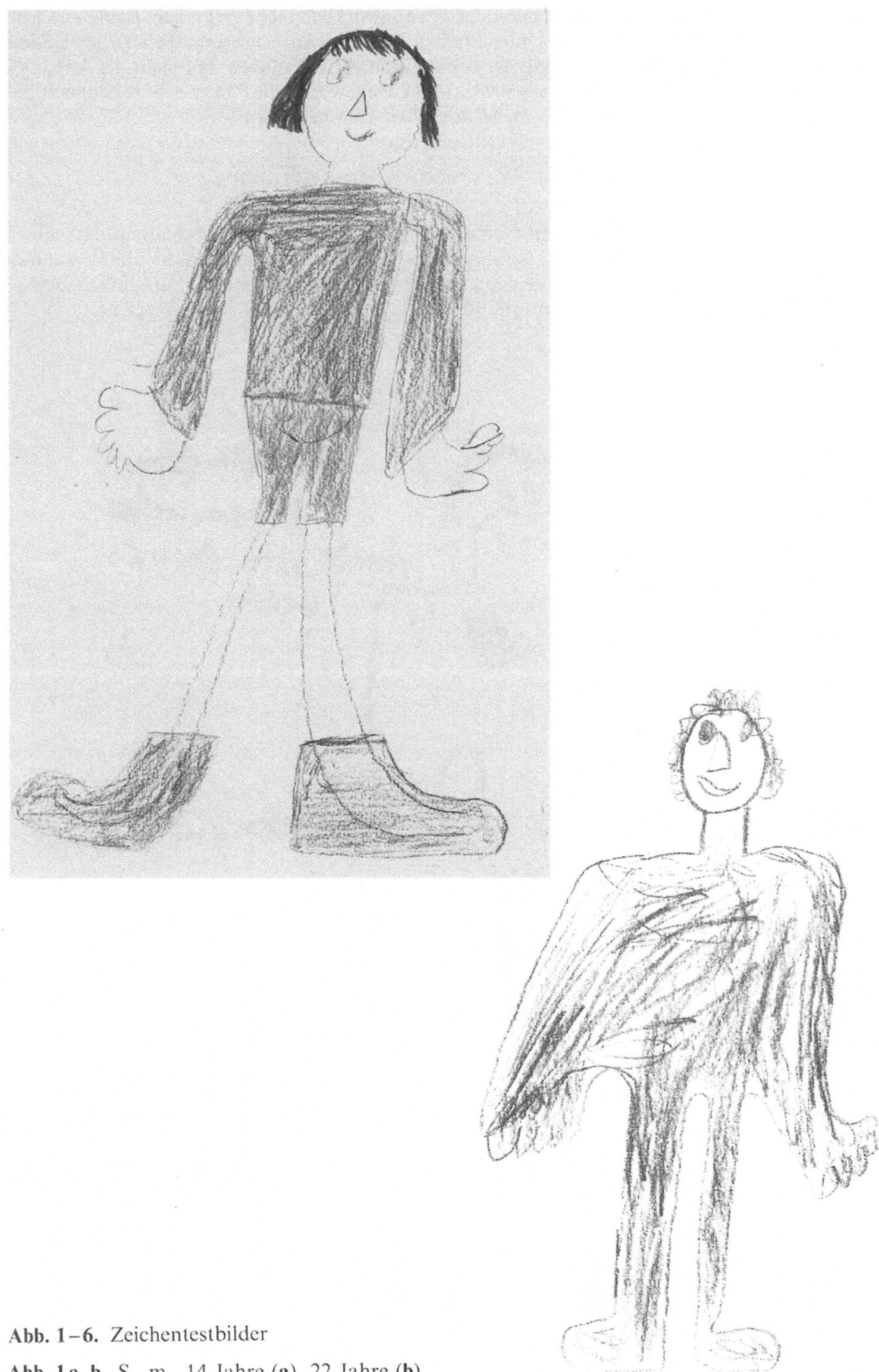

Abb. 1–6. Zeichentestbilder

Abb. 1 a, b. S., m., 14 Jahre (**a**), 22 Jahre (**b**)

Die Arme wirken wie Füße. Sie schaffen ja auch die eigentliche Bewegung und sind in dieser Funktion im Unterbewußtsein präsent. Unter der Bekleidung ist der Körper sichtbar bei dem 22jährigen, als könne sie die schwere Behinderung nun wirklich nicht verbergen. Beine und Füße stangenartig, von klobigen Schuhen oder Stiefeln umhüllt, ein gewissermaßen ausgeblendeter Bereich. So sagt S. uns denn auch, daß die Beine ihm nicht viel nützen und mehr als Anhängsel empfunden werden. Das Gesicht dagegen wirkt sehr aufgeweckt, die Augen scharf beobachtend, und das tut dieser junge Mann auch meist, wenn wir ihm begegnen.

S., 14 Jahre: Zusatzinstruktion: Was mein Körper gerne mag.

Oberkörper, Schultern, Arme sind ein Ganzes (Abb. 2). Die Arme, die „Schaufelräder" für die Bewegung des Rollstuhls. Ein betont hervorgehobener Penis, aus dem Urin tropft. R. kann die Ausscheidung ja auch nicht kontrollieren. Daneben der Urinalbeutel offen am linken Bein, in den Bauch einmündend. Hinweise auf die Probleme des Jungen mit seiner Hygiene.

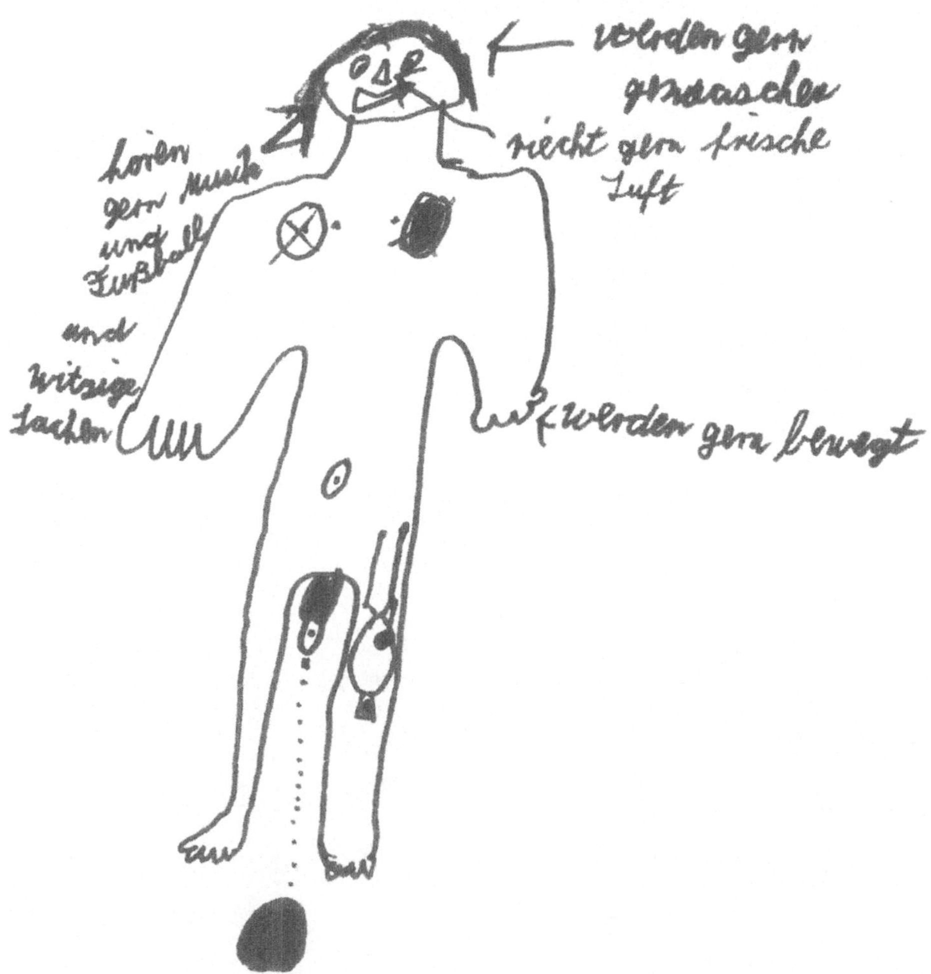

Abb. 2. S., m., 14 Jahre

V., 15 Jahre, weiblich: Detailliert Kopf, groß, die Hautsache; kleiner Oberkörper, mit einem Riesentanzkleid, unter dem alles verschwindet: die bewegungsunfähigen Beine, der Rollstuhl (Abb. 3). Die geäußerten Wünsche überschreiten deutlich die durch die Körperbehinderung erlebten Grenzen an Beweglichkeit. Sie drücken aber viel Gefühl und Vitalität aus. Ein ganz anderes Bild, als das, welches das stille Mädchen sonst für viele nach außen verkörpert.

Sehnsucht nach Bewegung

Für die Rollstuhlfahrer im Alter von 9 bis 13 Jahren ist das „Nicht-Laufen-Können" das größte Handikap. Und die Nicht-Verfügbarkeit des Bewegungsappara-

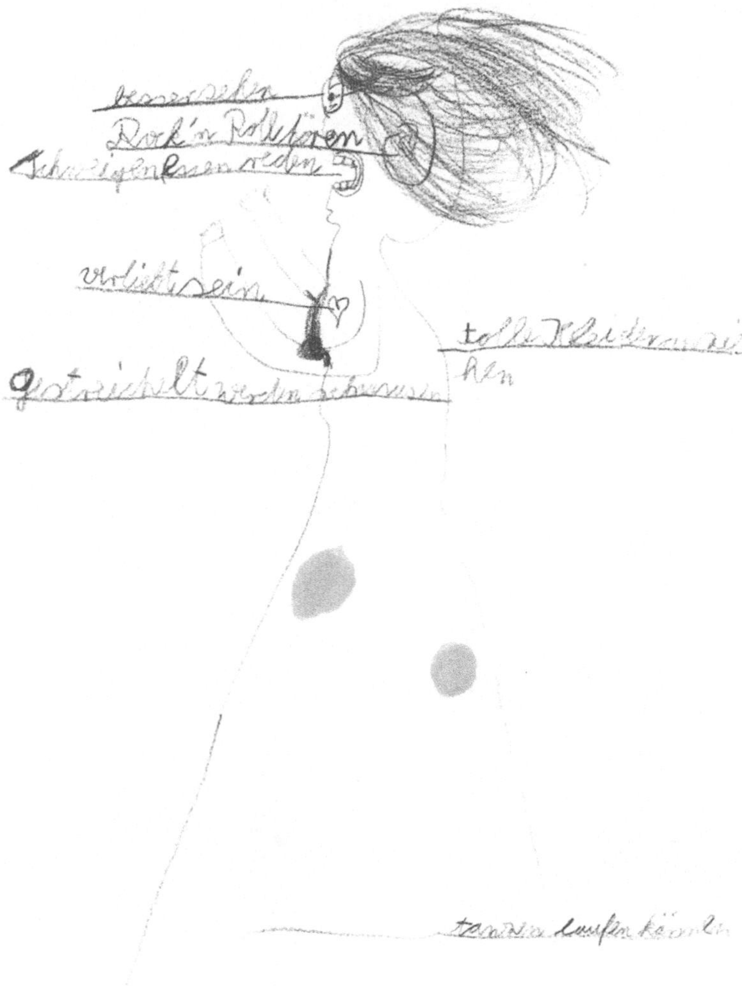

Abb. 3. V., w., 15 Jahre

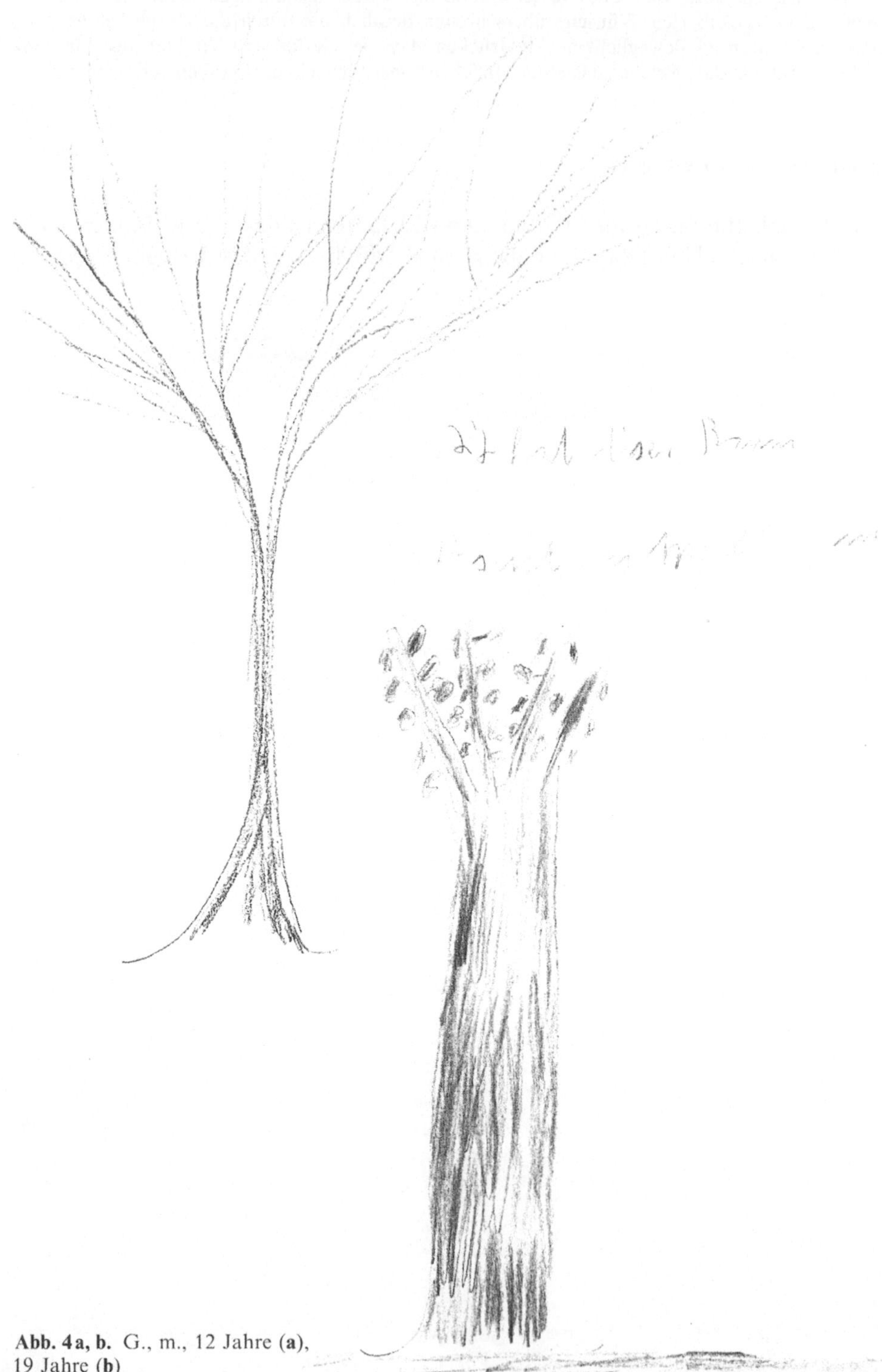

Abb. 4 a, b. G., m., 12 Jahre (**a**), 19 Jahre (**b**)

tes bildet sich in den genannten Zeichnungen überdeutlich ab; obwohl sie darüber aktiv nicht verfügen, träumen sie dennoch davon und berichten: *„Im Traum, da kann ich laufen. Da gehe ich umher. Da spiele ich mit anderen Fußball. Da erlebe ich mich mit beweglichen Beinen und Füßen. Da bin ich heil."* Im Unbewußten scheint das Körperschema zunächst noch intakt repräsentiert zu sein. Jahre später, als Heranwachsende berichten sie davon nicht mehr. Die Realität hat die Kinderträume verdrängt und die Faktizität des Schicksals macht auch vor diesem Bereich menschlichen Erlebens nicht halt.

Aber Entwicklung findet doch statt

Instruktion. Zeichne einen Baum.

Baumzeichnungen geben Hinweise auf den Entwicklungsstand von Kindern und Jugendlichen. Sie stehen als Symbol für Leben und Wachstum, der Stamm symbolisiert Stärke und Kraft, die Zweige den Umweltbezug, das ganze Bild drückt Gefühle intrapersonaler Balance aus.

G. 12 Jahre/19 Jahre: Die im Bild des Kindes stark beschnitten und verletzt wirkende Stamm- und Zweigstruktur hat sich im Bild des Heranwachsenden deutlich verändert hin zu einer Darstellung, die deutlich von fließender Energie und Bewegung getragen ist und freundliche, lebendige und dynamische Züge aufweist (Abb. 4a, b). So hat dieser junge Mann in den letzten Jahren sehr viel Eigeninitiative im schulischen wie auch im sozialen Kontaktbereich entwickelt.

Beratungsbedarf

Ein wichtiges Ergebnis unserer Nachbefragung bei den Heranwachsenden ist auch: im Bereich Sexualität, Liebe, Partnerschaft besteht bei den Betroffenen ein sehr großer Beratungsbedarf, den betreuende Ärzte und Psychologen *aktiv* aufgreifen müssen.

Literatur

Biermann G, Kos-Robes M (1986) Die Zeichentest-Batterie, Baum–Mensch–Verzauberte Familie. Prax Kinderpsychologie Kinderpsychiatrie 35:214–222

Müller-Breckwoldt H, Lipinski C (1988) „Im Traum, da kann ich laufen!" Die Körperbehinderung Spina bifida im Erleben von Kindern an der Schwelle zur Pubertät. Ein Beispiel personenzentrierter Gruppenarbeit in der Rehabilitation. In: Esser U, Sander K (Hrsg) Personenzentrierte Gruppentherapie. Therapeutischer Umgang mit der Person und der Gruppe. Asanger, Heidelberg, S 132–161

Haben Kinder mit Myelomeningozele ohne Hydrozephalus und Shunt keine Arnold-Chiari-Fehlbildung?

B. Knecht, O. Baenziger, M. Steinlin, K. Schenker, E. Martin, E. Boltshauser

Einleitung

Die Arnold-Chiari-Fehlbildung ist eine angeborene Anomalie des Gehirns mit Verlagerung der Medulla oblongata, des IV. Ventrikels und von Kleinhirnteilen durch das Foramen magnum in den Spinalkanal. Die Fehlbildung wurde erstmals 1891 von Chiari „infolge kongenitaler Hydrozephalie des Großhirns“ und ein weniger später von Arnold bei einem Kind mit Myelomeningozele (MMZ) beschrieben. Während der Hydrozephalus zunächst als Ursache der Arnold-Chiari-Fehlbildung betrachtet wurde, sehen in neuerer Zeit verschiedene Autoren [1, 2] den Hydrozephalus eher als Folge der Fehlbildung an. Seit langem ist bekannt, daß ungefähr 90 % der Kinder mit MMZ einen progredienten Hydrozephalus entwickeln. Bei all diesen Kindern ist schon in den ersten Lebensmonaten eine Shuntoperation notwendig. Weniger als 10 % der Kinder mit MMZ haben eine mehr oder weniger normale Liquorzirkulation ohne klinische Anzeichen eines progredienten Hydrozephalus.

Patienten und Methode

An der Universitätskinderklinik Zürich wurden vom 01.01.1980 bis 31.05.1991 mindestens 12 Kinder betreut, die nie einen Hydrozephalus mit Hirndruckzeichen entwickelt haben und daher nie einer Shuntoperation unterzogen wurden. Bei 10 Kindern konnten wir ein MRI des Gehirns durchführen und die Befunde mit der klassischen Arnold-Chiari-Fehlbildung vergleichen.

Diskussion

Kinder mit einer MMZ entwickeln in ungefähr 90 % einen progredienten Hydrozephalus, welcher in den ersten Lebenswochen eine Shuntoperation notwendig macht. Sie zeigen alle eine Arnold-Chiari-Fehlbildung. Diese wird als Ursache des Hydrozephalus betrachtet [1].

Wie steht es nun mit den MMZ-Patienten ohne Hydrozephalus und Shunt? Haben diese auch eine Arnold-Chiari-Fehlbildung? Die MRI-Untersuchungen all dieser Kinder waren auffällig (Abb. 1). Sie zeigten mehr oder weniger stark ausgeprägte Veränderungen des Gehirns, die wir vom Vollbild der Arnold-Chiari-Fehl-

B. Köhler, R. Keimer (Hrsg.)
Aktuelle Neuropädiatrie 1991

Tabelle 1. MRI von 10 Patienten mit MMZ ohne Hydrozephalus und Shunt

Patienten		Ventrikel						Cerebrum		Tectum	Cerebellum	Medulla oblongata
Initialen	Alter	VH	PC	HH	UH	III.	IV.	Massa intermedia	Corpus callosum	Colliculi inferiores	ventrale Umfassung	caudale Verlagerung
B. P.,	3 3/12 J	n	+	+ + +	+ +	+	schlank	+ + +	Hypoplasie	+ + beaking	m	2 mm
G. S.,	20 2/12 J	n	+	+ +	+	+	schlank	+ + +	partielle Agenesie	+ +	m	3 mm
G. M.,	7 11/12 J	n	+	+ +	+	+	schlank	+ + +	Hypoplasie	+ +	m	1 mm
L. W.,	15 6/12 J	n	+	+ +	+	+	schlank	n	Hypoplasie	+	m	2 mm
S. C.,	9 6/12 J	n	+	+ +	+	+	n	+	Hypoplasie	+	–	2 mm
St. S.,	1 6/12 J	n	+	+ +	+		n	+ + +	Hypoplasie	+ + beaking	m	3 mm
B. B.,	4 4/12 J	n	+	+ +	+		schlank	+ + +	Hypoplasie	+	mm	3 mm
C. B.,	15 J	n	+	+ + +	+ +	+	schlank	n	Hypoplasie	+	m	3 mm
F. B.,	3 3/12 J	n	+ +	+ +	+ +	+ +	schlank	n	Hypoplasie	+ + beaking	mm	2 mm
N. D.,	5/12 J	n	+	+ + +	+	+	schlank	+ +	Hypoplasie	+	mm	1 mm

Legende:
VH = Vorderhörner; PC = Partes centrales; HH = Hinterhörner; UH = Unterhörner
n = normal; + = leicht vergrößert; + + = mittel vergrößert; + + + = stark vergrößert
– = fehlend; m = leicht; mm = deutlich

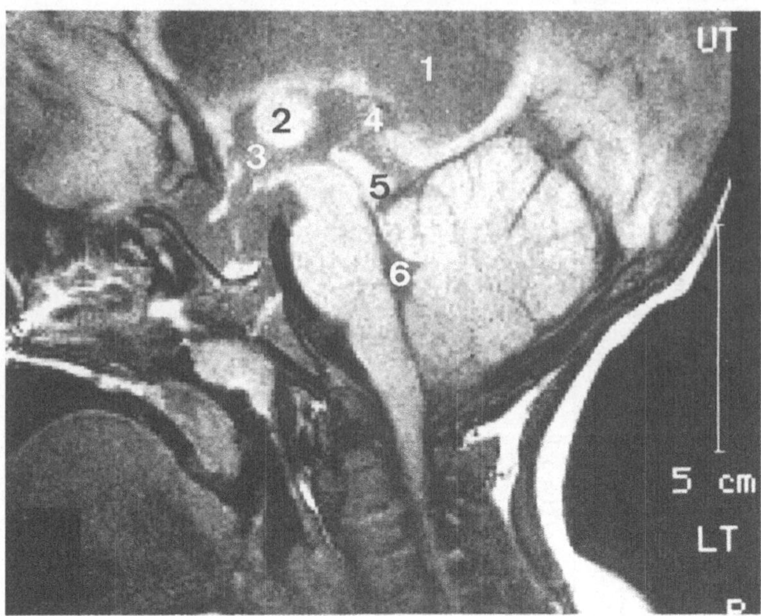

Abb. 1. B.P. 3 3/12 J. Pat. mit MMZ ohne Hydrozephalus und Shunt. Sagittales T1 – gewichtetes MRI von der Mitte des Gehirns. (*1*) erweiterte Seitenventrikel, (*2*) vergrößerte Massa intermedia, (*3*) III. Ventrikel, (*4*) Recessus pinealis, (*5*) ausgezogenes Tectum („beaking"), (*6*) IV. Ventrikel

bildung her kennen. Zum Beispiel zeigt das Ventrikelsystem durchwegs eine massive Erweiterung der Hinterhörner, während die Vorderhörner normal sind. Charakteristisch ist auch der ballonartig erweiterte III. Ventrikel mit unterschiedlich stark ausgebildetem nippelförmigem Recessus pinealis. Die häufig plumpe Massa intermedia und das teilweise vorhandene „beaking" der Colliculi inferiores im Mittelhirnbereich ist ebenfalls typisch für eine Arnold-Chiari-Fehlbildung. Bei unseren 10 Fällen sind die caudalen Verlagerungen des Hirnstammes, der Kleinhirntonsillen und der Vermis durch das Foramen magnum wenig ausgeprägt. Ein „kinking" oder eine Syringomyelie im Bereich des Zervikalmarkes konnten wir in keinem Fall sehen. Insgesamt zeigte die MRI-Untersuchung bei allen 10 Patienten mit MMZ ohne Shunt eine mehr oder weniger stark ausgeprägte Arnold-Chiari-Fehlbildung des Gehirns. Der Unterschied zwischen den Kindern mit drainiertem Hydrozephalus und Kindern ohne Shunt ist nach unserer Interpretation fließend und graduell.

Zusammenfassung

10 Patienten mit MMZ ohne Hydrozephalus und Shunt zeigen im MRI des Gehirns gleiche pathologische Veränderungen wie sie auch bei der klassischen Form der Arnold-Chiari-Fehlbildung mit progredientem Hydrozephalus be-

schrieben sind. Der Unterschied im MRI des Gehirns zwischen MMZ-Kindern mit drainiertem Hydrozephalus und den Kindern ohne Shunt ist fließend und graduell.

Literatur

1. McCullough DC (1986) Theories of development of the Arnold-Chiari malformation. In: McLaurin RL, Oppenheimer S, Dias L, Kaplan WE (eds) Spina bifida, a multidisciplinary approach. Praeger, New York Westport (CT) London, pp 159–163
2. McLone DG, Nakahara S, Knepper PA (1991) Chiari II malformation: Pathogenesis and dynamics. Concepts Pediatr Neurosurg 11:1–17

Stammhirndysfunktionen bei Kindern mit Spina bifida

H. Wörle, M. Holder, R. Keimer, B. Köhler, M. Zieger

Einleitung

Fehlbildungen im Bereich der hinteren Schädelgrube, anatomisch als Arnold-Chiari-(Typ II)-Malformation unzureichend definiert, sind mit dem Auftreten einer Myelomeningozele (MMC) fast regelmäßig assoziiert. Die Genese dieses vielschichtigen Fehlbildungskomplexes ist nicht geklärt. Ebenso vielfältig sind die möglichen Mechanismen, welche für die – herkömmlich als „Hirnstammsymptomatik" bezeichneten – Störungen verantwortlich sind, die bei 10–20% der betroffenen Kinder auftreten. Die Prognose ist dabei von der Ausprägung derselben wesentlich mit bestimmt, wobei die Einteilung nach Charney [1] erfolgt, modifiziert nach Holschneider [2] (Tabelle 1). Umstritten ist dabei, ob bzw. auf welche Weise eine chirurgische Intervention zur Druckentlastung durchgeführt werden sollte, die über die Anlage eines ventrikulären Shunts hinausgeht.

Tabelle 1. Überleben der Kinder in Abhängigkeit von der Ausprägung der Hirnstammsymptomatik (Einteilung nach Charney, modifiziert nach Holschneider).

Symptome	Grad nach Charney	Zahl der Patienten		Symptomfrei überleben
Stridor oder	I	4		
Apnoe oder		1	5	4 (von 5)
Dysphagie		0		
Auftreten von zwei der obigen Symptome	II	4		2 (von 4)*
Auftreten von drei der obigen Symptome	III	3		0 (von 3)

* 1 Kind verstarb im Alter von 2 1/2 Jahren an einer Kardiomyopathie (HOCM)

Patienten

Von den 158 in den Jahren 1979 bis 1990 geborenen und im Olgahospital betreuten Kindern mit Myelomeningozele entwickelten 15 (9,5%) Symptome einer Hirnstammdysregulation (Tabelle 2). Im Vordergrund standen dabei Stridor, Apnoen, Zyanoseattacken und Schluckstörungen. Die Symptome stellten sich selten unmittelbar postpartal, sehr viel häufiger in den ersten Lebenswochen/-monaten ein. Traten mehrere Symptome auf, so geschah dies in der Regel nicht gleichzeitig, sondern sukzessive innerhalb weniger Wochen.

Drei Kinder waren hinsichtlich der begleitenden Hirnfehlbildungen so schwer beeinträchtigt, daß keine intensivere Diagnostik und Therapie eingeleitet wurde. Die Kinder verstarben bald. Sie werden im Weiteren nicht berücksichtigt (Pat. 13–15).

Eine Abhängigkeit der Ausbildung der Symptome von der Lähmungshöhe war nicht erkennbar. Auch ein Zusammenhang zwischen dem Auftreten von Symptomen und einer vorhergehenden ZNS-Infektion bestand nicht.

Bei 9 von 12 Kindern konnte eine Arnold-Chiari-Fehlbildung Typ II mittels Sonographie und/oder Computer- bzw. Kernspintomographie nachgewiesen werden (Abbildungen 1 und 2, Pat. 7 und 11).

Kinder mit lediglich *einem* Symptom (Grad I) hatten eine gute Prognose. Bei allen 5 Kindern wurden bei bestehendem Hydrozephalus eine (bis zwei) ventrikuloperitoneale Ableitung(en) implantiert. Ein Kind erhielt bei nachgewiesener einseitiger Stimmbandlähmung ein Tracheostoma, bei einem Kind wurde eine Dekompression der hinteren Schädelgrube in Form einer Laminektomie und kombinierten Erweiterungsplastik des Foramen magnum durchgeführt. Die bestehende Symptomatik verschwand bei allen Kindern innerhalb von Monaten (Alter der Kinder jetzt 2–10 Jahre). Ein Patient starb allerdings zuhause plötzlich und unerwartet im Alter von 5 Monaten.

Zwei der Kinder mit *Stadium II* verstarben im Rahmen protrahierter, schwerer Apnoen bzw. auch am Respirator auftretender Zyanoseattacken und Bradykardien, welche sich mit Implantation eines ventrikuloperitonealen Shunts nicht besserten. Bei den beiden anderen verschwanden die Symptome nach Monaten; ein Kind starb allerdings im Alter von 2½ Jahren unabhängig von der Grundkrankheit an einer Kardiomyopathie.

Kinder mit *Stadium III* verstarben sämtlich aufgrund ausgeprägter Atemregulationsstörungen. Alle Kinder hatten einen Shunt erhalten, ein Kind bei nachgewiesener beidseitiger Stimmbandlähmung zusätzlich eine Tracheotomie.

Diskussion

10–20% der Kinder mit Myelomeningozele entwickeln in den ersten Lebensmonaten Störungen, die einer Dysfunktion von Hirnstamm, unteren Hirnnerven und/oder einer Kompression des Halsmarkes zuzuschreiben sind. In der überwiegenden Anzahl der Patienten ist eine Arnold-Chiari-Malformation Typ II nachweisbar, welche fast ausschließlich mit einer Myelomeningozele kombiniert ist und umfaßt:

- einen bis unter das Foramen magnum in den Halskanal reichenden Kleinhirnwurm
- einen elongierten, geknickten, in den Halskanal reichenden Hirnstamm
- einen in die Länge gezogenen, bis unterhalb des Foramen magnum reichenden 4. Ventrikel
- eine gleichzeitig bestehende cerebelläre Dysplasie.

Tabelle 2. Patientendaten von 15 Kindern mit MMZ und „Hirnstamm"-Symptomatik

Nr.	Lähmung Höhe	Symptom	Grad n. Charney	Beginn der Symptomatik	Arnold-Chiari	Zusätzliche Hirnfehlbildungen	Therapie	Ausgang
1	L4/L5	Apnoen	I	1 Monat	AC II	Hydrozephalus Lückenschädel	1./2. Shunt Theophyllin	Normalisierung mit 4 Monaten
2	L5/S1	Stridor	I	1 Woche	AC II	Hydrozephalus Balkenhypoplasie	Shunt	Normalisierung mit 6 Monaten
3	L5/S1	Stridor	I	1 Monat	AC II	Hydrozeph., Hirnstammhypoplasie	Shunt Tracheotomie	Kanülenentfernung mit 1 Jahr
4	L4/L5	Stridor	I	2 Monaten	AC II	Hydrozephalus	Shunt, Laminektomie und Erweiterung d. Foram. magn.	mit 4 Monaten gesund
5	L4/L5	Stridor	I	5 Wochen	nein	Hydrozephalus	Shunt 2. Shunt	symptomfrei mit 3 Mon., verst. jedoch unerwartet
6	L4/L5	Stridor Apnoen	II	1 Woche (post-op.)	AC II	Hydrozephalus Lückenschädel	Shunt	verst. mit 12 Tagen: Apnoe
7	L3/L4	Apnoen Dysphagie	II	6 Wochen	AC II	Hydrozephalus Krampfanfälle	Shunt 2. Shunt	Normalisierung mit 5 Monaten
8	L5/S1	Apnoen Dysphagie	II	postpartal	?	Microzephalus Hydrozephalus	Shunt	verst. mit 3 Wochen
9	S1/S2	Stridor Zyanose-attacken	II	2 Monaten	AC II	Hydrozephalus Hirnstammhypoplasie, Krämpfe	Shunt	verst. mit 2 Jahren an HOCM
10	L3/L4	Stridor Apnoen Dysphagie	III	3 Wochen	nein	Hydrozephalus Hypoplasie der Vierhügelplatte	Shunt Theophyllin	verst. mit 5 Monaten

11	L4/L5	Stridor Apnoen Dysphagie	III	2 Monaten	AC II	Hydrozephalus Krampfanfälle	Shunt, Theophyllin Tracheotomie	verst. mit 1 Jahr Apnoe
12	L4/L5	Stridor Apnoen Dysphagie	III	kongenital	AC II	Hydrozephalus Balkenaplasie	Shunt Theophyllin	verst. mit 4 Mon., Apnoe
13	Th12	Apnoen	I	postpartal	?	Hydrozephalus permagnus 47 cm, Krämpfe	keine	verst. mit 3 Tagen
14	L2/L3	Stridor Apnoen	II	postpartal	?	Hydrozephalus Hirnstammblutung	keine	verst. mit 3 Tagen
15	L4/L5	Stridor Apnoen	II	2 Monaten	?	Hydrozephalus permagnus, Krämpfe	keine	verst. mit 6 Monaten Apnoe

Neben diesen obligaten Symptomen ist eine ganze Reihe assoziierter Fehlbildungen im Bereich von Rückenmark, Hirnstamm, Zwischenhirn und Großhirn möglich, welche z. T. auch bei unseren Kindern nachzuweisen waren (Tabelle 2). Die Vielschichtigkeit des Symptomenkomplexes erklärt einerseits die Verschiedenartigkeit der Symptomausbildung und zeigt andererseits, daß dieser selbst kein einheitlich definiertes Krankheitsbild darstellen kann.

Da die Pathogenese der Hirnstammsymptomatik letztendlich nicht klar ist, muß auch die Therapie dieser symptomatisch werdenden Säuglinge problematisch und umstritten bleiben. In Frage kommen neben einer primären Fehlbildung des Hirnstammes die Kompression desselben mit Zug auf die unteren Hirnnerven, insbesonders den N. vagus, der mit seinen efferenten Fasern den M. cricoarytenoideus posterior, den Abduktor der Stimmbänder innerviert. Darüber hinaus konnte eine vaskuläre Kompression nachgewiesen werden, die in der Folge eine Ischämie, Infarzierung, Blutung und Nekrose in umschriebenen Bereichen des Hirnstammes auszulösen in der Lage ist und für eine schwerere Symptomatik verantwortlich sein dürfte [3, 4].

Ziel einer neurochirurgischen Intervention muß demnach vornehmlich sein, eine Druckentlastung im Bereich der hinteren Schädelgrube herbeizuführen. Bei unseren Patienten geschah dies in allen Fällen mittels eines ventrikuloperitonealen Shunts (mitunter auch zweier Shuntsysteme). Lediglich einmal wurde eine direkte okzipitale Entlastungsoperation durchgeführt. Bei Kindern mit Stadium I nach Charney war dies – neben einer bei einem Patienten durchgeführten Tracheotomie – ausreichend: sämtliche Kinder wurden innerhalb von Monaten (bis max. 1 Jahr) symptomfrei.

Bei Patienten mit höhergradiger Symptomatik ist eine Entlastung mit Hilfe eines Shunts oft nicht ausreichend: Die Symptomatik persistiert, ein großer Teil der Patienten stirbt innerhalb von Monaten nach Auftreten der Symptome; bei unseren Kindern starben 5 von 7, wobei eine ähnlich hohe Mortalität auch von anderen Autoren angegeben wird [1, 2, 5].

Die hohe Sterblichkeit ist der Grund, warum zunehmend eine frühzeitige Entlastungsoperation propagiert wird, welche in der Regel in Form einer Dekompression der hinteren Schädelgrube und/oder zervikalen Laminektomie erfolgt [6]. Doch sind die bisherigen Erfahrungen eher entmutigend: Die Sterblichkeit ist unvermindert hoch, die meisten überlebenden Kinder behalten ihre Symptomatik [2, 5, 7, 8]. Berichte über weitaus bessere Operationsergebnisse sind kritisch zu bewerten, weil dabei überwiegend größere Kinder, Jugendliche und Erwachsene mit Arnold-Chiari Typ I beschrieben werden [9, 10]. Die primäre Aufklärung der Eltern von Neugeborenen mit MMZ darf diese schwerwiegende mögliche Komplikation nicht außer acht lassen, zumal sie die Lebensqualität und -prognose in erheblichem Maße mit bestimmen kann.

Zusammenfassung

10–20% aller Kinder mit Myelomeningozele entwickeln – unabhängig von der funktionellen Lähmungshöhe – Symptome der Hirnstammdysfunktion. Die Implantation eines ausreichend drainierenden Shuntsystems (evtl. zweier Systeme)

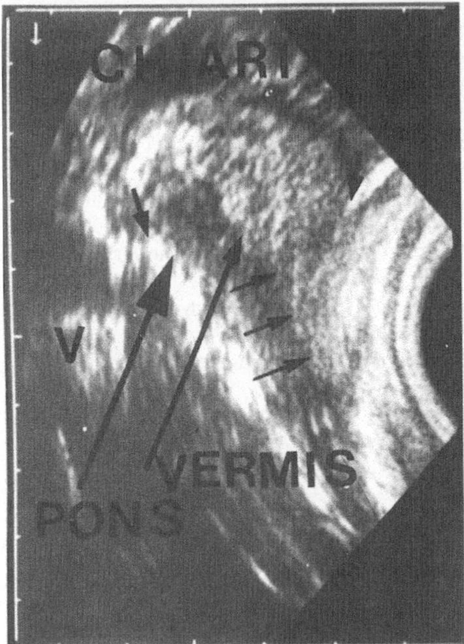

Abb. 1. Mittelliniensagittalschnitt von nuchal: Durch das erweiterte Foramen magnum (*mit zwei kurzen Pfeilen markiert*) Verlagerung von Teilen des Kleinhirnwurmes (*3 kleine Pfeile*) in den Spinalkanal. Vermis und pons markiert und beschriftet, v = ventral

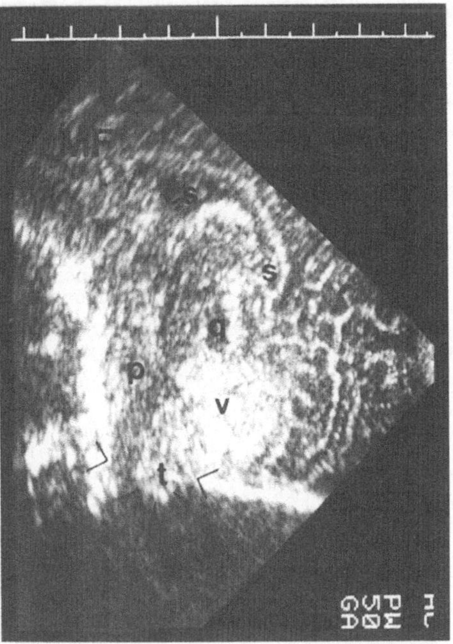

Abb. 2. Mittelliniensagittalschnitt von der kleinen Fontanelle aus. Herniation der Kleinhirntonsillen (*t*) durch das Foramen magnum (> < *markiert*). v = Vermis, p = Pons, q = Vierhügelplatte, s = Splenium des Balkens, cs = Corpus des Balkens

ist bei monosymptomatischen Kindern normalerweise ausreichend, um Symptomfreiheit zu erzielen. Kinder mit höhergradiger Symptomatik haben bezüglich ihres Überlebens eine deutlich schlechtere Prognose. Die Indikation zu einer eingreifenden neurochirurgischen Intervention sollte dennoch zurückhaltend gestellt werden, da die Ergebnisse bisher nicht sehr überzeugend sind und die Operationsmortalität einer okzipitalen Dekompression selbst zwischen 20 und 40% liegt [2].

Literatur

1. Charney EB (1987) Management of Chiari II complications in infants with myelomeningocele. J Pediatr 111:364–371
2. Hohlschneider AM, Bliesener JA, Abel M (1990) Stammhirndysfunktion beim Arnold-Chiari-II-Syndrom. Z Kinderchir 45:67–71
3. Gilbert JN, Jones KL, Rorke LB et al. (1986) Central nervous system anomalies associated with meningomyelocele, hydrocephalus, and the Arnold-Chiari malformation: Reappraisal of theories regarding the pathogenesis of posterior neural tube closure defects. Neurosurgery 18:559–564

4. Morley AR (1969) Laryngeal stridor, Arnold-Chiari malformation and medullary haemorrhages. Dev Med Child Neurol 11:471–474
5. Caldarelli M, Di Rocco C, McLone DG (1986) Chiari II malformation: Clinical manifestations and indications for decompression. In: McLaurin R (ed) Spina bifida. A multidisciplinary approach. Praeger, New York Westport CT London, pp 174–181
6. Haines SJ, Berger M (1991) Current treatment of Chiari malformations types I and II: A survey of the Pediatric Section of the American Association of Neurological Surgeons. Neurosurg 28:353–357
7. Yamada H, Tanaka Y, Nakamura S (1985) Laryngeal stridor associated with Chiari-II-malformation. Child's Nerv Syst 1:312–318
8. Bell WO, Charney EB, Bruce DA, Sutton LN, Schut L (1987) Symptomatic Arnold-Chiari malformation: Review of experience with 22 cases. J Neurosurg 66:812–816
9. Vaquero J, Martinez R, Arias A (1990) Synringomyelia-Chiari complex: Magnetic resonance imaging and clinical evaluation of surgical treatment. J Neurosurg 73:64–68
10. Dyste GN, Menezes AH, VanGilder JC (1989) Symptomatic Chiari malformations. An analysis of presentation, management, and long-term outcome. J Neurosurg 71:159–168

EEG-Veränderungen bei Kindern mit Myelomeningozele bezogen auf die funktionelle Lähmungshöhe

M. Holder, H. Wörle, R. Keimer, B. Köhler, K. Parsch

Einleitung

Untersuchungen über EEG-Veränderungen bei Kindern mit Myelomeningozele sind selten und beschäftigen sich überwiegend mit Veränderungen nach Implantation eines Shuntsystems (Graebner u. Celesia 1973; Ines u. Markand 1977; Saukkonen 1990). Mögliche Korrelationen der EEG-Veränderungen zur funktionellen Lähmungshöhe wurden bisher noch nicht untersucht. Angaben über die Häufigkeit manifester Krampfanfälle bei Kindern mit MMC sind in der Literatur sehr unterschiedlich (Bartosheksy 1985; Stellmann 1986; Hack 1990).

In unserer Untersuchung analysierten wir EEG-Veränderungen bei Kindern mit MMC nach längerer Betreuungsdauer in bezug auf mögliche Einflüsse der funktionellen Lähmungshöhe, der Shuntabhängigkeit und deren Beziehung zum Auftreten manifester Krampfanfälle.

Ziel ist es, für den praktischen Umgang bessere Grundlagen hinsichtlich Beratung und möglicher Therapie von MMC-Kindern mit pathologischen EEG-Veränderungen zu bekommen.

Patienten und Methodik

Von 404 in den Jahren 1962–1990 betreuten Kindern mit MMC wurden die EEG-Aufzeichnungen retrospektiv analysiert. Das mittlere Untersuchungsalter betrug 8,2 Jahre; n = 218 Jungen (53,9 %) und n = 186 Mädchen (46,1 %). Es handelte sich um Routineableitungen. EEG-Aufzeichnungen im Rahmen klinischer Notfallsituationen wurden nicht ausgewertet.

331 Kinder (82 %) hatten einen ventilversorgten Hydrozephalus. Die Kombination interdisziplinärer Behandlungsmöglichkeiten für Kinder mit MMC im Olgahospital erbrachte neben der hohen Fallzahl einen ungewöhnlich großen Anteil an Kindern mit thorakalem (n = 80, 19,8 %) und hoch-lumbalem (L1/2, n = 61, 15,1 %) Lähmungsniveau (Tabelle 1 a). Das Shuntsystem war nahezu in allen Fällen rechtsseitig implantiert.

Die Ergebnisse überprüften wir im Chi-Quadrat-Test auf ihre Signifikanz (5 % Vertrauensniveau, $p < 0{,}05$).

Ergebnisse

340 Kinder (84,2 %) zeigten pathologische EEG-Veränderungen, nur 64 (15,8 %) hatten normale EEG-Aktivität. Die Häufigkeit der MMC-Kinder mit pathologischen EEG-Veränderungen sowie mit Normalbefunden war shuntunabhängig (Abb. 1 a; Tabelle 1 a). Zeichen latenter Krampfbereitschaft fanden sich bei 170 Kindern (42 % der Kinder mit MMC insgesamt). Zum

Tabelle 1 a, b. Übersicht der Ergebnisse

a. Shuntabhängigkeit von Hydrozephalus von 404 Kindern mit MMC in Abhängigkeit vom Lähmungsniveau

Lähmungsniveau	Insgesamt	Ventil	Kein Ventil
>TH12; L1/2	141	130	11
L3/4; L4/5	115	89	17
L5/S1; S1–2	148	103	45
Gesamt	404	331 (81,9%)	73 (18,1%)

EEG-Veränderungen bei Kindern mit MMC nach Shuntabhängigkeit (n = 340, n = 279 (82,1%) mit Shunt, n = 61 (17,9%) ohne Shunt)

EEG-Veränderungen		Ventilversorgter Hydrozephalus			kein Ventil			
		bds	re.	li.	bds	re.	li.	
1. Zeichen latenter Krampfbereitschaft								
– solitär	n = 144	100	17	7	16	2	2	n.s.
– generalisiert	n = 14	12	–	–	2	–	–	n.s.
– streng fokal	n = 12	6	1	4	–	–	1	n.s.
2. Verlangsamung der Grundaktivität								
– generalisiert	n = 110	87	–	–	23	–	–	n.s.
– fokal	n = 28	–	24	1	–	3	1	n.s.
– mit Zeichen latenter Krampfbereitschaft	n = 102	88	2	1	10	1	–	n.s.

b. EEG-Veränderungen bei Kindern mit MMC (n = 340) bezogen auf die Lähmungshöhe

EEG-Veränderungen		Lähmungsniveau			
		>TH12 L1/2	L3/4 L4/5	L5/ S1–2	
1. Zeichen latenter Krampfbereitschaft					
– solitär	n = 144	49	47	48	n.s.
– generalisiert	n = 14	7	3	4	n.s.
– streng fokal	n = 12	7	1	4	n.s.
– Zunahme unter Hyperventilation	n = 33	13	8	12	n.s.
2. Verlangsamung der Grundaktivität					
– generalisiert	n = 100	41	23*	46	*
– fokal	n = 28	5	12	11	n.s.
– mit abnormer Überlagerung von Betawellen	n = 26	10	9	7	n.s.
– mit Zeichen latenter Krampfbereitschaft	n = 102	38	33	31	n.s.
3. Abnorme Überlagerung der Grundaktivität mit Betawellen ohne Verlangsamung	n = 21	5	5	11	n.s.
4. Dysrhythmie	n = 54	21	17	16	n.s.

*: signifikant, n.s.: nicht signifikant im χ^2-Test ($p<0{,}05$)

Ableitungszeitpunkt hatten davon 144 (84,2 %) solitäre, vereinzelt auftretende Spike- bzw. Sharp-Waves, 26 (15,2 %) ausgeprägte hypersynchrone Aktivität (generalisiert/streng fokal) (Abb. 1 b).

Eine Korrelation der EEG-Veränderungen zur funktionellen Lähmungshöhe ließ sich nicht feststellen. Solitäre Spike- bzw. Sharp-Wave-Aktivität trat sehr viel mehr über beiden Hemisphären seitenwechselnd (n = 116) als fokal auf (n = 28, Tabelle 1 a).

Eine Verlangsamung der Grundaktivität allein konnten wir bei 138 Kindern (40,5 %) zum Untersuchungszeitpunkt feststellen. Dabei kam diese ebenfalls deutlich häufiger generalisiert (n = 110) als fokale betont vor (n = 28, Tabelle 1 a).

Im Vergleich zu Kindern mit funktionell hohem (> Th 12, L1/2) und niedrigem (L5/S1 – 2) Lähmungsniveau fand sich eine generalisierte Verlangsamung der Grundaktivität bei Kindern mit mittlerer Lähmungshöhe signifikant seltener (Tabelle 1 b). Kein Einfluß der Lähmungshöhe zeigte sich bei Kindern mit zusätzlicher abnormer Überlagerung der Grundaktivität mit Betawellen (n = 26), sowie mit Zeichen latenter Krampfbereitschaft (n = 102, Tabelle 1 b).

Als weitere EEG-Veränderungen fanden wir bei 21 Kindern (6,1 %) eine abnorme Überlagerung der Grundaktivität mit Betawellen ohne Verlangsamung, und bei 54 Kindern (15,8 %) dysrhythmische Veränderungen, die jeweils nur generalisiert vorkamen (Tabelle 1 b).

Signifikante Unterschiede der EEG-Veränderungen zwischen Kindern mit ventilversorgtem Hydrozephalus (insgesamt 279 Fälle) und Kindern ohne Ventil (n = 61) traten nicht auf. Die vereinzelt auftretenden, solitären, mehr fokal als seitenwechselnden Spike- bzw. Sharp-Waves waren bei Kindern mit ventilversorgtem Hydrozephalus überwiegend rechtshemisphärisch (rechts n = 17, links n = 7), vor allem zentroparietal und -temporal, bei Kindern ohne Ventil nicht lateralisiert zu erkennen. Die fokale Verlangsamung der Grundaktivität fand sich ebenfalls bei Kindern mit ventilversorgtem Hydrozephalus mehr rechts- als linksseitig (rechts n = 24, links n = 1), besonders über zentrotemporal, vereinzelt auch über temporookzipital. Die Seitenunterschiede bei Kindern ohne Ventil waren nicht so ausgeprägt (Tabelle 1 a).

Es traten bei 14 Kindern mit MMC (3,4 %) Krampfanfälle auf, 13 wurden antikonvulsiv behandelt, 10 zeigten solitäre Spike- bzw. Sharp-Waves, 2 generalisierte, 1 streng fokale hypersynchrone Aktivität. 13 Kindern waren shuntpflichtig ($\chi^2 = 1{,}08$, n. s.), 7 mit hohem (> Th12, L1/2), 7 mit niedrigem Lähmungsniveau (L5/S1 – 2). Generalisiert waren 5 Krampfanfälle, 2 fokal, 7 nicht näher beschrieben.

Diskussion

Bisherige Untersuchungen über EEG-Veränderungen bei Kindern mit Myelomeningozelen ergaben gehäuft auftretende pathologische EEG-Befunde vor allem bei Kindern mit ventilversorgtem Hydrozephalus im Vergleich zu Kindern ohne Shunt (Graebner u. Celesia 1973, Ines u. Markand 1977).

Mögliche Beziehungen der EEG-Veränderungen zur funktionellen Lähmungshöhe wurden bisher noch nicht untersucht. In unserer Studie fanden wir bei 340 Kindern mit MMC (84,2 %) pathologische EEG-Veränderungen. Dabei zeigten sich Zeichen latenter Krampfbereitschaft bei 170 Kindern (42 % insgesamt). Dies entspricht in der Häufigkeit neueren Untersuchungen (Saukkonen 1990). Weniger ausgeprägte Zeichen latenter Krampfbereitschaft in Form von solitären, überwiegend seitenwechselnd auftretenden Spike- bzw. Sharp-Waves konnten wir häufiger feststellen als ausgeprägt generalisierte oder streng fokale hypersynchrone Aktivität (Abb. 1 b) und dies sowohl bei Kindern mit hohem als auch mit tiefem Lähmungsniveau (Abb. 1 b). Im Gegensatz zu früheren Arbeiten zeigten sich eine Verlangsamung der Grundaktivität sowie solitäre Spike- bzw. Sharp-Wave-Aktivität deutlich mehr generalisiert, seitenwechselnd als fokal betont (Laws u. Niedermeyer 1970, Ines u. Markand 1977, Abb. 1 c, Tabelle 1 a).

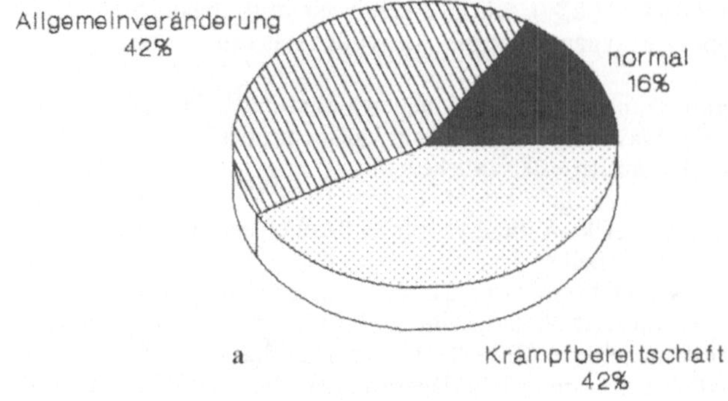

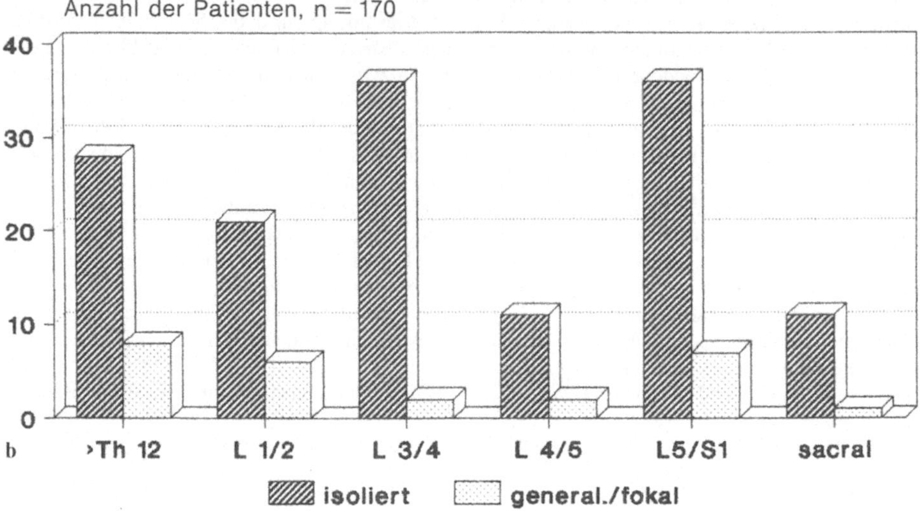

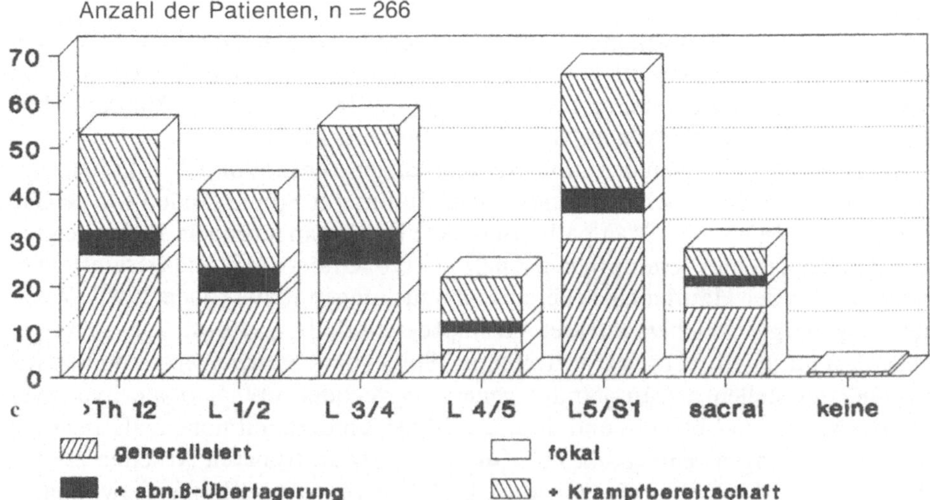

Abb. 1 a–c. Darstellung der EEG-Veränderungen als Übersicht (**a**) und bezogen auf die funkt. Lähmungshöhe (**b**, **c**)

Eine Korrelation der pathologischen EEG-Veränderungen bei Kindern mit MMC zur funktionellen Lähmungshöhe konnten wir nicht feststellen (Tabelle 1 b). Mit Ausnahme nur vereinzelt auftretender, fokal betonter Veränderungen, welche rechtshemisphärisch häufiger zu beobachten waren als linksseitig, ergaben sich keine Unterschiede zwischen Kindern mit ventilversorgtem Hydrozephalus und Kindern ohne Shunt (Tabelle 1 a).

Ob gerade diese wenigen fokal betonten EEG-Veränderungen, gemäß der überwiegend rechtsseitigen Shuntlage, evtl. als „shuntbedingt" zu werten sind, muß offengelassen werden. Generell sprechen jedoch die schon oben erwähnten, häufigen generalisierten, seitenwechselnden Veränderungen gegen diesen Einfluß.

Aus neuropathologischen Untersuchungen ist bekannt, daß neben der Arnold-Chiari-Malformation viele zusätzliche ZNS-Anomalien bei Kindern mit MMC auftreten können (Gilbert 1986). Diese sind häufiger als bisher angenommen und könnten eine Erklärung für die Vielzahl und Varianz der EEG-Veränderungen bei Kindern mit MMC darstellen, gerade auch bei den Kindern ohne ventilversorgtem Hydrozephalus (Tabelle 1 a). Zerebrale Krampfanfälle traten in unserer Untersuchungsgruppe, trotz hohen mittleren Untersuchungsalters (8,2 J.) nur in 3,4% der Fälle auf, deutlich weniger als bisher in der Literatur angegeben (Bartoshesky 1985: 22%, Stellmann 1986: 39%, Hack 1990: 15%). Diese fanden sich bei Kindern mit ventilversorgtem Hydrozephalus ebenfalls nicht häufiger als bei Kindern ohne Shunt. Die Tatsache, daß nur MMC-Kinder mit hohem (> Th12, L1/2) und niedrigem (L5/S1–2) Lähmungsniveau Krampfanfälle entwickelten, kann bei der geringen Fallzahl (n = 14) nicht gewertet werden. Zum Ableitungszeitpunkt zeigten diese Kinder, wie die Gesamtgruppe, mehr solitäre Spike- bzw. Sharp-Waves als generalisierte oder streng fokale hypersynchrone Aktivität. Aufgrund der niedrigen Anfallshäufigkeit kann eine medikamentöse Einstellung nach Shuntoperationen bei Kindern mit MMC nicht empfohlen werden, auch nicht beim Auftreten hypersynchroner Aktivität im EEG, wie von Saukkonen 1990 vorgeschlagen.

Zusammenfassung

EEG-Veränderungen sind bei Kindern mit Myelomeningozelen häufig. Sie treten unabhängig von der funktionellen Lähmungshöhe und bis auf wenige fokal betonte Auffälligkeiten auch shuntunabhängig auf. Dabei sind sie mehr generalisiert, auf beide Hemisphären verteilt, seitenwechselnd als eher fokal begrenzt. Erfreulicherweise ist festzustellen, daß durch das seltene Auftreten manifester Krampfanfälle die Möglichkeit der Entwicklung einer Epilepsie bei Kindern mit MMC als gering einzuschätzen ist.

Literatur

Bartoshesky LE, Haller J, Scott RM, Wojick C (1985) Seizures in children with meningomyelocele. AJDC 139:400–402

Gilbert JN, Jones KL, Rorke LB, Chernoff GF, James HE (1986) Central nervous system anomalies associated with meningomyelocele, hydrocephalus, and the Arnold-Chiari-Malformation: reappraisal of theories regarding the pathogenesis of posterior neural tube closure defects. Neurosurg 18:559–564

Graebner RW, Celesia GG (1973) EEG findings in hydrocephalus and their relation to shunting procedures. Electroenceph Clin Neurophysiol 35:517–521

Hack CH, Enrile BG, Donat JF, Kosnik E (1990) Seizures in relation to shunt dysfunction in children with meningomyelocele. J Pediatr 116:57–60

Ines DF, Markand ON (1977) Epileptic seizures and abnormal electroencephalographic findings in hydrocephalus and their relation to the shunting procedures. Electroenceph Clin Neurophysiol 42:761–768

Laws ER, Niedermeyer E (1970) EEG findings in hydrocephalic patients with shunt procedures. Electroenceph Clin Neurophysiol 29:321–325

Saukkonen AL, Serlo W, von Wendt L (1990) Epilepsy in hydrocephalic children. Acta Paediatr Scand 79:212–218

Stellmann GR, Bannister CM, Hiller V (1986) The incidence of seizures disorders in children with acquired and congenital hydrocephalus. Z Kinderchir 41 (Suppl 1):38–41

Evozierte Potentiale bei Kindern mit Meningomyelozele und Syringomyelie

M. Caliskan, R. Boor, M. Schwarz, M. Just, B. Reitter

Einleitung

Seit die Darstellung des Rückenmarkes mit MRT leichter möglich geworden ist, wissen wir, daß die Syringomyelie neben Lipomen eine der häufigsten Begleitmalformationen bei Kindern mit Dysraphie ist [6]. Unter Syringomyelie versteht man die Bildung meist multipler Höhlen im Bereich des Spinalkanales und unter Hydromyelie eine einheitliche Erweiterung des Zentralkanales. Mit bildgebender Diagnostik ist es schwierig, zwischen diesen beiden Formen zu unterscheiden; deshalb werden sie meistens unter dem Begriff „Syringomyelie" oder „Syringohydromyelie" oder einfach als „Syrinx" zusammengefaßt.

Je nach Lage der Syrinx bestehen die klinischen Symptome in Schmerzen, Sensibilitätsstörungen, segmentalen schlaffen oder spastischen Paresen vorzugsweise in den oberen Extremitäten. Bei Kindern ist bekanntlich eine exakte Sensibilitätsprüfung schwierig. Die somatosensibel evozierten Potentiale (SEP) sind in diesem Falle geeignet, die Funktion der Hinterstrangbahnen zu überprüfen. Wir untersuchten die Medianus-SEP bei Kindern mit Dysraphie und einer im Kernspintomogramm nachgewiesenen zervikalen Syringomyelie. Wir verglichen die klinischen und SEP Befunde mit Kindern, die Meningomyelozele (MMZ) und Hydrozephalus, aber keine zervikale Syrinx hatten.

Methodik

In Gruppe I wurden 8 Kinder im Alter zwischen 3,5–18 Jahren zusammengefaßt, alle hatten eine Meningomyelozele, 7 lumbosakral, eine thorakolumbal, und einen shuntversorgten Hydrozephalus mit einer Arnold-Chiari-II-Malformation. Zur Zeit der Untersuchung zeigten sie keine akute Hirndrucksymptomatik. Alle 8 hatten eine kernspintomographisch nachgewiesene zervikale Syringomyelie; bei 2 reichte die Syrinx bis thorakal, bei einem bis caudal. Ein Kind hatte eine Syringobulbie und -myelie bis zum Conus. Unter 5 Kindern mit neurologischen Befunden an den oberen Extremitäten hatten 2 motorische und sensible, 2 nur sensible und ein Kind nur motorische Ausfälle. 2 Kinder hatten zusätzliche Paresen unterer Hirnnerven.

In Gruppe II wurden 6 Kinder mit einer Meningomyelozele und einem Hydrocephalus internus und Chiari-II-Malformation, aber ohne zervikale Syrinx zusammengefaßt. 3 der 6 Kinder hatten ihre MMZ lumbosakral und 3 thorakolumbal.

Technik: Somatosensibel evozierte Potentiale: Der N. medianus wurde am Handgelenk mit Rechteckimpulsen von 0,1 ms Dauer und einer Frequenz von 3 Hz stimuliert mit einer Voltage, die gerade zur Erkennbarkeit motorischer Antworten genügte. Abgeleitet wurde mit Oberflächenelektroden über HWK_6 und C_3/P_3 bzw. C_4/P_4 gegen die Referenzelektrode F_z. Die Grenzfrequenzen lagen bei 20–2000 Hz.

Als Kriterien für ein pathologisches Medianus-SEP wurden gewertet [5]:

1. Potentialverlust oder Verlust der Welle N1 (erste negative Welle),
2. Absolute N1-Latenzverzögerung,
3. Rechts/Links-Seitendifferenz der Latenz. Für die letzten beiden wird als obere Normgrenze der Mittelwert + 2,5 Standardabweichungen genommen,
4. eine Amplitudenasymmetrie im Seitenvergleich für N1/P1 > 50 %,
5. eine Verlängerung der zentralen Leitzeit erfaßt als die Interpeaklatenz zwischen HWK_6 und Scalp.

Bei 6 Kindern der Gruppe I und bei Kindern der Gruppe II wurden auch akustisch evozierte Potentiale (AEP) abgeleitet. Dabei wurde C_z gegen das ipsilaterale Mastoid geschaltet. Stimuliert wurde mit Klickreizen von 250 ms Dauer und einer Rate von 10/s. Sog- und Druckreize wurden getrennt angeboten. Die Reizintensität betrug 80–90 dB, das kontralaterale Ohr wurde mit –30 dB vertäubt, 2mal je 1000 Durchgänge wurden gemittelt. Die Latenzen der einzelnen Wellen I–V und die Interpeaklatenz von I–V wurden mit Normwerten verglichen.

Resultate

Die Medianus-SEP aller Kinder der Gruppe I zeigten unauffällige Nackenpotentiale. 3 der 5 Kinder mit neurologischen Auffälligkeiten der oberen Extremitäten hatten ein pathologisches kortikales Potential mit Amplitudenreduktion; bei einem war zusätzlich die zentrale Leitzeit verlängert. 2 der 3 Kinder ohne Ausfälle an den oberen Extremitäten hatten eine pathologische kortikale Antwort. Eines dieser 2 hatte eine progrediente Skoliose und auch eine Syringobulbie.

Die AEP war bei 4 von 6 Kindern der Gruppe I pathologisch. Alle 6 Kinder der Gruppe 2, d. h. ohne Syrinx, hatten normale Nackenpotentiale, 4 auch normale kortikale Potentiale und 5 eine normale zentrale Leitzeit. Bei einem Kind konnte man nach 25 Monaten Verlauf kortikal kein N1 Potential nachweisen, wobei das Kind an beiden Armen und linksbetont spastisch war. Auch die zentrale Leitzeit war seitendifferent. Das andere Kind mit einem pathologischen kortikalen Potential zeigte dies nicht. Alle 3 durchgeführten AEP in Gruppe II waren pathologisch.

Diskussion

Die wenigen AEP-Befunde decken sich mit den Angaben der Literatur zum pathologischen Ausfall bei Arnold-Chiari-II-Malformation, ohne daß wir bei dieser kleinen Zahl eine weitergehende Differenzierung erfassen könnten [2, 3].

Die meisten SEP-Befunde der Literatur bei Syringomyelie sind bei Erwachsenen erhoben und im Ergebnis uneinheitlich [1, 4]. Die Befunde mit Amplitudenreduktion verbunden mit geringer Latenzverzögerung ähneln denen bei intramedullären Tumoren. Bei isolierter Syringomyelie fanden Anderson et al. 2 Formen der Veränderung im Medianus-SEP: 1. Reduktion der Amplitude oder das Fehlen des zervikalen Potentials, 2. Verlängerung der zentralen Leitzeit, wobei diese Patienten allerdings auch eine Arnold-Chiari I hatten [1]. Bei unseren Kindern sowohl mit als auch ohne Syrinx war das Nackenpotential normal. Das kortikale Potential war bei 5 von 8 Kindern der Gruppe mit Syrinx pathologisch ohne offensichtliche Korrelation zur Klinik. Im Gegensatz dazu hatten 2 der 6 Kinder ohne Syrinx auch ein pathologisches kortikales Potential. Von beiden Gruppen hatte je ein Kind eine verlängerte zentrale Leitzeit. Somit ist unwahrscheinlich, daß die Syrinx allein das pathologische kortikale Potential und die Verlängerung der zentralen Leitzeit verursacht. Sicher erscheint, daß die Syrinx mehr Einfluß auf das kortikale Potential hat als die Arnold-Chiari Malformation allein.

Somit dürfen wir aus dieser Pilotstudie schließen, daß zur Erfassung funktioneller Ausfälle bei MMZ und sekundärer Syrinxbildung die SEP zusätzliche Information bieten und nicht unbedingt nur klinisch Bekanntes oder im NMR Nachgewiesenes reflektieren.

Literatur

1. Anderson NE, Frith RW, Synek VM (1986) Somatosensory evoked potentials in syringomyelia. J Neurol Neurosurg Psychiatr 49:1407–1410
2. Docherty TB, Herbaut AG, Sedgwick EM (1987) Brainstem auditory evoked potential abnormalities in myelomeningocele in the older child. J Neurol Neurosurg Psychiatr 50:1318–1322 .
3. Lütschg J, Meyer E, Jeanneret-Iseli C (1985) Brainstem auditory evoked potentials in meningomyelocele. Neuropediatr 16:202–204
4. Jabbari B, Geyer C, Gunderson C et al. (1990) Somatosensory evoked potentials and MRI in syringomyelia. Electroenceph Clin Neurophysiol 77:277–285
5. Jörg J, Hielscher H (1990) Evozierte Potentiale in Klinik und Praxis. 2. Aufl, Springer, Berlin Heidelberg New York Tokyo
6. Just M, Schwarz M, Ludwig B (1990) Cerebral and spinal MR findings in patients with postrepair myelomeningocele. Pediatr Radiol 20:262–266

Längsschnittuntersuchungen des Tibialis-SEP zur Erkennung eines sekundären „tethered cord“ bei Kindern mit Dysraphie

R. Boor, M. Caliskan, M. Schwarz, B. Reitter

Einleitung

Etwa 40% der Kinder mit Spina bifida aperta werden gehfähig. Bei 15%–19% dieser Kinder tritt jedoch nach Jahren ein sekundäres „tethered cord“ auf [1, 3, 4]. Kernspintomographische Untersuchungen nach Myelomeningozele weisen unabhängig vom Vorliegen klinischer Symptome regelmäßig einen Tiefstand des Conus nach [2–4]. Entscheidend für die Indikation zur operativen Lösung des sekundären „tethered cord“ ist der Nachweis der funktionellen Wirksamkeit [3].

Wir überprüften die Aussagekraft des Tibialis-SEP für die Erkennung des sekundären „tethered cord“ nach operativer Versorgung einer Meningomyelozele oder Lipomyelozele in einer prospektiven Längsschnittuntersuchung.

Methodik

Verlaufsuntersuchungen des Tibialis-SEP erfolgten bei 24 gehfähigen Kindern und Jugendlichen im Alter zwischen 4 Monaten und 17 Jahren über 3–37 Monate (Median 15) nach operativer Versorgung einer Spina bifida aperta: 18 Myelomeningozelen (15 lumbosakral, 3 thorakolumbal), 6 Lipomyelozelen. Die Diagnose des sekundären „tethered cord“ wurde klinisch gestellt. Gewertet wurden: Zunahme der Paresen oder der sensiblen Ausfälle der unteren Extremitäten; Auftreten einer Paraspastik; Schmerzen im Bereich der Narbe oder der Beine. 6 Patienten wurden vor und über 3–17 Monate nach operativer Lösung des „tethered cord“ untersucht.

Die Untersuchung der somatosensorischen Potentiale erfolgten am Medelec Neurostar MS 92 B. Die Tibialisstimulation erfolgte am Innenknöchel mittels percutaner Rechteckimpulse von 0,1 ms Dauer, einer Reizfrequenz von 3 Hz und einer Reizstärke, bei der soeben sichtbare Muskelkontraktionen auftraten. Abgeleitet wurde mit Oberflächenelektroden über LWK 1 gegen BWK 6 und C/Pz gegen Fz. Die Kriterien einer Verschlechterung der evozierten Potentiale waren Potentialverlust, Amplitudenminderung >50% und Latenzverzögerungen gegenüber dem Ausgangsbefund. Da intraindividuelle Normwerte für Längsschnittuntersuchungen im Kindesalter fehlen, wurden Latenzdifferenzen zum Ausgangsbefund nur gewertet, wenn sie nach Größenkorrektur den Normalbereich für die Seitendifferenz (2,5 SD) überschritten und mindestens 3 ms betrugen. Die Kriterien für eine Besserung waren analog.

Ergebnisse

Eine Verschlechterung des kortikalen Tibialis-SEP während des Untersuchungszeitraums trat bei 5 von 24 Patienten auf: In 3 Fällen Verlust vorher nachweisbarer Potentiale, in 2 Fällen gleichzeitig Amplitudenreduktion und Latenzverlängerung. Eine Verschlechterung des kortikalen Tibialis-SEP im Untersuchungszeitraum ging immer mit einer klinischen Verschlechterung einher.

5 Patienten hatten schon bei der Erstuntersuchung kein reproduzierbares Tibialis-SEP; bei diesen war eine klinische Verschlechterung vorhergegangen, zum Teil bereits über Jahre.

Das lumbale Potential über LWK 1 war bei der Erstuntersuchung nur bei 8 der 24 Patienten nachweisbar; Verlaufskontrollen wurden bei 5 dieser 8 Patienten durchgeführt: 2 hatten einen Verlust ihres vorher nachweisbaren lumbalen Potentials und klinische Zeichen des „tethered cord". Bei 3 Patienten blieb das Potential konstant: 2 hatten klinische Zeichen des „tethered cord", einer nicht.

Betrachtet man lumbale und corticale Potentiale gemeinsam, so hatten von 16 Patienten mit klinisch wirksamem „tethered cord" 7 eine Potentialverschlechterung und zusätzlich 5 von Beginn an keine Potentiale; bei 4 Patienten blieben die Potentiale konstant. Fehlten klinische Zeichen des „tethered cord" (8 Patienten), blieben die Potentiale konstant.

Bisher 6 Patienten wurden auch postoperativ untersucht: Bis auf eine Ausnahme kam es postoperativ zu einer Befundbesserung des kortikalen Tibialis-SEP mit Wiederauftreten der Potentiale, Latenzverkürzung oder Erholung der Amplituden. Einmal trat zusätzlich auch das lumbale Potential wieder auf. Klinisch waren 3 Patienten unverändert; 3 hatten sich motorisch gebessert, wobei sich jedoch bei einem Jungen die Kontrolle der Blasenfunktion verschlechterte, obwohl er besser gehen konnte und die Paraspastik verschwand. Ein Patient hatte postoperativ einen Verlust des kortikalen Potentials rechts und des lumbalen Potentials beidseits, links hingegen eine Verkürzung der kortikalen Latenzen. Der klinische Befund blieb bei ihm bisher konstant.

Diskussion

Das Tibialis-SEP scheint sich als objektive Untersuchungsmethode zur Erkennung des funktionell wirksamen „tethered cord" nach Versorgung einer Meningomyelozele oder Lipomyelozele zu eignen. Es sind jedoch Längsschnittuntersuchungen notwendig, da der Ausgangsbefund nach Spina bifida aperta fast immer pathologisch ist. Die Spezifität der Methode scheint gut zu sein. Die Sensitivität dürfte sich noch verbessern, wenn in Zukunft durch Untersuchungen ab dem Kleinkindesalter Ausgangsbefunde aus der Zeit vor Beginn der klinischen Verschlechterung existieren. Möglicherweise kann so die zum Teil lange Latenz vom Auftreten erster Symptome bis zur Operation des „tethered cord" verkürzt werden.

Literatur

1. Begeer JH, Meihuizen de Regt MJ, HogenEsch I, Ter Weeme CA, Mooij JJA, Vencken LM (1986) Progressive neurological deficit in children with spina bifida aperta. Z Kinderchir 41, Suppl I: 13–15
2. Just M, Schwarz M, Ludwig B, Ermert J, Thelen M (1990) Cerebral and spinal MR-findings in patients with postrepair myelomeningocele. Pediatr Radiol 20: 262–266
3. Oi S, Yamada H, Matsumoto S (1990) Tethered cord syndrome versus low-placed conus medullaris in an over-distended spinal cord following initial repair for myelodysplasia. Child's Nerv Syst 6: 264–269
4. Tamaki N, Shirataki K, Kojima N, Shouse Y, Matsumoto S (1988) Tethered cord syndrome of delayed onset following repair of myelomeningocele. J Neurosurg 69: 393–398

Dysraphische Fehlbildungen beim Say-Gerald (VATER)-Syndrom

U. G. Mayr, S. Felber, B. Frischhut, I. Gassner, J. Hager

Einleitung

Das Say-Gerald-Syndrom (VATER, VACTERL-Association) ist eine nicht zufällige Kombination von vertebralen und vaskulären Anomalien, Analatresie, tracheo-oesophagealen Fisteln mit und ohne Oesophagusatresie, renalen und ureteralen Defekten und Radiusdysplasie oder anderen Extremitätenmißbildungen. Eine Vielzahl von anderen, weniger auffälligen Deformitäten kommt vor (Say u. Gerald 1968; Quan u. Smith 1972, 1973; Temtamy u. Miller 1974).

Es handelt sich nicht um ein Syndrom mit einheitlicher Ätiologie, sondern um eine Tendenz der genannten Fehlbildungen, gemeinsam aufzutreten. Am häufigsten ist die Kombination von Analatresie mit verschiedenen vertebralen Mißbildungen.

Diese Studie beschäftigt sich mit den neurologischen und neuroradiologischen Befunden bei 3 Patienten mit dem Say-Gerald-Syndrom.

Patienten und MR-Befunde

Alle Patienten sind sporadische Fälle (Tabelle 1). Ihre geistige Entwicklung verläuft normal. Abgesehen von Knick-Senk-Füßen und einer massiven Mißbildungsskoliose bei Pat. III ist der neurologische Status in allen 3 Fällen normal.

Patient I zeigt eine Amelie des rechten Beins, wobei auch die rechte Beckenhälfte fehlt, außerdem einen Uterus septus didelphis und eine Aplasie der linken Niere. Abbildung 1 zeigt den dysgenetischen Conus medullaris bei dieser Patien-

Tabelle 1. Übersicht der Fehlbildungen bei 3 Patienten mit Say-Gerald (VATER)-Syndrom

Pat.	Alter	Geschl.	Anal. Atr.	Vertebr. Fehlb.	Renale/ Ureterale Fehlb.	Andere Fehlb.	MR-Befund
I	1 J.	weibl.	+	+	+	++	Dysgenesie d. Conus Abn. Filum terminale
II	4 J.	männl.	+	+	+	–	sakrale Dysgenesie ansonsten normal.
III	9 J.	männl.	+	+	+	–	Diastematomyelie Th 9/10

B. Köhler, R. Keimer (Hrsg.)
Aktuelle Neuropädiatrie 1991

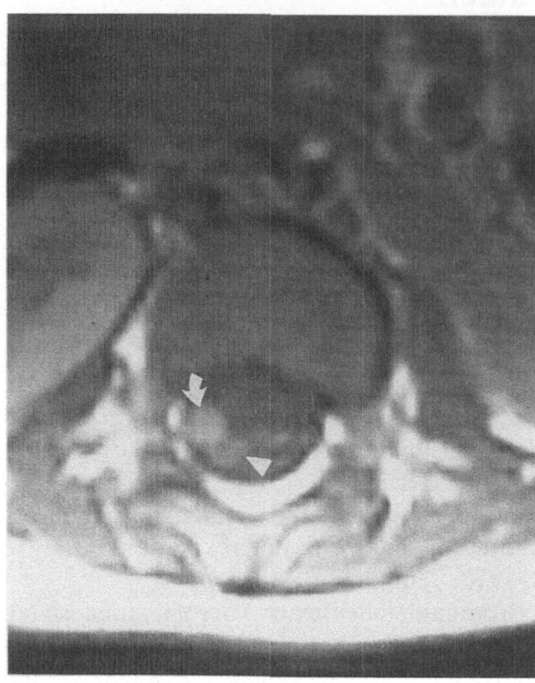

Abb. 1. Pat. I., T1-gewichtete, axiale Schicht in Höhe L1; der Conus stark nach rechts verlagert (*Pfeil*), Nervenwurzeln der cauda equina sind nur auf der linken Seite erkennbar (*Pfeilspitze*)

tin. Bei der ersten Untersuchung in der Neugeborenenperiode zeigte sich im Conus eine zystische Veränderung sowie ein verdicktes filum terminale. Bei der Kontrolle im Alter von 12 Mt. war diese Zyste verschwunden, innerhalb des Filum terminale hatte sich aber in der Zwischenzeit ein längliches Lipom entwikkelt.

Diskussion

Zu neurologischen Manifestationen bei VATER-Association (VA) existieren wenige Berichte, die meisten befassen sich mit dem Zusammentreffen von VA mit angeborenem Hydrozephalus und familiärer Häufung. Biochemische Untersuchungen an 2 Fällen dieser Art ergaben einen generalisierten Defekt peroxisomaler Funktionen wie bei Zellweger Syndrom (Wanders und Schutgens 1990). Über dysraphische Fehlbildungen des Rückenmarks bei VA sind nur 2 Arbeiten erschienen (Toguri et al. 1982, Aleksic et al. 1984). Die Arbeit von Tuneau et al. (1987) über neuroradiologische Untersuchungsergebnisse bei sakralen Abnormitäten und Analatresie enthält keine Angabe, ob sich darunter Patienten mit VA befunden haben.

Patient I. ähnelt weitgehend einem der beiden von Aleksic et al. (1984) beschriebenen Patienten, dieser hatte eine massive Dysmelie einer unteren Extremität und ebenfalls einen dysplastischen Conus mit Hypoplasie der lumbalen Nervenwurzeln auf der betroffenen Seite. Pat. III in dieser Serie ist der erste publizierte Fall von Diastematomyelie bei VA.

Schlußfolgerungen

Fehlbildungen des Rückenmarks und des Filum terminale sind offenbar weitere, mögliche Komponenten bei VATER-Association.

Patient I ist ein Beispiel dafür, daß angeborene Extremitätendefekte mit entsprechenden Veränderungen des Rückenmarks einhergehen bzw. durch sie verursacht werden können.

Alle Patienten mit VA und überhaupt Patienten mit Analatresie bedürfen einer neurologischen Abklärung, damit eventuell nötige neurochirurgische Maßnahmen rechtzeitig getroffen werden.

Die Häufigkeit neurologischer Manifestationen bei VA ist noch nicht bekannt und sollte durch weitere Studien ermittelt werden.

Zusammenfassung

Bei drei Patienten mit dem Say-Gerald (VATER, VACTERL)-Syndrom wurde in einem Fall ein halbseitiger Defekt des Conus medullaris mit rudimentärer Cauda equina und Amelie der gleichseitigen unteren Extremität festgestellt. Ein weiterer Patient hatte eine Dysplasie des Os sacrum mit ansonsten normalem neuroradiologischem Befund. Ein dritter Patient mit Mißbildungsskoliose zeigte eine Diastematomyelie.

Es wird auf die offenbar sehr wichtige und bisher wenig beachtete Assoziation des VATER-Syndroms mit dysraphischen Fehlbildungen des Rückenmarks hingewiesen.

Literatur

Aichner F, Gerstenbrand F, Rumpl E, Moser G (1981) Zur Frage der Beziehung zwischen Extremitätenmißbildung und Neurotom. Nervenarzt 52:703–706

Aleksic S, Budzilovich G, Greco MA, Reuben R, Feigin I, Pearson J (1984) Neural defects in Say-Gerald (VATER) syndrome. Child's Brain 11:255–260

Quan L, Smith DW (1972) The VATER association: Vertebral defects, anal atresia, tracheoesophageal fistula with esophageal atresia, radial dysplasia. Birth Defects 8:75–78

Quan L, Smith DW (1973) The VATER association. Vertebral defects, anal atresia, T-E fistula with esophageal atresia, radial and renal dysplasia: A spectrum of associated defects. J Pediat 82:104–107

Say B, Gerald PS (1968) A new polydactyly, imperforate anus, vertebral anomalies syndrome. Lancet 2:688

Temtamy SA, Miller JD (1974) Extending the scope of the VATER association: Definition of the VATER syndrome. J Pediat 85:345–349

Toguri AG, Hayden K, Travis L (1981) Link between caudal regression and VATER syndromes. Urology 17:469–472

Tuneau WP, Austin JC, Barnes PD, Reynolds A (1987) Neuroradiologic evaluation of sacral abnormalities in imperforate anus complex. J Pediat Surg 22:58–61

Wanders RJA, Schutgens RBJ (1990) VACTERL and Hydrocephalus (letter to the editor). Amer J med Genet 37:425–426

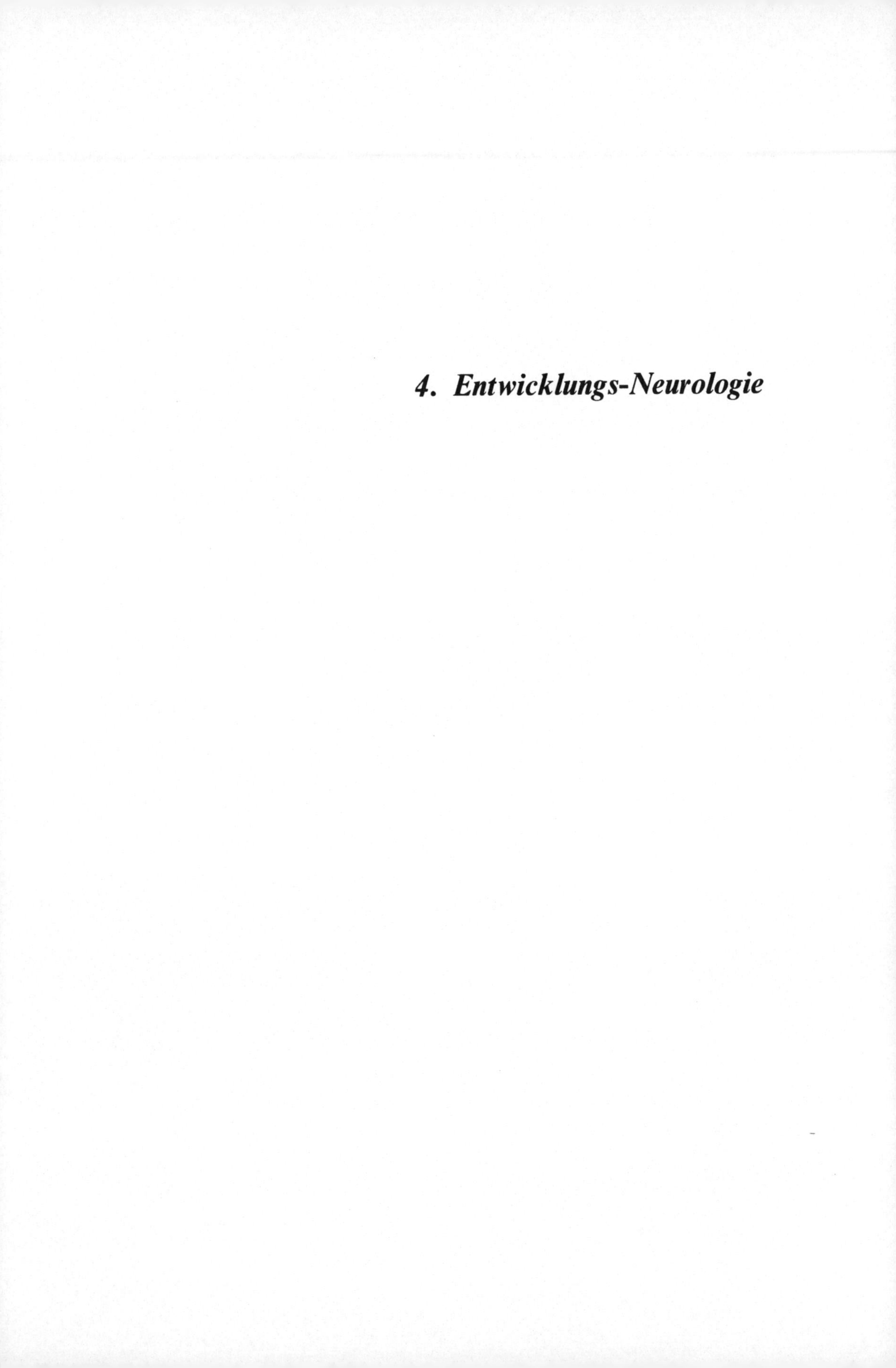

4. *Entwicklungs-Neurologie*

Neurologische Probleme bei Kindern drogenabhängiger Mütter

H. Bode, T. Fabian, C. Rudin, S. Heinzl

Einleitung

Man schätzt, daß in den USA etwa jedes zehnte Neugeborene unter dem Drogenmißbrauch seiner Mutter leidet [2]. Eine Züricher Studie fand bei 7 % aller Neugeborenen von der Mutter eingenommene Drogen im Mekonium [3]. Wir sehen in Basel monatlich ein Neugeborenes mit therapiebedürftigen Entzugssymptomen infolge mütterlichen Drogenkonsums. Unter den vielfältigen Problemen von Kindern drogenabhängiger Mütter sind neurologische Auffälligkeiten besonders häufig.

Methodik und Ergebnisse

21 Kinder von 20 nachweislich bei der Geburt drogenabhängigen Müttern aus den Jahrgängen 1986–90 wurden untersucht. 7 Mütter hatten eine komplizierte Schwangerschaft, 8 eine positive Hepatitis-, 9 eine positive HIV-Serologie. 12 Mütter nahmen Methadon, davon 5 zusätzliche Drogen. 10 Mütter betrieben eine Polytoxikomanie.

6 Kinder waren Frühgeburten, 8 Mangelgeburten, kein Kind war bei Geburt mikrozephal. Bei 20 Kindern traten – spätestens am 2. Lebenstag – Entzugssymptome auf, die im Mittel 32 Tage, maximal 140 Tage dauerten. 11 Kinder zeigten leichte, 6 Kinder schwere zentralnervöse Erscheinungen. 3 Kinder hatten lediglich gastrointestinale und vegetative Symptome. Unter medikamentöser Therapie lag der maximale Drogenscore im Mittel bei 15 von 45 möglichen Punkten. 6 Neugeborene hatten tonische und/oder klonische Anfälle. Bei 2 Kindern waren diese Anfälle Folge einer Herpesenzephalitis bzw. einer zerebralen Hypoxie/Ischämie und nicht auf den Drogenentzug zurückzuführen. Weitere 9 Neugeborene hatten subtile und/oder myoklonische anfallsverdächtige Symptome. Bei 10 von 12 Kindern zeigte das EEG Zeichen erhöhter zerebraler Erregbarkeit, in 3 Fällen während klinisch manifester Anfälle. 16 Kinder erhielten eine medikamentöse Therapie (mittlere Dauer 61 Tage). Hauptsächlich wurden Phenobarbital, Diazepam und Chlorpromazin eingesetzt.

14 Kinder wurden im mittleren Alter von 22 Monaten nachuntersucht. Ein Kind war mikrozephal. Der Neurostatus war bei 12 Kindern normal. Ein leichtes Hemisyndrom und eine spastische Paraparese wurde gefunden. Kein Kind litt an einer Epilepsie. 9 Kinder waren altersgerecht entwickelt (Griffiths-, Denver-Test),

3 Kinder zeigten Entwicklungsquotienten knapp unter der Altersnorm. 2 Kinder waren schwer retardiert, davon eines mit periventrikulärer Leukomalazie. 5 Kinder hatten schwere Verhaltensauffälligkeiten. 10 Kinder lebten bei den Eltern, 2 bei Pflegefamilien, 2 in Heimen.

Diskussion

Kinder drogenabhängiger Mütter zeigen häufig eine intrauterine Wachstumsretardierung und eine zum Teil in den ersten Lebensjahren persistierende Mikrozephalie [6, 8]. Die Häufigkeit eines neonatalen Entzugssyndromes liegt zwischen 40 und 90% [1, 8]. Die Entzugssymptome setzen meist in den ersten zwei Lebenstagen ein, bei Methadon wegen der relativ langen Plasmahalbwertszeit eventuell auch erst später [5]. Akute Entzugssymptome wie Zittrigkeit, Hyperexzitabilität, Schlaflosigkeit und schrilles Schreien dauern meist mehrere Wochen. Neonatale Krampfanfälle sollen bei 2–11% der Kinder auftreten [6]. Nach unseren Erfahrungen sieht man sie bei guter Beobachtung häufiger. Dabei sind subtile und myoklonische Anfälle nicht immer von nichtepileptischen Symptomen im Rahmen des Drogenentzugs zu unterscheiden. Pflegerische Maßnahmen helfen bei der Therapie der Entzugssymptome. Zusätzlich sind häufig Medikamente erforderlich (Phenobarbital, Diazepam, Chlorpromazin, Morphin [5]). Das Risiko für einen plötzlichen Kindstod liegt bei Kindern drogenabhängiger Mütter bei 4–15% [4]. Die neurologisch-psychologische Langzeitprognose von Kindern drogenabhängiger Mütter wird wahrscheinlich weniger durch die mütterlichen Drogen als durch die anderen prä-, peri- und postnatalen Risiken bestimmt. Häufig finden sich: niedrig-durchschnittliche Intelligenz, leichte Retardierung, Strabismus, Tonusstörung, feinmotorische Schwierigkeiten und gravierende Verhaltensauffälligkeiten [9]. Diese können durch eine wirksame psychosoziale und medizinische Betreuung der Familien wahrscheinlich günstig beeinflußt werden. Der stabilisierende Effekt von Methadonprogrammen ist dabei hervorzuheben [7].

Literatur

1. Alroomi LG, Davidson J, Evans TJ, Galea P, Howat R (1988) Maternal narcotic abuse and the newborn. Arch Dis Childh 63:81–82
2. Bays J (1990) Substance abuse and child abuse. Ped Clin N Am 37:881–904
3. Bucher HU, Dahlem P, Cuendet D, Gautschi K, Mieth D, Duc G (1991) Praevalenz von Drogen im Mekonium. Schweiz med Wschr 101:6
4. Chasnoff IJ, Hunt CE, Kletter R, Kaplan D (1989) Prenatal cocaine exposure is associated with respiratory pattern abnormalities. AJDC 143:583
5. Committee on Drugs (1989) Neonatal drug withdrawal. Pediatrics:895–902
6. Harper RG, Solish GI, Purow HM, Sang E, Panepinto WC (1974) The effect of a methadone treatment program upon pregnant heroin addicts and their newborn infants. Pediatrics 54:300–305
7. Lifschitz MH, Wilson GS, O'Brian Smith E, Desmond MM (1985) Factors affecting head growth and intellectual function in children of drug addicts. Pediatrics 75:269–274
8. Rosen TS, Johnson HL (1982) Children of methadone-maintained mothers. Follow-up to 18 months of age. Pediatrics 101:192–196
9. Wilson GS, Desmond MM, Verniaud WM (1973) Early development of infants of heroin-addicted mothers. Am J Dis Child 126:457–462

Die neurologische Entwicklung von in utero Antiepileptika exponierten Kindern

S. Koch, G. Lösche, H. Helge

Wir berichten über die neurologische Entwicklung von in utero antiepileptika-exponierten Kindern. Störungen der Funktionen des ZNS werden von uns als Indikatoren für teratogene Wirkung im Sinne einer funktionellen Schädigung betrachtet.

Stichproben und Methoden

Alle Kinder wurden von Geburt an bis zum Alter von 6 Jahren längsschnittlich untersucht. Ausgegangen wird von 66 Neugeborenen der Zielgruppe, deren Mütter an Epilepsie leiden und während der Schwangerschaft Antiepileptika einnahmen. Zum Vergleich wurden 66 Kontrollkinder von Frauen ohne Epilepsie nach dem Pair-matched-Verfahren prospektiv ausgewählt. Die Kontrollkriterien waren sozioökonomischer Status, Alter der Mutter bei Entbindung, Anzahl der früheren Schwangerschaften und Nikotinkonsum im dritten Trimenon der Schwangerschaft.

Neugeborene der Zielgruppe entwickelten häufig Apathie und Hyperexzitabilität, welche als direkte Medikamentenwirkung bzw. als Entzugserscheinungen interpretiert werden. Die am häufigsten beobachteten Symptome werden in einer Skala mit einem maximalen Wert von 7 für Apathie und einem höchsten Wert von 8 für Hyperexzitabilität erfaßt.

Eine weitere Analyse von neurologischen Befunden erfolgte im Alter von 6, 9 und 24 Monaten. Hierbei handelte es sich um eine Untersuchung mit insgesamt 59 Einzelmerkmalen, bei welcher Grob- und Feinmotorik, Reflextätigkeit, Tonus, Haltung und sensorische Fähigkeit geprüft wurden. Ein Befund gilt als nicht optimal, wenn sich mindestens 3 Merkmale als auffällig erweisen.

Mit 6 Jahren wurde eine Untersuchung nach Touwen zur Erkennung von geringen neurologischen Dysfunktionen (MND) durchgeführt. Diese lag vor, wenn sich in einem oder mehreren der 6 Subsysteme – Sensomotorik, Haltung, Gleichgewicht, Koordination, Feinmotorik und Dyskinesie – nicht optimale Ergebnisse zeigten.

In Zusammenhangsanalysen werden zunächst die Ergebnisse für die Gesamtgruppe analysiert, danach wird die Einflußgröße Therapieform – Monotherapie und Polytherapie – geprüft.

Die Einflußgröße Medikation konnte in der Neonatalperiode für die Gruppen DPH, VPA und PHB (Monotherapie der Mutter mit Phenytoin oder Valproat oder Primidon/Phenobarbital) geprüft werden. Für spätere Untersuchungen stehen nur noch die DPH- und PHB-Gruppe mit ausreichend großem Kollektiv zur Verfügung. Alle Gruppenvergleiche erfolgen jeweils mit der gesamten Kontrollgruppe.

Korrelationen von Serumkonzentrationen während der Schwangerschaft bzw. Geburt mit den kindlichen neurologischen Auffälligkeiten können für alle drei Antiepileptika mit den Neugeborenenvariablen erfolgen, für die Untersuchungen älterer Kinder waren nur von Phenobarbital und Primidon ausreichend viele Messungen der Serumkonzentrationen vorhanden.

Als statistische Verfahren zur Prüfung von Zusammenhängen wurden die Produkt-Moment bzw. Rangkorrelationen nach Spearman verwandt.

Ein Zusammenhang wird als bedeutend erachtet, wenn die beiden Bedingungen $r \geqq 0{,}40$ und $p \leqq 0{,}05$ erfüllt sind.

Ergebnisse

Während sich für die Kontrollgruppe zwischen den zu verschiedenen Meßzeitpunkten erhobenen neurologischen Befunden keine Zusammenhänge ergeben, zeigen sich in der Zielgruppe bedeutsame Zusammenhänge zwischen der Hyperexzitabilität des Neugeborenen und den neurologischen Befunden mit 6 Monaten und 6 Jahren sowie zwischen zeitlich nah beieinander liegenden neurologischen Untersuchungen mit 6, 9 und 24 Monaten.

Bei den Therapiegruppen zeigen sich für die Monotherapiegruppe nur Zusammenhänge zwischen Hyperexzitabilität des Neugeborenen und nicht optimalem Neurostatus mit 6 Monaten, sowie zwischen den Untersuchungen mit 9 und 24 Monaten. In der Polytherapiegruppe korrelieren die Apathie und Hyperexzitabilität des Neugeborenen miteinander und die Zusammenhänge zwischen Störungen in der Neonatalzeit und Neurostatus mit 6, 9, 24 Monaten und 6 Jahren treten deutlich hervor.

Für die Medikamentengruppe DPH ergeben sich keine Zusammenhänge zwischen je zwei Variablen.

Für die Medikamentengruppe PHB korrelieren die neurologischen Untersuchungsergebnisse mit 9 und 24 Monaten, sowie mit 9 Monaten und 6 Jahren.

Serumkonzentrationen

Es gibt keine Zusammenhänge zwischen Phenytoinkonzentrationen im Nabelschnurblut und den Neugeborenenvariablen. Bei den Valproat-exponierten Kindern (mit und ohne Ko-Medikation) ist eine Korrelation zwischen Höhe des Serumspiegels im Nabelschnurblut und Ausmaß der Hyperexzitabilität nachzuweisen ($r = 0{,}9$, $p < 0{,}01$).

Bei der Überprüfung eines möglichen Zusammenhangs zwischen dem maximalen Phenobarbitalspiegel in der Schwangerschaft und den neurologischen Variablen werden statistische Analysen nicht nur über die Gruppe aller Kinder mit Phenobarbital- und Primidon-Exposition durchgeführt, sondern auch getrennt für Phenobarbitalexposition einerseits und Primidonexposition andererseits. Für alle Phenobarbital- und Primidon-exponierten Kinder zusammen finden wir Zusammenhänge sowohl zwischen den Untersuchungen der Neugeborenen als auch denen der 6jährigen. Kinder, die Phenobarbital-exponiert waren, ob in Form einer Mono- oder Kombinationstherapie, weisen überhaupt keine Zusammenhänge zwischen Serumkonzentration in utero und neurologischen Variablen auf. Dagegen zeigen Primidon-exponierte Kinder bedeutsame Zusammenhänge zwischen den Neugeborenenvariablen, bzw. der neurologischen Dysfunktion mit 6 Jahren einerseits und maximaler Phenobarbitalkonzentration andererseits. Dieser Effekt ist nur mit der Primidon- und nicht mit der Phenobarbitalexposition des Feten verbunden (Tabelle 1).

Tabelle 1. Zusammenhang zwischen PHB-Serumspiegel und neurologischen Variablen (Pearson-Korrelation $r > 0{,}40$ und $p < = 0{,}05$)

	Apathie			Hyperexzitabilität			Minimale neurologische Dysfunktion		
	PHB	PRM	PHB+PRM	PHB	PRM	PHB+PRM	PHB	PRM	PHB+PRM
Mono					0,69 (9)				
Poly		0,84 (6)	0,65 (11)		0,96 (0,6)	0,66 (11)		0,83 (6)	
Mono+Poly		0,60 (15)	0,56 (24)		0,82 (15)	0,56 (24)			

Es finden sich bei nur 6 Kindern, deren Mütter eine Polytherapie mit Primidon erhalten hatten, Korrelationen für die Apathie und Hyperexzitabilität des Neugeborenen und für diese Probanden setzen sich die Zusammenhänge auch noch mit 6 Jahren fort. Darüber hinaus korrelieren auch bei einer mütterlichen Primidonmonotherapie die Serumspiegel zur Hyperexzitabilität des Neugeborenen.

Diskussion

Bei der Analyse der Längsschnittentwicklung zeigen sich für Kinder der gesamten Zielgruppe Zusammenhänge zwischen zeitlich nah beieinander liegenden Untersuchungen und zwischen Neugeborenenvariablen und den Befunden mit 6 Jahren. Kinder aus der Polytherapiegruppe tragen hauptsächlich zu diesen Zusammenhängen bei, während Kinder aus der Monotherapiegruppe einen deutlich günstigeren Entwicklungsverlauf nehmen.

Für die DPH-Monotherapiegruppe korrelierten die zu den verschiedenen Meßzeitpunkten erhobenen neurologischen Befunde nicht, für die PHB-Monotherapiegruppe in geringem Maße. Für alle Kinder mit einer Phenobarbital-/Primidonexposition zusammen werden dann jedoch die Zusammenhänge zwischen dem maximalen Phenobarbitalspiegel in der Schwangerschaft und den neurologischen Auffälligkeiten deutlich.

Wir verstehen die diskreten neurologischen Auffälligkeiten als funktionelle Störungen des Gehirns, verursacht durch zentral wirksame Substanzen, denen der Fetus ausgesetzt war. Ihre Auswirkungen sind nicht bei jeder antiepileptischen Therapie gleich ausgeprägt, unter einer Therapie mit Primidon in Kombination mit anderen Antiepileptika aber besonders lange nachweisbar.

Erste Ergebnisse einer epidemiologischen Untersuchung zur Nosologie der spastischen Tetraparesen

R. Michaelis, I. Krägeloh-Mann, B. Schelp, G. Haas, B. Hagberg, G. Hagberg, K. Edebol-Eeg-Olofsson, C. Meisner, H.K. Selbmann

Einleitung

Mit einer vom Bundesministerium für Forschung und Technologie geförderten Studie zur Häufigkeit des Vorkommens spastischer Tetraparesen in einem definierten Zeitraum und in einer definierten Population soll versucht werden, zuverlässige Informationen über das Behinderungsbild der spastischen Tetraparesen zu gewinnen, über die Ätiologie, die Schwere der Behinderung und über eventuelle Veränderungen der Prävalenz über eine bestimmte Zeit. Zerebralparesen gehören neben den Epilepsien und den geistigen Behinderungen zu den weitaus häufigsten bleibenden Behinderungen in der Bundesrepublik Deutschland. Die Prävalenz der Zerebralparesen wird international z. Z. mit etwa 2–2,5‰ angegeben, für Tetraparesen mit 1,06 [3] bis 1,03‰ [9].

Die Gruppe der spastischen Tetraparesen wurde gewählt, weil bei ihnen der neurologische Symptomenkomplex, aber auch die Schwere der Behinderung klar definiert und dokumentiert werden kann. Außerdem bestehen deutliche Zusammenhänge zu den Komplikationen in der Schwangerschaft, unter der Geburt und zu der Neonatalzeit. Solche Zusammenhänge existieren z. B. für die spastischen Hemiparesen in sehr viel geringerem Maße. In den letzten Jahren stehen sich zwei Hypothesen über die Entstehung der Zerebralparesen diametral gegenüber:

1. Hypothese: Die Ätiologie der Zerebralparesen ist bei etwa 70 % der Betroffenen auf pränatale, das Gehirn schädigende Faktoren zurückzuführen. Diese Hypothese wird vorwiegend von Epidemiologen vertreten [2, 6, 7].

2. Hypothese: Die Häufigkeit des Auftretens der Zerebralparesen ist auch weiterhin abhängig von der Qualität der geburtshilflichen und neonatologischen Versorgung von Mutter und Kind. Diese Hypothese wird vor allem von Neonatologen vertreten [1, 4, 8, 9].

Patienten und Methoden

Möglichst viele Kinder – wenn schon nicht alle –, die vom 1.1.1973 bis zum 31.12.1986 im Regierungsbezirk Tübingen geboren wurden, und die im Laufe der ersten Lebensjahre eine spastische Tetraparese entwickelt haben, sollten mit der Studie erfaßt werden. Die Definition der spastischen Tetraparese erfolgte nach Hagberg [3] und Michaelis u. Edebol-Tysk [5]. Ausgeschlossen wurden Kinder, die durch Traumen, Infektionen des Gehirnes, durch Unfälle oder nach einem „near missed sudden infant death" (NMSID) nach der 4. Lebenswoche eine Tetraparese entwickelten.

Die Erfassung der betroffenen Kinder und Jugendlichen bot sehr viel größere Schwierigkeiten als zunächst erwartet worden war (Datenschutz, der strikt eingehalten wurde; keine behördliche Registrierung behinderter Menschen wie in Schweden; verständliche Ressentiments in der Bundesrepublik, sich an solchen Studien zu beteiligen). Ein großer Teil der betroffenen Personen war in der Abteilung bereits bekannt. Ein anderer Teil konnte über Vermittlung von Sonderschulen und Behinderteneinrichtungen, die Kontakt mit den Eltern aufgenommen hatten, erreicht werden. Die Untersuchungsdaten werden getrennt von den Namen der Betroffenen gespeichert. Sie werden nach Beendigung der Datenbearbeitung gelöscht. Da die Kinderklinik Göteborg über große Erfahrung mit epidemiologischen Studien bei Zerebralparesen verfügt, wurde eine Zusammenarbeit gerade mit dieser Klinik gesucht. Die neurologische Untersuchung und die Beurteilung der Schwere der Behinderung erfolgte nur durch eine neuropädiatrisch erfahrene Untersucherin (I. K.-M.). Eine Pilotstudie im Hinblick auf eine Übereinstimmung der Göteborger und Tübinger neurologischen Befundung war vorausgegangen. Befunde, die nicht mit Sicherheit einer bestimmten neurologischen Kategorie oder Behinderung zuzuordnen sind, werden gemeinsam mit einer schwedischen Neuropädiaterin befundet und dokumentiert (K.E.-E.-O.). Im übrigen erfolgte eine Absprache der Klassifizierung der Dokumentation, der Datenerfassung, Datenverarbeitung bis in Details zwischen den beiden Kliniken.

Ergebnisse

Bisher wurden 232 Kinder und Jugendliche mit spastischen Tetraparesen erfaßt, von denen 173 untersucht und ihre Befunde und Anamnesen dokumentiert worden sind. In der Tabelle 1 sind sie nach dem Geburtsgewicht zusammengefaßt:

Von den 173 Kindern und Jugendlichen waren etwa ⅓ leicht, ⅔ schwer motorisch behindert. Bei einem Viertel der bisher untersuchten Population fand sich keine geistige Behinderung, 20 % waren lern-, 56 % geistigbehindert. In der Tabelle 2 ist die Häufigkeit der motorischen Behinderung zusammengestellt im Vergleich zu den schwedischen Ergebnissen.

Tabelle 1. Verteilung nach Geburtsgewicht der untersuchten Population

(Mädchen 64 = 37 %, Jungen 109 = 63 %)			
Geburtsgewicht	1500 g	n = 37	(21,4 %)
Geburtsgewicht	1500–2499 g	n = 68	(39,3 %)
Geburtsgewicht	≧2500 g	n = 68	(39,3 %)
Gesamt		n = 173	(100,0 %)

Tabelle 2. Vergleich der Schwere der motorischen Behinderung der Tübinger und Göteborger Population

Geb. Gew.	Motorische Behinderung					
	1500 g		1500–2499 g		≧ 2500 g	
	leicht	schwer	leicht	schwer	leicht	schwer
Tübingen n = 173	26 %	74 %	43 %	57 %	25 %	75 %
Göteborg n = 153	53 %	47 %	42 %	58 %	45 %	55 %

Die Tabelle 2 zeigt, daß in der deutschen Population deutlich mehr schwere motorische Behinderungen gefunden werden, im Vergleich zu der schwedischen Studie. Ähnliche Ergebnisse zeigt der Vergleich der untersuchten Populationen für die Schwere einer geistigen Behinderung.

Zusammenfassung

Die bisherigen Ergebnisse erlauben schon jetzt folgende Aussagen:

1. Die Prävalenz der spastischen Tetraparesen muß deutlich über dem Niveau der Prävalenzen liegen, wie sie für definierte Regionen in England und Schweden bekannt sind, da schon vor Beendigung der Studie die Prävalenzzahlen dieser Länder erreicht worden sind.
2. Der Vergleich des Schweregrades einer motorischen Behinderung zwischen der deutschen und der schwedischen Population ergibt, daß in der deutschen Population deutlich mehr schwere motorische Behinderungen gefunden werden.
3. Der Vergleich legt aber auch nahe, daß es der Studie bisher nur in beschränktem Maße gelungen sein muß, an die Kinder und Jugendlichen mit den leichten Formen einer tetraparetischen Behinderung heranzukommen, weil diese wohl Regelschulen besuchen und sozial weitgehend integriert zu sein scheinen.

Literatur

1. Haas G, Buchwald-Saal M, Leidig E, Mentzel H, Michaelis R (1986) Improved outcome in very low birth-weight infants from 1977–1983. Eur J Pediatr 145:337–340
2. Freeman JM, Nelson KB (1988) Intrapartum asphyxia and cerebral palsy. Pediatrics 82:240–249
3. Hagberg B, Hagberg G, Olow I, von Wendt L (1989a) The changing panorama of cerebral palsy in Sweden. Acta Paediatr Scand 78:283–290
4. Hagberg B, Hagberg G, Zetterström R (1989b) Decreasing perinatal mortality – Increase in cerebral palsy morbidity? Acta Paediatr Scand 78:664–670
5. Michaelis R, Edebol-Tysk K (1989) New aethiopathological and nosological aspects of cerebral palsy syndromes. Giorn Neuropsich dell 'Eta' Evolution Suppl 3. Masson, Milano
6. Pharoah PO, Cooke T, Cooke RWI, Rosenbloom L (1990) Birthweight specific trends in cerebral palsy. Arch Dis Child 65:602–606
7. Stanley F, Watson L (1988) The cerebral palsies in Western Australia: Trends 1968–1981. Am J Obstet Gynecol 158:89–93
8. Stewart AL, Reynolds EOR, Lipscomb AP (1981) Outcome for infants of very low birthweight: Survey of world literature. Lancet, May 9, 1038–1040
9. Takeshita K, Ando Y, Ohtani K, Takashima S (1989) Cerebral palsy in Tottori, Japan. Benefits and risks of progress in perinatal medicine. Neuroepidemiology 8:184–192

Spastische Diparese: Zu den Schwierigkeiten, Zeitpunkt und Ursache der zugrundeliegenden Hirnschädigung zu ermitteln

K. Kugler, B. Ohrt

Einleitung

Die spastische Diparese (auch beinbetonte spastische Tetraparese genannt) ist eine der wichtigsten neurologischen Störungen des unreif geborenen Kindes, tritt aber auch bei reifgeborenen Kindern auf. Trotz zahlreicher Studien, die mittels unterschiedlicher Studiendesigns und statistischer Verfahren die Entstehung der spastischen Diparese bezüglich Zeitpunkt und ursächlichen Faktoren aufzuhellen versuchten, konnten die zugrundeliegenden Zusammenhänge bis heute nicht zufriedenstellend geklärt werden [1–4]. Angaben in der Literatur über die Bedeutung belastender Faktoren sowie über den Zeitpunkt der Entstehung sind widersprüchlich.

In der vorliegenden Studie wird die Häufigkeit von Risikofaktoren bei Kindern mit spastischer Diparese im Vergleich zu einer Kontrollgruppe untersucht und anhand einer Einzelfallanalyse versucht, mittels qualitativer Beurteilung von Risiken mögliche Ursachen für die zugrundeliegende zerebrale Schädigung zu finden.

Kinder

In die Erhebung aufgenommen wurden 61 Kinder mit spastischer Diparese (Indexkinder), geboren in den Jahren 1982–1985, die in der entwicklungsneurologischen Abteilung unseres Hauses untersucht und behandelt wurden. Als Datenquellen dienten Schwangerschafts-, Geburts- und Neonatalakten, ergänzt durch ein strukturiertes Interview mit den Eltern.

Für eine Vergleichsgruppe standen Kinder der Bayerisch-Finnischen Entwicklungsstudie zur Verfügung. Dies sind Kinder mit perinatalen Belastungen (Verlegung in eine Kinderklinik während der ersten 10 Lebenstage), die im Zeitraum Januar 1985 bis März 1986 in Südbayern und Südfinnland geboren wurden. Informationen zu prä- und perinatalen Risiken entstammen dem „Perinatalbogen", Daten zum neonatalen Verlauf wurden prospektiv erhoben. Untersuchungen zur Entwicklung erfolgten im Alter von 5 und 20 Monaten sowie 4,8 Jahren.

Aus der Gruppe dieser Kinder wurden im Verhältnis 2:1 Kinder gleicher Tragzeit mittels Zufallsgenerator als Kontrollgruppe (Matched-pair-Gruppe) ausgewählt. Nicht in die Kontrollgruppe aufgenommen wurden Kinder mit definierten neurologischen Störungen oder schweren Entwicklungsstörungen (z. B. frühontogenetische Störung, Zerebralparese oder deutliche mentale Retardierung).

Methode

Es erfolgt ein Vergleich der Häufigkeiten von 52 prä- und perinatalen Risikofaktoren (dichotomisiert) der Bereiche „mütterliche Faktoren außerhalb der Schwangerschaft“ (9 Faktoren), „Schwangerschaft“ (15 Faktoren), „Geburt“ (14 Faktoren) und Neonatalzeit (12 Faktoren) zwischen Index- und Kontrollgruppe (Chi^2-Test, Signifikanzniveau $p < 0,05$).

Zusätzlich wird eine qualitative Analyse der Daten von Schwangerschaft, Geburt und Neonatalzeit der Indexkinder in bezug auf Ereignisse durchgeführt, die aufgrund ihrer Ausprägung und Dauer möglicherweise eine zu einer spastischen Diparese führende zerebrale Schädigung bewirkt haben. Dies wurde insbesondere angenommen bei schweren Asphyxie- und Schockzuständen. Die Bewertung von Ereignissen oder Ereignisketten erfolgte anhand schriftlicher Eintragungen der behandelnden Ärzte über den Verlauf und über klinische Beobachtungen sowie anhand gemessener Parameter, soweit vorhanden.

Zeitliche Einteilung der Ereignisse:

- der Geburt direkt vorausgehend bei vorliegender chronischer Störung,
- der Geburt direkt vorausgehend, vermutlich akut aufgetreten,
- unter der Geburt auftretend,
- während der Primärversorgung auftretend,
- in der Neonatalzeit auftretend.

Ergebnisse

a) Vergleich der Häufigkeiten einzelner Risikofaktoren bei Kindern mit spastischer Diparese und bei Kontrollkindern

Bei Kindern mit spastischer Diparese traten folgende Risikofaktoren signifikant häufiger auf als bei Kontrollkindern (Angabe der Tragzeitklassen: 1 = <32 SSW; 2 = 32–36 SSW; 3 = >36 SSW):

Mütterliche Faktoren außerhalb der Schwangerschaft: Alter der Mutter <20 J. oder >30 J. (2), mehr als 1 vorausgegangener Abort/Schwangerschaftsabbruch (1, 2);

Schwangerschaft: Berufstätigkeit der Mutter (1, 2, 3), Erkrankungen/Narkosen der Mutter (1, 2), Cerclage/Tokolyse (1, 2), Blutungen nach dem 3. SSMo (1, 2), vorzeitige Wehen (1, 2), fetale Gefährdung (z. B. path. CTG ante partum, intrauterine Wachstumsretardierung) (1, 3);

Geburt: Auffälligkeiten des Fruchtwassers (3), Gefährdung sub partu (z. B. path. CTG) (3), Fieber der Mutter (1), keine ausreichende Spontanatmung pp (3), Apgar-Werte (Apgar 1 min < 9,5 min < 10, 10 min < 10) (3);

Neonatalzeit: Beatmung erforderlich (1, 2), abnormer Muskeltonus (1, 2), abnorme Erregbarkeit (1, 2), Krämpfe (2, 3).

b) Häufigkeit und zeitliche Zuordnung schwerwiegender Ereignisse bei Kindern mit spastischer Diparese

Bei 44 der 61 Studienkinder mit spastischer Diparese lagen Ereignisse vor, die aufgrund ihrer Ausprägung sowie der dabei zu beobachtenden schweren klinischen Beeinträchtigung des Kindes eine zerebrale Schädigung verursacht haben könnten (Abb. 1). Alle Kinder hatten, in unterschiedlichem Ausmaß, weitere Belastungsfaktoren, die jedoch nicht zu einer erkennbaren schwerwiegenden Beeinträchtigung führten. Zwischen dem zeitlichen Auftreten schwerwiegender Ereignisse und dem Schweregrad der Bewegungsstörung fand sich kein Zusammenhang.

Art der schwerwiegenden Ereignisse

a) der Geburt direkt vorausgehend bei vorliegender chronischer Störung (n = 6): schwere EPH-Gestose, Oligohydramnion, akut deutlich path. CTG, Notsectio, pp asphyktisch (Apgar 1 < 4) (n = 3: 33 SSW mit schwerster Blutung, 36 SSW, 39 SSW Sistieren kindl. Herztöne);

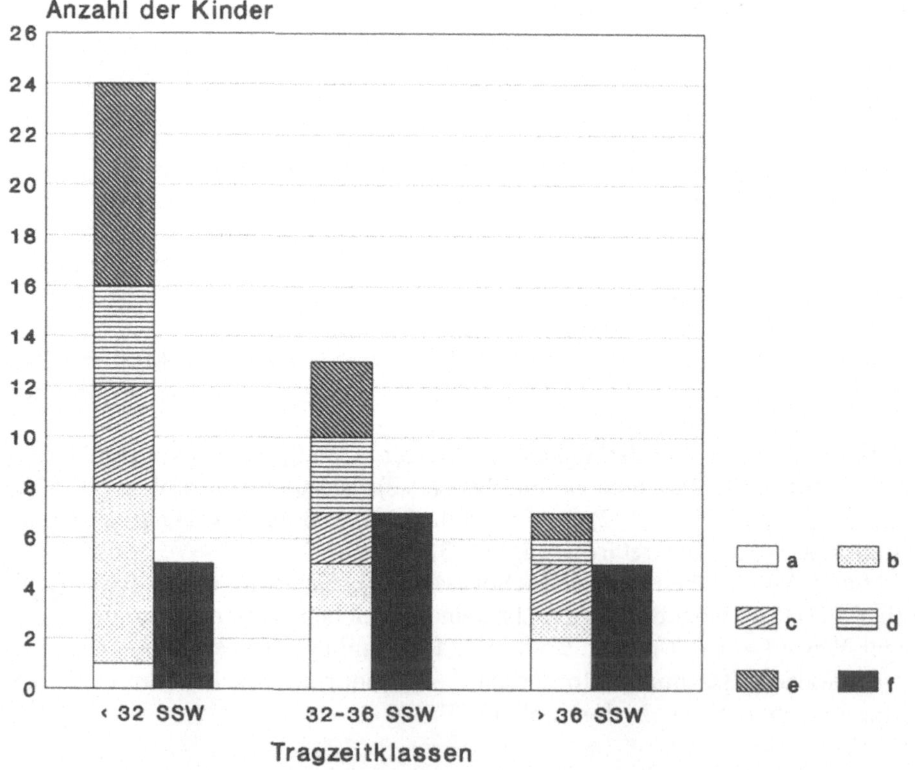

Abb. 1. Häufigkeit und zeitliche Zuordnung schwerwiegender Ereignisse bei Kindern mit spastischer Diparese (n = 61)

Tabelle 1. Geschlechtsverteilung der Indexpopulation nach Tragzeitklassen

Geschlecht	<32 SSW	32–36 SSW	>36 SSW	Gesamt
Männlich	14	9	4	27
Weiblich	15	11	8	34
Gesamt	29	20	12	61

- anhaltende Planzentainsuffizienz, akut silentes CTG, Notsectio, pp asphyktisch (n = 2: 31 SSW, Cholestase der Mutter NS-pH 6.9, 35 SSW dünne Nabelschnur, Apgar 1 = 4, Intubation);
- Nabelschnurkonglomerat, anhaltend path. CTG, Fruchtwasser stinkend, Apgar 5/5/6 (41 SSW).

b) der Geburt direkt vorausgehend, vermutlich akut aufgetreten (n = 10):
- starke Blutung bei vorzeitiger Plazentalösung, deutlich path. CTG, pp asphyktisch (Apgar 1 = <4) (n = 4: 28 SSW, 30 SSW, 30 SSW, 31 SSW)
- Amnioninfektion, silentes CTG, erbsbreiartiges Fruchtwasser (n = 2: 30 SSW, 40 SSW)
- Plazentainsuffizienz, anhaltend path./silentes CTG, pp asphyktisch (n = 2: 33 SSW, 35 SSW)
- Komplikation beim Versuch einer Cerclage, path. CTG, Notsectio, pp schwer asphyktisch, Reanimation mit Herzmassage (n = 2: 28 SSW, 31 SSW)

c) unter der Geburt auftretend (n = 8):
- vaginale Entbindung, protrahierter Verlauf, anhaltend path. CTG, Sectio, pp deutlich asphyktisch, Apgar 1 < 3, Reanimation (n = 3: 25 SSW 2. Zwilling, 29 SSW, 31 SSW)
- Nabelschnurkomplikation, anhaltend deutlich path. CTG, grünes Fruchtwasser (n = 1: 41 SSW)
- mütterliche Komplikationen, schwer path. CTG, pp asphyktisch (Apgar 1 < 5, Intubation) (n = 3: 32 SSW, zerebraler Anfall; 32 SSW, eklamptischer Anfall; Blutdruckabfall nach PDA)
- Geburtsbeginn bei liegender Cerclage, vaginale Geburt aus BEL, anhaltend deutlich path. CTG, Nabelschnurprolaps (n = 1: 30 SSW)

Tabelle 2. Schweregrad der Bewegungsstörung (bestimmt im Alter von 4 Jahren)

Fortbewegung	<32 SSW	32–36 SSW	>36 SSW	Gesamt
Kaum beeinträchtigt	2	1	4	7
Gehen möglich	9	12	5	26
Robben möglich	17	6	2	25
Keine selbständige Fortbewegung möglich	1	1	1	3
Gesamt	29	20	12	61

d) Primärversorgung (n = 8):
- erhebliche Intubationsprobleme, zwischenzeitl. Reanimation (n = 2: 27 SSW, 30 SSW)
- Geburt ohne ärztliche Betreuung, nach längerem Zeitintervall schwer asphyktisch aufgefunden (n = 3: 31 SSW, Strafvollzugsanstalt; 33 SSW, auf Toilette; 34 SSW, Hausgeburt)
- keine ausreichende postpartale Versorgung über längere Zeit, anschließend in sehr schlechtem AZ, Intubation (n = 3: 31 SSW, 33 SSW, 38 SSW)

e) Neonatalzeit (n = 12):
- Schockzustände/Reanimation mit Herzmassage, anschließend neurologisch auffällig, Hirnblutung > Grad 2, zerebrale Anfälle (n = 6: 28 SSW, 2 × 30 SSW, 31 SSW, 32 SSW, 33 SSW)
- schwere Sepsis/bakterielle Meningitis, sehr schlechter AZ, anschließend neurologisch auffällig, Krämpfe (n = 4: 26 SSW, 27 SSW, 27 SSW, 32 SSW)
- Hirnödem, 5.–9. LT, anschließend neurologisch auffällig (n = 1: 30 SSW)
- PFC-Syndrom, verzögerte Therapie, Reanimation (n = 1: 40 SSW)

Bei 17 Kindern mit spastischer Diparese fanden sich anamnestisch keine schwerwiegenden Ereignisse. 15 dieser Kinder hatten zwar unterschiedliche Probleme in verschiedenen Entwicklungsabschnitten, die jedoch nicht zu einer erkennbaren schwerwiegenden Beeinträchtigung führten. Zwischen diesen Kindern und den Kindern mit schwerwiegenden Ereignissen finden sich keine wesentlichen Unterschiede im Schweregrad der Bewegungsstörung.

Bei 2 weiteren, reifgeborenen Kindern fanden sich keine erkennbaren Komplikationen in Schwangerschaft, Geburt und Neonatalzeit. Beide entwickelten eine leicht ausgeprägte Bewegungsstörung.

Diskussion

Einzelne Risikofaktoren zeigen, nach Tragzeit unterschiedlich, einen signifikanten Zusammenhang mit dem Auftreten einer spastischer Diparese. Dies wurde, mit wechselnder Gewichtung, auch von anderen Autoren beschrieben.

Die qualitative Analyse der Krankengeschichten legt bei 44 von 61 Kindern einen Zusammenhang zwischen einzelnen, schwerwiegenden Ereignissen und der Entstehung einer spastischen Diparese nahe. Diese traten zu unterschiedlichen Zeiten der Entwicklung auf und waren in ihrer Art vielfältig. Bei anderen Kindern führten ähnliche Komplikationen in minder schwerer Ausprägung nicht zu einer erkennbaren schwerwiegenden Beeinträchtigung. Wir fanden keinen Zusammenhang zwischen Art und zeitlichem Auftreten der Ereignisse einerseits und dem Schweregrad der Bewegungsstörung andererseits.

Bei 17 von 61 Kindern ließen sich keine schwerwiegenden Ereignisse ermitteln, bei 15 von diesen jedoch verschiedene Belastungsfaktoren. Zu überlegen ist, inwieweit eine durch diese bewirkte zerebrale Beeinträchtigung in ihrem Ausmaß nicht erkannt werden konnte.

Schlußfolgerungen

- Es gibt Belastungsfaktoren, die bei Kindern gleicher Tragzeitklasse mit spastischer Diparese gehäuft auftreten und möglicherweise die Vulnerabilität des ZNS erhöhen.
- Auf dem Boden dieser Vorbelastung könnten ausreichend schwerwiegende Ereignisse, die in Art und zeitlichem Auftreten sehr variieren, die entscheidende, zur spastischen Diparese führende zerebrale Schädigung bewirken.
- In geringerer Ausprägung führen diese Ereignisse wohl nicht zu einer Schädigung der motorischen Bahnen. Sie sind somit für statistische Verfahren, die Risikofaktoren rein quantitativ erfassen, schwer zugänglich.
- Die Berücksichtigung der Qualität einzelner Belastungsfaktoren könnte somit zur Klärung der Ätiologie der spastischen Diparese beitragen.

Literatur

1. Blair E, Stanley F (1990) Intrauterine growth and spastic cerebral palsy. I. Association with birth weight for gestational age. Am J Obstet Gynecol 162:229–237
2. Nelson KB, Ellenberg JH (1985) Antecedents of cerebral palsy; I. Univariate analysis of risks. AJDC 139:1031–1038
3. Nelson KB, Ellenberg JH (1986) Antecedents of cerebral palsy; II. Multivariate analysis of risks. New Engl J Med 315:81–86
4. Stanley F, Alberman E (1984) The epidemiology of the cerebral palsies; clinics in developmental medicine No. 87; Lippincott, Philadelphia
5. Torfs CP, van den Berg B, Oechsli FW, Cummins S (1990) Prenatal and perinatal factors in the etiology of cerebral palsy. J Pediatr 116:615–619
6. Veelken N, Hagberg B, Hagberg I (1983) Diplegic cerebral palsy in Swedish term and preterm children. Differences in reduced optimality, relations to neurology and pathogenetic factors. Neuropediatrics 14:20–28

Transitorische neurologische Syndrome im ersten Lebensjahr

C. Asenbauer, R. Michaelis, M. Buchwald-Saal, G. Haas, I. Krägeloh-Mann

Einleitung und Methodik

Unter der Bezeichnung „transitorische neurologische Syndrome" (TNS) oder „neurologische Durchgangssyndrome" [2] im 1. Lebensjahr werden die Diagnosen Muskelhypertonie, Muskelhypotonie, wechselnder Ruhetonus, Asymmetrie und Hyperexzitabilität zusammengefaßt. Diese Diagnosen gehen auf die Neugeborenenneurologie nach Prechtl u. Beintema [4] zurück und wurden von Michaelis et al. [3] im Prinzip auf die beiden ersten Lebensjahre übertragen.

Mit einer retrospektiven Studie sollen Verlauf und Prognose der TNS untersucht werden. Insgesamt wurden mehr als 1100 Akten von Kindern der Geburtsjahrgänge 1984 und 1985 durchgesehen, die in der Abteilung vorgestellt worden waren. Auf 250 Kinder, die im 1. Lebensjahr vorgestellt worden waren, trafen die oben genannten Diagnosen zu.

Aufgenommen wurden alle Kinder, deren neurologische Symptome in den ersten 12 Lebensmonaten diagnostiziert wurden und deren Befunde nicht von vornherein eine diagnostische Zuordnung erlaubten. Fast 85 % dieser Kinder hatten zusätzlich eine – teilweise hohe – anamnestische Risikobelastung, über 60 % waren Frühgeborene. Im Alter von 2,5 bis 4,5 Jahren (Juli 1988) erfolgte eine nochmalige Entwicklungsbeurteilung mit Fragebögen und/oder Nachuntersuchungen. Der Fragebogen war in einen allgemeinen Teil (Sozialisation, Vorsorgeuntersuchungen usw.) und einen speziellen Teil (nach dem Grenzsteinkonzept) gegliedert. 226 Elternfragebögen wurden verschickt, von denen 85 % (n = 193) beantwortet zurückkamen. Alle späteren Nachuntersuchungen (bis April 1991) wurden mitberücksichtigt. Bei 95 % aller Kinder (n = 237) war eine Beurteilung der Entwicklung möglich.

Transitorische neurologische Syndrome im 1. und 2. Lebensjahr

In der untersuchten Population fanden sich ungefähr doppelt soviele Jungen (65 %) wie Mädchen (35 %).

Transitorische neurologische Syndrome fanden sich nicht nur bei Frühgeborenen, Kindern mit niedrigem Geburtsgewicht und/oder Hypotrophie, sondern auch bei normalgewichtigen, zum Termin geborenen Kindern ohne jegliche Risikoanamnese (16 %).

Bei den Erstdiagnosen bestand eine große Variationsbreite unterschiedlichster Kombinationen neurologischer Syndrome: 21 von 23 theoretisch möglichen Kombinationen wurden gefunden. Kombinationssyndrome kamen insgesamt weniger häufig vor (38 %) als Einzelsyndrome (62 %). Im Hinblick auf die Prognose fanden sich keine Unterschiede.

Ein Drittel aller Kinder (n=79: 32%) zeigte einen Syndromwechsel, wovon wiederum ein Drittel sogar mehrfach den neurologischen Befund wechselte. 93% aller in den ersten beiden Lebensjahren erhobenen neurologischen Diagnosen wurden im 1. Lebensjahr gestellt. TNS wurden am häufigsten im 1. Trimenon gefunden (69% aller Erstdiagnosen); bis zum Ende des 1. Halbjahres betrug der Anteil 89%. Die häufigste Diagnose im 1. Trimenon war die Hyperexzitabilität, im 2. die Asymmetrie und im 3. und 4. Trimenon die Muskelhypotonie.

Hyperexzitabilität und Muskelhypertonie verschwanden am frühesten, nämlich um den 3. bis 5. Monat. Asymmetrien klangen etwas später – um den 6. Monat – ab, während Kinder mit Muskelhypotonien diesen Befund erst gegen Ende des 1. oder zu Beginn des 2. Lebensjahres verloren.

Auswertung der Fragebögen und Nachuntersuchungen

In der folgenden Tabelle 1 sind die Ergebnisse der Auswertung der Fragebögen und der Nachuntersuchungen wiedergegeben:

Unter den Kindern mit bleibender Behinderung hatten schließlich 2,5% eine spastische Zerebralparese und 1,7% ein Dysmorphiesyndrom bzw. eine geistige Behinderung. 1 Kind entwickelte eine Mucopolysaccharidose. Die gefundene Häufigkeit der Zerebralparesen in der untersuchten Risikopopulation liegt mit 2,5% zehnmal höher als die in einer Normalpopulation. Wird diese Zahl aber mit Angaben verglichen, die für Frühgeborene und für Kinder mit niedrigem Geburtsgewicht gemacht werden, dann liegt diese Häufigkeit noch unter dem internationalen Durchschnitt [1]. Bei den Kindern bestand eine spastische Tetraparese (5 Kinder mit leichter ⟨3⟩, mittelgradiger ⟨1⟩ und schwerer ⟨1⟩ beinbetonter Tetraparese; 1 Kind mit schwerer kompletter Tetraparese und Microzephalie). Die 3 Kinder mit leichter beinbetonter Tetraparese (Diplegie) sind durch ihre Erkrankung nur leicht behindert. Nach WHO-Kriterien besteht kein „handicap" – die Kinder sind sozial und schulisch gut integriert.

Alle Kinder waren ehem. Frühgeborene, die in oder vor der 33. SSW geboren worden waren. Das Geburtsgewicht lag bei 3 Kindern unter 2100 g, bei den anderen unter 1400 g. Das Verhältnis Jungen zu Mädchen betrug 1:1. Für keine der späteren Entwicklungsauffälligkeiten ließ sich eine Korrelation zu bestimmten TNS finden. Auffällig war allerdings, daß bei den Kindern mit Zerebralparese irgendwann in der Anamnese eine Muskelhypertonie auftrat, während Kinder mit zerebralem Dysfunktionssyndrom, Dysmorphiesyndrom und geistiger Behin-

Tabelle 1. Verteilung der Kinder mit normaler Entwicklung, auffälliger Entwicklung und bleibender Behinderung (n=237)

Entwicklung/Behinderung	n
1. normale Entwicklung	204 = 86%
2. auffällige Entwicklung	21 = 9%
3. bleibende Behinderung	12 = 5%
Gesamt	237 = 100%

derung durch eine Muskelhypotonie auffielen. Alle Kinder mit späterer Zerebralparese hatten häufiger zusätzliche, sog. „Alarmsymptome“ [5] wie Opisthotonus, Schulterretraktion, Abspreizhemmung im Hüftgelenk und Fausten der Hände. Im Einzelfall ließ sich die individuelle Prognose auch unter Berücksichtigung dieser Alarmsymptome nicht stellen.

Bei 40 % aller Kinder wurde Krankengymnastik auf neurophysiologischer Grundlage durchgeführt. Bei 19 % war den Eltern „handling“ gezeigt worden. 41 % hatten keine Therapie erhalten. Die häufigste Indikation wurde bei den Muskelhypotonien gestellt, am zweithäufigsten bei Asymmetrien. Bei allen Kindern mit späterer Zerebralparese war eine krankengymnastische Therapie durchgeführt worden. Bis auf 1 Kind mit leichter beinbetonter Tetraparese war die Therapie innerhalb der ersten 6 Monate begonnen worden.

Schlußfolgerungen

1. Transitorische neurologische Syndrome lassen sich auch als Varianten der normalen neurologischen Entwicklung verstehen.
   Da es keine sichere Korrelation zwischen bestimmten neurologischen Syndromen und der späteren Entwicklung einer Zerebralparese oder anderen neurologischen Auffälligkeiten gibt, sind wiederholte Verlaufskontrollen notwendig.
2. Das Augenmerk bei Kindern mit auffälligen neurologischen Syndromen im ersten Lebensjahr sollte nicht nur auf der möglichst frühen Erkennung von Zerebralparesen liegen.
   Die meisten Kinder, die später eine psychomotorische Retardierung zeigten, hatten in der Anamnese eine Muskelhypotonie.
3. 86 % der Kinder haben sich normal entwickelt. Bei 60 % wurde keine Krankengymnastik oder nur „handling“ durchgeführt. Demzufolge normalisieren sich die meisten Kinder auch ohne Therapie.

Literatur

1. Dubowitz LMS et al. (1984) Correlation of neurologic assessment in the preterm newborn infant with outcome at 1 year. J Pediatr 105:452
2. Michaelis R, Hege U (1982) Die infantilen Zerebralparesen. Akt Neurol 9:35–41
3. Michaelis R, Haas G Buchwald-Saal M (1985) Neurological development and assessment in infants at risk. In: Harel S (ed) The at-risk infant. Brookes, Baltimore London, pp 291–296
4. Prechtl HFR, Beintema DJ (1976) Die neurologische Untersuchung des reifen Neugeborenen. Thieme, Stuttgart
5. Touwen BCL (1978) Early detection of developmental neurological disorders. In: Jonxis JHP (ed) Growth and development of the full-term and premature infant. The Jonxis Lectures, vol 1. Excerpta Medica, Amsterdam

Spastische Tetraparese – Ätiologiediskussion anhand von kernspintomographischen Befunden

I. Krägeloh-Mann, D. Petersen, E. Gut, J. Riethmüller, R. Michaelis

Einleitung

Die spastische Tetraparese stellt eine der häufigsten bleibenden schweren Behinderungen im Kindesalter dar. Nach internationalen Studien liegt die Praevalenz bei 1‰ [2, 3]. Etwa 60–70% der Betroffenen sind ehemalige Frühgeborene (bei einem FG-Anteil in der Bevölkerung von 5–6%), wobei dieser Anteil mit verbesserter neonatologischer Versorgung und höherem Überleben sehr kleiner Frühgeborener anzusteigen scheint [2, 3].

Die Frage der Prävention macht eine Ätiologiediskussion notwendig und ist gesundheitspolitisch bedeutsam.

Folgende Hypothesen bestehen zur Ätiologie:

1. Die Schädigung entsteht vorwiegend während der Geburt oder in den Tagen danach. Da das Gehirn der Frühgeborenen besonders vulnerabel ist, sind sie bevorzugt betroffen.
2. Die Schädigung entsteht während der Schwangerschaft oder ist genetisch bedingt. Zur frühen Geburt kommen besonders vorgeschädigte Kinder, die durch verbesserte klinische Versorgung zum Überleben gebracht werden.

Die Gehirnentwicklung intrauterin verläuft regelhaft: bis zur 20. SSW stehen Wanderungsvorgänge der Neuronen im Vordergrund, die Grobmorphologie verändert sich. Ab der 20., besonders der 25. SSW finden feinmorphologische Veränderungen statt, die Myelinisierung beginnt.

Läsionen des Gehirns zeigen ein für den Zeitpunkt der Entstehung charakteristisches Muster: vor der 20. SSW entstehen Fehlanlagen wie Migrationsstörungen, Agenesien, schwere primäre Mikrozephalien [5]. Nach der 20., besonders der 25. SSW sind Defektbildungen zu erwarten, wie Marklagerdefekte als Residuum einer Leukomalazie. Diese entstehen vorwiegend extrauterin und finden sich bei Frühgeborenen periventrikulär, bei Reifgeborenen parasagittal als Ischämiefolge bei sich verändernder vaskulärer Versorgung; eine Blutung ist besonders bei sehr kleinen Frühgeborenen häufig assoziiert [4]. Diese morphologischen Veränderungen des Gehirns sind mit der Kernspintomographie sehr gut erfaßbar [1].

Patientenkollektiv und Untersuchungsmethoden

Im Rahmen der Studie zur Nosologie und Epidemiologie der spastischen Tetraparese (Regierungsbezirk Tübingen, Jahrgänge 1973–86), die an der Abteilung Entwicklungsneurologie unter

Leitung von Herrn Prof. Michaelis durchgeführt wird, wurden bislang 173 Kinder nach standardisierten Kriterien untersucht. 60% sind ehemalige Frühgeborene (s. hier Michaelis et al., S. 333). Von diesem Kollektiv wurden bisher 38 Kinder kernspintomographisch untersucht an einem 1.5 Tesla Gerät (Siemens), T1 und T2 gewichtete Bilder wurden erhalten in sagittaler, axialer und koronarer Schichtführung. Die Ergebnisse in folgenden Untersuchungen wurden verglichen:

1. Reifgeborene mit deutlichen Asphyxiezeichen.
2. Reifgeborene ohne Asphysie.
3. Frühgeborene aus der 32.–36. SSW.
4. Frühgeborene bis zur 31. SSW.

Ergebnisse

1. 2 Kinder mit schwerer kompletter spastischer Tetraparese zeigten eine schwere *multizystische Enzephalopathie* supratentoriell bei intaktem Kleinhirn.
2. 15 Kinder: *9 zeigten periventrikuläre Marklagerdefekte* wie in Abb. 1 dargestellt. *6 zeigten unterschiedliche Befunde*: 2 Fehlbildungen (Linsenzephalie, Schizenzephalie), 1 genetischer Myelinisierungsdefekt, 2 normale Befunde, einmal kortikosubkortikale Defekte thrombembolisch (motorischer Kortex betroffen).
3. 10 Kinder: *Ein Kind zeigte eine Fehlbildung* (kongenitaler Hydrozephalus mit Arnold-Chiari-Fehlbildung). *9 zeigten periventrikuläre Marklagerdefekte.*
4. 11 Kinder: *Alle zeigten periventrikuläre Marklagerdefekte.*

Insgesamt zeigten 29 von 38 Kindern periventrikuläre Marklagerdefekte als typische Folge einer periventrikulären Leukomalazie, wie sie als Ischämiefolge bei

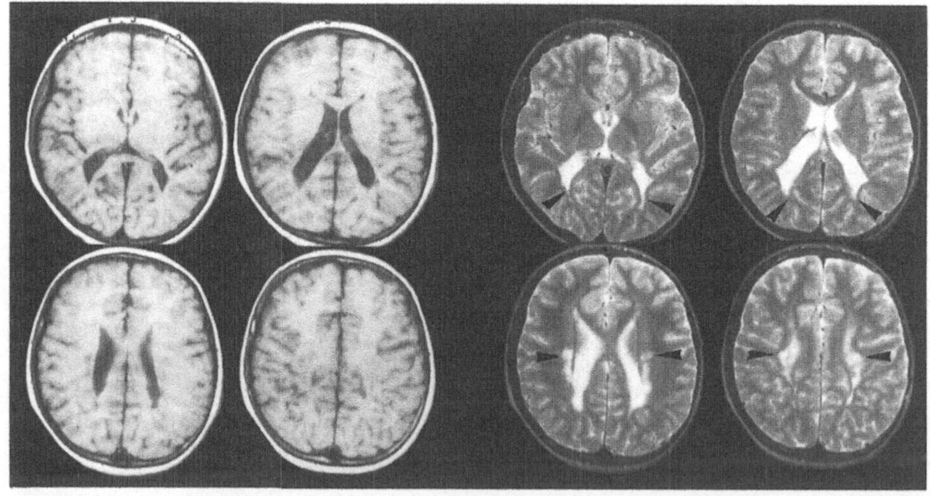

Abb. 1. Kernspintomographischer Befund des Gehirns eines ehemaligen Frühgeborenen der 32. SSW. Links T1 gewichtete, axiale Aufnahme, die eine Erweiterung der Seitenventrikel mit okzipitaler Betonung zeigen, okzipital zeigt sich eine Verschmächtigung des Marklagers. Auf den T2 gewichteten Aufnahmen (rechts) derselben Schichten zeigen sich ausgedehnte, klar begrenzte Marklagerdefekte periventrikulär (hyperintens, mit *Pfeilen* versehen), die besonders peritrigonal und im Centrum semiovale liegen

Frühgeborenen entstehen kann. Betroffen waren vorwiegend die Regionen peritrigonal (um die Hinterhörner) und das Centrum semiovale (oberhalb des Cella-media-Bereiches der Seitenventrikel). Letzteres erklärt das Auftreten einer spastischen Bewegungsstörung, da die Pyramidenbahn vor Eintritt in die Capsula interna betroffen ist, vorwiegend die Fasern, die die untere Extremität betreffen. So haben auch 27 von 29 Kindern eine beinbetonte spastische Tetraparese.

Typischerweise zeigten alle bis auf ein Frühgeborenes dieses Schädigungsmuster. Erstaunlicherweise zeigten auch 60 % der reifgeborenen Kinder ohne sichere Asphyxiezeichen eine periventrikuläre Leukomalazie, so daß bei dieser Gruppe eine pränatale Entstehung im 3. Trimenon anzunehmen ist. Fehlbildungen oder genetische Defekte zeigten sich lediglich bei 4 von 38 Kindern, drei davon reifgeboren, so daß eine frühe pränatale Störung eine geringe Rolle zu spielen scheint bei der Entstehung der spastischen Tetraparese.

Schlußfolgerung

Zusammenfassend scheint nach diesen Befunden eine pränatale Genese eher bei reifgeborenen Kindern mit spastischer Tetraparese vorzuliegen, wenn sie perinatal keine Asphyxie gezeigt haben; der Zeitpunkt der Schädigung liegt eher im 3. als im 1. und 2. Trimenon. Bei Frühgeborenen scheint ganz überwiegend eine peri- und neonatale Schädigung die spastische Tetraparese zu verursachen.

Literatur

1. Flodmark O, Lupton B, Li D, Stimac GK, Roland EH, Hill A, Whitfield MF, Norman MG (1989) MR imaging of periventricular leukomalacia in childhood. AJR 152:583–590
2. Hagberg B, Hagberg G, Olow I, von Wendt L (1989) The changing panorama of cerebral palsy in Sweden. Acta Paediatr Scand 78:283–290
3. Pharoah PO, Cooke T, Cooke RWI, Rosenbloom L (1990) Birthweight specific trends in cerebral palsy. Arch Dis Child 65:602–606
4. Volpe JJ (1990) Brain injury in the premature infant: Is it preventable? Pediatr Res 27, suppl:28–33
5. Williams RS (1989) Cerebral malformations arising in the first half of gestation. In: Evrard P, Minkowski A (eds) Developmental neurobiology. Raven, New York, pp 11–20

Schwere Störung vor allem der kognitiven Entwicklung bei zwei Kindern mit Vitamin-B12-Mangel infolge langjähriger veganischer Ernährung der Mütter

M. Stötter, F.K. Trefz, R. Michaelis

Einleitung

Mit Zunahme alternativer Ernährungsweisen mehren sich seit Anfang der 70iger Jahre Berichte über schwere Entwicklungsstörungen im 1./2. Lebensjahr bei ausschließlich gestillten Kindern, deren Mütter sich nur von Nahrungsmitteln pflanzlicher Herkunft ernähren [3, 5, 10, 11]. Sie werden im Gegensatz zu weniger strikten Vegetariern, die auch Milchprodukte, Eier, und evtl. Fisch zu sich nehmen, Veganer genannt [6]. Vitamin B12 kommt ausschließlich in Nahrungsmitteln tierischer Herkunft vor. An Hand zweier Kasuistiken soll die Bedeutung einer ausreichenden Vitamin B12-Zufuhr während der Schwangerschaft und Stillzeit dargestellt werden.

Patienten

Patientin 1: L. wurde mit 10 Monaten wegen autistischem Verhalten vorgestellt. Ab dem 6. LM fielen ein Stillstand der motorischen und eine Regression der psychosozialen Entwicklung auf. Es kam zu zunehmender Lethargie, Ernährungs- und zuletzt Schluckschwierigkeiten. L. war voll gestillt, die Ernährung der Mutter ist seit 2 Jahren veganisch. Kopfumfang, Länge und Gewicht entsprachen P3–P10 und hatten seit dem 7. LM nicht zugenommen. L. war pastös, blaß mit kühlen Akren. Der Muskeltonus war wechselnd, die MER unauffällig, Bab. neg. L. fixierte, die Kontaktaufnahme war nur kurz möglich, kein reaktives Lächeln. Sie saß frei, kam in Vierfüßlerstand, die Motorik war träge und nicht zielgerichtet. Es bestand eine makrozytäre Anämie (Hb 8,5, MCV 104) bei hochnormalem Folsäurespiegel, eine Homozystinurie und eine Methylmalonacidurie bei massiver Erhöhung der Methylmalonsäure (MMA) im Plasma. Der B12-Serumspiegel war mit 24 pg/ml (no: 175–700 pg/ml) deutlich erniedrigt, ebenso der mütterliche mit 91,2 pg/ml bei normalem BB. Im EEG zeigte sich eine mittelschwere Verlangsamung, im CCT eine Hirnatrophie, im NMR außerdem eine verzögerte Myelinisierung. Eine Optikusatrophie bestand nicht. Unter hochdosiert Hydroxycobalamin i. m. (je 1 mg an 5 Tagen) mit anschließender oraler Substitution kam es zu einer raschen Normalisierung der Vigilanz. Passager fielen eine vermehrte Irritabilität und Myoklonien auf, im Video-EEG war keine hypersynchrone Aktivität nachweisbar. Methylmalonacidurie und Homozystinurie waren nach 5 Tg. nur noch in Spuren, nach 4 Wo. nicht mehr nachweisbar, das BB nach 6 Wo. normalisiert, die Folsäure im Serum auf den unteren Normbereich abgefallen. Es kam zu Gewichtszunahme, Normalisierung der Wachstumsgeschwindigkeit und Aufholwachstum des Schädels. Nach anfänglichem Entwicklungsspurt ist die Gesamtentwicklung jetzt mit 30 Mon. im unteren Normbereich, im Vergleich zu den Geschwistern verlangsamt. Bei der Mutter normalisierte sich der B12-Spiegel unter oraler Zufuhr, so daß ein Malabsorptionssyndrom ausgeschlossen scheint.

Patientin 2: F. wurde mit 27 Monaten wegen Gedeihstörung und Entwicklungsregression vorgestellt. Nach anfänglich unauffälliger Entwicklung wurden ab dem Erlernen des freien Gehens mit

17 Mon. keine Entwicklungsfortschritte mehr beobachtet, ab dem 24. LM Apathie, Regression, Nahrungsverweigerung. F. wurde noch vorwiegend gestillt, mit Nußmus, Obst, Gemüse, Brot als Beikost ab dem 9. LM. Die Ernährung der Mutter ist seit 7 Jahren veganisch. Größe, Kopfumfang und Gewicht lagen auf bzw. unter P3 und hatten verlangsamt zugenommen. F. war blaß, apathisch. Aufsitzen und Aufstehen waren nicht, Stehen mit Halt und unsicheres Gehen waren möglich. Der Muskeltonus war herabgesetzt, die MER unauffällig, Bab. neg. Sie fixierte kurz, eine Kontaktaufnahme war wenig differenziert möglich. Sie lautierte wenig, monoton, kein erkennbares Sprachverständnis, der Hörtest war unauffällig. Es bestand eine makrozytäre Anämie (Hb 8,4, MCV 104) bei hochnormalem Folsäurespiegel. Die MMA im Plasma war massiv erhöht, im Urin – jedoch 3 Tage nach B12-Gabe – ebenso wie Homocystin nicht nachweisbar. Der B12-Spiegel lag <100 pg/ml, der mütterliche war auch erniedrigt mit 140 pg/ml bei gleichzeitig ausgeprägter Methylmalonacidurie (Hb 12,3, MCV 89). Das EEG war leicht verlangsamt, mäßig differenziert. Im NMR zeigte sich eine Hirnatrophie und verzögerte Myelinisierung. Eine Optikusatrophie lag nicht vor. Unter B12-Gabe (i. m., dann oral) wurde F. innerhalb weniger Tage lebhaft, zeigte Interesse an ihrer Umgebung und begann gut zu essen. Das BB normalisierte sich unter gleichzeitiger Eisengabe. F. machte erhebliche Entwicklungsfortschritte. 4 Monate nach Therapiebeginn (2 7/12 Jh.) besteht jedoch weiterhin eine schwere Retardierung im Spielverhalten, der sprachlichen und psychosozialen Entwicklung. Das EEG hat sich normalisiert, im NMR Fortschreiten der Myelinisierung, keine Hirnatrophie mehr, die somatischen Parameter sind leicht gebessert.

Diskussion

Beide Kinder zeigen die typische Vorgeschichte und Kombination von neurologischen, hämatologischen und metabolischen Befunden eines nutritiven Vitamin-B12-Mangels [3]. Gefährdet sind vollgestillte Kinder von Müttern mit – meist latentem – B12-Mangel infolge veganischer Ernährung oder auch eines Malabsorptionssyndroms [2, 9]. Sie konnten intrauterin trotz aktiven transplazentaren Transports wenig B12 speichern (normalerweise ausreichend für 6 Mon). Hinzu kommt die unzureichende postnatale Zufuhr bei erniedrigtem B12-Gehalt der Muttermilch, da dieser etwa dem Serumspiegel entspricht [1]. Die Symptomatik beginnt meist – abhängig von Speicher- und Muttermilchgehalt – in der 2. Hälfte des 1. Lebensjahres. Im Gegensatz dazu manifestieren sich die mit gleicher Symptomatik, aber normalen B12-Spiegel einhergehenden Cobalaminverwertungsstörungen in den ersten Lebenswochen [4, 7, 8]. Im Vordergrund steht die neurologische Symptomatik mit zunehmender Lethargie, Entwicklungsregression, Muskelhypotonie evtl. Dyskinesien, verlangsamtes Kopfwachstum [3]. Wo durchgeführt, fand sich im EEG immer eine meist schwere Verlangsamung [3, 5, 10, 11], im CCT eine Hirnatrophie [3, 10], bei unseren beiden Patientinnen im NMR zusätzlich eine verzögerte Myelinisierung. Daneben wurden Optikusatrophie, Verlängerung der NLG und der Latenzzeiten visuell und akustisch evozierter Potentiale beschrieben [3, 5, 10]. Die hochdosierte B12-Gabe führt zu einer raschen Normalisierung der Vigilanz und Laborwerte, zu einer Besserung der neurologischen und somatischen Parameter bzw., wie bei dem 1. Kind, zu einer weitgehenden Normalisierung der Entwicklung. Die bei L. nach Therapiebeginn beobachteten Dyskinesien wurden auch von anderen Autoren gesehen und als eine Imbalanz exzitatorischer und inhibitorischer Fasern interpretiert [5, 10]. Über die weitere Entwicklungsprognose läßt sich auf Grund fehlender Langzeitbeobachtungen in der Literatur keine eindeutige Aussage machen. In einigen Fällen bestand nach 7 Mon. Beobachtungszeit noch eine deutliche Retardierung

[10, 11]. Auch bei unserer 2. Patientin erscheint die Prognose auf Grund der noch ausgeprägten Retardierung ungünstig. An Hand unserer beider Fälle (und der Kasuistik von Stollhof, [10]) ist davon auszugehen, daß die Dauer des B12-Mangels einen entscheidenden Einfluß auf die Entwicklungsprognose hat.

Schlußfolgerungen

Angesichts der Zunahme alternativer Ernährungsweisen ergibt sich einerseits die Notwendigkeit einer primären Prävention durch 1. Erkennung der Risikogruppe, 2. Aufklärung aller Schwangeren, Stillenden mit alternativen Ernährungsweisen über die damit potentiell verbundenen Risiken für ihr Kind und 3. die Substitution von Schwangeren, Stillenden bzw. derer Säuglingen mit Vitamin B12 bei alternativen Ernährungsweisen. Und andererseits gilt im Sinne einer sekundären Prävention: Früherkennung und Frühtherapie des ernährungsbedingten Vitamin B12-Mangels.

Literatur

1. Baker S, Jakob E, Rajan K, Swaminathan (1962) Vitamin B12 deficiency in pregnancy and the puerperium. Br Med J 1:1658–1661
2. Dagnelie P, van Staveren W, Vergote F et al. (1989) Increased risk of vitamin B12 and iron deficiency in infants of macrobiotic diets. Am J Clin Nutr 50:818–824
3. Doyle J, Langevin A, Zipursky A (1989) Nutritional vitamin B12 defiency in infancy: Three case reports and a review of the literature. Pediatr Hematol Oncol 6:161–172
4. Hitzig W, Dohmann U, Plus H et al. (1974) Heriditary transcobalamin II deficiency: Clinical findings in an new family. J Pediatr 85:622–628
5. Kühne T, Bubl R, Baumgartner R (1991) Maternal vegan diet causing a servious infantile neurological disorder due to vitamin B12 deficiency. Eur J Pediatr 150:205–208
6. McLean W, Graham G (1980) Vegetarianism in children. Am J Dis Child 134:513–519
7. Mamlok R, Isenberg J, Rassin D (1986) A cobalamin metabolic defect with homocystinuria, methylmalonicaciduria and macrocytic anaemia. Neuropediatr 17:94–99
8. Matthews D, Linnel J (1982) Cobalamin deficiency and related disorders in infancy and childhood. Eur J Pediatr 138:6–16
9. Specker B, Miller M, Norman E et al. (1988) Increased urinary methylmalonic acid excretion in breast fed infants of vegetarian mothers and identification of an acceptable dietary source of vitamin B12. Am J Clin Nutr 47:89–92
10. Stollhoff K, Schulte F (1987) Vitamin B12 and brain development. Eur J Pediatr 146:201–205
11. Wighton M, Manson J, Speed I et al. (1979) Brain damage in infancy and dietary vitamin B12 deficiency. Med J Aust 2:1–3

Lissenzephalie-Komplex: MRI-Merkmale, Klinik, Anfallsspektrum, EEG und Entwicklung

R. Erlewein, R. Nolte, D. Petersen, I. Krägeloh-Mann, M. Stötter, R. Michaelis

Migrationsstörungen

Neuronale Migration ist ein embryonales Phänomen, zu beobachten zwischen der 8.–16. SSW. Kommt es bei dem Migrationsprozeß, induziert aus der kortikalen Matrix, zu Störungen, so resultiert daraus eine kongenitale Mißbildung, die sich darstellen kann als Agyrie, Pachygyrie, Polymikrogyrie, Schizenzephalie und Heterotopie der grauen Substanz [2, 3]. Im histologischen Bild ist ein vierschichtiger Kortexaufbau zu sehen; am eindruckvollsten imponiert dabei die breite zellarme Schicht. Die Folge davon ist eine stark verdickte Großhirnrinde [8].

Lissenzephalie ist ein Erscheinungsbild aus der Entität Migrationsstörungen; unterschieden wird dieser Komplex nach klinischen, radiologischen und ätiologischen Faktoren in zwei Großgruppen (nach Dobyns):

Lissenzephalie Type I:
- isolierte Lissenzephalie Sequenz (ILS)
- Miller-Dieker-Syndrom (MDS)
- Norman-Roberts-Syndrom

Lissenzephalie Typ II:
- Walter-Warburg-Syndrom
- Zerebro-oculo-muskular-Syndrom (COMS) [8]

Unser Krankengut beschränkt sich auf Patienten mit Liss. Typ I [6] und Pachygyrien [2]. Außerdem ist ein Kind mit klinischen Zeichen des MDS in der Gruppe. Das MDS läßt sich in der Regel neben den Symptomen wie hohe Stirn, bitemporalem Hollowing und Mikrognathie durch eine Mikrodeletion am kurzen Arm des Chromosom 17 nachweisen [2].

Die Einteilung der Liss. Typ I von Dobyns in Schweregrade 1–4 wird übernommen [5].

Erst seit 1978 ist es möglich, Migrationsstörungen neuroradiologisch zu diagnostizieren [6].

Typische CT- und Kernspinbefunde bei Lissenzephalie

Primäre und sekundäre Merkmale werden unterschieden [4, 5]. Die primären Kennzeichen sind:

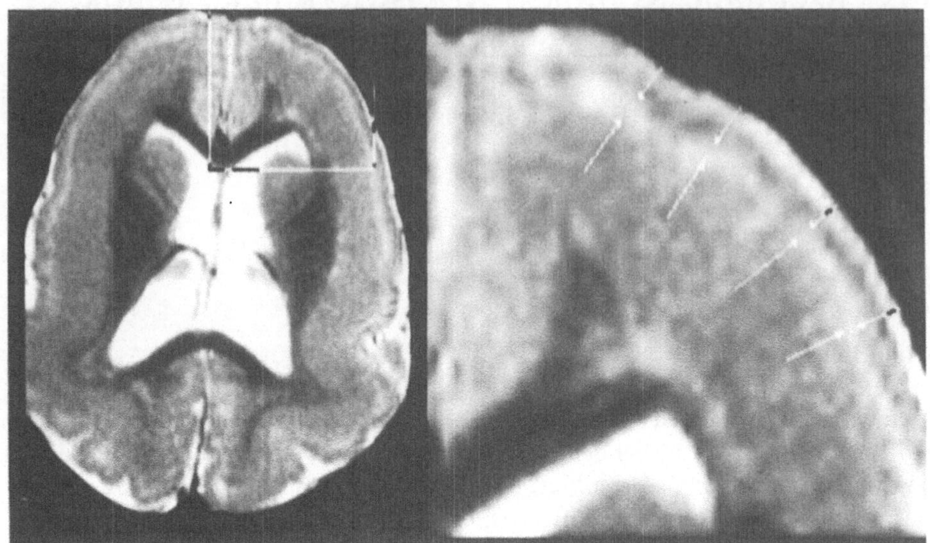

Abb. 1. T2-gewichtetes Kernspinbild einer Liss. I Grad 2; *Pfeile* = zellarme Nekroseschicht

1. Auffällige Hirnoberfläche und zerebrale Kontur mit Arealen von Agyrie und Agyrie mit Pachygyrie;
2. Ovale oder sanduhrförmige axiale Kontur;
3. Abnorme Verteilung von grauer und weißer Substanz mit massiv verdickter Hirnrinde und verminderter Markbreite sowie glatt verlaufender Mark-Rinden-Grenze;
4. Bandförmige Zone unterhalb der Oberflächenkontur mit vermehrter Signalintensität (am deutlichsten bei T2-gewichteten Kernspinbildern).

Sekundäre Merkmale werden häufiger, aber nicht zwingend gesehen wie z. B.: leicht erweiterte Seitenventrikel und Mittellinienfehlbildungen.

Durch die MRI-Technik ist es möglich, die Diagnose zu verfeinern mittels einer besseren Abgrenzbarkeit von grauer und weißer Substanz und der Zusatzinformation über zytoarchitektonische Abnormitäten: siehe Punkt 4. Dabei handelt es sich um die zellarme Nekroseschicht; diese erscheint meist in der parietookzipitalen Region prominenter; im gleichen Sinne wurde von Stewart et al. auf die okzipitale Betonung der Agyrie hingewiesen [8].

Die Bilder entstanden in einem Kernspintomographen bei 1,5 Tesla Feldstärke, die Sedierung erfolgte mit Chloralhydrat 50–100 mg/kg KG.

Elektroenzephalographische Befunde

Hinweisende EEG-Kriterien sind:

1. Generalisierte Rhythmen hoher Amplituden (50–400 μV), Frequenzbereich: 8–18/s

2. Sharp-slow-wave-Komplexe hoher Amplituden, einzeln, gruppiert oder kontinuierlich.
3. Fehlender Grundrhythmus, fehlende topographische Organisation der Grundaktivität.
4. Stark beeinträchtigte bis fehlende Wach-Schlaf-Differenzierung [1, 8, 9].

Der EEG-Analyse von 8 Patienten lagen 135 Wach- und 34 Schlafableitungen aus einem Beobachtungszeitraum von 1–13 Jahren zugrunde. Rasche, hochamplitudige, rhythmische Aktivität war bei allen Patienten konstant im Verlauf vorhanden. Die Frequenzen variierten zwischen 6–18/s innerhalb der gleichen Ableitung, bei 4 Patienten kam es zwischen dem 1. und 2. Lebensjahr zu einer Frequenzzunahme, die sich im weiteren Verlauf variabel zeigte. Gleichzeitig kam es zu einer Zunahme der hochamplitudigen Sharp-slow-wave-Aktivität. Außerdem ließen sich durch die Verlaufsanalyse zustands- und medikamentenabhängige Änderungen der Grundaktivität feststellen.

Klinische Symptome und Entwicklungsparameter

Zwei Kernsymptome sind bei nahezu allen Betroffenen zu finden:
a) Mikrozephalie bei 6 von 8 Patienten und
b) muskuläre Hypotonie bei 7 von 8 Patienten [9].

4 Kinder bildeten zwischen dem 18. Lebensmonat und dem 3. Lebensjahr eine muskuläre Hypertonie als Ausdruck einer tetraspastischen Lähmung aus. Bei allen Kindern, bei denen der gesamte Kortex betroffen ist, ist ein Minderwuchs und/oder Gedeihstörung von mildem bis zu schwerem Ausmaß zu sehen.

Faziale Dysmorphien sind bei 2 Kindern in typischer Weise mit hoher Stirn, Hypertelorismus, Mikrognathie und bitemporalem Hollowing festzustellen. Skelettauffälligkeiten liegen vor in Form von Syndaktylie, Klinodaktylie, Hypodontie und sakralen Grübchen. Entgegen früherer Annahmen ist die Überlebenszeit dieser Patienten deutlich länger als 1–2 Jahre.

Der Verlauf der Symptomatik ist wenig variabel. Dies zeigt sich ebenso in der Entwicklungsbeurteilung:

Beispielhaft für die basalen Entwicklungsschritte wird der zeitliche Verlauf bis zum freien Gehen und dem Gebrauch von Mehrwortsätzen untersucht. Dabei wird deutlich, daß lediglich einem Patienten mit Lissenzephalie überhaupt freies Gehen möglich ist; das gleiche Verteilungsmuster liegt für die Fähigkeit, Mehrwortsätze zu gebrauchen, vor.

Alle Patienten mit globaler Großhirnbeteiligung sind schwerst retardiert, zeigen eine stark eingeschränkte Kommunikationsfähigkeit und sind lediglich im G-Bereich betreuungsfähig.

Literatur

1. Aicardi G (1991) The agyria pachygyria complex: A spectrum of cortical malformations. Brain Dev 13:1–8

2. Alvarez LA, Yamamoto T, Wong B, Resnick T, Llene JF, Mashe SL (1986) Miller-Dieker syndrome: A disorder affecting specific pathways of neuronal migration. Neurology 36:489–493
3. Barkovich AJ, Chuang SH, Norman D (1987) MR of neuronal migration anomalies. AJNR p 1009–1017
4. Byrd SE, Bohan TP, Osborn RE, Naidich TP (1988) The CT and MR evaluation of lissencephaly. AJNR 9:923–927
5. Dobyns WB, McCluggage CW (1985) Computed tomographic appearance of lissencephaly syndromes. AJNR 6:545–550
6. Garcia CA, Dunn D, Trevor R (1978) The lissencephaly (agyria) syndrome. Archiv of Neurol 35:608–611
7. Gastaut H, Pinsard N, Raybaud CH, Aicardi J, Zifkin B (1987) Lissencephaly (agyria-pachygyria): Clinical findings and serial EEG-studies. Dev Med Child Neurol 29:167–180
8. De Rijk van Andel JF, Arts WFM, Barth PG, Loonen MCB (1990) Diagnostic features and clinical signs in patients with lissencephaly. Dev Med Child Neurol 32:707–717

Kann die kernspintomographische Untersuchung des Gehirns einen Beitrag zur Pathogenese der Enzephalopathie des fragilen X-Syndroms leisten?

G. Niemann, D. Petersen, U. Klein-Vogler, H. Enders, R. Michaelis

Einleitung

Das fragile X-Syndrom (Martin-Bell-Syndrom) ist eine der häufigsten Ursachen geistiger Retardierung im männlichen Geschlecht. Unter Beachtung der Familienanamnese und des klinischen Bildes kann die Verdachtsdiagnose oft zwischen dem 2. und 4. Lebensjahr gestellt werden. Da der Genlokus auf dem X-Chromosom bekannt ist und durch die fragile Stelle identifiziert werden kann, ist eine zytogenetische Sicherung der Diagnose möglich. Es ist klar, daß der entsprechend markierte Lokus für die zerebrale Entwicklung relevante Informationen enthält. Das entsprechende Gen ist aber bisher nicht identifiziert und ungeklärt ist auch das pathogenetische Korrelat der in der Kindheit zunehmend deutlicher werdenden Enzephalopathie.

Patienten und Methodik

Wir haben 3 Familien mit klinisch und zytogenetisch gesichertem fragilen X-Syndrom untersucht, 3 Mütter (Alter 22–40 Jahre; klinisch und anamnestisch unauffällig) und 4 Jungen (Alter 2–13 Jahre), die alle eine deutliche kognitive und sprachliche Entwicklungsstörung sowie hyperaktive Verhaltensweisen mit verkürzter Aufmerksamkeitsspanne zeigten; Kopfumfangswerte zwischen der 50. und 90. Perzentile; bei 2 Kindern fielen große Hoden auf; in der Literatur häufig beschriebene Besonderheiten im Schädel- und Gesichtsbereich waren bei allen 4 evident; ein Kind (5 Jahre alt) hatte einen generalisierten Krampfanfall bei elektroenzephalographisch gesicherter Disposition in Richtung einer benignen Rolandi-Partialepilepsie. Zur Familienanamnese: In Familie 1 sind alle 3 Söhne (Alter 12 bis 15 Jahre) betroffen; Familie 2 hat einen Sohn (5 Jahre) und eine Tochter und Familie 3 hat nur den einen Sohn im Alter von 2 Jahren.

Der zytogenetische Nachweis der fragilen Stelle – fra(X) (q 27.3) – lag bei 6–23% der analysierten Metaphasen (72 h-Lymphozytenkultur nach Methotrexatzusatz) [3].

Die kernspintomographische Untersuchung wurde an einem 1,5 Tesla Gerät mit einer zirkulär polarisierenden Kopfspule durchgeführt. Es wurden T_1- und T_2-gewichtete Spinechoaufnahmen in axialer Schichtführung angefertigt, außerdem wurden sagittale T_1-Bilder erstellt. Bei 2 wenig kooperativen Kindern konnten nur T_1-gewichtete Gradientenechoaufnahmen angefertigt werden. Bei der Auswertung wurde speziell auf die Weite der Liquorräume (Seitenventrikel und äußere Liquorräume sowie infratentoriell 4. Ventrikel, Oberwurmzisterne und Zisterna magna), auf die Konfiguration von Kleinhirnober- und -unterwurm sowie auf den T_2-gewichteten Bildern auf die Markrindendifferenzierung und mögliche pathologische Signalabweichungen geachtet.

Ergebnisse

Die Befunde bei den Müttern lagen völlig im Normbereich. Bei 2 Kindern fand sich eine leichte Erweiterung der Seitenventrikel und bei einem Kind eine diskrete

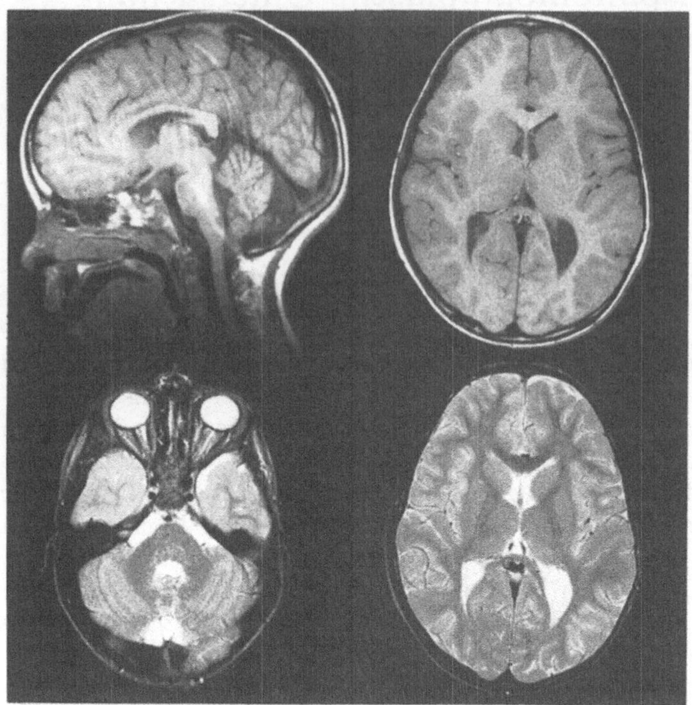

Abb. 1. T_1-gewichtete (*obere Reihe*) und T_2-gewichtete (*untere Reihe*) Kernspintomogramme; leicht prominente Zisterna magna und leichte Seitenventrikelerweiterung (Patient V.L.)

Betonung der Ventrikelweite im Trigonumbereich. Infratentoriell kamen regelrechte Verhältnisse zur Darstellung. Nur bei einem Kind (V.L.) fiel eine etwas prominente Zisterna magna auf (Abb. 1), was als Normvariante nicht selten ist; bei diesem Kind imponierten auch diskrete okzipitale periventrikuläre Signalanhebungen im T_2-Bild.

Diskussion

Als für die Enzephalopathie pathogenetisch relevante Faktoren konnten ausgeschlossen werden: Hirnfehlbildungen, auch Hirnaufbaustörungen wie Migrationsanomalien z. B. mit Heterotopien, außerdem Probleme der Markreifung und Demyelinisierungen. Das zugrundeliegende Korrelat muß also im noch kleineren, mikroskopischen Bereich zu finden sein bzw. sich in funktionellen Befunden ausdrücken (synaptische Kontakte; Transmitterverhältnisse, biochemische Stoffwechselvorgänge) [1].

Auch eine – etwa als Epiphänomen mit Markerfunktion zu wertende – gemeinsame Besonderheit der Hirne von übertragender Mutter und erkranktem Kind kam nicht zur Darstellung.

Von Reiss et al. [2] wurde eine Hypoplasie des Kleinhirnunterwurmes („posterior cerebellar vermis") bei Patienten mit fragilem X-Syndrom kernspintomographisch dargestellt und diese als spezifisch – auch im Vergleich mit einer Gruppe mental Retardierter anderer Ätiologie – herausgestrichen. Da dem Kleinhirnwurm bestimmte sensorisch integrative Funktionen und eine Bedeutung bei der Ausführung und Modulation von Bewegungen zugeschrieben werden, könnte (nach Reiss et al. 1991) eine Beziehung zwischen dieser infratentoriellen Anlagestörung und dem klinischen Bild des fragilen X-Syndroms bestehen (Aufmerksamkeits- und Sprachstörungen, hyperaktives Verhalten). Wir können aber die neuroanatomischen Befunde nicht bestätigen.

Literatur

1. Opitz JM (ed) (1991) X-linked mental retardation 4. Am J Med Genet 38:1–513
2. Reiss AL et al. (1991) Neuroanatomy of fragile X Syndrome: The posterior fossa. Ann Neurol 29:26–32
3. Sutherland GR (1979) Heritable fragile sites on human chromosomes. I. Factors affecting expression in lymphocyte cultures. Am J Med Genet 31:125–135

Einfluß der Atlastherapie auf kindliche Muskelkontrakturen bei spastischen zerebralen Bewegungsstörungen

H. Lohse-Busch, R. Brunner, J. U. Baumann

Einleitung

Bisher haben die reflextherapeutischen Förderungsmöglichkeiten der manuellen Medizin keinen festen Platz in der Rehabilitation von Funktionsstörungen bei Kindern gefunden. Mit der Atlastherapie nach Arlen liegt ein neuer Therapieansatz vor. Polyelektromyographische Untersuchungen zeigen, daß durch Atlastherapie ein globaler Tonusabfall der gesamten quergestreiften Muskulatur ausgelöst wird. Somit sollten besonders hypertone Muskelfunktionsstörungen günstig zu beeinflussen sein.

Pathophysiologische Ausgangslage

Alle Erkrankungen mit Störungen von Bewegungsmustern zeigen das uniforme Bild von palpablen, spindelförmigen, segmental angeordneten Muskelverkürzungen in den tiefen Schichten des Erector trunci Systems. Die funktionelle Muskeldysbalance mit Verkürzungen und Pseudoparesen ist als eigenständige Sekundärpathologie zu werten. Sie behindert motorisches Lernen wesentlich.

Methode und Patienten

Die Verkürzungen im Erector trunci und die vermehrte Konsistenz der Haut und Unterhaut auf gleicher segmentaler Höhe als Ausdruck einer begleitenden Hypersympathikotonie sind leicht zu palpieren. Auf die diagnostische und therapeutische Prozedur selbst soll hier nicht eingegangen werden, sie kann an anderer Stelle nachgelesen werden.

Alle 21 Schüler einer Schule für Behinderte mit zerebralen Bewegungsstörungen wurden bei fortlaufender Physiotherapie in 4 Wochen 15mal mit Atlastherapie behandelt. 4 Patienten litten an einer spastischen Diplegie, 17 an einer spastischen Tetraparese, 2 kombiniert mit einer Athetose, 2 mit einer Dystonie. Vor und nach der Atlastherapieserie wurde mittels Goniometer detailliert der Bewegungsumfang der Hüft-, Knie- und Sprunggelenke ausgemessen. Aus einem Video des Ganges wurden die Flexion/Extension in der Hüfte, die Knieflexion in der Schwung- und die Knieextension in der Standphase, die Dorsal-/Plantarflexion des Fußes bestimmt. Die Anzahl der Schritte pro Meter wurde berechnet. Der Z-Test für den Multiple-sample-Fall diente zur Bestimmung statistischer Signifikanzen.

B. Köhler, R. Keimer (Hrsg.)
Aktuelle Neuropädiatrie 1991

Vor und nach der Behandlungsserie zeichneten die Kinder als Test für die Feinmotorik ein „Haus-Baum-Mann-Schema". Ein Kinderpsychologe bestimmte die chronologische Reihenfolge der Zeichnungen mit verschlüsselten Daten.

Zwei Monate nach Atlastherapie wurden die Physiotherapeutinnen über allfällige Veränderungen und deren Dauer befragt.

Resultate

1. Statische Messung: Die Verbesserung der Flexion/Extension des Kniegelenkes bei gebeugter Hüfte betrug im Mittel 14° und war mit Z = 2.2 statistisch signifikant. Bei gestrecktem Hüftgelenk verbesserte sich der Bewegungsumfang der Kniegelenke um 8,6° (Z = 1.6, knapp nicht signifikant). Die Abspreizfähigkeit der rechtwinklig gebeugten Hüften nahm um durchschnittlich 6,25° zu (wiederum nicht signifikant). Die übrigen Messungen des Bewegungsumfanges ergaben regelmäßig durchschnittliche Verbesserungen von 1°–3°, ohne statistische Signifikanz.

2. Dynamische Untersuchung: Die Knieflexion in der Schwungphase nahm durchschnittlich um 4,5° zu (mit Z = 1.0 statistisch nicht zu sichern). Die Knieextension verbesserte sich um 2°, die Hüftflexion um 3° insignifikant. Der Bewegungsumfang der übrigen Gelenke beim Gehen blieb unbeeinflußt. Die Anzahl der Schritte pro Meter änderte sich nicht.

3. Beurteilung der Physiotherapeutinnen: Die wesentlichste Wirkung der Atlastherapie bestand in einer Senkung des Muskeltonus mit positivem Effekt bei 16 Patienten. Die Rumpf- und Beinkontrolle im Sitzen, Stehen und Gehen verbesserte sich. In 3 Fällen sank der Muskeltonus zu stark, wodurch sich die Körperkontrolle vorübergehend verschlechterte. Bei 2 Patienten fand sich keine Veränderung. 2 Patienten zeigten vagale Symptome nach einer Sitzung, 1 Patient empfand die Manipulationen als unangenehm. In einem Fall blieb das Resultat über 2 Monate erhalten, bei allen übrigen hatte sich bis zur Zeit der Befragung der Zustand wieder verschlechtert.

4. Feinmotorischer Test: Die Bestimmung der chronologischen Reihenfolge der „Haus-Baum-Mann"-Zeichnungen war in 9 von 13 Fällen richtig.

Diskussion

Diese kontrollierte, prospektive Untersuchung zeigte schon während eines Zeitraumes von nur 4 Wochen Atlastherapie die günstige Wirkung auf Muskelkontrakturen, Gangbild und Feinmotorik. Der Bewegungsumfang der Kniegelenke konnte bei besserer Dehnbarkeit der ischiokruralen Muskeln und des Rectus femoris statistisch signifikant vergrößert werden. Dies drückte sich in einer Verbesserung der Kniebewegungen aus. Die übrigen Gelenke zeigten über den kurzen Zeitraum von 4 Wochen geringfügige Beweglichkeitszunahmen. Eine Verschlechterung trat in keinem Fall auf. Wesentlich ist die Senkung des allgemeinen Muskeltonus. Dies erklärt die Verbesserung im Bewegungsumfang der Gelenke. Allerdings muß die Therapie gut ausgewogen werden, damit eine zu starke Tonussenkung nicht zu einem Verlust der Körperkontrolle führt.

Bis auf 2 Fälle mit vagalen Symptomen zeigten sich keine Nebenwirkungen. Auch wenn das Kollektiv klein ist, darf korrekt ausgeführte Atlastherapie als frei von wesentlichen Nebenwirkungen und kindergerecht angesehen werden. Die Atlastherapie ist selbstverständlich keine kausale Therapie, sondern eine Rehabilitationshilfe, die in Synergie mit Physiotherapie die Behandlung spastischer zerebraler Symptomatik effizienter werden läßt, da über die Muskeltonusabsenkung die Kontrakturbehandlung, die Körperkontrolle und die Feinmotorik erleichtert werden. Ähnlich wie bei der Physiotherapie führt bei dem vorliegenden Krankheitsbild eine Therapiepause oder zu niedrige Therapiefrequenz zur Zustandverschlechterung. Bei Beachtung dieser Voraussetzung läßt sich die motorische Behinderung durch Atlastherapie mindern und die psychomotorische Leistungsfähigkeit steigern.

Literatur kann bei den Verfassern angefordert werden.

Schlafveränderungen bei Kindern mit nahrungsmittelinduziertem hyperkinetischem Syndrom

Ch. Kiefer, U. Voderholzer, H. Degner, Ch. Förster, J. Egger

Einleitung

Oft berichten Eltern von hyperkinetischen Kindern, daß ihr Kind unruhig schläft, und es wurde nachgewiesen, daß überaktive Kinder nachts wesentlich häufiger aufwachen als unauffällige Vergleichskinder (Kaplan et al. 1987). EEG-Schlafstudien dagegen haben widersprüchliche Ergebnisse erbracht; Busby et al. (1981), und Greehill et al. (1983) konnten keine signifikanten Abweichungen in der Schlafarchitektur überaktiver Kinder im Vergleich zu gesunden Kindern nachweisen, während Luisada et al. (1969) bei hyperkinetischen Kindern eine Verkürzung des REM-Schlafes beobachteten.

Eltern von Kindern mit nahrungsmittelinduziertem hyperkinetischem Syndrom (Egger et al. 1985; Kaplan et al. 1989; Hochreutener et al. 1991) beobachteten eine Verbesserung der Schlafqualität unter Vermeidung von provozierenden Nahrungsmitteln und wir untersuchten dieses Phänomen in einer EEG-Schlafstudie.

Methode

Wir führten an 10 Kindern mit nahrungsmittelinduziertem hyperkinetischem Syndrom Schlaf-EEG-Studien mit und ohne provozierende Nahrungsmittel durch. Kinder mit hyperkinetischem Syndrom (entsprechend den Kriterien des DSM-III-R 1987) erhielten 4 Wochen lang eine oligoantigene Diät (Egger et al. 1985). Bei den Kindern, deren Verhalten sich unter dieser Diät normalisierte, wurden anschließend die provozierenden Nahrungsmittel durch sequentielle Reintroduktion identifiziert (Abb. 1). 10 Kinder im Alter von 5–14 Jahren, die ausgewählt

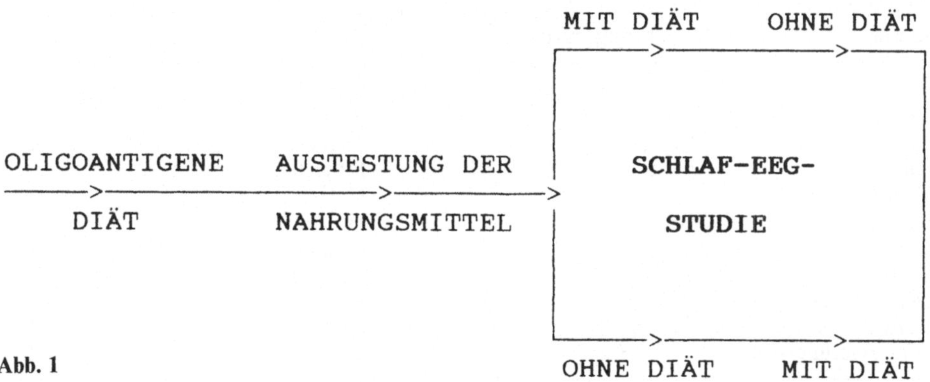

Abb. 1

wurden, weil sich ihre Überaktivität unter Diät gegeben hatte und durch Einnahme bestimmter Nahrungsmittel reproduzierbar wieder ausgelöst werden konnte, wurden eingeladen, an einer Schlafstudie teilzunehmen. Diese Patienten wurden randomisiert und erhielten, während Langzeit EEG- und EOG-Aufzeichnungen erfolgten, entweder zuerst die etablierte Diät und nach einer Auswaschphase provozierende Nahrungsmittel oder umgekehrt. Die Eltern führten während der gesamten Studie anhand der Conners-Skalen Buch über das Verhalten.

Die EEGs und EOGs wurden visuell hinsichtlich Schlafstadien von 2 Untersuchern unabhängig voneinander ausgewertet, wobei jeweils 30 s der Aufzeichnungen als ruhiger Schlaf (NREM 1–4), aktiver Schlaf (REM) oder Wachzustand zugeteilt wurden (Rechtschaffen et al. 1968).

Ergebnisse

Das Verhalten der für die Studie selektierten Kinder normalisierte sich unter Diät, andere nahrungsmittelinduzierte Symptome besserten sich (Tabelle 1). Alle Symptome und die Überaktivität konnten reproduzierbar durch die provozierenden Nahrungsmittel (Tabelle 2) wieder ausgelöst werden, die während der zweiten Phase der Studie (Abb. 1) ermittelt wurden. Während der Schlafstudie wurden

Tabelle 1.

Patienten	Vor Diät	Unter Diät
Geschlecht (männl. 9; weibl. 1)		
Alter (5–14 J)		
Durchschnittlicher Conners' score	21,3	5,8
Schweregrad des HS		
nicht vorhanden	0	8
leicht	0	2
mäßig	4	0
schwer	6	0
Teilleistungsstörungen	7	7
Schlafprobleme	10	1
Adverse psychosoziale Faktoren	4	4
Rezidivierende Kopfschmerzen	8	0
Rezidivierende abdominale Symptome	7	1

Tabelle 2. Provozierende Nahrungsmittel

Milch	8	Schwein	2
Weizen	5	Erdnüsse	2
Farbstoffe	5	Apfel	2
Zucker	5	Pfirsich	2
Zitrusfrüchte	4	Hafer	2
Schokolade	3	Hirse	2
Roggen	3	Tomaten	1
Nüsse	3	Kartoffel	1
Eier	3	Rind	1
Fisch	2	Huhn	1
Konservierungsstoffe	2	Birne	1

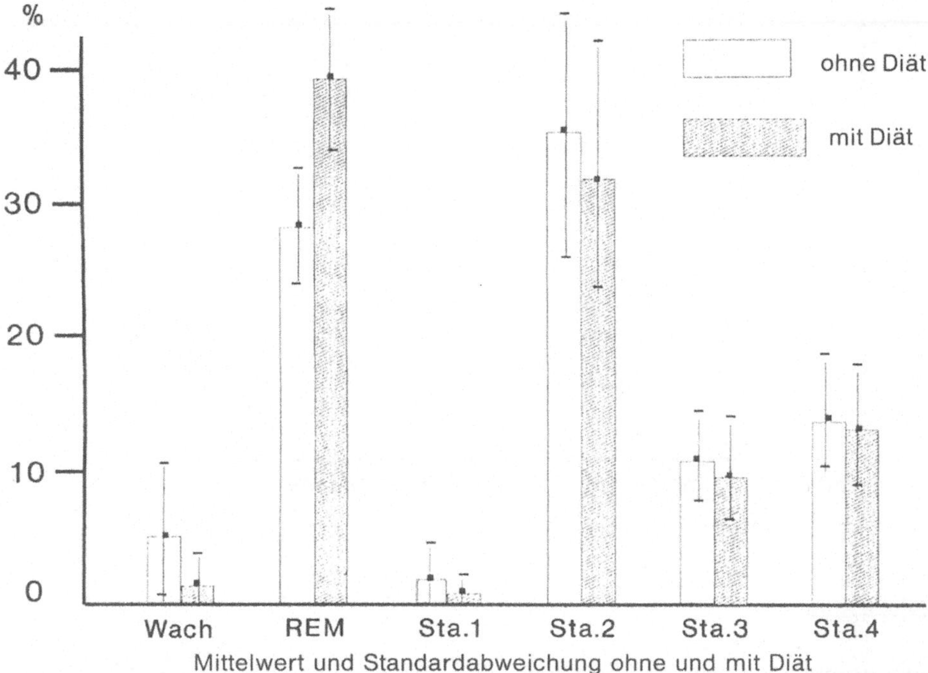

Abb. 2

diese Nahrungsmittel entsprechend der Randomisierung jeweils eingenommen und vermieden.

Unter Diät kam es zu einer signifikanten Zunahme des REM-Schlafes ($p < 0{,}001$), während NREM 1 und Wachzustände abnahmen ($p < 0.05$, t-Test, Manova). NREM 2–4 zeigte keine wesentliche Änderung (Abb. 2). Bessere Conners-Werte (Abb. 3) korrelierten mit Zunahme des REM-Schlafes (Abb. 4) und Diät.

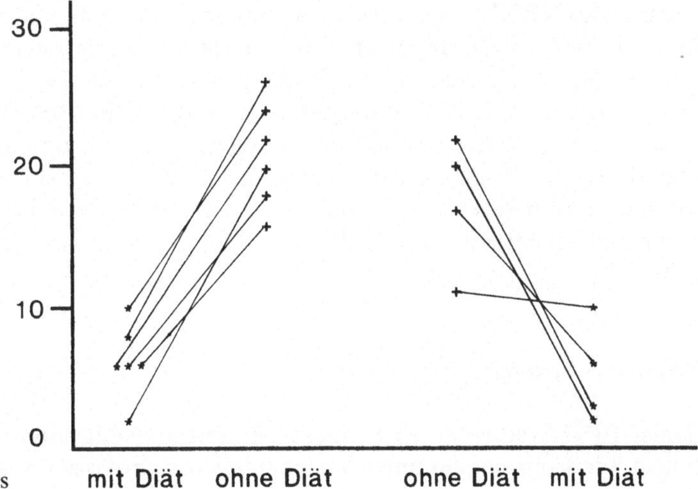

Abb. 3. Conner's Scores

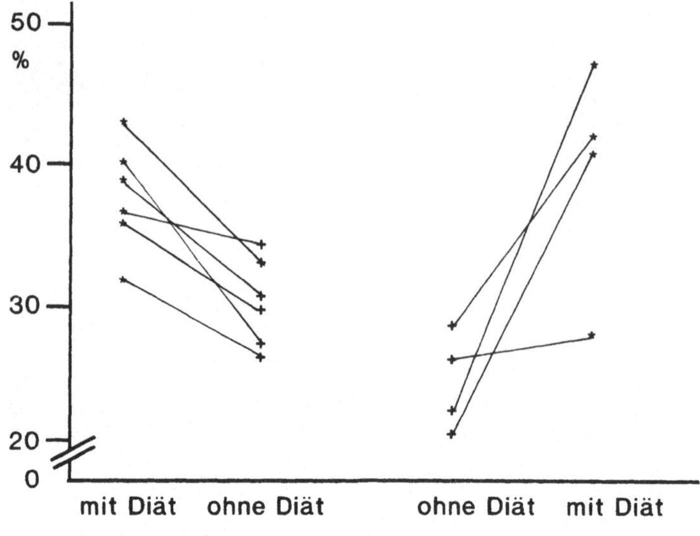

Abb. 4. REM Schlaf

Diskussion

Die Ergebnisse dieser Studie zeigen, daß sich der Schlaf bei Patienten mit nahrungsmittelinduziertem hyperkinetischem Syndrom unter Diät signifikant verbessert, wobei der REM-Schlaf zunimmt und die Aufwachphasen abnehmen. Der REM-Schlaf spielt für kognitive Funktionen und Gedächtnisleistungen eine wesentliche Rolle (Fishbein et al. 1977) und unserer Beobachtungen kürzerer und seltenerer REM-Phasen ohne Diät decken sich mit Luisadas (1969) Beobachtungen am unbehandeltem hyperkinetischen Syndrom. Die kleine Zahl der Patienten in dieser Studie erlaubt jedoch keinen Vergleich zu Schlafstudien bei unauffälligen Kindern.

Kahn et al. (1988) beobachteten an Kindern mit Kuhmilchallergie unter Vermeidung von Kuhmilch eine signifikante Abnahme der nächtlichen Aufwachphasen und des NREM1-Schlafes. Das Phänomen der Nahrungsmittelunverträglichkeit bei einer Untergruppe von Kindern mit hyperkinetischem Syndrom ist durch eine Reihe von kontrollierten Studien (Egger et al. 1985; Kaplan et al. 1989; Hochreutener et al. 1991) nachgewiesen, und Ergebnisse neuerer Studien (Egger et al., in press) deuten darauf hin, daß allergologisch-immunologische Mechanismen dabei eine Rolle spielen. Es ist möglich, daß den nahrungsmittelinduzierten Veränderungen des Schlafverhaltens bei Patienten mit hyperkinetischem Syndrom und bei Patienten mit Kuhmilchallergie ein gemeinsames Prinzip zu Grunde liegt.

Zusammenfassung

Schlaf-EEG-Studien an 10 Kindern mit nahrungsmittelinduziertem hyperkinetischem Syndrom zeigten unter Vermeidung von provozierenden Nahrungsmitteln eine Zunahme des REM-Schlafes ($p < 0{,}001$) und eine Abnahme der Aufwachphasen ($p < 0{,}005$) und des NREM1-Schlafes ($p < 0{,}05$).

Literatur

American Psychiatric Association (1987) Diagnostic and statistical manual of mental disorders. American Psychiatric Association, Washington, 3rd ed., revised

Busby K, Firestone P, Pivik RT (1981) Sleep patterns in hyperkinetic and normal children. Sleep 4:366–383

Egger J, Carter CM, Graham PJ, Gamley D, Soothill JF (1985) Controlled trial of oligoantigenic diet treatment in the hyperkinetic syndrome. Lancet 1:540–545

Fishbein W, Gutwein BM (1977) Paradoxical sleep and memory storage processes. Behavioral Biology 19:425–464

Greenhill L, Puig-Antich J, Goetz R, Hanlon C, Davies M (1983) Sleep architecture and REM sleep measures in prepubertal children with attention deficit disorder with hyperactivity. Sleep 6:91–101

Hochreutener H, Baerlocher K, Bernhardsgrütter R, Roth N, Hasenfratz M (1991) Ergebnisse einer Pilotstudie: Einfluß unter Diät auf die Lernfähigkeit und das motorische Verhalten bei verhaltensauffälligen Kindern. In: Baerlocher K, Jelinek J (eds) Ernährung und Verhalten. Thieme, Stuttgart New York, S 96–103

Kahn A, François G, Sottiaux M, Rebuffat E, Nduwimana M, Mozin MJ, Levitt J (1988) Sleep characteristics in milk-intolerant infants. Sleep 11:291–297

Kaplan BJ, McNicol J, Conte RA, Moghadam HK (1989) Dietary replacement in preschool-aged hyperactive boys. Pediatrics 83:7–17

Kaplan BJ, McNicol J, Conte RA, Moghadam HK (1987) Sleep disturbance in preschool-aged hyperactive and nonhyperactive children. Pediatrics 80:839–844

Luisada (1969) REM-Deprivation and hyperactivity in children. Chic Med School Quart 28:97–108

Rechtschaffen A, Kales A (1968) A manual of standardized terminology, techniques and scoring system for sleep stages of human subjects. Bethesda, NIH-NINDB, NIH Publication Nr. 204

Epilepsie und elektroenzephalographische Befunde bei Kindern mit dyskinetischer Zerebralparese: Verlauf und Prognose

D. I. Zafeiriou

Einleitung

Die Zerebralparese (CP) ist eine chronische Störung der Bewegung und Haltung, die Folge einer pränatal entstandenen oder peri- bzw. postnatal erworbenen, nicht progressiven Schädigung des sich entwickelnden Gehirns. Sie kann sich als spastische Lähmung, Athetose, Rigor oder Ataxie äußern (Hagberg 1975).

Eine dyskinetische CP ist dadurch gekennzeichnet, daß sie entweder hyperkinetische (Athetose und Chorea) oder akinetische, besser hypokinetische Symptome (Rigor) aufweisen. Sie werden als Störung der extrapyramidalen Regulationskreise angesehen (Kyllerman 1982a; Marquis 1982).

Epileptische Anfälle bedeuten bei einem nicht geringen Prozentsatz aller Kinder mit dyskinetischer CP eine zusätzliche Komplikation. 23–30 % der Patienten mit dyskinetischer CP haben eine zusätzliche Epilepsie (Bauer 1981; Ingram 1964; Hagberg 1975; Kyllermann 1982b; Marquis 1982). Der für die CP verantwortliche organische Zerebralschaden ist zwar eine wesentliche Ursache für die Entstehung eines chronischen Anfallsleidens, eine zusätzliche genetisch bedingte Prädisposition zur Epilepsie muß jedoch in der Mehrzahl der Fälle angenommen werden (Doose 1989).

Patienten und Ergebnisse

In einer teils retrospektiven, teils prospektiven Studie bei 44 Kindern mit dem klinischen Bild einer Athetose (Krankengut des Kinderzentrums München) waren bei 9 Kindern (6 Knaben, 3 Mädchen) eine zusätzliche Epilepsie vorhanden (entsprechend einer Inzidenz von 20,45 %). Der Verlauf der Epilepsie sowie die entsprechenden EEG-Befunde gingen in die Untersuchung ein.

Bei 3 Kindern lag das Manifestationsalter der Epilepsie im Zeitraum zwischen 0 und 6 Monaten, bei 2 Kindern zwischen 1/2 und 1 Jahr und bei 4 Kindern zwischen 2 und 4 Jahren.

Hinsichtlich der Anfallsformen waren bei 3 Kindern Grand-mal-Anfälle, bei 1 Kind myoklonische Anfälle, bei 4 Kindern einfach partielle Anfälle, bei 1 Kind halbseitige Grand-mal-Anfälle und bei 1 Kind BNS-Anfälle im Rahmen eines West-Syndroms festzustellen. Dabei wiesen 2 Kinder häufige und 7 Kinder sporadische Anfälle (im Sinne einer Oligoepilepsie mit 2 bis 3 Anfällen jährlich) auf.

Dem interiktalen EEG-Befund entsprechend, zeigten 2 Kinder einen Normal- oder Grenzbefund, 5 eine Allgemeinveränderung, 2 vermehrte Betaaktivität und jeweils ein Kind eine starke Asymmetrie sowie eine Hypsarrhythmie. Bezogen auf paroxysmale Veränderungen fanden sich bei einem Kind primär generalisiert synchrone und bei jeweils 3 Kindern unifokale sowie multifokale paroxysmale Veränderungen.

B. Köhler, R. Keimer (Hrsg.)
Aktuelle Neuropädiatrie 1991

Die antiepileptische Behandlung erfolgte bei 5 Kindern mit Phenobarbital, bei 5 Kindern mit Primidon, bei 2 Kindern mit Phenytoin, und bei je einem Kind durch ACTH-Kur sowie mit Nitrazepam. Bei 5 Kindern wurde eine Monotherapie und bei 2 Kindern eine Kombinationstherapie durchgeführt; bei den restlichen beiden Kindern mußte auf eine Dauertherapie verzichtet werden (schlechte Compliance, Oligoepilepsie oder medikamentspezifische Nebenwirkungen).

Berücksichtigt wurden auch die Intelligenzquotienten. 5 Kinder wiesen eine normale Intelligenz auf, 2 Kinder lagen im IQ-Bereich zwischen 69 und 50 (leichte mentale Retardierung) und bei 2 Kindern lag der IQ unter 50 (mäßige, schwere oder schwerste mentale Retardierung). Der IQ kann dabei nur einen Pauschalwert des jeweiligen Leistungsspektrums darstellen.

Schließlich konnte festgestellt werden, daß 7 Kinder mehr als 3 Jahre anfallsfrei waren und die Anfallsfreiheit der anderen beiden Kinder zwischen 1,5 und 3 Jahren lag.

Diskussion

Es gibt relativ wenige Literaturangaben zu Epilepsie und/oder EEG-Befunden bei Kindern mit dyskinetischer CP. Trotz der kleinen Fallzahl, die keine statistisch signifikanten Aussagen erlaubt, könnte aus vorliegender Stichprobe geschlossen werden, daß die Epilepsie bei Patienten mit dem klinischen Bild einer Athetose im allgemeinen eine sehr gute Prognose aufweist. Die EEG-Befunde können sehr unterschiedlich sein und auch unspezifisch bezogen auf die Kompensation der Epilepsie; am häufigsten sind Allgemeinveränderungen (55,6 %) und multifokale hypersynchrone Veränderungen (33,3 %) zu beobachten. An dieser Stelle zu erwähnen sind die Probleme, aussagekräftige, vor allem artefaktfreie EEGs abzuleiten (unwillkürliche Bewegungen und der wechselnde Muskeltonus, die für die dyskinetische CP charakteristisch sind). Eine Epilepsie tritt fast ausschließlich in den ersten 4 Lebensjahren auf; häufige Grand-mal- und fokale Anfälle kommen am häufigsten vor, die Oligoepilepsie ist eher die Ausnahme. In 71,4 % der Fälle, in denen eine medikamentöse antiepileptische Therapie in Frage kommt, ist die Monotherapie erfolgversprechend.

Literatur

Aicardi J (1990) Epilepsy in brain-injured children. Dev Med Child Neur 32:191–202

Bauer H (1981) Neuropädiatrische apparative Diagnostik in der Sozialpädiatrie. In: Hellbrügge, Th (Hrsg) Klinische Sozialpädiatrie. Springer, Berlin Heidelberg New York

Doose H (1989) Epilepsien im Kindes- und Jugendalter. 9. Aufl., Severin, Flensburg

Hagberg B et al. (1975) The changing panorama of cerebral palsy in Sweden 1954–1970. II. Analysis of the various syndromes. Acta paediatr Scand 64:193–200

Ingram TTS (1964) Paediatric aspects of cerebral palsy. Churchill Livingstone, Edinburgh

Kyllerman M (1982a) Dyskinetic cerebral palsy. I: Clinical categories, associated neurological abnormalities and incidence. Acta Paediatr Scand 71:543–550

Kyllerman M (1982b) Dyskinetic cerebral palsy. II. Pathogenetic risk factors and intra-uterine growth. Acta Paediatr Scand 71:551–558

Marquis P et al. (1982) Extrapyramidal cerebral palsy: A changing view. Developmental and Behavioral Pediatrics 3:65–68

Niedermayer E (1990) The epilepsies: Diagnosis and management. Urban & Schwarzenberg, Baltimore München

Zerebrale Parese und Mikrozephalie bei geistig behinderten Anstaltsbewohnern

N. Rigas, U. Langenbeck

Einleitung

Die frühzeitige diagnostische Erfassung von Fehlbildungen wie der Mikrozephalie und frühkindlichen neurologischen Abnormitäten wie der zerebralen Parese ist für Ärzte, die Risikokinder betreuen, sowie für die betroffenen Eltern enorm wichtig [3]. Eine aussagekräftige Prognose ermöglicht eine entsprechende Planung für die medizinische und psychosoziale Versorgung dieser Kinder und nicht weniger ihrer Angehörigen [7].

Methodik

In der vorliegenden Studie wird die Assoziation zwischen Mikrozephalie und zerebraler Parese (CP) in einer Anstaltspopulation von 1105 geistig Behinderten der Rotenburger Anstalten der Inneren Mission in Rotenburg (W) untersucht. Statistische Zusammenhänge mit Parametern wie Epilepsie, Minderwuchs, Wirbelsäulen (WS)-Anomalien, fazialen Dysmorphien, IQ, Alter und Geschlecht werden dargestellt.

Ergebnisse und Diskussion

Epidemiologie

Die Häufigkeit einer CP wird in der Literatur mit 1,5 bis 2,5 Kindern pro 1000 Lebendgeborenen angegeben [6]. Unter 1105 geistig Behinderten befanden sich 155 (14,03 %) mit einer CP (Abb. 1).

Unter Mikrozephalen wurde eine CP häufiger diagnostiziert (Abb. 2).

Die Häufigkeit der auftretenen CP ist um so größer, je kleiner der Kopfumfang (KU) ist (Abb. 3).

Der Prozentualansatz der männlichen Merkmalsträger wird unter Anstaltsbewohnern mit erheblichem Schädigungsgrad wie z. B. mit KU $\leq$ M-3SD und zusätzlich mit einer spastischen Tetraplegie reduziert (Abb. 3 und Abb. 4).

Insbesondere besteht unter jüngeren Anstaltsbewohnern eine Abnahme der männlichen Mikrozephalen mit CP, so daß eine erhöhte Mortalität bei diesen Probanden, z. B. während der frühkindlichen Periode, zu vermuten ist (Abb. 5).

B. Köhler, R. Keimer (Hrsg.)
Aktuelle Neuropädiatrie 1991

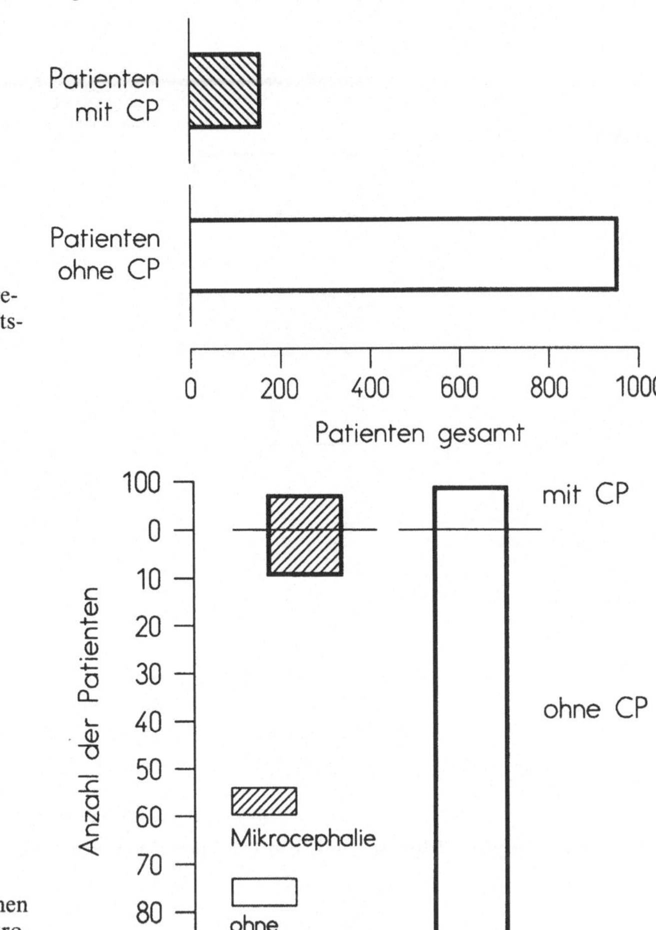

Abb. 1. Häufigkeit der Zerebralparesen bei den Anstaltsbewohnern

Abb. 2. Assoziation zwischen zerebraler Parese und Mikrozephalie

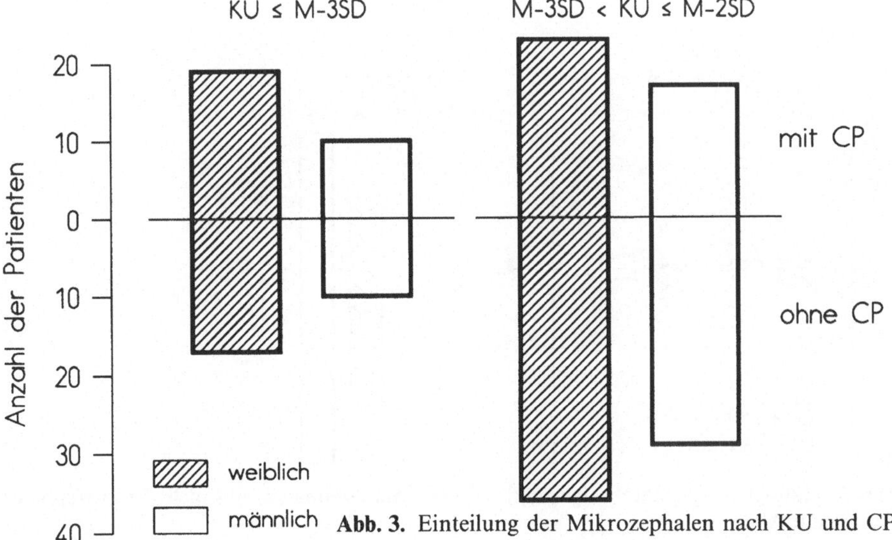

Abb. 3. Einteilung der Mikrozephalen nach KU und CP

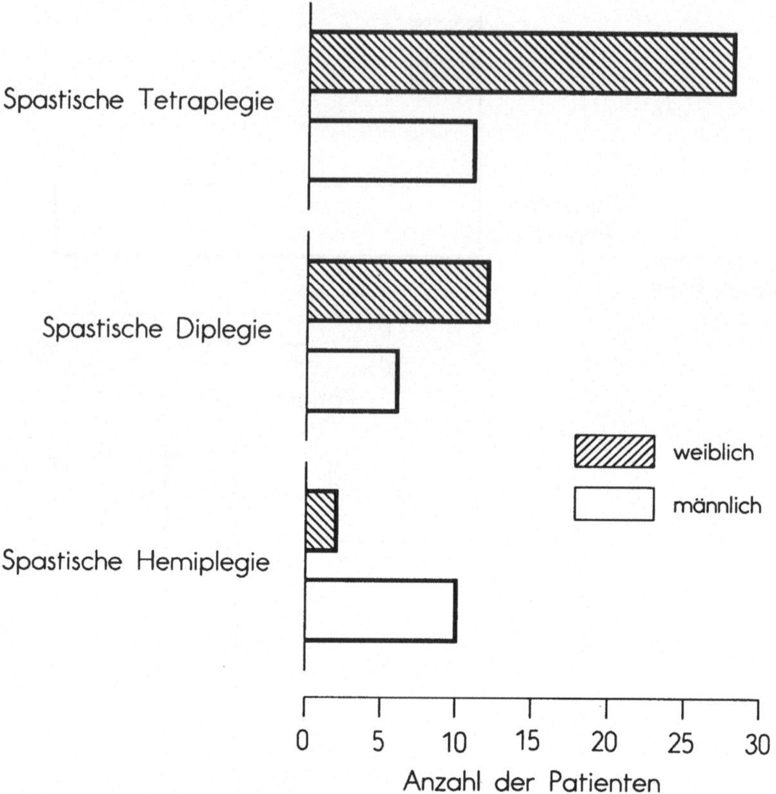

Abb. 4. Einteilung der Mikrozephalen mit CP nach dem klinischen Bild der CP

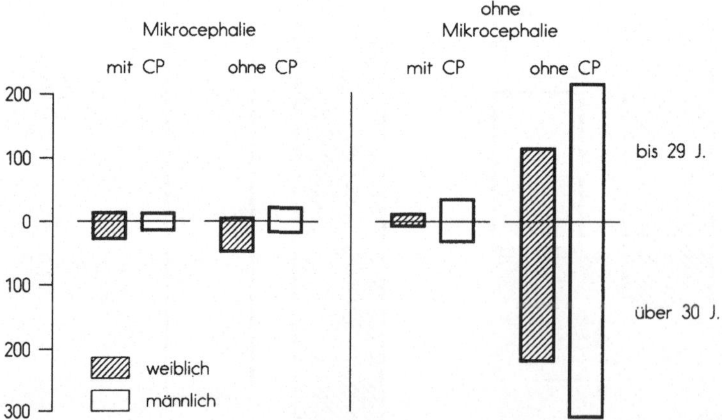

Abb. 5. Häufigkeit der Zerebralparesen bei den Mikrozephalen und nicht Mikrozephalen im Bezug zum Alter

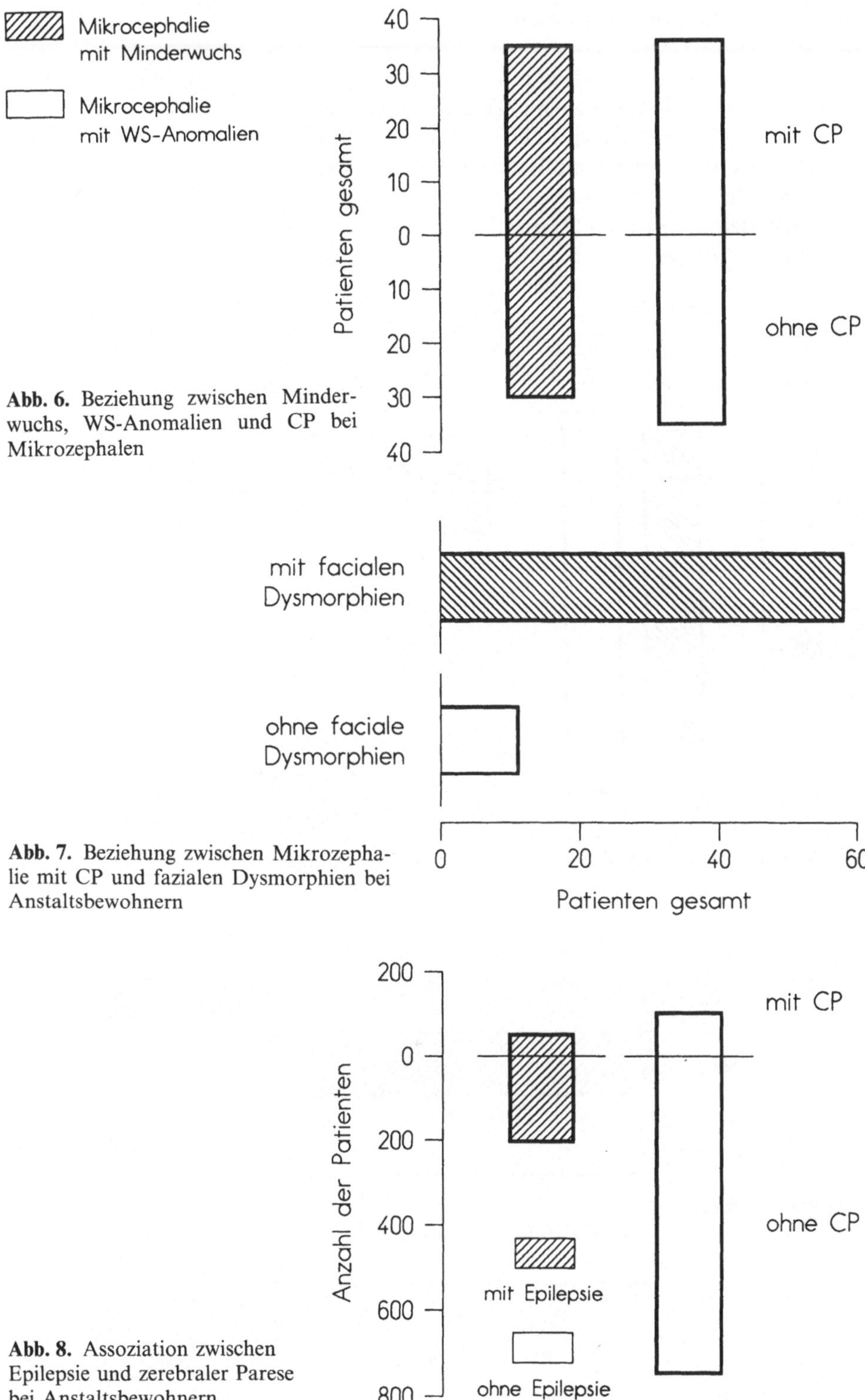

Abb. 6. Beziehung zwischen Minderwuchs, WS-Anomalien und CP bei Mikrozephalen

Abb. 7. Beziehung zwischen Mikrozephalie mit CP und fazialen Dysmorphien bei Anstaltsbewohnern

Abb. 8. Assoziation zwischen Epilepsie und zerebraler Parese bei Anstaltsbewohnern

Andere diagnostische Kategorien

Die Hälfte der Mikrozephalen mit CP, unabhängig vom Geschlecht, ist mit Minderwuchs und WS-Anomalien verbunden (Abb. 6).

Faziale Dysmorphien sind bei der Mehrzahl vorhanden (Abb. 7).

Eine Epilepsie kommt häufiger unter Anstaltsbewohnern mit CP als ohne CP vor (Abb. 8).

Geistig Behinderte mit CP besitzen einen niedrigeren IQ verglichen mit denjenigen ohne CP (Abb. 9).

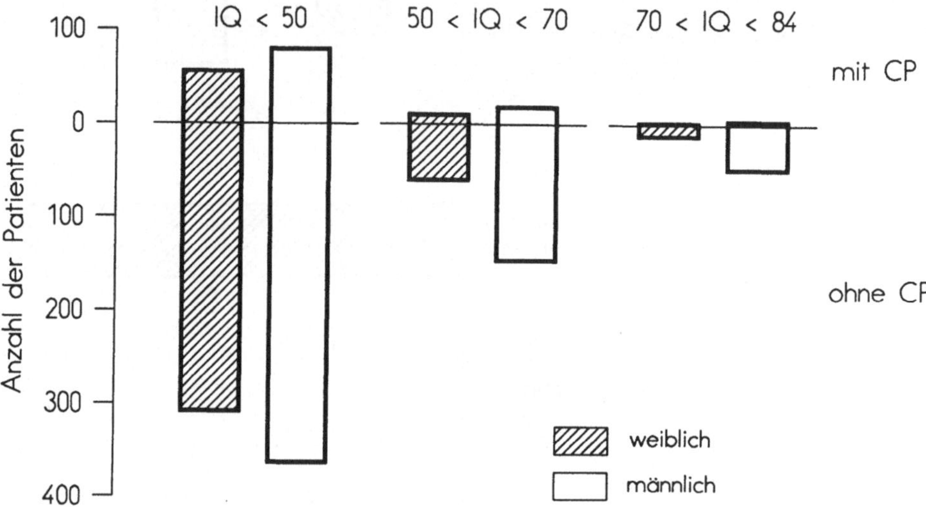

Abb. 9. Assoziation zwischen IQ und CP bei Anstaltsbewohnern

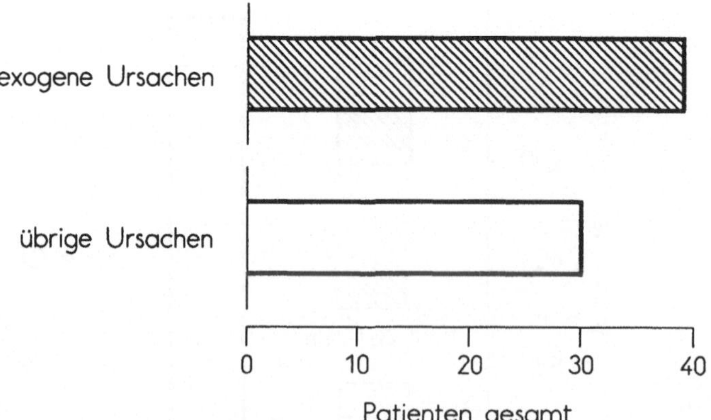

Abb. 10. Ätiologische Klassifizierung der Mikrozephalen mit CP

Ätiologie

Aus der ätiologischen Klassifizierung ergeben sich vorwiegend exogene prä-, peri- und postnatale Faktoren als mögliche Ursache der Schädigung (Abb. 10).

Dieser Befund stimmt mit den Literaturangaben überein [2, 5]. Ferner fand sich unter Mikrozephalen vor 20 Jahren eine fast doppelt so hohe Häufigkeit einer CP zu unseren Daten [4]. Eine mögliche Erklärung wäre die in den letzten 20 Jahren verbesserte prä-, peri- und postnatale Versorgung dieser Kinder. Außer den exogenen Faktoren ist ein Erbfaktor (Heterogenie) für Mikrozephalie mit CP in der Literatur diskutiert [1]. In unserer Studie wurde ein Paar von zwei mikrozephalen Geschwistern (w, m) mit einem diagnostisch noch unklaren Syndrom mit Mikrozephalie, Minderwuchs, CP, Epilepsie, Autoaggressivität und fazialen Dysmorphien beschrieben.

Literatur

1. Brandon MWG, Kirman BH, Williams CE (1959) Microcephaly. J Ment Sci 105:721–747
2. Koch G (1968) Genealogisch-demographische Untersuchungen über Mikrocephalie in Westfalen. Westdeutscher Verlag, Köln
3. Largo RH (1991) Frühkindliche Zerebralparese: Epidemiologische und klinische Aspekte. Deutsches Ärzteblatt 88, Heft 23:1354–1360
4. Münch H (1964) Mikrocephalie in klinischer und humangenetischer Sicht. Untersucht an 52 Mikrocephalen des St. Johannes-Stiftes zu Niedermarsberg aus den Jahren 1948–1962. Med Dissertation, Münster
5. Qazi QH, Reed TH (1973) A problem in diagnosis of primary versus secondary microcephaly. Clin Genet 4:46–52
6. Paneth N, Kiely J (1984) The frequency of cerebral palsy: A review of population studies in industrialized nations since 1950. In: Stanley F, Alberman E (ed) The epidemiology of cerebral palsies. Clinics in Developmental Medicine 87:46
7. Rigas N (1988) Klinische und genetische Analyse der Mikrocephalie in einer Anstalt für geistig Behinderte. Med Dissertation, Göttingen

Insulinähnliche Wachstumsfaktoren (IGF-I, -II) und ihr Bindungsprotein (IGFBP-3) im Liquor von Kindern: Mögliche Bedeutung für Entwicklung und Stoffwechsel des Zentralnervensystems

S. Schmitt, W. Blum, J. Egger, U. Kessler, B. Funk, H.P. Schwarz, E. Ring, W. Kiess

Einleitung

Die insulinähnlichen Wachstumsfaktoren (IGF-I und IGF-II) sind dem Insulin verwandte Polypeptide mit ähnlicher chemischer Struktur und Aminosäuresequenz. Die IGFs besitzen schwache insulinähnliche metabolische Wirkung und sind potente Mitogene für Zellen in vitro. In der Zirkulation liegen die IGFs an Transportproteine (IGF Bindungsproteine (BP)) gebunden vor. IGF-I gilt als wachstumshormonabhängiger wichtigster Mediator des postnatalen Wachstums. IGF-II wird für das Wachstum des Feten und Embryos, sowie für die Entwicklung des Zentralnervensystems (ZNS) mitverantwortlich gemacht [4, 7, 9]. Dabei scheinen die IGFs sowohl direkte Effekte auf das Wachstum von Neuronen und Gliazellen als auch auf die Differenzierung von Nervenzellen und Ganglienzellen zu haben [4–9]. Interessanterweise fand man relativ erhöhte Werte für die IGFs im Liqor von Patienten mit Hirntumoren [6], sowie einen erhöhten IGF-II-Spiegel im Liquor von einem Kind mit Makrozephalie [8]. Um einen möglichen Zusammenhang zwischen den IGFs und der Entwicklung des Zentralnervensystems zu untersuchen, bestimmten wir die Konzentrationen von IGF-I, -II und dem wachstumshormonabhängigen IGF-Bindungsprotein, IGFBP-3, im Liquor von Kindern mit einer bekannten Störung der Gehirnentwicklung (Mikrozephalie) und im Liquor von Kindern, deren Gehirnentwicklung normal war.

Patienten und Methodik

Die Liquores von 33 Kindern im Alter zwischen 32 Gestationswochen und 16 Jahren, die wegen Verdachts auf Meningitis/Enzephalitis, wegen neurochirurgischer Probleme, oder wegen neurologischer und onkologischer Erkrankungen in den Jahren 1988 und 1989 lumbalpunktiert wurden, wurden sofort nach Entnahme bis zur Weiterverarbeitung bei –20° tiefgefroren. Bei keinem der untersuchten Liquores gab es eine signifikante Korrelation zwischen Liquoreiweiß und Zellzahl. Die Werte für Liquoreiweiß (10–158 md/dl) und Liquorglukose (7–90 mg/dl) lagen im Normbereich. Nach einer Ethanol-Äther Extraktion wurden IGF-I, -II und IGFBP-3 mittels spezifischer Radioimmunoassays gemessen [1]. Eine Ligand-blot-Analyse der IGF-Bindungsproteine im Liquor wurde mittels SDS-PAGE, Elektroelution auf Nitrocellulose-Filter und Inkubation mit ^{125}I-IGF-II durchgeführt [3].

Ergebnisse

Die Liquorwerte für IGF-I betrugen bei den 33 untersuchten Kindern: 0,7 ± 0,15 ng/ml (Median 0,5, Range 0–3,2), für IGF-II: 102,1 ± 67,4 ng/ml (Median 84,0, Range 42,6–382,4) und für IGFBP-3: 20,7 ± 20,5 ng/ml (Median 10,9, Range 0–85). Die Konzentrationen der beiden IGF sowie des IGFBP3 liegen – altersabhängig – im Serum um einen Faktor von 10 (für IGF-I) bzw. 100 (für IGF-II und IGFBP-3) höher, die IGFBP-3-Liquorkonzentrationen bei sieben Kindern mit Mikrozephalie signifikant niedriger als die von 7 zugeordneten Kontrollkindern bzw. allen übrigen Kindern (8,0 ± 2,7 ng/ml SEM vs. 26,6 ± 7,6 ng/ml SEM, p=0,04). Die IGF-II-Konzentrationen im Liquor von Frühgeborenen – mit Ausnahme der mikrozephalen Frühgeborenen – dagegen waren sehr viel höher als die der Kontrollkinder (189,4 ± 40,5 ng/ml SEM vs 98,2 ± 17,2 ng/ml SEM). Ligand-blot-Analysen von Liquores von Kindern ohne neurologische Erkrankung (Abb. 1) bestätigen zum einen, daß das hochmolekulare IGFBP-3 (38–43 kDa Molekulargewicht im SDS-Gel) im Liquor in sehr viel geringeren Mengen als im Serum vorkommt, und weisen zum zweiten darauf hin, daß andere – niedermolekulare – IGFBP-Spezies (30 kDa, 27 kDa und 19 kDa Molekulargewicht), wie von anderen Autoren ebenso berichtet [3, 7], in hoher Konzentration im Liquor vorkommen.

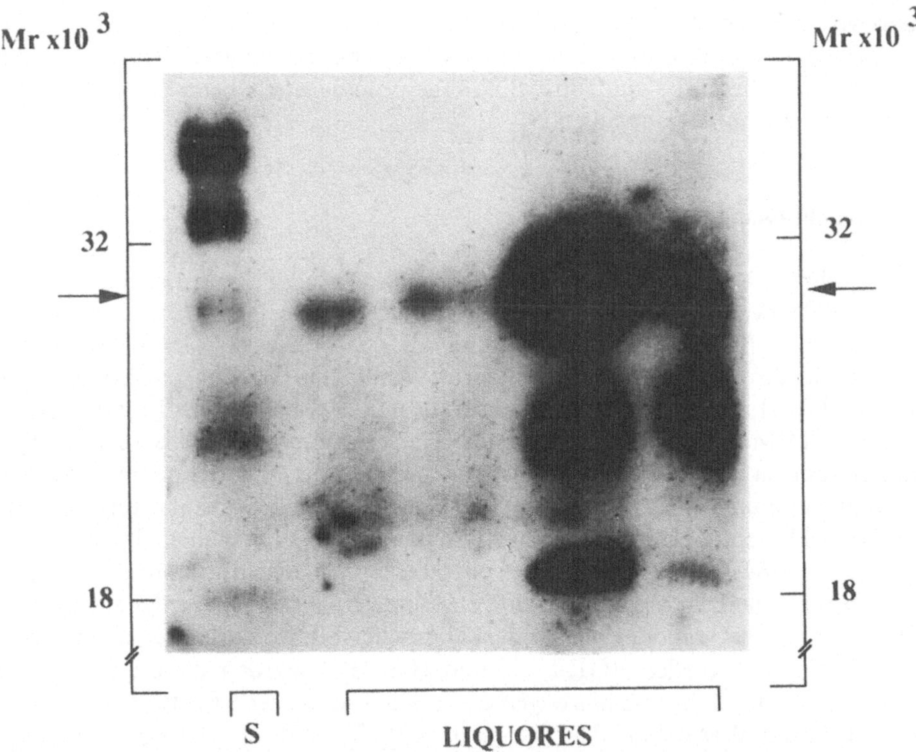

Abb. 1. Ligandblot-Analyse von IGF-Bindungsproteinen im Liquor und Serum (S) von Kindern. IGFBPs im Serum und Liquor wurden mittels Ligand-Blot-Analyse mit ^{125}I-IGF-II und Autoradiographie wie in der Methodik beschrieben untersucht

Schlußfolgerungen

Die Konzentration von IGF-I, -II und IGFBP-3 im Liquor ist bei Kindern wesentlich niedriger als die Serumkonzentration dieser Peptide. Im Liquor von 7 Kindern mit Mikrozephalie wurden erniedrigte Werte für IGFBP-3 gefunden. Andere IGFBP-Spezies (niedermolekulare IGFBPs) prädominieren im Liquor von Kindern. Bei Frühgeborenen, die zum Zeitpunkt der Liquorentnahme noch vor ihrem errechneten Geburtstermin lagen bzw. diesen gerade erreicht hatten, findet man – mit Ausnahme der mikrozephalen Frühgeborenen – hohe IGF-I-, IGF-II und IGFBP-3-Werte.

Hypothesen

Erniedrigte IGFBP-3-Konzentrationen im Liquor von mikrozephalen Kindern reflektieren möglicherweise ein gestörtes Gleichgewicht der IGFs und ihrer Bindungsproteine im Liquor und sind potentielle Ursache oder Folge von Entwicklungsstörungen des Zentralnervensystems. Die hohen IGF-I-, IGF-II- und IGFBP-3-Liquorkonzentrationen bei Frühgeborenen spiegeln vielleicht ein vermehrtes Vorkommen dieser Faktoren im Liquor während der Fetalzeit wider, oder sind Resultat der noch unreifen Blut-Hirn-Schranke [2, 4, 5]. Die Prädominanz von niedermolekularen IGF-Bindungsproteinen im Liquor weist auf eine organspezifische Funktion dieser Proteine hin. Damit sind erste Hinweise bestätigt, wonach die IGFs und ihre Bindungsproteine auch beim Menschen eine neurotrophe Funktion ausüben [9].

Zusammenfassung

Die insulinähnlichen Wachstumsfaktoren (IFGs) sind Polypeptide mit insulinähnlicher Wirkung auf den Stoffwechsel. Die IGF's spielen möglicherweise eine entscheidende Rolle bei der Entwicklung des Zentralnervensystems und bei der Regulation des Stoffwechsels im Gehirn. Wir haben die Konzentrationen von IGF-I, IGF-II sowie dem IGF-Bindungsprotein, IGFBP-3, im Liquor von 33 Kindern (15 Mädchen, 18 Buben, Alter: 32 Gestationswochen bis 16 Jahre) gemessen, um (1) Referenzwerte für die Anwesenheit dieser Proteine im Liquor zu gewinnen und um (2) einen möglichen Zusammenhang dieser Faktoren mit einer gestörten Hirnentwicklung (z. B. Mikrozephalie) zu untersuchen. Im Zeitraum von 1988–1989 wurden Liquorproben direkt nach der Entnahme bei –20 °C eingefroren. Alle Liquores stammten von Kindern, die wegen Verdachts auf Meningitis, Enzephalitis, oder wegen neurologischer oder onkologischer Probleme lumbalpunktiert wurden. IGF-I, -II und IGFBP-3 wurden im Liquor mittels spezifischer Radioimmunoassays gemessen. Die Liquorwerte für IGF-I betrugen: 0,7 $\pm$ 0,15 ng/ml (Median 0,5, Range 0–3,2), für IGF-II: 102,1 $\pm$ 67,4 ng/ml (Median 84,0, Range 42,6–382,4) und für IGFBP-3: 20,7 $\pm$ 20,5 ng/ml (Median 10,9, Range 0–85). Interessanterweise waren die IGFBP-3-Liquorkonzentrationen von 7 Kindern mit Mikrozephalie signifikant niedriger als die von 7 zugeordneten Kontrollkindern bzw. allen übrigen Kindern (8,0 ± 2,7 ng/ml SEM vs. 26,6 ± 7,6 ng/ml SEM, p = 0,04). Die IGF-II-Konzentration im Liquor von Frühgeborenen – mit Ausnahme der mikrozephalen Frühgeborenen – dagegen waren sehr viel höher als die der Kontrollkinder (189,4 ± 40,5 ng/ml SEM vs. 98,2 ± 17,2 ng/ml SEM). Wir schließen aus diesen Daten, daß die Konzentrationen von IGF-I, -II und IGFBP-3 im Liquor sehr viel niedriger sind als die für Serum berichteten Konzentrationen. Kinder mit Mikrozephalie haben erniedrigte IGFBP-3-Liquorspiegel, so daß ein gestörtes Gleichgewicht zwischen IGFs und ihren Bindungsproteinen möglicherweise Folge oder Ursache einer gestörten Entwicklung oder eines gestörten Metabolismus im Zentralnervensystem ist. Die hohen IGF-II-Konzentrationen Frühgeborener spiegeln entweder ein vermehrtes Vorkommen dieses Wachstumsfaktors im Liquor während der Fetalzeit wieder, oder sind Resultat einer noch unreifen Blut-Hirn-Schranke.

Literatur

1. Blum WF, Ranke MB, Bierich JR (1988) A specific radioimmunoassay for insulin-like growth factor II: the interference of IGF binding proteins can be blocked by excess IGF-I. Acta Endocrinol 118:374–380
2. Duffy KF, Pardridge WM, Rosenfeld RG (1988) Human blood-brain barrier insulin-like growth factor receptor. Metabolism 37:136–140
3. Hossenlopp P, Seurin D, Segovia-Quinson B, Hardouin S, Binoux M (1986) Analysis of serum insulin-like growth factor binding proteins using western blotting: use of the method of titration of the binding proteins and competitive binding studies. Anal Biochem 154:138–143
4. Latteman DF, King MG, Szot P, Baskin DG (1989) IGFs as regulatory peptides in the adult rat brain. In: LeRoith D, Raizada MK (eds) Molecular and cellular biology of IGFs and their receptors. Plenum, New York, pp 427–434
5. Pardridge WM (1986) Receptor-mediated peptide transport through the blood-brain barrier. Endocr Rev 7:314–330
6. Prisell P, Persson L, Boethuis J, Sara V (1987) Somatomedins in tumour cyst fluid, cerebrospinal fluid, and tumour cytosol in patients with glial tumours. Acta Neurochir 89:1–2
7. Rechler MM, Nissley SP (1990) Insulin like growth factors. In: Sporn MB, Roberts AB (eds) Peptide growth factors and their receptors. Springer, Berlin Heidelberg New York Tokyo, pp 263–367
8. Schönle EJ, Haselbacher GK, Briner J, Janzer RC, Gammeltoft S, Humbel R, Prader A (1986) Elevated concentration of IGF II in brain tissue from an infant with macrencephaly. J Pediatr 108:737–740
9. Shooter E (1991) Neurotrophic factors in the brain: where do IGFs fit? In: Spencer M (eds) Modern concepts of insulin-like growth factors. Elsevier, Holland, pp 297–308

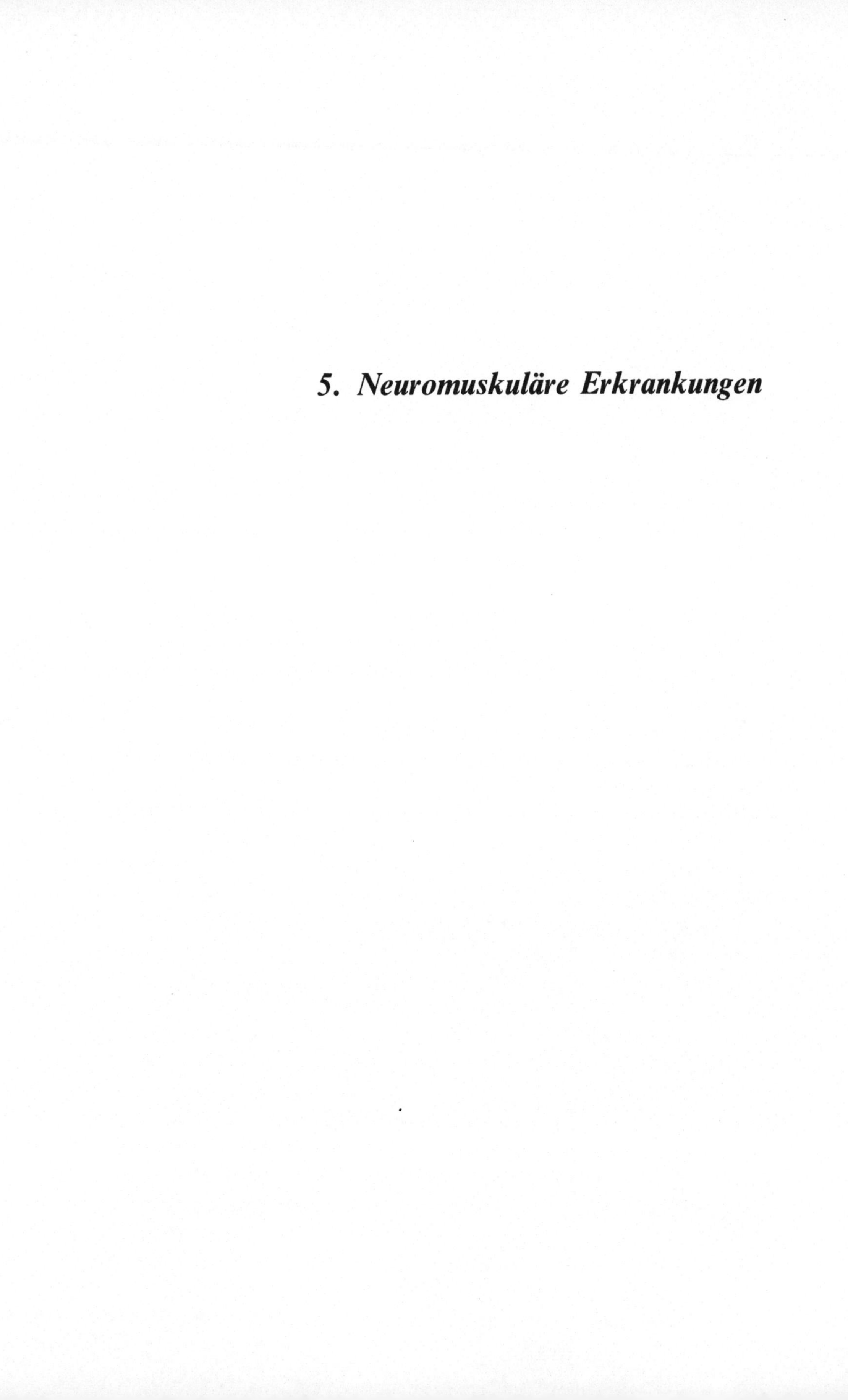

5. *Neuromuskuläre Erkrankungen*

Kongenitale Nebenniereninsuffizienz, Glycerol-Kinase-Mangel und Duchenne-Muskeldystrophie. Ein Fallbericht

W. Hecker, P. J. Fischer, R. Keimer, B. Köhler

Auf die Assoziation einer adrenalen Hypoplasia congenita (AHC), Glycerol-Kinase-Defizienz (GKD) und Duchenne-Muskeldystrophie (DMD) bei zwei Brüdern haben 1980 erstmals Guggenheim, Mc Cabe et al. ausführlich hingewiesen [2]. Ursächlich liegt diesem Symptomenkomplex eine Deletion am kurzen Arm des X-Chromosoms zugrunde. Bisher wurden 20 Fälle mit dieser Xp-21-Deletion beschrieben [4]. Nach Darstellung der genetischen Untersuchung unseres Patienten anderenorts [4] möchten wir hier die klinischen Aspekte beschreiben.

Patient

Anamnese

D. S., geb. 23.07.1988, 1. von 2 Kindern. Mutter intellektuell minderbegabt, Familienanamnese sonst unauffällig. Normale Schwangerschaft und Geburt. Gewicht 3400 g, Länge 53 cm, Kopfumfang 35 cm. Im Alter von 25 Tagen Einweisung des Jungen wegen Dystrophie. Gewicht bei Aufnahme 3300 g. Hyperpigmentiertes Skrotum und Kryptorchismus beidseits auffällig.

Labordiagnostik

Im Serum: Na 122 mEq/l, K 5,8 mEq/l; 17-Alpha-Hydroxy-Progesteron (17-OHP) 170 ng/dl, bei Kontrolle 137 ng/dl (normal 43–220 ng/dl). Im ACTH-Stimulationstest Cortisol basal 15,2 µg/dl, 60 min. nach Synacthen® i. v. 20 µg/dl; bei Kontrolle Cortisol basal 6,4 µg/dl, nach Stimulation 13,6 µg/dl. Ebenso unzureichende Stimulierbarkeit von Aldosteron, Corticosteron, 18-OH-Corticosteron, 17-OHP, 21-Desoxy-Cortisol.

24-h-Harnsteroidprofilanalyse: Kein Hinweis für adrenogenitales Syndrom (AGS) oder Aldosteronbiosynthesedefekt (Prof. Homoki, Univ.-Kinderklinik Ulm).

Chromosomenanalyse am 30.11.1988: 46,XY. CK im Mai 1989 5698 mU/ml (normal 10–90 mU/ml). Glycerol im Urin 137 mM, im Serum 3,56 mM bei Kreatinin von 1430 mM i. U., bzw. 50 mM i. S. Befunde beweisend für Glycerol-Kinase-Mangel. Bestätigung durch Hautfibroblasten-Kultur (Prof. Steinmann/Kinderspital Zürich).

B. Köhler, R. Keimer (Hrsg.)
Aktuelle Neuropädiatrie 1991

Weitere Untersuchungen

Abdomen- und Schädelsonographie, EEG, Röntgen-Thorax-Aufnahme, Echokardiographie o. B. EKG: rechts-ventrikuläre Hypertrophie. Rö.-li. Hand (Okt./91): Knochenalter altersentsprechend, mäßiggradige Osteoporose. EMG: floride Denervierungsaktivität in Ruheableitung. Unter Willkürinnervation zahlreiche flache, polyphasische Muskelaktionspotentiale.

Muskelbiopsie: Skelettmuskulatur mit deutlichen myopathischen Veränderungen, elektronenmikroskopisch bestätigt – kein Nachweis von Dystrophin (PD Dr. Müller, Humangenet. Institut, Univ. Würzburg).

MR-Tomographie des Neurokraniums: Erweiterte innere und äußere Liquorräume (Dr. Gustorf-Aeckerle, Neuroradiol. Institut, Katharinenhospital Stuttgart).

Augenärztliche und pädaudiologische Untersuchung o. B. Molekulargenetische Untersuchungen (Prof. Schmittke, Institut f. Humangenetik, Freie Universität Berlin): Große Deletion auf dem kurzen Arm des X-Chromosoms beim

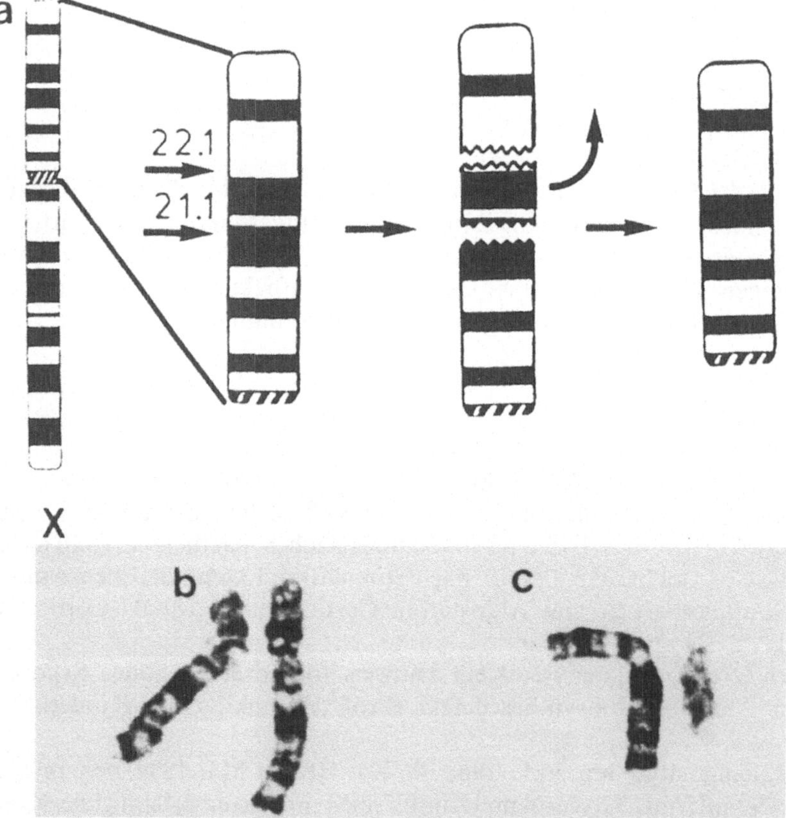

Abb. 1a–c. Schematische Darstellung der Deletion auf dem X-Chromosom des Patienten (**a**). Die Geschlechtschromosomen in Lymphozyten der Mutter (**b**) und des Patienten (**c**). (Abbildung aus Stuhrmann et al.)

Patienten und seiner Mutter (Abb. 1). Normale Chromosomenanalyse bei Vater, Schwester, Tante und Großmutter mütterlicherseits.

Verlauf

Ausgleich der massiven Elektrolytverschiebung durch Infusionsbehandlung. Nach endokrinologischer Diagnostik Substitutionsbehandlung mit Mineralo- und Glukokortikoiden. Die ausgeprägte muskuläre Hypotonie veranlaßt zur Diagnostik der DMD. Bei Assoziation von AHC und DMD Entschluß zum Nachweis der GKD und erneute zytogenetische Untersuchung. Dadurch endgültige Diagnosestellung. Mit 3 Jahren läuft der Patient frei. Deutlicher Entwicklungsrückstand, keine Sprache. Autoaggressionsverhalten mit Beißen in die Hand.

Diskussion

Eine Nebenniereninsuffizienz mit Salzverlust ist eher selten durch eine AHC bedingt. Beweisend für die AHC sind das Fehlen des für ein AGS typischen Steroidmusters und mangelnde Stimulierbarkeit im ACTH-Stimulationstest [1]. Dank rechtzeitiger Diagnostik und adäquater Therapie mit Mineralo- und Glukokortikoiden erreichen die Jungen heute das Erwachsenenalter. Die DMD läßt sich durch Muskelbiopsie und fehlenden Dystrophinnachweis eindeutig sichern. Bei dem Symptomenkomplex von AHC, DMD und GKD sind wie in unserem Fall Hodenhochstand, intellektuelle Minderbegabung und Osteoporose zudem beschrieben [2]. Die Weiterentwicklung in der Molekulargenetik führt nicht nur bei uns nachträglich zur Diagnose [3]. Die DNA-Analyse dient auch der pränatalen Diagnostik bei von Xp-21-Deletion betroffenen Familien. Darüber hinaus wird sie auch bei Patienten mit DMD als erstdiagnostiziertem Krankheitsbild helfen, schweren Stoffwechselentgleisungen vorzubeugen.

Literatur

1. Brook CGD, Bambach Z, Zachmann M, Prader A (1973) Familial congenital adrenal hypoplasia. Helv paediat Acta 28:277–282
2. Guggenheim MA, McCabe ERB et al. (1980) Glycerol kinase deficiency with neuromuscular, skeletal and adrenal abnormalities. Ann Neurol 7:441–449
3. McCabe ERB et al. (1989) Complementary DNA probes for the Duchenne muscular dystrophy locus demonstrate a previously undetectable deletion in a patient with dystrophic myopathy, glycerol kinase deficiency, and congenital adrenal hypoplasia. J Clin Invest 83:95–99
4. Stuhrmann M et al. (1991) Characterisation of a Xp21 microdeletion syndrome in a 2-year-old boy with muscular dystrophy, glycerol kinase deficiency and adrenal hypoplasia congenita. Hum Genet 86:414–415

Kontinuierliche nächtliche nichtinvasive O_2- und CO_2-Messung daheim: Hilfe bei der Indikationsstellung zur nächtlichen Heimbeatmung bei Patienten mit neuromuskulären Erkrankungen

M. Ballmann, W. Sextro, M. Claussen, A. Kohlschütter

Einleitung

Im Spätstadium neuromuskulärer Erkrankungen sind respiratorische und kardiale Komplikationen ein großes Problem und eine häufige Todesursache. Respiratorische Insuffizienz führt zu Hypoxämie und Hyperkapnie und zwar besonders nachts und in Abhängigkeit von den Schlafphasen [1]. Die Hypoxämie ist wesentlich an der Entstehung von pulmonaler Hypertonie und Cor pulmonale beteiligt. In einigen Fällen kann durch nächtliche Beatmung eine objektive Besserung [2] und eine verbesserte Lebensqualität erreicht werden. Die Indikationsstellung zur nächtlichen Heimbeatmung ist schwierig, da sie eine einschneidende Maßnahme ins tägliche Leben des Patienten darstellt und da tagsüber erhobene respiratorische Funktionsparameter zur Vorhersage nächtlicher Hypoxämien und Hyperkapnien unzuverlässig sind [1]. Zur Gewinnung objektiver Daten waren bisher Schlaflaboruntersuchungen, die aufwendig und für die Patienten mühsam sind, erforderlich. Wir haben daher eine von uns entwickelte Methode kontinuierlicher nächtlicher Sauerstoffsättigungs ($Sa\,O_2$)- und transcutaner $p\,CO_2$ ($tcp\,CO_2$)-Messung bei Patienten mit neuromuskulären Erkrankungen daheim angewandt.

Methode

Untersucht wurden 6 jugendliche Patienten mit neuromuskulären Erkrankungen im Alter von 17–21 Jahren (n = 4 Duchenne-Muskeldystrophie (DM), n = 1 myotone Dystrophie, n = 1 Morbus Pompe). 3 Patienten mit DM wurden im Abstand von 12 Monaten zweimal untersucht. Gemessen wurde daheim, jeweils während einer ganzen Nacht. Bei allen Messungen wurde SaO_2 mit einem Pulsoxymeter kontinuierlich registriert und 1 Meßwert pro Sekunde auf einem Laptop gespeichert und später ausgewertet. Bei 3 Patienten mit DM wurde bei je einer zweiten Messung zusätzlich der transcutane $p\,CO_2$ bestimmt und 2 Meßwerte pro Minute gespeichert. Erfahrungen mit dieser Methode hatten wir an Patienten mit zystischer Fibrose gesammelt [3].

Ergebnisse

Die Messung wurde im allgemeinen gut toleriert. Nächtliche Hypoxämien ($Sa\,O_2 < 90\,\%$) traten bei drei der sechs untersuchten Patienten auf. Der zeitliche Anteil nächtlicher Hypoxämien reichte von wenigen Minuten bis zu 80 % der

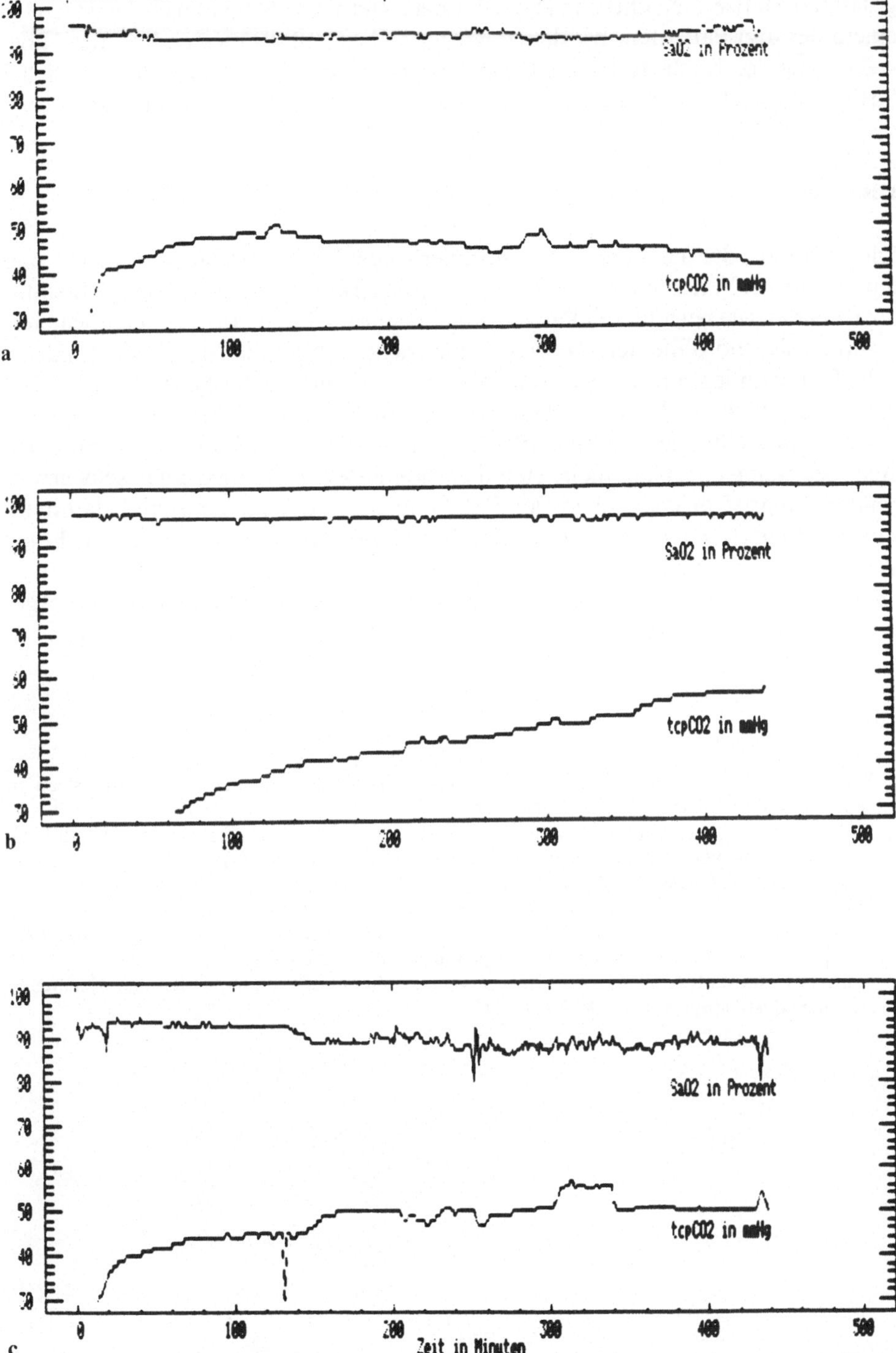

Abb. 1a–c. Nächtlicher SaO_2- und $tcpCO_2$-Verlauf bei 3 Patienten mit Duchenne-Muskeldystrophie. **a)** Keine wesentlichen SaO_2- und $tcpCO_2$-Veränderungen. **b)** SaO_2 annähernd normal, $tcpCO_2$ kontinuierlich steigend. **c)** Sowohl SaO_2-Abfall als auch $tcpCO_2$-Anstieg

gesamten Meßzeit. Nächtliche Hyperkapnien (tcp CO_2 > 50 mm Hg) wurden bei einem der drei Patienten, bei denen wir tcp CO_2 ebenfalls messen konnten, über weite Teile der Nacht festgestellt. Drei verschiedene Verlaufsmuster nächtlicher Sa O_2- und tcp CO_2-Messungen sind in der Abbildung 1a bis c dargestellt.

Diskussion

Die Methode der nächtlichen, kontinuierlichen Heimmessung von Sa O_2 und tcp CO_2 ist bei Patienten mit neuromuskulären Erkrankungen ebenso problemlos anzuwenden wie bei anderen Patienten mit respiratorischen Problemen. Sie liefert nichtinvasiv und ohne den Aufwand eines Schlaflabors die Möglichkeit, nächtliche Hypoxämien und Hyperkapnien zu erfassen und deren Ausmaß zu bestimmen. Die auf diese Weise mögliche Objektivierung nächtlicher respiratorischer Insuffizienz stellt eine wichtige Hilfe bei der Indikationsstellung zur nächtlichen Heimbeatmung dar. Nächtliche Heimbeatmung stellt zum einen einen schwerwiegenden Eingriff in das Leben der Patienten dar, zum anderen sind damit im Einzelfall durch Verminderung nächtlicher Hypoventilation und in deren Folge Verringerung des pulmonalen Hochdruckes, Verbesserungen der Lebensqualität möglich [2]. Wieweit eine Langzeitbeatmung bei dieser Patientengruppe insgesamt durchführbar und erstrebenswert ist, ist damit nicht entschieden [4].

Literatur

1. Bye P, Ellis E, Issa F, Donnelly P, Sullivan C (1990) Respiratory failure and sleep in neuromuscular disease. Thorax 45:241–247
2. Budde-Steffen C, Grävinghoff L, Albani M, Hellwege HH, Kohlschütter A (1989) Nächtliche Heimbeatmung bei juvenilem Morbus Pompe mit pulmonalem Hypertonus und Rechtsherzinsuffizienz. DMW 114:1114–1116
3. Ballmann M, Sextro W, Claussen M, Kohlschütter M (1991) A continuous home pulse oxymetry to evaluate the extent of nocturnal hypoxemia in patients with cystic fibrosis. 17th European Cystic Fibrosis conference Copenhagen, Abstract 100
4. Smith P, Edwards R, Calverley P (1989) Oxygen treatment of sleep hypoxaemia in Duchenne muscular dystrophy. Thorax 44:997–1001

Messung des Vibrationssinns im Kindesalter: Normwerte und erste Erfahrungen bei Polyneuropathie

C. Meister, L. Molinari, L. Thun-Hohenstein, E. Boltshauser

Einleitung

Der Vibrationssinn, diese wohl unphysiologischste aller Empfindungen, hat beträchtliches Interesse erweckt (Calne u. Pallis 1966). Die Stimmgabel war die erste Methode zu seiner Quantifizierung. Seither wurden verschiedene technische Geräte entwickelt (Frenette et al. 1990; Goldberg u. Lindblom 1984).

Die Verminderung der Vibrationsempfindung scheint ein frühes Zeichen einer Polyneuropathie zu sein. Die besondere Anfälligkeit dieser Empfindungsmodalität hängt vermutlich mit der Unfähigkeit geschädigter, insbesondere entmarkter Nervenfasern zusammen, Impulsserien frequenzgetreu zu leiten (Ludin u. Tackmann 1984).

Vor einigen Jahren wurden erstmals Untersuchungen an Kindern publiziert (Halonen et al. 1986; Ludvigsson et al. 1979). Das Ziel unserer Studie war, die Eignung dieser Methode bei Gesunden und bei Patienten mit Polyneuropathie zu evaluieren.

Methodik und Untersuchungskollektiv

Die quantitative Messung wurde mittels transportablem Vibrameter von Somedic AB Schweden durchgeführt. Bei konstanter Frequenz und mittels Kalibrieren eines geeichten Auflagedrucks von 450 g (Durchmesser des Stössels 12 mm) konnte die Amplitude von 0,01 – 399,9 μm stufenlos variiert werden. Als Stimulationsstellen wählten wir das Dorsum des II. Metakarpalknochens (karpal), die Mitte der flachen Tibiaseite (tibial) und den dorsomedialen Anteil des I. Metatarsalknochens (tarsal). Alle Messungen wurden an der rechten Seite vorgenommen, außer wenn aktuelle oder frühere Verletzungen vorlagen.

Die Wahrnehmungsschwelle („vibration threshold“ VT) wurde als Mittel aus 3 ansteigend und 3 absteigend gemessenen Schwellenwerten berechnet. Die Untersuchung dauerte 10 – 15 min.

Zu Referenzzwecken untersuchten wir eine Kontrollgruppe von 106 neurologisch gesunden Probanden zwischen 5,5 und 19 Jahren. Probanden mit potentiell neurotoxischen Medikamenten wurden von der Studie ausgeschlossen. Zudem untersuchten wir insgesamt 30 Patienten zwischen 6 und 19 Jahren mit hereditärer motorischer und sensibler Neuropathie HMSN (n = 10), Friedreich-Ataxie (n = 7), Urämie (n = 5) und zystischer Fibrose CF (n = 8). Bei allen Krank-

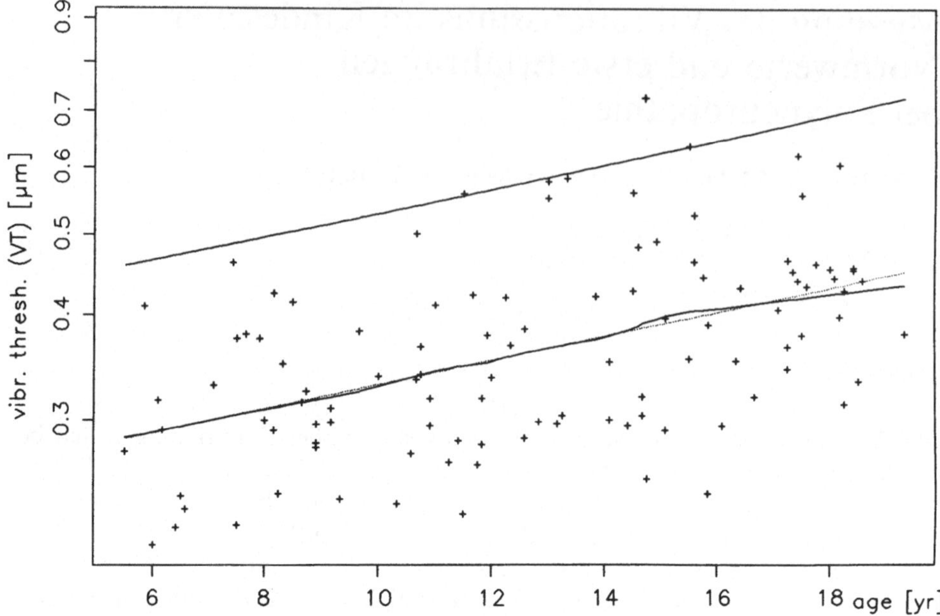

Abb. 1. Altersabhängigkeit von VT für die tarsale Stimulation bei Gesunden. Die untere Linie entspricht der Regressionsgeraden, die obere der 97,5. Perzentile

heitsbildern ist eine verminderte Vibrationsempfindung im Verlauf möglich (Staley et al. 1991; Uzunov et al. 1991; Zaruba 1986).

Resultate

Abb. 1 zeigt die tarsalen Vibrationsschwellen VT der Kontrollgruppe in Abhängigkeit des Alters. In Tabelle 1 ist die Regressionsanalyse aller Stimulationsstellen gegeben. Die niedrigsten VT werden karpal, etwas höhere tarsal und die höchsten tibial gefunden (Tabelle 1 und 2). Die Regressionsanalyse erbringt keinen signifikanten Geschlechtsunterschied. 20 der 30 untersuchten Patienten weisen erhöhte VT-Werte auf, wenn man die 97,5 % Toleranzgrenze der Gesunden als Kriterium nimmt. Auffallend hohe Werte (bis zu einem Faktor 100) zeigen sich bei HMSN und Friedreich-Ataxie (Abb. 2 und 3). Lediglich je ein Wert ist innerhalb der

Tabelle 1. Regressionsanalyse der Kontrollgruppe

	n	a	b	RSE	R-square
Karpal	106	−1,4603	0,0221	0,2271	0,1253
Tibial	106	−0,9054	0,0332	0,2149	0,2648
Tarsal	106	−1,4386	0,0330	0,2327	0,2327
ln y = a + b × Alter					

a = intercept, b = slope, RSE = “residual standard error”

Tabelle 2. Normwere in μm (Regressionsgerade +2 SD)

Alter	Karpal	Tibial	Tarsal
6	0,42	0,76	0,46
7	0,43	0,78	0,48
8	0,44	0,81	0,49
9	0,44	0,83	0,51
10	0,45	0,86	0,52
11	0,46	0,89	0,54
12	0,47	0,92	0,56
13	0,48	0,95	0,58
14	0,50	0,98	0,60
15	0,51	1,02	0,62
16	0,52	1,05	0,64
17	0,53	1,09	0,66
18	0,54	1,13	0,68

Norm. Der Krankheitsbeginn dieser beiden Patienten liegt erst 2 bzw. 9 Monate zurück, während dieser bei den anderen 4 bis 13 Jahre zurückliegt. Bei den Patienten mit CF oder Urämie sind nur einzelne, geringgradig erhöhte Werte zu verzeichnen.

Die Untersuchung mit der 128-Hz-Stimmgabel erbrachte bei 15 der 30 Patienten pathologische VT-Werte (unter 7/8), während die Vibrametrie 5 Patienten zusätzlich erfaßte.

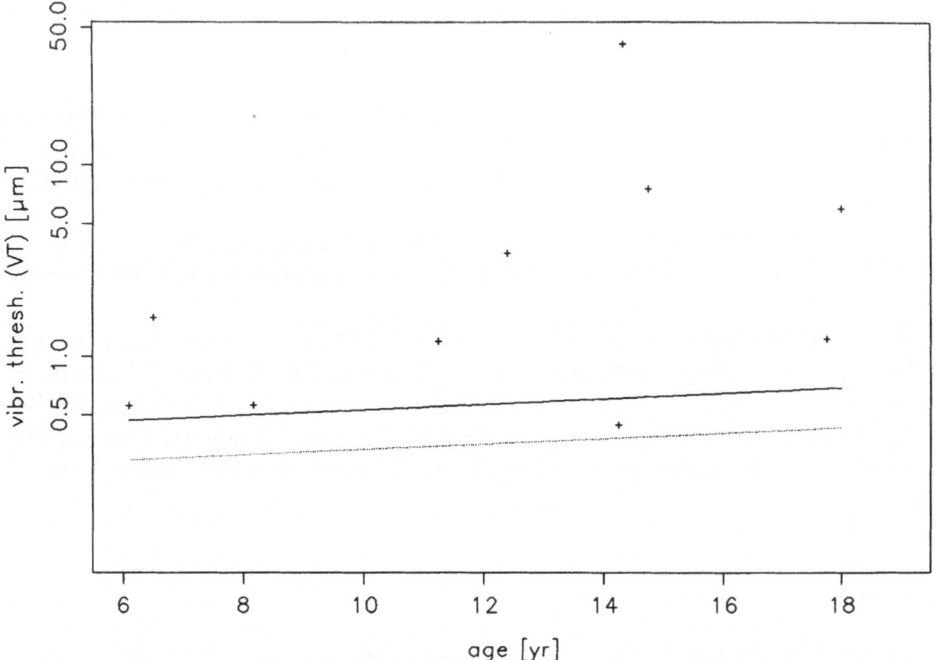

Abb. 2. Tarsale VT Werte bei hereditärer Neuropathie. Nur ein Patient weist ein VT innerhalb der Norm auf (50. und 97,5. Perzentile)

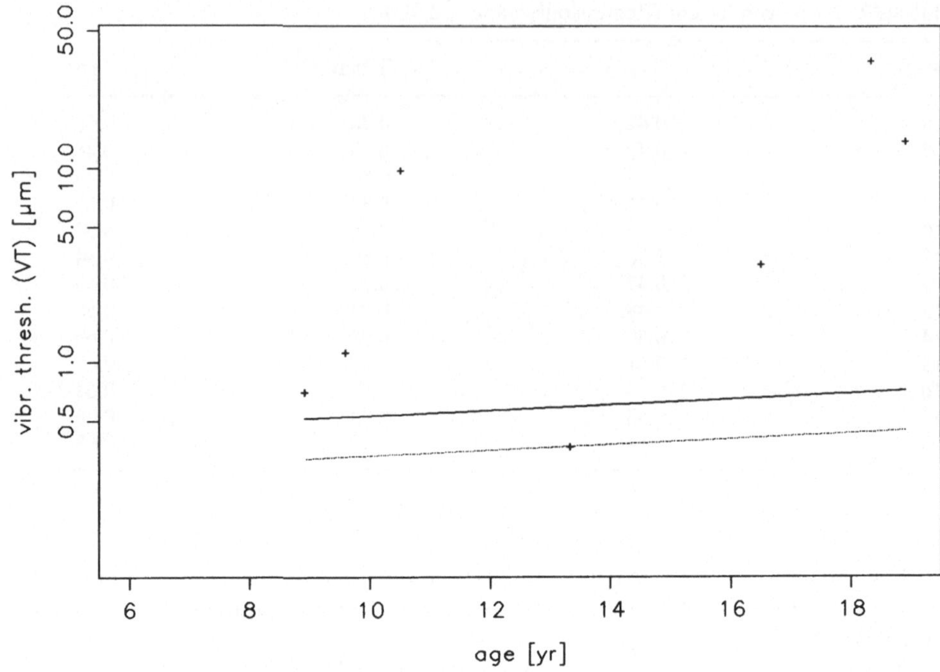

Abb. 3. Tarsale VT Werte bei Friedreich-Ataxie. Nur ein Patient weist ein VT innerhalb der Norm auf (50. und 97,5. Perzentile)

Diskussion

Bei Kindern kann wie bei Erwachsenen eine Altersabhängigkeit der Vibrationsempfindung festgestellt werden. Die Vibrametrie scheint uns bei Kindern ab 5 Jahren sinnvoll; andere Autoren haben diese bereits bei 3–4jährigen durchgeführt (Halonen et al. 1986).

Die Untersuchung scheint stark von der Methodik abzuhängen: Der Vergleich mit Werten anderer Studien zeigt, daß es sinnvoll ist, eigene Normwerte zu erstellen.

Die Untersuchung mit einem Vibrameter erfordert zwar etwas Zeit, aber man erhält reproduzierbare Werte. Die Untersuchung mittels Stimmgabel ist kürzer, jedoch weniger empfindlich und die Werte sind ungenauer. Neben der essentiellen Fragestellung, ob die Empfindung für die Vibration normal oder pathologisch ist, erscheint die Vibrametrie geeignet zur Basisdokumentation und Verlaufskontrolle.

Literatur

Calne DB, Pallis CA (1966) Vibratory sense: A critical review Brain 89:723–746

Frenette B, Mergler D, Ferraris J (1990) Measurement precision of a portable instrument to assess vibrotactile perception threshold. Eur J Appl Physiol 61:386–391

Goldberg JM, Lindblom U (1979) Standardised method of determining vibratory perception thresholds for diagnosis and screening in neurological investigation. J Neurol Neurosurg Psychiatry 42:793–803

Halonen P, Ylitalo V, Halonen JP, Lang H (1986) Quantitative vibratory perception thresholds of healthy and epileptic children. Dev Med Child Neurol 28:772–778

Ludin HP, Tackmann W (1984) Polyneuropathien. Thieme, Stuttgart

Ludvigsson J, Johannesson G, Heding L, Häger A, Larsson Y (1979) Sensory nerve conduction velocity and vibratory sensibility in juvenile diabetes. Acta Paediatr Scand 68:739–743

Staley K, Iragui VJ (1991) Somatosensory dysfunction in cystic fibrosis. Eur Neurol 31:77–81

Uzunov N, Kutchoukov M, Kolchev C (1991) CT scan and threshold vibrometry in the diagnosis of spinocerebellar degenerations. Ital J Neurol Sci 12:175–179

Zaruba J (1986) Semiquantitative Untersuchungen der Sensibilität in der Beurteilung der urämischen Polyneuropathie. Med Dissertation, Universität Zürich

6. *Entzündliche Erkrankungen des zentralen Nervensystems*

Intrathekales Interferon-α zur Therapie der subakut sklerosierenden Panenzephalitis

M. M. Millner, F. Ebner

Zusammenfassung

Die subakut sklerosierende Panenzephalitis (SSPE) stellt eine entzündlich-degenerative ZNS-Erkrankung dar, die viele Jahre nach einer durchgemachten Masernerkrankung auftritt und die – einmal ausgebrochen – nach monate- bis jahrelangem Verlauf unaufhaltsam zum Tode führt.

Berichtet wird über ein 10jähriges Mädchen, bei dem die Diagnose der SSPE in einem frühen Stadium der Erkrankung gestellt werden konnte und bei dem seither Interferon-α (IFN-α) über einen implantierten Ommaya-Shunt appliziert wird.

Während sukzessiver Erhöhung der Dosis von anfangs 2×1 Mill. I.E./Woche auf 3×3 Mill I.E./Woche war ein Stillstand der Erkrankung festzustellen und schließlich sowohl aus klinischer Sicht als auch im Magnetresonanztomogramm (MRT) eine deutliche Besserung (Verkleinerung der Herde in der weißen Hirnsubstanz) zu registrieren.

Die vorliegende Literatur über den therapeutischen Effekt von IFN-α bei SSPE ist widersprüchlich, jedenfalls liegt bisher kein Bericht über eine im MRT verifizierte Besserung der SSPE vor.

Kasuistik

Ein 10jähriges Mädchen (mittleres von 7 Geschwistern, Masernerkrankung nicht erinnerlich, keine Masernimpfung) wurde mit schleudernden Armbewegungen der linken oberen Extremität im Sinne eines Hemiballismus auffällig (Frequenz: 10–20mal/Stunde). Zu dieser Zeit fand sich keine Wesensänderung und kein Leistungsknick in der Schule. Im ersten EEG zeigten sich mittelschwere diffuse Allgemeinveränderungen, die visuell und akustisch evozierten Potentiale waren unauffällig, im Liquor cerebrospinalis (LC) fand sich eine normale Zellzahl, das LC-Protein betrug 45 mg/dl. Die klinische Verdachtsdiagnose einer SSPE wurde verifiziert durch:

- Masernantikörper im LC,
- SSPE-Antikörper im LC (zytoplasmatisch und nukleär),
- Oligoklonale Banden in der LC-Elektrophorese, welche in der isoelektrischen Fokussierung fast ausschließlich gegen das Nukleokapsid des Masernvirus gerichtet waren, und
- Radermecker-Komplexe in den nachfolgenden EEGs.

Das erste Magnetresonanztomogramm des Schädels war unauffällig. In den folgenden 4 Wochen vom Auftreten der ersten klinischen Symptome bis zum Therapiebeginn kam es zu einer Zunahme der Myokloni in Frequenz (nun ca. alle 15 Sekunden) und Stärke (Ausbreitung auf die ganze linke Körperhälfte einschließlich Gesicht, häufiges Hinstürzen), schließlich trat Gehunfähigkeit ein.

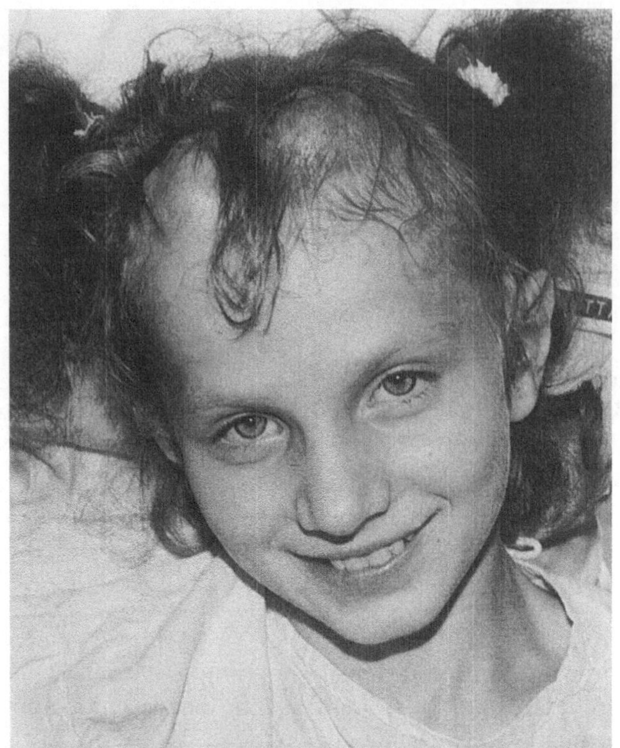

Abb. 1. En-face-Foto des Mädchens

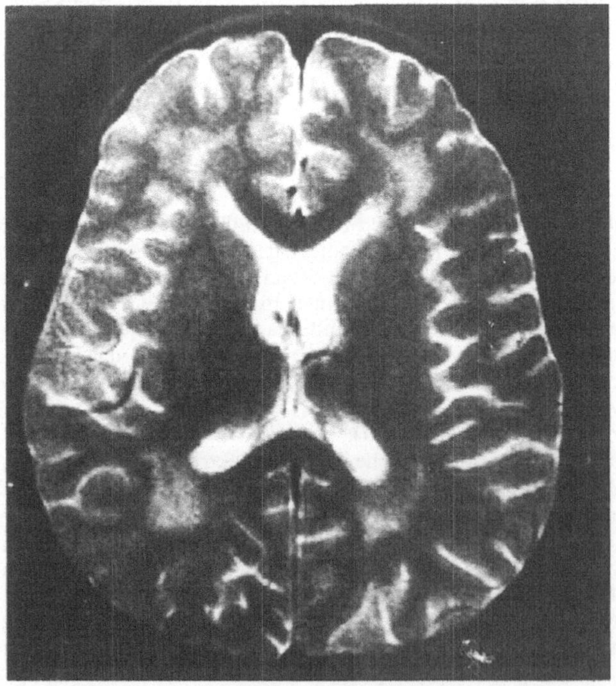

Abb. 2. T-2 gewichtete Magnetresonanztomogrammbilder mit mehreren fleckförmigen Arealen pathologischer Signalintensität

In Anbetracht des frühen Krankheitsstadiums wurde rechts frontal ein Ommaya-Shunt implantiert, um IFN-α direkt intrathekal zu applizieren (Abb. 1).

Zwei Monate nach Therapiebeginn mit IFN-α war aus klinischer Sicht zwar keine Progredienz mehr festzustellen, allerdings fanden sich im MRT des Schädels Areale pathologischer Signalintensität (Abb. 2). In den folgenden Wochen Steigerung der IFN-α-Dosis bis auf 3 · 3 Mill. I.E./Woche (Abb. 3).

Ein MRT nach weiteren 3 Monaten ergab einen deutlich gebesserten Befund (Abb. 4). Das Mädchen konnte nun wieder gehen, sprechen und selbst essen. Die Frequenz und Stärke der Myokloni hatte sich währenddessen nur leicht gebessert. Der Zustand des Mädchens ist derzeit klinisch stabil bei gleichbleibender IFN-α Therapie, das nunmehr über 12 Monate appliziert wird.

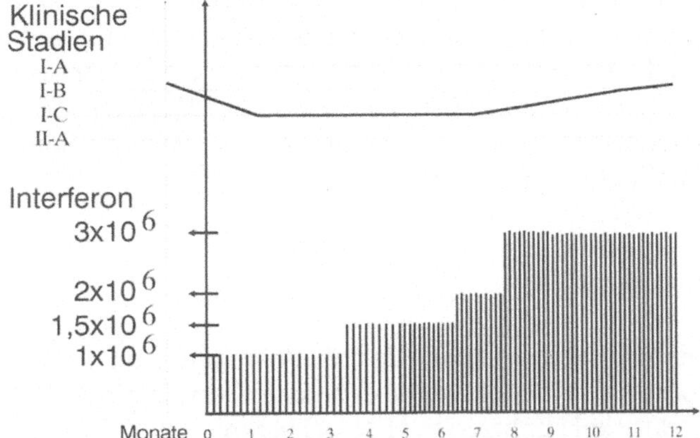

Abb. 3. Therapieschema der IFN-α-Applikation

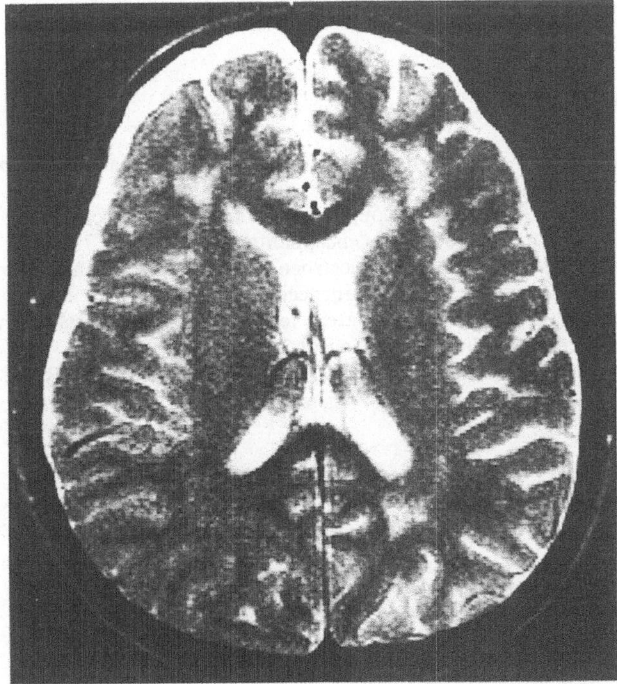

Abb. 4. Die fleckförmigen Areale pathologischer Signalintensität links frontal und rechts okzipital deutlich rückgebildet

Diskussion

IFN-α zur Behandlung einer SSPE wird seit über 10 Jahren eingesetzt (Behan 1981). Da Berichte über eine klinische Besserung während IFN-α-Therapie oft nicht exakt nachvollziehbar sind (Panitch 1986) und da auch im Spontanverlauf der Erkrankung Plateauphasen über einige Monate bekannt sind, sollten Berichte über Therapieerfolge zurückhaltend beurteilt werden.

Subkutane, intramuskuläre und intravenöse IFN-α Gaben erbrachten keine nachvollziehbaren Erfolge (Crols 1987; Hatanaka 1989). Deshalb schien im vorliegenden Fall die aufwendige und für das Mädchen belastende Shuntimplantation gerechtfertigt.

Nach 1jähriger Therapie und Beobachtungszeit kann im vorgestellten Fall ein klinischer Erfolg und eine magnetresonanztomographisch verifizierte Besserung (deutliche Verkleinerung der zentralnervösen Herde) konstatiert werden.

Da dieser Erfolg erst nach deutlicher Dosiserhöhung eintrat, stimmen wir mit Miyazaki et al. (1991) überein, daß erst die *hohe* 3mal wöchentliche intrathekale Applikation für den Erfolg verantwortlich ist.

Konklusion

Die SSPE gilt bis heute als unheilbare und zum Tode führende Erkrankung. Der vorliegende Bericht stellt den ersten, durch ein MRT verifizierten Erfolg einer intrathekal applizierten IFN-α-Therapie bei SSPE im Verlauf über 1 Jahr dar. Ob mit der angegebenen Therapie tatsächlich Langzeiterfolge möglich sind, muß der weitere Verlauf zeigen.

Literatur

Behan PO (1981) Interferon in treatment of subacute sclerosing panencephalitis. Lancet I: 1059–1060

Crols R et al. (1987) Long-term intramuscular recombinant DNA interferon-α_2 therapy in subacute sclerosing panencephalitis. Eur Neurol 27:72–77

Hatanaka T et al. (1989) Electroencephalographic changes during Interferon therapy in a case of subacute sclerosing panencephalitis. Eur Neurol 29:6–9

Miyazaki et al. (1991) Apparent response of subacute sclerosing panencephalitis to intrathecal interferon alpha. Ann Neurol 29:97–99

Panitch HS (1986) Subacute sclerosing panencephalitis: Remission after treatment with intraventricular interferon. Neurol 36:562–566

Die Bedeutung der Liquorborrelienkultur zum Nachweis einer frischen Neuroborreliose

M.M. Millner, R. Müllegger, K. Spork, G. Stanek

Zusammenfassung

In einer Serie von 13 Kindern mit klinischem Verdacht auf eine frische Neuroborreliose (NB) wurden bei Krankheitsbeginn Serum (S) bzw. Liquor (L) auf Antikörper (AK) gegen *Borrelia burgdorferi* (Bb) und auf Vorliegen intrathekaler Bb-AK (ITAK) untersucht sowie eine L-Kultur (BSK II Medium) angesetzt. Bei 4 von 13 Kindern gelang der Nachweis von ITAK bzw. Bb-AK im L, weitere 3 Kinder waren kulturpositiv. Bei letzteren waren weder im L noch im S Bb-AK nachweisbar, in einem Fall waren auch L-Zellen und L-Protein normal. Die nach Ceftriaxontherapie (70–90 mg/kg/d, 14 d) durchgeführte L-Kontrolle ergab bei allen 3 Kindern einen sanierten L und negative Bb-Kulturen, jedoch Bb-AK im L nur bei 2 Kindern – beim 3. Kind hatten sich keine L-Bb-AK gebildet.

Die Ergebnisse zeigen, daß

1. die Kultivierung von Bb aus L besonders in frühen Krankheitsphasen aussichtsreich erscheint, wo (noch) keine spezifischen Bb-AK vorhanden sind, daß
2. eine frische NB möglich ist ohne Erhöhung von Zellzahl oder Eiweiß im L und daß
3. die NB wahrscheinlich ausheilen kann, ohne daß jemals Bb-AK gebildet wurden.

Einleitung

In den letzten Jahren wurde eine Reihe von neurologischen Krankheitsbildern bei Kindern mit Bb in ursächlichen Zusammenhang gebracht.

Allerdings ist weder ein bestimmtes neurologisches Krankheitsbild für die Diagnose beweisend, noch kann eine negative Serologie eine NB ausschließen. Da gerade im Frühstadium die spezifische Serologie im Stich lassen kann, wurde in einer konsekutiven Serie von neuroborrelioseverdächtigen Kindern der Stellenwert der L-Bb-Kultur zur frühen Diagnose einer NB untersucht. Im Einzugsgebiet der Univ.-Kinderklinik Graz wurden 13 Kinder (7 Mädchen, 6 Knaben, 7,2 $\pm$ 2,1 Jahre) mit borrelioseverdächtiger neurologischer Symptomatik innerhalb eines Zeitraumes von 4 Monaten beobachtet und bei allen neben der spezifischen Borrelienserologie (Methodik wie bei Millner 1991 beschrieben) eine Bb-Kultur (BSKII-Medium) aus L-Material angesetzt.

Als NB wurde die Kombination von neurologischer Symptomatik plus Nachweis von

a) positivem Bb-L-Titer und/oder
b) ITAK und/oder
c) positiver Bb-L-Kultur definiert.

Ergebnisse

Die klinischen Ergebnisse sind der Tabelle 1, die Laborergebnisse der Tabelle 2 zu entnehmen. In den Fällen 1 bis 3 (L von Tag 0, 1 und 2) wurde die NB durch

Tabelle 1. Klinische Angaben

Fall	Zecken/ Insekten-stiche	Inkuba-tionszeit (Tage)	Klinische Symptomatik	Tage bis zur Lumbal-punktion	Krank-heits-dauer (Tage)	Zusätzliche klinische Symptome
1	Insekt	14	PFP*	0	20	EM**, Pharyngitis
2	–	–	PFP*, Meningitis	1	80	Erbrechen, Kopfweh
3	Zecken	? (<14)	Meningitis	2	10	Müdigkeit, Kopfweh
4	–	–	Meningitis	1	14	Erbrechen, Fieber
5	Zecke	35	PFP*	5	20	Kopfweh, Pharyngitis
6	Zecke	16	PFP*	2	20	Müdigkeit, Fieber
7	Insekt	14	PFP*	6	26	EM**
8	–	–	Meningitis	5	21	Erbrechen, Fieber
9	–	–	Meningitis	7	19	Fieber, Kopfweh
10	Zecke	14	Meningitis	7	16	Kopfweh, Fieber
11	Zecke	14	Meningitis	11	27	Übelkeit, Kopfweh, Schlafstörung
12	–	–	Meningitis	15	30	Kopfweh, Fieber
13	–	–	Meningitis	0	7	Kopfweh, Pharyngitis

* Periphere Fazialisparese. ** Erythema migrans

Tabelle 2. Borrelien-Serologie und Liquordaten

Fall	Serum-ELISA-Bb-IgG	L-ELISA Bb-IgG	ITAK	L-Zellen/ mm^3	L-Eiweiß mg/dl	L-Bb-Kultur positiv
1	neg	neg	nein	4	17	ja
2	neg	neg	nein	234	43	ja
3	neg	neg	nein	123	63	ja
4	neg	neg	nein	252	32	nein
5	neg	neg	nein	107	20	nein
6	neg	neg	nein	539	42	nein
7	neg	pos	ja	427	146	nein
8	neg	pos	ja	464	86	nein
9	neg	neg	nein	15	45	nein
10	neg	neg	nein	512	18	nein
11	neg	pos	ja	683	124	nein
12	pos	pos	ja	490	61	nein
13	neg	neg	nein	0	21	nein

positive Borrelienkulturen, in weiteren 4 Fällen (L vom 5., 6, 11. bzw. 15. Tag, Fälle 8, 7, 11 und 12) durch ITAK nachgewiesen.

In allen 7 Fällen gesicherter NB wurde durch 14 Tage mit 70–90 mg Ceftriaxon/kg KG/d intravenös behandelt, alle 13 Kinder waren nach maximal 30 Tagen wieder vollständig gesund. Der Krankheitsverlauf von Fall 1 ist in Abb. 1 dargestellt; die spontane Besserung der Fazialisparese noch vor antibiotischer Behandlung scheint auf die bekannte Spontanheilungstendenz der NB hinzuweisen. Jedoch fand sich in einem routinemäßig durchgeführten Magnetresonanztomogramm (MRT) des Schädels 7 Monate später trotz vollständiger klinischer Genesung linksparietal ein enzephalitischer Herd (Abb. 2).

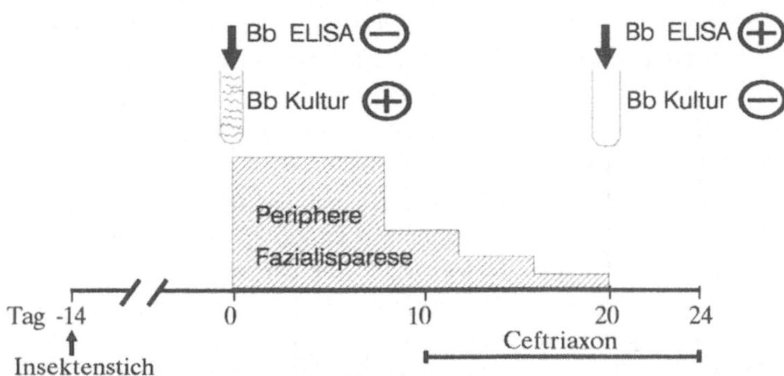

Abb. 1. Krankheitsverlauf im Fall 1 (3 1/2jähriges Mädchen)

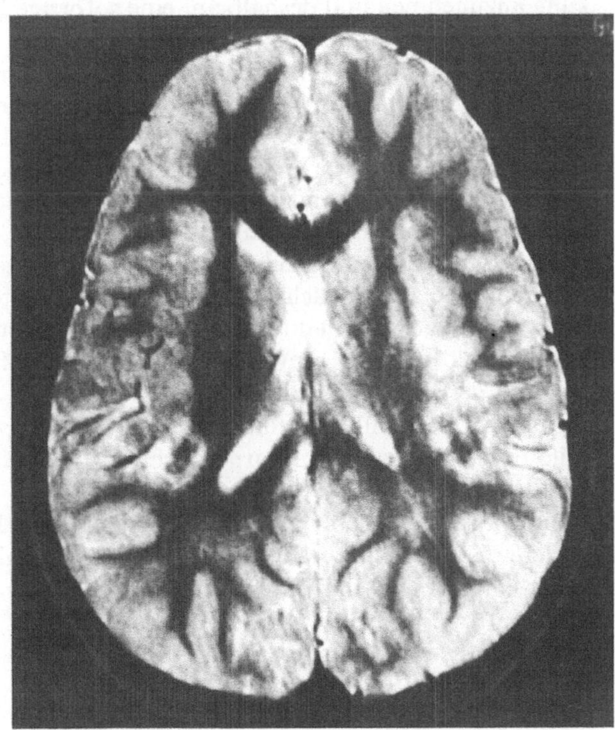

Abb. 2. T2-gewichtetes Bild mit 4 · 1 cm großem Areal erhöhter Signalintensität entlang der linken Inselkortexregion, vereinbar mit fokaler Enzephalitis. (Dorsal: streifenförmiger Pulsationsartefakt)

Im Fall 3, einem 4½jährigen Mädchen, das nach mehreren Zeckenbissen eine Meningitis entwickelt hatte und dessen L-Bb-Kultur ebenfalls positiv war, fällt auf, daß es auch später keine Bb-Antikörper entwickelte, weder im S noch im L.

Diskussion

Die hier beschriebenen Beobachtungen geben Anlaß zu folgenden Überlegungen:

1. Positive L-Bb-Kulturen im frühesten Krankheitsstadium können geeignet sein, eine NB nachzuweisen, noch bevor sich spezifische Bb-AK gebildet haben.
2. Die NB kann im Kindesalter durchaus auch die Erstmanifestation einer Lyme-Borreliose sein (hier in 5 von 7 Fällen einer NB); weder ein Zeckenbiß, noch ein Erythema migrans (EM) muß dieser vorausgegangen sein.
3. Eine NB kann durchaus vorliegen ohne ITAK und auch ohne erhöhtes L-Eiweiß (Fall 1). Dieser Fall beweist auch, daß eine frische NB sogar bei normaler L-Zellzahl möglich ist!
4. Der kulturelle Nachweis von Bb gelang aus sehr früh gewonnenem L, ITAK konnten aus später gewonnenem L nachgewiesen werden: Möglicherweise bedeutet diese Konstellation, daß der direkte Nachweis von Bb für eine sehr frühe, der indirekte Nachweis mit ITAK hingegen für eine der nachfolgenden Krankheitsphasen typisch ist.
5. Deshalb sollte – wie das pathologische MRT-Ergebnis im Fall 1 zeigt – die Flüchtigkeit einer isolierten Fazialisparese im Kindesalter nicht dazu verleiten, eine idiopathische Form oder gar eine „Erkältung" als Ursache der Erkrankung anzunehmen und deshalb auf eine sofortige L-Untersuchung zu verzichten.
6. Die Lumbalpunktion sollte somit in allen Fällen kindlicher peripherer Fazialisparese frühzeitig und obligat durchgeführt werden mit Bestimmung von Zellen, Eiweiß und spezifischen Bb-Parametern. Stets sollte jedoch auch der Versuch eines Direktnachweises von Bb aus dem L unternommen werden.
7. Wegen der Gefahr besonders der neurologischen Spätkomplikationen (Bendig 1987; Huppertz 1990) ist es ethisch nicht vertretbar, Kindern mit einer borreliogenen, wenn auch nur flüchtigen peripheren Fazialisparese bzw. Meningitis eine adäquate antibiotische Therapie vorzuenthalten.
8. In jüngster Zeit wurden direkte Nachweismethoden von Bb mit der Polymerasekettenreaktion (PCR) entwickelt (Jaulhac 1991). Sollte sich weiterhin bestätigen, daß der Erreger in frühen Krankheitsphasen einer NB nicht selten im L anzutreffen ist, könnte sich diese rasche und hochspezifische Methode als wertvolle Ergänzung zum Antikörpernachweis herausstellen.

Zusammenfassend scheint in Verdachtsfällen einer kindlichen NB der direkte Bb-Nachweis aus dem L besonders in frühesten Krankheitsphasen erfolgversprechend, wenn serologische Untersuchungen falschnegative Ergebnisse zeigen.

Literatur

Bendig J, Ogilvie D (1987) Severe encephalopathy associated with Lyme disease. Lancet i:681–682

Huppertz H (1990) Childhood Lyme borreliosis in Europe. Eur J Pediatr 149:814–821

Jaulhac B, Nicolini P, Piemont Y et al. (1991) Detection of Borrelia burgdorferi in cerebrospinal fluid of patients with Lyme borreliosis. N Engl J Med 324:1440

Millner MM, Müllegger R, Spork K, Stanek G (1991) Lyme borreliosis of central nervous system (CNS) in children: A diagnostic challenge. Infection 19:273–278

Frühdiagnose der Herpesenzephalitis: Die Rolle von Magnetresonanz und Polymerasekettenreaktion

M.M. Millner, M. Grubbauer, E. Spork, F. Ebner, E. Puchhammer-Stöckl

Zusammenfassung

Seit der Einführung des Acyclovir (AC) als Mittel der Wahl zur Behandlung der Herpesenzephalitis (HSE) hat sich die Prognose der Erkrankung ganz entscheidend gebessert.

Berichtet wird über vier Kinder im Alter von 4, 11, 19 und 42 Monaten, bei denen die rasche Diagnosestellung mittels Direktnachweis des Virusgenoms aus dem Liquor cerebrospinalis mittels Polymerasebettenreaktion (PCR) und mittels Magnetresonanztomogramm (MRT) gelang. In 3 Fällen kam es zu einer restitutio ad integrum, nur in 1 Fall besteht eine statomotorische, vor allem aber sprachliche und mentale Entwicklungsverzögerung.

Diskutiert wird – in Anbetracht der unspezifischen klinischen Initialsymptomatik zu Beginn einer HSE – der Stellenwert von PCR und MRT zur frühen Diagnose der HSE im Kindesalter.

Einleitung

Die initiale Symptomatik einer Herpes-simplex-Enzephalitis (HSE) im Kindes- und mehr noch im Säuglingsalter kann äußerst uncharakteristisch mit den Zeichen eines banalen fieberhaften Infektes beginnen. Stellt sich dann ein Krampfanfall ein, wird dieser nicht selten als „Fieberkrampf" mißdeutet. Besonders hinweisend sollten fokale Krämpfe und (wechselnde) Bewußtseinstrübungen sein.

Unbehandelt bzw. vor der Ära des Acyclovir (AC) wurde die Letalität der HSE mit etwa 70% angegeben, etwa ⅔ der Überlebenden wiesen zum Teil schwere neurologische Defektzustände auf (Whitley 1977).

Seit die Überlegenheit des AC gegenüber anderen antiviralen Substanzen gezeigt werden konnte (Sköldenberg 1984), ist das Wissen um seine hohe Wirksamkeit und weitgehende Nebenwirkungsfreiheit mittlerweile Allgemeingut geworden. In der Ära des AC hat sich daher die Problemstellung von der Therapie weg – hin zur Früherkennung bzw. Differentialdiagnose verlagert. Hier hat sich in letzter Zeit das MRT als hochsensitive Methode zum Nachweis fokaler Läsionen etabliert, welches in der Frühdiagnose dem Computertomogramm (CT) eindeutig überlegen ist (Albertyn 1990; Schroth 1987).

Seit kurzem steht nun die PCR als diagnostische Methode zur Verfügung, die aus sehr geringen Mengen von Virus-DNA durch rasche Amplifikation derselben innerhalb 1–2er Tage den sicheren Nachweis des Herpes-simplex-Virus (HSV) erlaubt (Powell 1990; Rowley 1990; Puchhammer-Stöckl 1990).

Ergebnisse

Von September 1990 bis April 1991 wurde an der Kinderklinik in Graz bei 4 Kindern die Diagnose einer HSE mittels PCR und MRT gestellt (Tabelle 1) und mit einer AC-Therapie unverzüglich begonnen. Aus der Tabelle ist zu ersehen, daß die HSV-Antikörper im Liquor cerebrospinalis (LC) in den entscheidenden Krankheitsphasen noch negativ sein können.

Tabelle 1. Klinische und Untersuchungsbefunde

Fall (Mon)	Krankheitstage vor Therapie	Zuweisungsdiagnose	PCR (Tag)	L-Zellen/ mm^3	L-Protein (mg/dl)	HSV-Antikörper (IgM/IgG)	MRT
1 (4,5)	0	general. Krämpfe	+ (1) – (11)	normal	normal	– (S-IgG+)	unspez. Veränd.
2 (11)	3d	„Fieberkrampf"	+ (1) ± (10)	82	23	–	Läsionen in beiden Parietallappen
3 (19)	7d	„Fieberkrampf"	+ (1) – (7)	176	55	–	HSE-typ. Veränd.
4 (42)	2d	„Fieberkrampf"	+ (7) – (10)	4	26	–	„HSE-untyp. Veränd."

Bis auf Fall 1, wo am 1. Krankheitstag im MRT lediglich unspezifische Veränderungen erkennbar gewesen waren, fanden sich in allen übrigen Fällen die Zeichen einer Enzephalitis, im Fall 4 jedoch in bizarrer, untypischer Verteilung (Abb. 1).

Nach einer Krankheitsdauer von maximal 4 Wochen kam es bei 3 der vorgestellten Kinder – jeweils nach transienter Entwicklungsverzögerung durch einige Monate – zu einer restitutio ad integrum, nur im Fall 2 liegt eine wohl bleibende statomotorische, vor allem aber sprachliche und mentale Retardierung vor.

Diskussion

Zur Klinik und Therapie

Wenngleich keine exakten Angaben für Europa vorliegen, lassen Zahlen aus den USA (Whitley 1988) auf jährlich etwa 30 Fälle von HSE in Österreich bzw. mehr als 300 in Deutschland rückschließen. Davon betreffen zwischen 6 und 10% das Säuglings- und Kleinkindesalter (Grubbauer 1991).

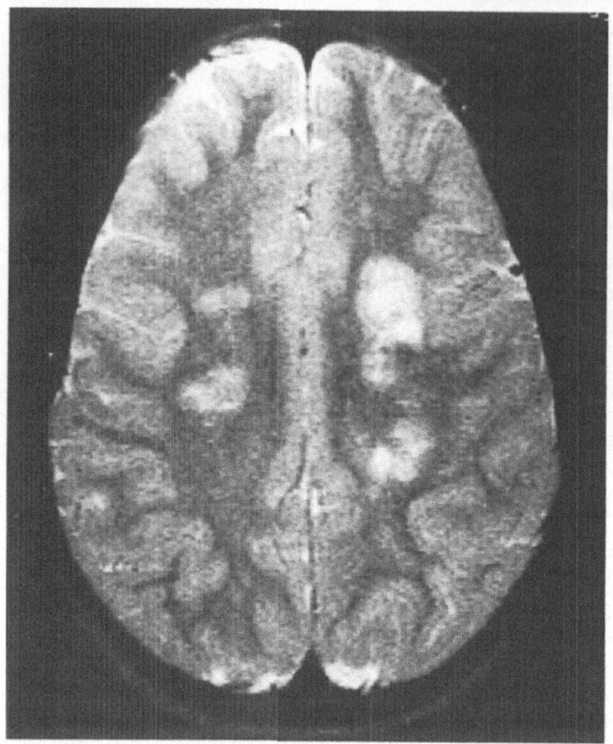

Abb. 1. T2-gewichtetes Bild mit asymmetrisch und bizarr konfigurierten, fleckig-konfluierenden Arealen erhöhter Signalintensität im periventrikulären Marklager beidseits (Fall 4)

Es besteht heute Übereinstimmung darüber, daß beim geringsten klinischen Verdacht auf HSE unverzüglich eine AC-Therapie einzuleiten ist. Je früher sie begonnen wird, desto effektiver wird sie sein (Whitley 1977). Allerdings haben Hirnbiopsien gezeigt, daß die klinische Verdachtsdiagnose einer HSE in mehr als der Hälfte der Fälle falsch war und in 16 % eine andere, behandelbare Krankheit vorgelegen hatte (Whitley 1989). Bekanntermaßen rufen das Epstein-Barr-Virus und das Mycobakterium tuberculosis u. U. ähnliche klinische Bilder hervor. Die Diagnose der Erkrankung darf sich daher nicht allein auf die klinisch-neurologische Symptomatik stützen, vielmehr sollte der Ätiologie der Erkrankung trotz begonnener AC-Therapie weiter nachgegangen werden.

Zur Diagnostik

Die für die HSE typischen, vorwiegend temporalen Veränderungen im CT sind gut dokumentiert. Heute stellt das MRT allerdings das bildgebende Verfahren der Wahl dar, weil das CT in frühen Krankheitsstadien falschnegativ ausfallen kann (Schroth 1987; Albertyn 1990; Grubbauer 1991). Abb. 1 zeigt, daß im MRT durchaus auch andere Verteilungsmuster der Läsionen anzutreffen sind.

Zu erwähnen ist auch die Schädelsonographie, die als rasch verfügbare Methode zur Diagnose beitrag kann (Staudt 1988; Riccabona 1991) und in manchen Fällen auch das EEG.

Im Frühstadium der HSE lassen sich spezifische Antikörper nur selten nachweisen (Sköldenberg 1984; Kahlon 1987; Lakeman 1987), auch der direkte Virusnachweis gelang bisher nur in etwa 4% (Nahmias 1982). Mit der PCR liegt nun eine hochsensitive Methode vor, mit der HSV-Bestandteile (Virusnukleinsäure) schon aus 10 μl (Puchhammer-Stückl 1990) bis 250 μl LC (Aurelius 1990) amplifiziert werden können. Exakte Kontaminationskontrollen haben überdies eine hohe Spezifität nachgewiesen (Aurelius 1990; Puchhammer-Stöckl 1990). Die PCR ist keine quantitative Untersuchung, allerdings läßt die Intensität der Banden einen gewissen Rückschluß auf die Konzentration vorhandener Virusnukleinsäuren zu: Unter Umständen sind die Banden während der AC-Therapie noch für einige Tage erkennbar (s. Fall 2) und verschwinden erst dann (Aurelius 1990). Eine positive HSV-PCR ist also nicht mit dem Vorhandensein lebender Viren gleichzusetzen.

Ist bei klinischem HSE-Verdacht eine HSV-PCR negativ, sollte sie wiederholt werden.

Üblicherweise verläuft die HSE im Kindesalter fulminant. In der Literatur wird allerdings immer wieder auf milde, protrahierte Verlaufsformen hingewiesen (Klapper 1984; Millner 1985; Powell 1990). Daneben werden seit langem Zusammenhänge zwischen subklinischen bzw. rezidivierenden HSE-Formen und nachfolgenden psychiatrischen Krankheitsbildern diskutiert (Cleobury 1971).

Wenn die PCR als diagnostische Methode das halten kann, was sie verspricht, könnten solche Fälle in Hinkunft geeignet sein, unser Wissen um das klinische Spektrum der HSE um einige wichtige Nuancen zu erweitern.

Die hier vorgestellten 4 Fälle von HSE im Säuglings- bzw. Kleinkindesalter sind geeignet, die Bedeutung von MRT und PCR zu einem sehr frühen Zeitpunkt zu unterstreichen, wenn eine völlige Genesung von dieser sonst sehr schweren Erkrankung erreicht werden soll.

Literatur

Albertyn LE (1990) Magnetic resonance in herpes simplex encephalitis. Austral Radiol 34(2):117–121

Aurelius E, Johansson B, Sköldenberg B, Staland A, Forsgren M (1990) Rapid diagnosis of herpes simplex encephalitis by nested polymerase-chain reaction assay of cerebrospinal fluid. Lancet (i) 337:189–192

Cleobury JF, Skinner GRB, Thonless ME, Wildy MP (1971) Association between psychopathic disorders and serum antibody to herpes simplex (type 1). Br Med J i:438–441

Grubbauer HM, Dornbusch HJ, Trop M, Zobel G, Riccabona M (1991) Herpes-Enzephalitis im Kleinkindesalter. Übersicht und Erfahrungen aus dem eigenen Krankengut. Antib Mon 7(1):18–21

Kahlon J, Chatterjee S, Lakeman FD, Lee F, Nahmias AJ, Whitley RJ (1987) Detection of antibodies to herpes simplex virus in the cerebrospinal fluid of patients with herpes simplex encephalitis. J Infect Dis 155:38–44

Klapper PE, Cleator GM, Longson M (1984) Mild forms of herpes encephalitis. J Neurol Neurosurg Psychiatry 47:1247–1250

Lakeman FD, Koga J, Whitley RJ (1987) Detection of antigen to herpes simplex virus in cerebrospinal fluid from patients with herpes simplex encephalitis. J Infect Dis 155:1172–1178

Millner MM, Mutz I (1985) Schädelinnendruckerhöhung mit Nahtsprengung als Leitsymptom einer Herpes-simplex-Meningitis. Päd Pädol, p 283–288

Powell KF, Anderson NE, Frith RB, Croxson MC (1990) Non-invasive diagnosis of herpes simplex encephalitis. Lancet i; 335:357–358

Puchhammer-Stöckl E, Popow-Kraupp T, Heinz FX, Mandl CW, Kunz C (1990) Establishment of PCR for the early diagnosis of herpes simplex enecephalitis. J Med Virol 32:77–82

Riccabona M, Grubbauer HM (1991) Sonographische Befunde bei einem Fall mit Säuglingsherpesenzephalitis. Klin Pädiatr 203:403–405

Rowley AH, Whitley RJ, Lakeman FD, Wolinsky SM (1990) Rapid detection of herpes-simplex-virus DNA in cerebrospinal fluid of patients with herpes simplex encephalitis. Lancet I, vol 335:440–441

Schroth G, Gawehn J, Thron A, Vallbracht A, Voigt K (1987) Early diagnosis of herpes simplex encephalitis. Neurol 37:179–183

Sköldenberg B, Forsgren M, Alestig K et al. (1984) Acyclovir versus vidarabine in herpes simplex encephalitis. Lancet II:707–711

Staudt F, Obletter N, Czettritz G, Lechner H, Weinmann HM, Furmaier R, Helwig H (1988) Herpes-Enzephalitis im Säuglingsalter. Monatsschr Kinderheilkd 136:436–442

Whitley RJ (1988) Herpes simplex virus infections of the central nervous system. Am J Med 85:61–67

Whitley RJ, Soong SJ, Dolin R et al. (1977) Adenine-arabinoside therapy of biopsy proved herpes simplex encephalitis. N Engl J Med 297:289–294

Whitley RJ, Cobbs CG, Alford CA et al. (1989) Diseases that mimic herpes simplex encephalitis. JAMA 262:234–239

Myelinoklastische diffuse Sklerose – pseudotumoröse Verlaufsform der multiplen Sklerose

J.-P. Ernst, H. P. Higer, H. Goebel, M. Albani

Einleitung

Die von P. Schilder 1912, 1913 und 1924 mitgeteilten Fälle von „Enzephalitis periaxialis diffusa“ stellen kein einheitliches Krankheitsbild dar, vielmehr handelte es sich im 2. Fall wohl um eine Adrenoleukodystrophie und im 3. Fall um eine subakute sklerosierende Panenzephalitis. Lediglich die erste Patientin erfüllt aus heutiger Sicht die Kriterien der myelinoklastischen diffusen Sklerose, einer seltenen, besonders im Kindesalter vorkommenden Verlaufsform der multiplen Sklerose, die von der häufigeren Adrenoleukodystrophie abgegrenzt werden muß (Poser 1956). Wir berichten im Folgenden über einen bioptisch gesicherten Fall bei einem 11jährigen Mädchen.

Kasuistik

Im Alter von 7 Jahren kam es innerhalb weniger Tage zu einem beiderseitigen, kompletten Visusverlust. CT, MRT und Liquoranalysen waren normal. Unter einer systemischen Steroidtherapie erholte sich der Visus links vollständig, auf dem rechten Auge blieb die Patientin blind. In den folgenden 3 Jahren war sie völlig beschwerdefrei.

Mit 10,7 Jahren wurde sie in unserer Klinik wegen einer rechtsseitigen Fazialis- und Armschwäche und Dysarthrie aufgenommen. Sämtliche Laboruntersuchungen einschließlich Liquoranalysen fielen normal aus. Im EEG waren parietookzipital links eine Amplitudenreduktion und Verlangsamung nachweisbar. Im CT und MRT zeigte sich im linken parietalen Marklager eine 3,5 cm große rundliche Raumforderung mit exzentrischem Saum, homogenem Zentrum und geringem perifokalen Ödem. Kontralateral stellte sich eine kleinere, ganz ähnlich strukturierte Läsion ohne raumfordernden Charakter dar (Abb. 1).

Innerhalb weniger Tage entwickelten sich eine nahezu vollständige Hemiplegie rechts und eine Sprachlähmung. Durch eine offene Hirnbiopsie konnte ein nekrotisierender demyelinisierender Prozeß vom Typ der myelinoklastischen Sklerose gesichert werden. Unter einer Steroidtherapie (initial 2 mg Prednison/kg KG über 4 Wochen), die langsam ausschleichend über insgesamt 5 Monate erfolgte, bildeten sich die neurologischen Symptome bis auf eine ganz diskrete Schwäche des rechten Arms zurück. Parallel dazu besserte sich der kernspintomographische Befund (Abb. 2).

Zwei Wochen nach Absetzen der Steroidbehandlung kam es zu einer linksseitigen Visusverschlechterung im Sinne einer Neuritis nervi optici. Unter einer erneuten Therapie mit Prednison besserte sich die Symptomatik rasch, der übrige klinische Befund und das Kernspintomogramm blieben unverändert.

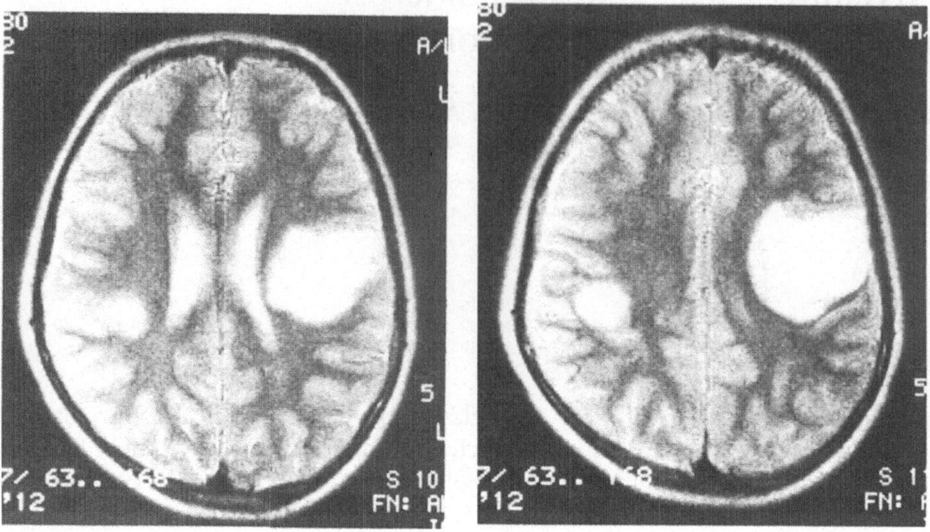

Abb. 1. MRT (T_2-Gewichtung): Große zystische Läsion im parietalen Marklager der linken Hemisphäre, kleinere Läsion kontralateral

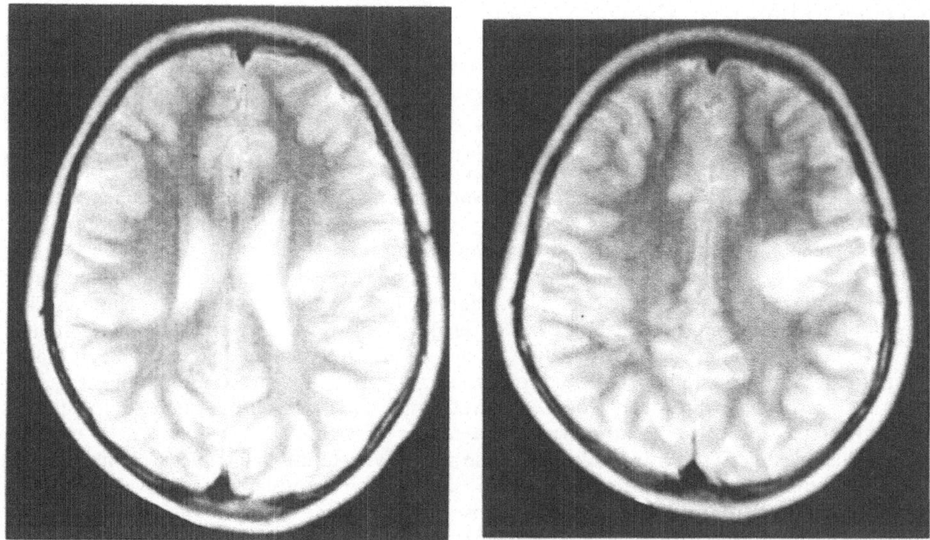

Abb. 2. Deutliche Rückbildung der Läsionen nach Steroidbehandlung

Diskussion

Die der jetzigen Symptomatik um drei Jahre vorangehende wahrscheinliche Neuritis nervi optici ließ an den zweiten Schub einer multiplen Sklerose denken. Aufgrund des jetzt beeindruckenden kernspintomographischen Befundes bei

Fehlen oligoklonaler IgG-Banden im Liquor erschien es uns notwendig, vor Einleitung einer Steroidbehandlung einen Tumor, Hirnabszeß oder eine Parasitose durch eine Hirnbiopsie sicher auszuschließen. Histologisch erwies sich die Hirnrinde im erfaßten Gewebe bis auf eine leichte Gliose intakt. Die Myelinscheiden waren fast vollständig durch Makrophagen und Fettkörnchenzellen ersetzt, die Achsenzylinder aber zum Teil erhalten.

Morphologisch zeichnet sich die Erkrankung durch große zusammenhängende Entmarkungen im Marklager beider Großhirnhemisphären aus. Die Veränderungen erstrecken sich von den Ventrikelwänden bis an die Gyri, wobei die Fibrae arcuatae meist verschont bleiben. Selten werden die disseminierten Herde auch im N. opticus, Mittelhirn, Kleinhirn und in der Medulla oblongata und so gut wie nie im Rückenmark angetroffen. Axone und Ganglienzellen gehen nicht im gleichen Maße unter wie die Markscheiden. Makroskopisch entstehen so große konfluierende, meist glatt begrenzte Zysten im Marklager beider Hemisphären, die vom Aspekt im MRT mit zystischen Tumoren verwechselt werden können.

Die Prognose der diffusen Sklerose wird im allgemeinen, so auch noch in jüngst erschienen Lehrbüchern der Neurologie (Fröscher 1991), als sehr ungünstig angegeben. Dies ist wahrscheinlich darauf zurückzuführen, daß unter dem Begriff „Schilder-Krankheit“ ätiologisch unterschiedliche Erkrankungen subsumiert wurden, insbesondere therapeutisch nicht beeinflußbare Adrenoleukodystrophien. Zudem wurden „echte“ Fälle unter anderen Diagnosen häufig unnötig ausgedehnten Kraniotomien unterzogen (Poser 1956).

Einzelne Arbeiten aus den vergangenen Jahren (Köhler et al. 1982; Poser et al. 1986; Goutieres et al. 1991) weisen dagegen auf einen günstigen Verlauf der Erkrankung unter einer systemischen Kortikoidtherapie hin. Einen solchen Verlauf schon jetzt auch bei unserer Patientin anzunehmen, ist sicherlich verfrüht, wenn auch die Rückbildung der neurologischen Ausfälle und der kernspintomographischen Veränderungen eindrucksvoll ist.

An das Vorliegen einer myelinoklastischen, diffusen Sklerose sollte bei folgender Konstellation gedacht werden:
progrediente fokale neurologische Symptomatik mit Hemiplegie und/oder Hemianopsie, Aphasie oder (selten) fokalen Anfällen mit dem Nachweis von häufig zwei unterschiedlich großen, zystischen, pseudotumorösen Prozessen im Marklager beider Großhirnhemisphären.

Nach Ausschluß einer Adrenoleukodystrophie bedarf es zur Sicherung der Diagnose einer Hirnbiopsie. Die Therapie mit Steroiden sollte unter Berücksichtigung des MRT-Befundes wahrscheinlich bis zum völligen Verschwinden der intrazerebralen Veränderungen, mindestens aber über 3 Monate erfolgen (Goutieres 1991, pers. Mitteilung). Der Verlauf bei unserer Patientin zeigt bei Absetzen der Steroide vor vollständigem Rückgang der intrazerebralen Läsionen ein schnelles Rezidiv.

Literatur

Fröscher W (1991) Neurologie. de Gruyter, Berlin, S 458–459

Goutieres F, Mikol J, Sainte-Rose C, Aicardi J (1991) Schilder's myelinoclastic diffuse sclerosis in children. Vortrag, EFCNS-Tagung in Paris

Köhler B, Tzonos T, Gustorf R, Okazaki H (1980) Doppelseitige Hirnzysten, ungewöhnliche Manifestation einer multiplen Sklerose im Kindesalter. Klin Pädiatrie 192:275–280

Poser CM, van Bogaert L (1956) Natural history and evolution of the concept of Schilder's diffuse sclerosis. Acta Neurol Scand 31:285–331

Poser CM, Goutieres F, Carpentier M-A, Aicardi J (1986) Schilder's myelinoclastic diffuse sclerosis. Pediatrics 77:107–112

Schilder P (1912) Zur Kenntnis der sogenannten diffusen Sklerose. Gesamte Neurol Psychiatr 10:1–60

7. *Diagnostik*

Wertigkeit der Basisdiagnostik von Kindern und Jugendlichen mit Neurofibromatose Typ 1

V.F. Mautner, S. Laute

Einleitung

Trotz der Fortschritte bei der Betreuung der Neurofibromatose-Erkrankten bleibt die Behandlung dieser Patientengruppe (ca. 28 000 in der BRD) kompliziert und kontrovers, weil sich Ausmaß und Progression der Erkrankung kaum einschätzen lassen. Der Auffassung, durch umfassende Diagnostik frühzeitig alle Komplikationen zu erfassen und damit alle therapeutischen Möglichkeiten auszuschöpfen, steht die Einschätzung des National Institute of Health entgegen, apparative und laborchemische Untersuchungen aufgrund pathologischer Untersuchungsbefunde durchzuführen [2]. Bei Patienten, die klinisch keine krankhaften Symptome aufweisen, sind Labortests, Computertomographien, Kernspintomographien (NMR), Elektroencephalogramme (EEG) und evozierte Potentiale (VEP und AEP) kaum von Wert. Die vorliegende Studie untersucht den Stellenwert einer umfassenden Diagnostik bei einem möglichst wenig selektierten Krankengut. Sie prüft, ob die klinische Einschätzung des Schweregrades Rückschlüsse auf notwendige diagnostische Maßnahmen erlaubt, ob die Diagnose pathologischer Veränderungen therapeutische Folgen hat und wieweit die angewandte apparative Diagnostik sinnvoll ist.

Methode

Vom 1.1.1988 bis zum 31.12.1990 untersuchten wir 39 Kinder und Jugendliche im Alter von 3–17 Jahren. Neben der allgemeinen klinischen und neurologischen Untersuchung wurden folgende apparative Untersuchungen durchgeführt: NMR des Kopfes und plexiformer Neurofibrome mit unklarer Tiefenausdehnung, EEG, AEP und VEP, Röntgen der Wirbelsäule und des Thorax, augenärztliche Untersuchung, Sonographie Abdomen, Dopplersonographie der extrakraniellen Halsgefäße, Urin auf Adrenalin und Noradrenalin und rotes Blutbild. Die Schweregradklassifikation wurde in Anlehnung an Riccardi und Köhler durchgeführt:

Gruppe 1: 11 Kinder im Alter von 3–16 Jahren (6 m – 5 w), bisher noch nicht ausführlicher untersucht,

Gruppe 2: 17 Kinder im Alter von 4–17 Jahren (11 m, 6 w), 14 Kinder noch nicht ausführlicher untersucht, bei 3 Kindern auffällige Befunde bekannt,

Gruppe 3: 7 Kinder im Alter von 6–14 Jahren (6 m, 1 w),

Gruppe 4: 3 Kinder im Alter von 5 und 12 Jahren (3 m).

Die erhobenen Befunde wurden in „kontrollbedürftig“ und „behandlungsbedürftig“ unterteilt.

Ergebnisse

NMR des Kopfes und plexiformer Neurofibrome mit unklarer Tiefenausdehnung

In Gruppe 1 70 % kontrollbedürftig, davon 60 % signalintense Zonen, ein plexiformes Neurofibrom des Rückens (Infiltration in den Thorax), Verdacht auf Hypothalamusgliom, Verdacht auf Basalzisternenhamartom; in Gruppe 2 56 % kontrollbedürftig, davon 86 % signalintense Zonen, Verdacht auf ein Optikusgliom und beidseitige Optikusgliome (22 % behandlungsbedürftig), Hydrozephalus bei Aquaeduktstenose, nach intraspinal wachsendes plexiformes Neurofibrom in Höhe HWK 3, Tumor im Übergangsbereich Mittelhirn/Hirnstamm mit Raumforderungszeichen (z. B. Astrozytom), ausgedehntes Neurofibrom des rechten Oberarms mit Infiltration des Thorax und Spinalkanals; in Gruppe 3 43 % kontrollbedürftig (davon 100 % signalintense Zonen), 14 % behandlungsbedürftig (spinales und cerebelläres Ependymom bei einem Patienten); in Gruppe 4 33 % kontrollbedürftig (davon 100 % signalintense Zonen), signalintense Zone und Hydrozephalus bei Aquaeduktstenose bei einem Kind kontroll- bzw. behandlungsbedürftig.

Röntgen Wirbelsäule

In Gruppe 1 36 % kontrollbedürftig (Skoliosen von 10–20 Grad/Cobb), chirurgisch kein Handlungsbedarf; in Gruppe 2 33 % kontrollbedürftig (Skoliosen größer 10 Grad/Cobb), 6 % behandlungsbedürftig (Skoliose 48 Grad/Cobb); in Gruppe 3 43 % kontrollbedürftige Skoliosen, keine orthopädische Intervention erforderlich; in Gruppe 4 sind 2 von 3 Kindern mit kontrollbedürftigen Skoliosen.

EEG

In Gruppe 1 30 % kontrollbedürftig (zwei leichte Allgemeinveränderungen (AV), ein abnormes EEG); in Gruppe 2 44 % kontrollbedürftig (vier leichte AV, drei abnorme EEGs und eine mittelschwere AV); in Gruppe 3 14 % kontrollbedürftig (eine leichte AV); in Gruppe 4 100 % kontrollbedürftig (bei allen drei Kindern fand sich eine leichte AV).

Augenärztliche Befunde

In Gruppe 1 24 % kontroll- und abklärungsbedürftig (Visusminderung bds., Gesichtsfeldeinengungen); in Gruppe 2 6 % kontroll- und abklärungsbedürftig (Gesichtsfeldeinengung); in Gruppe 3 14 % kontroll- und abklärungsbedürftig (Visusminderung).

Sonographische Abdomen

In Gruppe 1 eine Organvergrößerung der rechten Niere, eine bilaterale Nebennierenvergrößerung und eine retroperitoneale Raumforderung; in Gruppe 3 solide, polyzystische paraaortale Tumoren bei einem Kind. Beide Befunde abklärungs- und – wenn möglich – behandlungsbedürftig.

Sonstige

Ohne Informationszuwachs waren AEP und Adrenalin und Noradrenalin im Urin. Dopplersonographie der extrakraniellen Halsgefäße und B-Scan ergaben bei einem Kind eine 70 %ige Carotisstenose bds. (Gruppe 4). Pathologische VEPs zeigten sich bei bilateralen Optikusgliomen.

Diskussion

Die festgestellten Untersuchungsbefunde resultieren nicht aus einer Populationsstudie [1]. Die Stichprobe ist klein, so daß die Ergebnisse nur vorläufigen Charakter haben. Unter Maßgabe dieser Fakten zeigt sich, daß die vorbeschriebene Basisdiagnostik bei asymptomatischen und leicht NF Betroffenen in den Funktionsbereichen NMR von Kopf und plexiformen Neurofibromen mit unklarer Tiefenausdehnung sinnvoll sein kann. Dies gilt auch für die orthopädische Untersuchung inkl. Röntgenaufnahmen der gesamten Wirbelsäule, Sonographie des Abdomens sowie EEG und augenärztliche Untersuchung. Neben den unklaren Signalformationen im zerebralen NMR ergaben sich eine Vielzahl von beobachtungswürdigen sowie zu behandelnden Befunden. Die vorgenommene Schweregradeinteilung ist kein sicherer Prädiktor für bestehende krankhafte Befunde. Zwischen Schweregradeinteilung und der Häufigkeit von kontroll- und behandlungsbedürftigen Befunden ergab sich keine Korrelation. Apparative Untersuchungen wie AEP, VEP, Dopplersonographie/B-Scan der extrakraniellen Halsgefäße sind nur bei gezielter Indikation sinnvoll. Der Vorschlag der NIH Konferenz, apparative Untersuchungen aufgrund der klinischen Untersuchung zu veranlassen, ist demnach problematisch. Basisdiagnostik und Verlaufskontrollen sind geeignet, die in der Erkrankung liegenden Gefahren und Unsicherheiten für Betroffene und Betreuende zu vermindern.

Literatur

1. Huson SM, Haper PS, Compston DAS, Recklinghausen DF von (1988) Neurofibromatosis – A clinical and population study in south-east Wales. Brain 111:1355–1381
2. National Institutes of Health (1988) Consensus development conference. Neurofibromatosis conference statement. Arch Neurol 45:575–578

Die kortikalen somatosensibel und frühen akustisch evozierten Potentiale bei Kindern

G. Mattigk

Einleitung

Die besondere Bedeutung der kortikalen somatosensibel und frühen akustisch evozierten Potentiale als risikoloser, nichtinvasiver Untersuchungsmethoden ist in der pädiatrischen Neurologie wegen dieser Charakteristik sowie ihrer weitgehenden Unabhängigkeit von der Vigilanz und ihrer prinzipiellen Unbeeinflußbarkeit durch Schlaf und zentral wirksame Pharmaka gegeben. Es sollen daher die kortikalen somatosensibel und frühen akustisch evozierten Potentiale bei gesunden Kindern mit allen für die pädiatrisch-neurologische Diagnostik wesentlichen Parametern dargestellt werden.

Patienten

Die Untersuchungsgruppe bestand aus 35 gesunden Kindern, 17 Jungen und 18 Mädchen im Alter von 6–17 Jahren, die weder anamnestisch noch klinisch Hinweise auf eine neurologische oder otologische Erkrankung aufwiesen.

Methodik und Ergebnisse

Die kortikalen SSEP wurden durch rechts- und linksseitige Reizung des N. medianus und N. tibialis ermittelt. Die frühen akustisch evozierten Potentiale wurden mit Clicks bei monoaural alternierender Reizung ausgelöst. Mit der dargestellten Methodik konnten die kortikalen somatosensibel evozierten Potentiale des N. medianus von der P15 bis zur N55 bei Kindern vom Vorschul- bis zum vollendeten Jugendalter in engen Normgrenzen dargestellt werden (Tabelle 1).

Mit der Kovarianzanalyse wurde der Einfluß des Geschlechtes auf die Latenzen der kortikalen somatosensibel evozierten Potentiale des N. medianus untersucht

Tabelle 1. Normwerte der Latenzen und Seitendifferenzen der kortikalen SSEP (N. medianus)

Potentialkomponenten	Latenzen (ms)	Seitendifferenzen (ms)
P 15	$13{,}80 \pm 1{,}32$	$0{,}18 \pm 0{,}19$
N 20	$17{,}96 \pm 1{,}13$	$0{,}13 \pm 0{,}14$
P 25	$23{,}42 \pm 1{,}95$	$0{,}18 \pm 0{,}16$
N 35	$30{,}63 \pm 2{,}56$	$0{,}61 \pm 0{,}64$
P 45	$37{,}98 \pm 3{,}24$	$1{,}05 \pm 0{,}92$
N 55	$51{,}94 \pm 4{,}57$	$1{,}18 \pm 1{,}09$

und deren Latenzgleichheit bei Jungen und Mädchen gesichert. Mittels der Kovarianzanalyse wurden auch die Korrelationen der Latenzen zu den gemessenen somatischen Faktoren analysiert und signifikante Beziehungen der Latenzen der P 15 und N 20 zur Körpergröße gesichert. Mit der vorgestellten Methodik konnten ebenfalls die kortikalen somatosensibel evozierten Potentiale des N. tibialis von der N 30 bis zur N 70 reproduzierbar abgeleitet werden (Tabelle 2). Mit der Kovarianzanalyse wurden für die Latenzen der N 30 und P 40 signifikante Beziehungen zur Körpergröße der Kinder gesichert. Darüber hinaus konnten für die Latenz der N 30 signifikante Geschlechtsunterschiede im Sinne längerer körpergrößenunabhängiger Latenzen bei Jungen gegenüber Mädchen gefunden werden. Damit unterscheiden sich die Regressionsgeraden für die Latenzen der N 30 bei Jungen und Mädchen. Für die Latenz der P 40 sind sie dann wiederum zwischen den Geschlechtern gleich. Bei der Bewertung der frühen akustisch evozierten Potentiale gelten die Wellen I bis V als die wertvollsten Komponenten, die auch mit den geringsten Standardabweichungen und kleinsten Seitendifferenzen gewonnen wurden (Tabelle 3). Bei den frühen akustisch evozierten Potentialen konnten keine signifikanten Geschlechtsunterschiede oder der Einfluß bestimmter körperlicher Parameter auf dieselben im Kindesalter gesichert werden. Die aufgestellten Normwerte der Latenzen, Zwischenwellenzeiten und Amplituden der FAEP sind damit ohne Berücksichtigung körperlicher Parameter oder des Geschlechtes im Kindesalter anwendbar.

Tabelle 2. Normwerte der Latenzen und Seitendifferenzen der kortikalen SSEP (N. tibialis)

Potentialkomponenten	Latenzen (ms)	Seitendifferenzen (ms)
N 30	30,49 ± 2,87	0,24 ± 0,24
P 40	38,59 ± 2,24	0,27 ± 0,31
N 50	47,86 ± 2,99	0,86 ± 0,83
P 60	57,56 ± 4,02	0,95 ± 0,91
N 70	72,52 ± 7,35	1,52 ± 1,09

Tabelle 3. Normwerte der Latenzen, Zwischenwellenzeiten und Seitendifferenzen der FAEP (alternierende Reizung)

Potentialkomponenten	Latenzen (ms)	Seitendifferenzen der Latenzen (ms)
I	1,49 ± 0,09	0,04 ± 0,05
II	2,60 ± 0,15	0,06 ± 0,06
III	3,59 ± 0,12	0,06 ± 0,07
IV	4,84 ± 0,17	0,10 ± 0,11
V	5,43 ± 0,24	0,07 ± 0,07
VI	7,20 ± 0,25	0,12 ± 0,09
VII	8,51 ± 0,29	0,17 ± 0,10
I–II	1,11 ± 0,12	0,07 ± 0,06
II–V	2,82 ± 0,23	0,11 ± 0,08
I–V	3,94 ± 0,17	0,09 ± 0,07
III–V	1,84 ± 0,20	0,10 ± 0,09

Spinale Sonographie

M. Zieger, K. Matti

Allgemeine Voraussetzungen und Technik

Die häufigsten spinalen Veränderungen im Kindesalter sind Malformationen unterschiedlicher Lokalisation und Ausprägung sowie primäre oder metastatische Raumforderungen. Obwohl der hohe Stellenwert der spinalen Sonographie insbesondere bei der Differentialdiagnose der Malformationen verschiedentlich hervorgehoben wurde [1–4], steckt die spinale Sonographie noch in den Kinderschuhen.

Die Wirbelelemente (Körper, Bögen und Dornfortsatz) weisen eigene Ossifikationszentren auf, wobei zunächst Wirbelkörper und -bögen verknöchern. Die pränatal einsetzende Ossifikation der Wirbelbögen beginnt lateral und schreitet nach ventral zum Wirbelkörper und nach dorsal zum Dornfortsatz fort.

Bei der *Untersuchung von ventral* dienen die knorpeligen Wachstumszonen der Wirbelkörper und die Bandscheiben als akustisches Fenster, ein relativ luftleeres Abdomen oder eine gute Blasenfüllung vorausgesetzt.

Die *Untersuchung von dorsal* durch Dornfortsätze und angrenzende Wirbelbögen ist nur bis Ende des ersten Lebensjahres vollständig durchführbar. Wegen der zunehmenden Ossifikation sollte die sagittale Schnittführung deshalb ab diesem Zeitpunkt um 15° nach medial geneigt und paravertebral aufgesetzt erfolgen. Der Spinalkanal kann somit vollständig nur beim Frühgeborenen und Neugeborenen abgebildet werden. Segmental läßt er sich thorakal bis zum 2. Lebensjahr beurteilen, lumbosakral bis etwa zum 8. Lebensjahr. Knöcherne Defekte postoperativ, bei Neoplasien sowie bei Fehlbildungen können eine altersunabhängige sonographische Beurteilung erlauben [1–4].

Anatomie

Von ventral kann besonders das Os sacrum dargestellt werden mit seinen 5 Knochenkernen und der charakteristischen Stellung des ersten Sakralwirbels, ebenso lassen sich Bandscheibe und Wurzeltaschen unterscheiden, die Disci intervertebrales als echofreie bis echoarme, rundliche Strukturen ventral und dorsal abgegrenzt durch das jeweilige echodichtere Längsband; sowie die dorsalen und ventralen Spinalnervenwurzeln als zarte, echodichte Strukturen ventrolateral des Myelons.

Der Untersuchung *von dorsal* sind folgende Strukturen zugängig: dorsale, paraspinale Weichteile wie der benachbarte Musculus erector spinae, echodichte ossäre und echoarme kartilaginäre Strukturen der Dornfortsätze und Wirbelbögen sowie intraspinal: Das Myelon zeichnet sich im Längsschnitt ab als echoarmer Strang mit mittelständiger, zarter echodichter Doppellinie, dem Zentralkanal, im Axialschnitt als annähernd runde, echofreie Formation mit zentralem zarten Reflex. Die echogene ventrale und dorsale Begrenzung des Myelons resultiert aus dem Impedanzsprung zwischen solidem Myelon und liquidem, echofreiem umgebenden Subdural- bzw. Subarachnoidalraum. Diesem schließt sich – den Wirbelbögen vorgelagert – das inhomogene, vorwiegend echoreiche epidurale Fettgewebe an. Im Axialschnitt können in der Grenzschicht beide Aa. spinales posteriores und die A. spinalis anterior anhand der Pulsationen identifiziert werden [1].

Bei erheblicher individueller Schwankungsbreite ist die im dorsalen Längsschnitt beurteilbare Konuslage erst unterhalb von L 2/3 als pathologisch zu werten [1]. Im Längsschnitt können weiter einerseits die Cauda equina mit ihren echogenen Faserbündeln und dem zentralen, echoärmeren Filum terminale abgegrenzt werden, andererseits kraniozervikal der Übergang des Halsmarkes in die ebenfalls echoarme Medulla oblongata. Der thorakale Spinalkanal kann aufgrund der ausgeprägten knöchernen Überlagerung durch die Dornfortsätze nur im frühen Säuglingsalter eingeschallt werden.

Die spinale Sonographie bei verschiedenen Fragestellungen

Malformationen

Fehlbildungen des Neuralrohres sind häufig. Segmentale neurologische Ausfälle wie Klumpfußhaltung, Hypotonie der unteren Extremitäten, progrediente Gangstörungen und neurogene Blase, aber auch anorektale Mißbildungen sind mögliche Zeichen einer solchen Störung des kaudalen Rückenmarks [1]. Gedeckte Neuralrohrdefekte können mit dorsal mittelständigen oder mittelliniennahen Hautanomalien (Dermalsinus, Naevi, Pigmentanomalien, Hämangiome, Kutisaplasie, Hypertrichose – sogenannte *neurokutane Stigmata*) einhergehen [1–4]. Eine sonographische Ausschlußdiagnostik okkulter Fehlbildung bietet sich dafür ebenso an wie bei Patienten mit Analatresie oder Skelettmißbildungen [4].

Folgende Fehlbildungen können erfaßt und klassifiziert werden:

Spina bifida occulta mit intakten intraspinalen Strukturen bei vergrößerter interpedunkulärer Distanz, weit auseinander liegenden echogenen Bogenwurzeln im Axialschnitt und Fehlen der Bogenlinie dorsal des Spinalkanals.

Meningozelen mit zystischer, rundlich bis ovaler, echofreier und glatt begrenzt erscheinender Aussackung der Dura mater, nicht selten septiert [1]. Bei offenen Meningozelen kann eine Untersuchung natürlich nur kranial oder kaudal der Zele erfolgen.

Meningomyelozelen mit zusätzlicher Einbeziehung von Myelonanteilen oder Nervenwurzeln der Cauda equina in die Zele, mit trotz Bauchlage dorsaler Myelonlage und tiefem Konusstand. Da bei 60–90 % der Meningomyelozelen kraniozervikale Fehlbildungen vorliegen [1], sollte eine zusätzliche Schädelsonographie erfolgen.

Lipomeningomyelozelen mit echoreicher Masse kaudal im Zelensack, in die das verdickte Filum terminale oder Teile der Cauda equina einstrahlen.

Lipome intra/extradural mit homogener echoreicher Struktur, glatter Abgrenzbarkeit, Verlagerung des Myelons/der Cauda equina nach ventral und kranialer/kaudaler Erweiterung des Subarachnoidalraums. Verdickung und Echogenitätsanhebung im Filum terminale (bei normalem Konusstand) sind Zeichen einer möglichen Infiltration durch ein Lipom.

Adhäsion von Konus/Cauda equina „tethered-cord-syndrom": Entscheidend ist die Dorsalpositionierung des Myelons trotz Bauchlage und Dämpfung des physiologischen Schwingverhaltens von Myelon und Cauda equina.

Syringo- und Hydroymelie: Nachweis der Höhlenbildung im Myelon.

Diastematomyelie: insbesondere im Axialschnitt gut voneinander abgrenzbare getrennte Myelonstränge, häufig begleitende knöcherne/knorpelige Septen, Sporn.

Die genaue Erfssung der kranialen Ausdehnung von Syringo-, Hydro- und Diastematomyelie bedarf meist zusätzlicher Untersuchungen, da thorakale und thorakolumbale Veränderungen nicht gut abzubilden sind.

Spinale Raumforderungen

Sie setzen sich zusammen aus den primären Tumoren, intraspinalen Abtropfmetastasen, primär ossären Neoplasien und paraspinalen Tumoren mit Infiltration des Spinalkanals (Neuroblastom, Teratom). Extra- und intramedulläre Tumoren werden unterschieden.

Extramedulläre Tumoren führen zur Verdrängung oder Kompression des Myelons mit Kompression oder Erweiterung des Subarachnoidalraums proximal und distal der Masse.

Intramedulläre Tumoren imponieren durch eine umschriebene oder diffuse Verbreiterung des Myelons, wobei Zentralkanal und Subarachnoidalraum verstreichen und die Schwingungsfähigkeit des Myelons gedämpft wird. Die Echostruktur kann inhomogen oder homogen verdichtet, echoärmer bis zystisch sein oder kaum vom Myelon differenzierbar. Häufig ist die Ossifikation bei Diagnosestellung bereits weit fortgeschritten. Daher ist die Methode der Wahl zur Primärdiagnostik das NMR. Für postoperative Kontrollen ist die Sonographie jedoch meistens geeignet. Gleiches gilt für den Verlauf von *Systemerkrankungen mit Mitbefall des Spinalkanals* wie ALL, die Strukturveränderungen des Myelons bewirken. Die Rückbildung unter Therapie kann mittels Sonographie gut nachvollzogen werden [1, 4]. *Paraspinale Tumoren* wie das häufig vom sympathischen Grenzstrang ausgehende *Neuroblastom* und das *Steißbeinteratom* werden primär sonographisch dargestellt [4]. Regelmäßig ist im Axialschnitt eine Aufweitung der Foramina intervertebralia oder knöcherne Destruktion der Wirbel nachweisbar [1, 3, 4].

Knöcherne Defekte infolge Metastasierung oder operativer Therapie (Laminektomie) können bei abgeschlossener Ossifikation als akustisches Fenster dienen und lassen sich so für eine anschließende postoperative Verlaufskontrolle nutzen. Zur besseren Interpretation der Befunde (Hämatom/Narbe/Tumorrezidiv) sind möglichst ein präoperativer und noch wichtiger ein früher postoperativer Ausgangsbefund zu erheben.

Die spinale Sonographie ist somit Screeningmethode der Wahl bei der Diagnostik und Klassifikation okkulter Dysraphien und Malformationen sowie erstes bildgebendes Verfahren bei der Erfassung und Verlaufskontrolle spinaler und paraspinaler Tumoren.

Literatur

1. Dörr U, Zieger M (1986) Spinale Sonographie im Kindesalter. Monatsschr Kinderheilkd 134:864–868
2. Zieger M, Dörr U (1988) Pediatric spinal sonography, part I. Pediatr Radiol 18:9–13
3. Zieger M, Dörr U (1988) Pediatric spinal sonography, part II. Pediatr Radiol 18:105–111
4. Zieger M (1991) Pädiatrische Neurosonographie: Gehirn und Rückenmark. Klin Neuroradiol 1:175–183

Sonografie intrakranieller, ischämischer Veränderungen

E. Kuhls, M. Zieger

Einleitung

Die Überlebensrate Frühgeborener unter 1500 g ist in den letzten Jahren, unter anderem durch die Einführung der Surfactanttherapie deutlich angestiegen. In den westlichen Industrienationen wird die Überlebensrate dieser Kinder mit ca. 85 % angegeben [5]. Neben den pulmonalen Problemen hängt die Mortalität und besonders die Morbidität dieser Kinder entscheidend von zerebralen Komplikationen ab. 5–15 % haben schwere neurologische Probleme und weitere 25–50 % der Kinder bei der Nachuntersuchung leichtere Defizite neurologischer Art.

In den meisten neonatologischen Studien wird lediglich die Inzidenz intraventrikulärer Blutungen angegeben, obwohl de Vries et al. schon 1985 darauf hinwiesen, daß die ischämischen Veränderungen (und zwar im Falle der Frühgeborenen die periventrikuläre Leukomalazie) von weitaus größerer prognostischer Bedeutung sind [4]. In dieser Studie waren immerhin 50 % der Frühgeborenen mit schweren Hirnblutungen bei der Nachuntersuchung normal, während alle Patienten mit zystischer, periventrikulärer Leukomalazie Zerebralparesen und schwere Entwicklungsverzögerungen zeigten.

Seit über 10 Jahren werden die Ultraschalluntersuchungen des Schädels mit immer besseren, fahrbaren Geräten auf den neonatologischen Intensivstationen durchgeführt. Computertomografie und Kernspintomografie spielen im Alltag nur eine untergeordnete Rolle, wegen des meist notwendigen Transportes und der notwendigen Sedierung (oder sogar Narkose) der Kinder. Keeney et al. zeigten außerdem, daß bei im Kernspintomogramm entdeckten Veränderungen in den meisten Fällen auch die Ultraschalldiagnostik erfolgreich war, während im Computertomogramm ischämische Veränderungen häufig nicht zu sehen waren [1].

Kasuistik

Dargestellt wird der typische Verlauf eines Frühgeborenen mit periventrikulärer Leukomalazie. Bereits 3 Wochen vor der Geburt war eine Wachstumsretardierung des Kindes festgestellt worden. Die Mutter entwickelte eine Gestose im Sinne eines HELLP-Syndroms und das Kind mußte in der 30. SSW per Sectio entbunden werden. Das erste Ultraschallbild vom 3. Lebenstag ist noch als normal anzusehen. Auch am 25. Tag zeigen sich nur diskrete Strukturveränderungen. Das Bild am 46. Tag zeigt dann aber ein deutliches Zystenstadium periventrikulär. Nach 5½ Monaten sind die Zysten nicht mehr sichtbar, jedoch der Seitenventrikel deutlich dilatiert. Ausgeprägter sind die Veränderungen bei einem weiteren Frühgeborenen der 26. SSW. Die

Mutter war schon länger wegen Frühgeburtsbestrebungen mit i. v.-Tokolyse behandelt worden. Wegen starker vaginaler Blutungen wurde es per Sectio entbunden. Schon am Tage nach der Geburt zeigen sich Strukturverdichtungen, die am 9. Tag noch deutlicher zum Ausdruck kommen. Am 20. Lebenstag sieht man ausgeprägte zystische Veränderungen, die mit 4 Monaten immer noch deutlich zu sehen sind.

Der Unterschied zwischen einer ausgeprägten intraparenchymalen Blutung mit zystischer Umwandlung und einer typischen PVL ist sonografisch gut sichtbar auf Grund der unterschiedlichen Echostruktur der Zysten.

Ergebnisse

In den letzten 3 Jahren wurden auf unserer neonatologischen Abteilung 7 Patienten betreut, die eine typische zystische PVL hatten. Die klinischen Daten waren wie folgt: Das mittlere Geburtsgewicht betrug 1845 g, das mittlere Gestationsalter 32. SSW. Es waren also nicht die extrem kleinen Frühgeborenen, die doch eher intraventrikuläre Blutungen haben. Der mittlere 5-Minuten-Apgar war mit 7,6 relativ hoch. Diese Kinder hatten meist schwere Asphyxie, die mittlere Beatmungsdauer betrug 36 Tage. 6 Kinder wurden per Sectio entbunden, 4 hatten vermehrte Apnoen im Verlauf. Je 3 Kinder hatten ein ausgeprägtes Atemnotsyndrom, einen therapiebedürftigen Ductus arteriosus oder eine Sepsis. Interessant sind die pränatalen Risikofaktoren: Frühgeburtsbestrebungen, Cerclage, Blutungen der Mutter, Wachstumsretardierung, HELLP-Syndrom, Lungenembolie und familiäre Muskeldystrophie. In der Literatur werden die pränatalen Ursachen der PVL mit bis zu 40 % angegeben. In besonderen Fällen kann man das Umgekehrte annehmen, daß die Frühgeburt durch einen intrauterinen Zerebralschaden ausgelöst wird.

Der zeitliche Ablauf der PVL bei unseren Patienten war folgender: Erste Strukturverdichtungen zeigen sich nach ca. 5 Tagen, während die ersten zystischen Veränderungen im Mittel nach 19 Tagen auftraten. Nach ca. 3 Monaten ist das Narbenstadium erreicht, d. h. es sind keine Zysten im Ultraschall mehr nachweisbar, jedoch findet sich oft eine Ventrikelerweiterung. Das Outcome dieser Kinder war schlecht: 1 Kind ist gestorben, von den Überlebenden hatten 6 Entwicklungsverzögerung, 5 Tetraparesen, 4 Krampfanfälle, je 1 Hydrozephalus mit Ventil, Mikrozephalie. Außerdem wurde das Outcome von 11 weiteren Früh- und Neugeborenen mit Strukturverdichtungen im Ultraschall ohne zystische Umwandlung untersucht. In dieser Gruppe verstarben 2; 5 hatten neurologische Probleme und 4 waren bei der Nachuntersuchung normal.

Diskussion

Die Entstehung der PVL wird noch immer kontrovers diskutiert. Sowohl für reife, als auch für frühgeborene Kinder ist eine Autoregulation der zerebralen Durchblutung über einen weiten Bereich des systemischen Blutdruckes nachgewiesen. Diese Autoregulation kann jedoch durch Hypoxie, Azidose oder Hyperkapnie beeinträchtigt oder sogar aufgehoben werden. Ob die reine Minderperfusion oder die folgende vermehrte Reperfusion oder auch Besonderheiten des Stoffwechsels in bestimmten Hirnregionen die entscheidende Rolle bei der Entstehung ischämischer Veränderungen spielen, ist letztlich nicht bekannt. Auf jeden Fall sind die vulnerablen Regionen des Gehirnes vom Gestationsalter abhängig. Nach Takashima endet die arterielle Gefäßversorgung beim Frühgeborenen in der periventrikulären Region (sog. Wasserscheide) und macht diese Region besonders gefährdet [3]. Bei reiferen Kindern sind andere Regionen wie Stammganglien, Thalamus oder Hirnstamm betroffen [2].

Zusammenfassung

Als Fazit kann man sagen, daß die zystische PVL die typische, ischämische Veränderung des Gehirnes bei Frühgeborenen darstellt. Sie hat häufig pränatale Ursachen, zeigt einen typischen Verlauf bei der Ultraschalluntersuchung mit primären Strukturverdichtungen, zystischem Stadium und Narbenstadium und hat eine schlechte Prognose in bezug auf die neurologische Entwicklung dieser Kinder.

Literatur

1. Keeney SE (1991) MRI of high-risk neonates: II lesions of hypoxic-ischemic encephalopathy. Pediatr 87; 4:431–438
2. Pasternak JF (1990) Neonatal asphyxia: vulnerability of basal ganglia, thalamus and brainstem. Ped Neur 7; 2:147–149
3. Takashima S (1978) Development of cerebrovascular architecture and its relationship to periventricular leucomalacia. Arch Neurol 35:11–16
4. De Vries LS (1985) Predictive value of cranial ultrasound in the newborn baby: a reappraisal. Lancet 20:137–140
5. Volpe JJ (1989) Current concepts of brain injury in the premature infant. AJR 153:243–251

Morphometrische Untersuchungen an Kernspintomographiebildern bei Morbus Down

S. Weis, G. Weber, A. Rett

Einleitung

Die Kernspintomographie (NMR) bietet zur Zeit die beste Möglichkeit, das menschliche Gehirn an einer lebenden Population darzustellen. Hirnrinde und weiße Substanz sowie Kerngebiete können bei guter Auflösung visualisiert werden.

Eine interessante Frage der angewandten klinischen Neurobiologie stellen die Veränderungen des Gehirnes von Down-Patienten dar. Es ist einerseits wichtig, diese Gehirne mit denen einer Kontrollgruppe zu vergleichen, andererseits interessieren zerebrale Veränderungen während der Alterung von Mongoloiden, vor allem im Hinblick auf eine Alzheimer-ähnliche Neuropathologie.

Patienten und Methodik

Wir untersuchten eine Stichprobe von 7 Down-Patienten (mittleres Alter: 37,5 Jahre) und 7 Kontrollpersonen (mittleres Alter: 38,1 Jahre) mittels NMR. Folgende NMR Bildgebung kam zur Anwendung: „inversion recovery“ TR IR 1800, TE 80, TI 400.

An den NMR-Bildern wurden folgende Hirnstrukturen morphometrisch erfaßt: Cortex cerebri, Album, Ventrikel, Thalamus, Nucleus caudatus, Nucleus lentiformis, Hirnstamm und Cerebellum. Die Ventrikelmessung umfaßt die Messung der Seiten- und des 3. Ventrikels. Unter dem Begriff Nucleus lentiformis wurden die Messungen des Putamen und des Globus pallidus zusammengefaßt. Das Volumen dieser Hirnteile wurde nach der Methode von Cavalieri bestimmt. Das Axiom von Cavalieri besagt, daß das Volumen einer Struktur berechnet werden kann, indem man die Anschnittsflächen dieser Struktur auf parallelen Schnitten mit konstanter Dicke erfaßt, die Werte aufsummiert und mit der Schnittdicke multipliziert. Die Unterschiede zwischen der Kontrollgruppe und der Downgruppe wurden mit der einfachen Varianzanalyse (ANOVA) erfaßt.

Ergebnisse

Die Gehirne der Down-Patienten zeigten eine generelle Volumenverringerung im Vergleich zu gleichaltrigen Kontrollgehirnen. Das Volumen der Hirnrinde und des Album waren hoch signifikant verringert. Das Kleinhirn war leicht signifikant verkleinert. Thalamus, Nucleus caudatus, Nucleus lentiformis und Hirnstamm zeigten keine signifikanten Veränderungen (Tabelle 1). Die Gruppe der Down-Patienten wurde in eine junge Alterklasse (30 bis 39 Jahre) und eine ältere Alters-

B. Köhler, R. Keimer (Hrsg.)
Aktuelle Neuropädiatrie 1991

Tabelle 1. Volumenbestimmung nach Cavalieri an NMR Bildern. Vergleich zwischen Kontrollpersonen und Down Patienten. Die Volumina sind in cm^3 angegeben. (MW: Mittelwert, SD: Standardabweichung)

	Kontrolle (n=7)		Down (n=7)		P
	MW	(SD)	MW	(SD)	
Gehirn	1313,09	(146)	1081,61	(81)	0,00
Cortex cerebri	632,52	(65,1)	528,84	(40,1)	0,004
Album	462,43	(56,1)	360,28	(51,1)	0,004
Ventrikel	23,27	(9,1)	29,12	(13,2)	0,36
Thalamus	16,67	(4,9)	14,25	(6,5)	0,46
Ncl. caudatus	8,53	(1,7)	8,59	(2,5)	0,96
Ncl. lentiformis	14,01	(1,5)	14,49	(3,6)	0,76
Kleinhirn	149,35	(31,2)	121,30	(12,5)	0,05
Hirnstamm	29,91	(6,2)	24,35	(3,4)	0,07
Schädelinnenraum	1571,23	(231)	1443,19	(99)	0,20

Tabelle 2. Volumenbestimmung nach Cavalieri an NMR Bildern. Vergleich zwischen zwei Altersgruppen von Down-Patienten. Die Volumina sind in cm^3 angegeben. (MW: Mittelwert, SD: Standardabweichung)

	Down jung Alter: 30–39 (n=3)		Down alt Alter: 40–49 (n=4)		P
	MW	(SD)	MW	(SD)	
Gehirn	1137,61	(87)	1039,61	(52)	0,12
Cortex cerebri	556,56	(28,4)	508,05	(36,7)	0,12
Album	374,27	(46,8)	349,78	(58,7)	0,58
Ventrikel	27,33	(16,5)	30,47	(12,7)	0,78
Thalamus	18,91	(4,8)	10,75	(5,9)	0,11
Ncl. caudatus	9,97	(2,0)	7,55	(2,7)	0,25
Ncl. lentiformis	16,27	(5,9)	13,16	(0,8)	0,34
Kleinhirn	124,53	(19,8)	118,88	(6,8)	0,61
Hirnstamm	26,55	(2,5)	22,71	(3,3)	0,16
Schädelinnenraum	1458,75	(132)	1431,53	(89)	0,75

klasse (40 bis 49 Jahre) aufgeteilt. Obwohl alle untersuchten Hirnteile in der älteren Altersklasse leicht verkleinert waren, erreichten diese Altersveränderungen nicht das Signifikanzniveau (Tabelle 2).

Zusammenfassung

Die Kombination von Kernspintomographie und Morphometrie liefert quantitative und reproduzierbare Ergebnisse, die objektive Aussagen über die Veränderungen des Gehirnes in einer lebenden Population zulassen. Bei Down-Patienten konnte gezeigt werden, daß das Hirnvolumen und im besonderen das Volumen der Hirnrinde und der weißen Substanz signifikant verringert waren. Der Vergleich von zwei Altersgruppen von Down-Patienten zeigte, daß die Volumina aller Hirnregionen abnehmen, jedoch ist die Differenz nicht signifikant. Dies kann vorläufig – wegen der kleinen Stichprobe – als ein langsam voranschreitender Prozeß gedeutet werden.

8. *Kopfschmerzen*

Epidemiologie von Kopfschmerzen bei Schulkindern

S. v. Frankenberg, R. Pothmann, B. Müller, I. Britzelmeier, A. Backmerhoff, G. Sartory, B. Hellmeier, M. Wolff

Einleitung

Vor 30 Jahren veröffentlichte Bille in Schweden die erste große epidemiologische Studie zu Kopfschmerzen bei Kindern (1962). Danach litten bis zu 45 % der Kinder an Kopfschmerzen, 4,5 % davon an Migräne. Ende der 70er Jahre stellte Sillanpää einen Anstieg der Kopfschmerzprävalenz in Finnland auf 70 % fest (1983). Auch einige neuere Untersuchungen aus Italien bestätigen den Trend, daß die Kopfschmerzhäufigkeit bei Kindern ansteigt (Lanzi 1980; Manzoni et al. 1989; Piattella et al. 1989; Saraceni et al. 1989). Für Mitteleuropa liegen bislang kaum epidemiologische Zahlen vor. Aus diesem Grund wurde ein Fragebogen zur Erhebung der Kopfschmerzsituation an den Schulen in Wuppertal und Umgebung entworfen.

Folgende *Fragestellungen* sollten beantwortet werden:

- Wieviele Kinder leiden unter Kopfschmerzen (KS)?
- Wieviele leiden unter Spannungskopfschmerzen?
- Wieviele leiden unter Migräne?
- Wieviele Kinder sind behandlungsbedürftig aufgrund eines hohen Leidensdrucks?
- Gibt es bei Kopfschmerzen Unterschiede zwischen Mädchen und Jungen?
- Welches sind die Auslöser für die Kopfschmerzen?
- Haben Schüler in städtischen Wohngebieten häufiger Kopfschmerzen als Schüler in ländlicher Umgebung?
- Welche Folgen können Kopfschmerzen bei Kindern und Jugendlichen für ihr weiteres Leben haben?

Patienten und Methode

Schüler der 3. Klassen (ca. 8/9 Jahre), der 6. Klassen (ca. 12/13 Jahre), der 9. Klassen (ca. 15/16 Jahre) wurden schriftlich befragt, insgesamt 5283 Schüler der Stadt Wuppertal. Untersucht wurden Grundschüler, Hauptschüler, Realschüler, Gymnasiasten und Gesamtschüler, davon weiblich: 2662 und männlich: 2576.

Die im weiteren verwendeten Daten entsprechen einer repräsentativen Drittelauswahl von 3148 Wuppertaler Schülern.

Darüber hinaus wurden untersucht: 1657 Schüler aus dem Kreis Mettmann; Grundschüler, Hauptschüler, Realschüler, Gymnasiasten, davon weiblich: 849 und männlich: 808. Dies entspricht einer ca. 20 %igen Auswahl, wobei Schulen in ländlichen Gegenden herangezogen wurden.

Der Kopfschmerzfragebogen (einschließlich des psychologischen Angst- und Depressions-Fragebogens) wurde im Klassenverband unter Anleitung von ein bis zwei Betreuern während einer Schulstunde ausgefüllt.

Die Untersuchung in Wuppertal erfolgte von Oktober 1989 bis Februar 1990, in Mettmann: November 1990 bis Februar 1991.

Die Einteilung der verschiedenen Kopfschmerzformen erfolgte in Anlehnung an die operanten Klassifikationskriterien der Internationalen Kopfschmerzgesellschaft:

Spannungskopfschmerz: bilateraler Kopfschmerz, langsamer Beginn, keine Migränesymptome

Migräne ohne Aura: anfallsartige Kopfschmerzen, betont einseitig, vegetative Begleitsymptome wie Übelkeit, Erbrechen

Migräne mit Aura: Migräne ohne Aura und neurologische Zusatzsymptome wie Augenflimmern, Ataxie, Aphasie, Parästhesien oder Paresen

Kriterien für ausgeprägten Leidensdruck: Schmerzintensität: stark oder nicht auszuhalten, Häufigkeit: täglich oder jede Woche, Dauer: ganzer Tag oder länger, Schmerzmitteleinnahme.

Ergebnisse und Diskussion

Im Alter von 8/9 Jahren haben schon ca. 83 % der Schüler in beiden Untersuchungsgebieten Kopfschmerzerfahrung. Mit 11/12 Jahren sind des dann schon ca. 90 %. 50 % (Wuppertal: W)/47 % (Mettmann: ME) dieser Kinder haben *Spannungskopfschmerzen*, 11,5 %/10 % fallen unter *Migräne* (n. s.). Spannungs-KS steigen mit zunehmendem Alter an (dritte Klasse noch 41 %, neunte Klasse 50 %), wobei Jungen häufiger unter Spannungs-KS leiden als Mädchen.

Bei den KS vom *Migräne-Typ* lassen sich keine so eindeutigen Veränderungen bezüglich der Altersentwicklung feststellen, doch sind hier die *Mädchen* in allen Altersgruppen doppelt so häufig gegenüber den Jungen vertreten.

Auslöser für Kopfschmerzen: Die häufigsten Auslösemomente für KS sind neben Erkältungskrankheiten (38 %/41 %) „Schulsituation“ (33 %/37 %), Situationen, in denen „Ärger“ empfunden wird (30 %/27 %), „Wetterwechsel“ (30 %) und „wenig Schlaf“ (27 %/28 %). Hinterfragt man die schulischen und die „ärgerlichen“ Situationen weiter, so zeigt sich, daß „Ärger in der Famillie“ (ca. 40 %) und „Klassenarbeiten“ (35 %/40 %) als am meisten belastend angesehen werden, wobei „traurige/enttäuschende“ Empfindungen (36 %/40 %) hiermit gekoppelt sein könnten. Differenziert man diese Ergebnisse nach *Geschlecht*, sehen *Mädchen* weitaus häufiger als die Jungen „Schule“ (40 %, 28 %/43 %, 30 %) als den auslösenden Faktor für ihre Kopfschmerzen an, ebenso wie „Wetterwechsel“ und „Ärger“. Ebenso reagieren *Mädchen* stärker mit KS auf „Ärger in der Familie“ (43 %, 38 %), auf „Klassenarbeiten“ (40 %, 30 %/43 %, 38 %) und auf „Streit mit Klassenkameraden“ (23 %, 21 %/22 %, 18 %), so daß anzunehmen ist, daß *Mädchen* soziale Anforderungen stärker bewerten als Jungen. „Schlechte Zensuren“ bewerten allerdings die *Jungen* als etwas belastender. Die Items „Schule“, „zu wenig Schlaf“, „Wetterwechsel“, „Ärger in der Familie“ und „bei Klassenarbeiten“ nehmen mit *höherem Alter* an Gewicht zu.

Leidensdruck: Werden 2 oder mehr der 4 oben angegebenen Items angestrichen, kann man von einer extremen Belastung durch die KS und fehlendem Bewältigungsverhalten ausgehen, wie bei 20 % beider Untersuchungsgruppen. Diese Kinder werden aus klinischer Sicht als therapiebedürftig angesehen.

Coping-Strategien: Betrachtet man sich die *Mittel*, die Schüler zu Beginn ihrer KS einsetzen, so liegen Entspannungsmethoden deutlich im Vordergrund (ohne deswegen etwas über deren Wirksamkeit aussagen zu können). „Hinlegen" mit 40%/39 % und „Entspannen" (31 %/36 %) stehen deutlich im Vordergrund. Parallel dazu stehen die Aussagen, daß 29 %/34 % der Schüler während der KS eine „kurze Pause" und 37,5 %/32 % „sich hinlegen" müssen. Die Beeinträchtigung durch KS allein unter diesem Aspekt scheint insofern nicht unerheblich zu sein.

Bei der *geschlechtlichen Differenzierung* ist der Unterschied unbedeutend.

Bei der *Altersdifferenzierung* hingegen deutet sich die Tendenz an, daß mit zunehmendem Alter häufiger zu *Schmerzmitteln* gegriffen wird. Während in den *dritten Klassen* immer noch sehr häufig mit „Kopf kühlen", „hinlegen" und „entspannen" gearbeitet wird, gehen diese Maßnahmen im 9. Schuljahr deutlich wahrscheinlich zugunsten der Schmerzmittel zurück. 28 %/30 % der Neuntklässler greifen bei KS zu Schmerzmitteln, während dies im Vergleich „nur" 17 %/ 18 % der Drittklässler tun.

Diese zunehmende Tendenz entspricht auch den Ergebnissen anderer Untersuchungen, in denen Kopfschmerzmittel fast die Hälfte aller eingenommenen Medikamente unter Jugendlichen ausmachen (Hurrelmann 1988).

Schlußfolgerungen

Die vorliegenden Ergebnisse bedürfen noch einer weitergehenden Analyse und qualitativen Absicherung durch eine Interviewstichprobe. Aber schon jetzt läßt sich ein umfangreicher therapeutischer und präventiver Ansatz für die Zukunft vermuten, um eine zunehmende Chronifizierung der Kopfschmerzen mit ihren psychischen und organischen Folgen abzufangen.

Literatur

Bille B (1962) Migraine in schoolchildren. Acta Paediatrica 51 (Suppl 136):1–151

Hurrelmann K (1988) Sozialisation und Gesundheit. Somatische, psychische und soziale Risikofaktoren im Lebenslauf. Juventa, Weinheim

Lanzi G (1980) La cefalea essenziale in età evolutiva. Il pensiero scientifico, Roma, pp 55–64

Manzoni GC, Grannella F, Malferrari G, Cavalieri R, Bizzi P, Ferrari AM (1989) An Epidemiological study of headache in children aged between 6 and 13. In: Lanzi G, Balottin U, Cernibori A (eds) Excerpta Medica International Congress Series 833. Elsevier, Amsterdam New York

Piatella L, Cardinali C, Tavoni MA, Papa O (1989) Headache in school children: An epidemiological study (USL 12 Ancona). In: Lanzi G, Balottin U, Cernibori A (eds) Excerpta Medica International Congress Series 833. Elsevier, Amsterdam New York

Saraceni G, Armani S, Bottazzo S, Gesmundo E (1989) Prevalence of migraine in 901 Venetian school children between 6 and 13 years. In: Lanzi G, Balottin U, Cernibori A (eds) Excerpta Medica International Congress Series 833. Elsevier, Amsterdam New York

Sillanpää M (1983) Changes in the prevalence of migraine and other headaches during the first seven school years. Headache 23:15–19

Schmerzdokumentation bei Kindern: Migräne- und Kopfschmerzkalender

R. Pothmann, U. Plump, G. Maibach, E. Besken, S. v. Frankenberg

Einleitung

Durch die psychomentale Entwicklung bedingt können Kinder nicht mit einheitlichen Methoden wie Erwachsene untersucht werden. Vor allem Kleinkinder stellen aufgrund von emotional gefärbten und nonverbalen Schmerzäußerungen selbst den nichtspezialisierten Kinderarzt vor diagnostische Probleme. Die Unterschätzung von Schmerzen führt auch heute noch dazu, daß Kindern zuviel Schmerzen zugemutet werden (Pothmann 1991). Während bei jungen Kleinkindern halbstandardisierte Beobachtungsverfahren das Ausmaß der Schmerzen abzuschätzen ermöglichen, stehen ab dem dritten Lebensjahr Methoden wie Farbskalen (Scott 1978) oder Smileys (McGrath 1987) zur Verfügung. Eine fünfteilige Smiley-Analog-Skala (SAS) korreliert bei 3–12jährigen Kindern sehr gut mit der visuellen Analogskala (VAS) (Pothmann 1988, 1990). Mehrdimensionale Tests zur Schmerzdiagnostik und Dokumentation sind jedoch für das Kindesalter anzustreben, um das Ausmaß von Schmerzen besser erfassen und die Behandlungseffizienz dokumentieren zu können (Thompson u. Varni 1986). Hierfür eignen sich ansprechende Wochen- oder Monatskalender, in die das Kind Zeitpunkt, Dauer, Stärke, Schmerzlokalisation und die verschiedensten Auswirkungen auf den Alltagsablauf selbständig einträgt. Eltern sollten einen getrennten Schmerzkalender über die Schmerzen ihres Kindes führen, um Verzerrungen in der familiären Wahrnehmung und Interaktion aufzudecken und therapeutisch angehen zu können. Erste Erfahrungen mit einem selbstentwickelten Migränetagebuch für Kopfschmerzkinder sollen im Folgenden dargestellt werden (Pothmann et al. 1991).

Das Migränetagebuch

Das Meßinstrument setzt sich aus einem Anamnesefragebogen für das Kind und für die Eltern, sowie 20 Wochenblättern zur Dokumentation der Kopfschmerzen zusammen. Ansprechende Bären und Mäuse, die eigens von Janosch gezeichnet wurden, begleiten durch das Tagebuch und motivieren, ebenso wie bunte Aufkleber, die Kinder zum regelmäßigen Ausfüllen. Das Kopfschmerztagebuch erfaßt in standardisierter Weise das Kopfschmerzverhalten auf verschiedenen Ebenen und orientiert sich an den Forderungen von Bärdling (1980), Schultz (1985) und Thompson u. Varni (1986).

B. Köhler, R. Keimer (Hrsg.)
Aktuelle Neuropädiatrie 1991

Die Kinder erhielten den Kalender bereits in einer 4–6wöchigen Vorphase, um die Behandlungswürdigkeit festzustellen. Lagen wenigstens 2 Kopfschmerzereignisse pro Monat vor, wurden die Kinder mit Migräne einem prophylaktischen Regime mit einem Betablocker (Beloc®) unterzogen (Besken et al. 1992) bzw. bei überwiegenden Kopfschmerzen vom Spannungstyp verhaltenstherapeutisch versorgt.

Ergebnisse

Aus den letzten 3 Jahren wurden Erfahrungen an ca. 100 Kindern über 1300 Wochen gewonnen. Bereits in der Baseline-Phase kam es gelegentlich sogar zu einem Sistieren der Beschwerden. Die durchschnittliche Kopfschmerzfrequenz in einer Gruppe von Kindern vor einer Behandlung lag bei durchschnittlich 13,8 (46,6%) pro Monat, während die Eltern in der gleichen Zeit nur 11,8 (39,5%) bemerkten ($p = 0{,}05$) (Abb. 1). Die Kopfschmerzdauer lag nach Angabe durch die Kinder in der Baseline bei 8,3 h, während die Eltern 6,95 h registrierten ($p = 0{,}01$). Die Einschätzung der Kopfschmerzstärke ergab einen signifikanten Unterschied zwischen Eltern und Kindern (4,35/4,87 von max. 10; $p \leq 0{,}05$), der jedoch im Laufe einer (Verhaltens-)Therapie verschwand. Während der Baseline kam es sogar zu einer leichten Zunahme der Kopfschmerzstärke, möglicherweise auf Kosten der absinkenden Kopfschmerzfrequenz (Abb. 2).

Aus der Distanz der Außenbeobchter fiel das Urteil der Eltern bei der Einschätzung der Beeinträchtigungen der Kinder durch die Kopfschmerzen etwas höher als durch die Kinder aus (1,4/1,0). Zum anderen schätzen die Kinder den Erfolg z. B. einer medikamentösen Migräneprophylaxe mit Metoprolol (Beloc®) insgesamt höher als ihre Eltern ein, was sich in höheren Signifikanzniveaus ausdrückt (Besken et al. 1992).

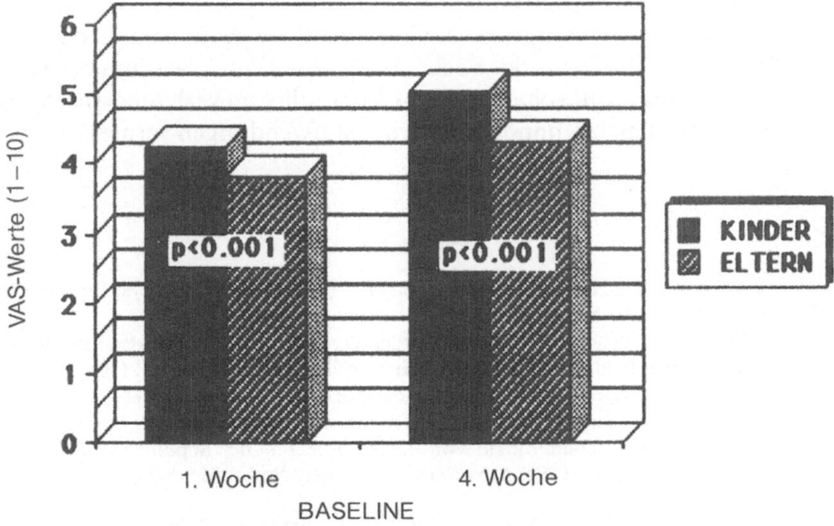

Abb. 1. Tagebuch: Kopfschmerzfrequenz-Baseline

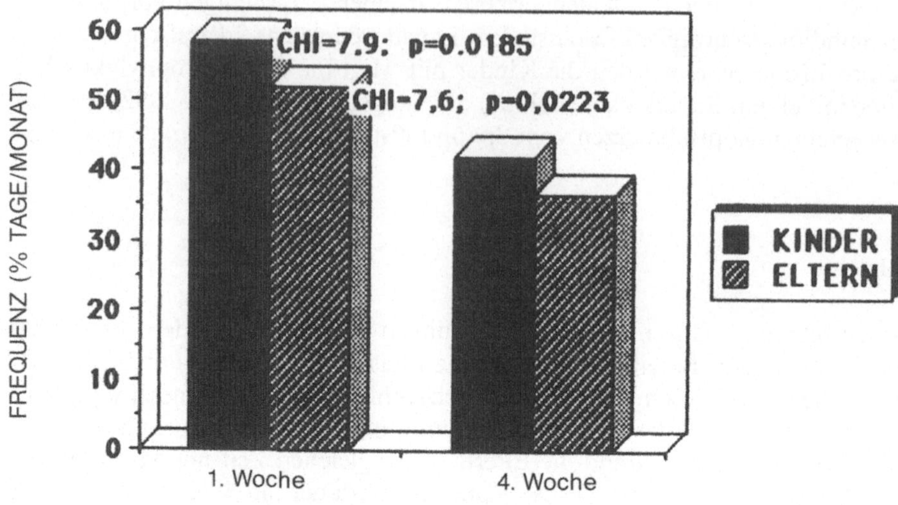

Abb. 2. Tagebuch: Kopfschmerzstärke-Baseline

Diskussion

Aufgrund der vorliegenden Erfahrungen, in die auch die Empirie einer Erhebung bei ca. 7000 Schulkindern in Wuppertal und Umgebung einfloß (Frankenberg et al. 1992, s. hier S. 433–435), kann der vorliegende Kopfschmerzkalender als ein valides und praktikables Dokumentationsinstrument bezeichnet werden. Es eignet sich sowohl für die Indikationsstellung, als auch für die Beschreibung des Therapieverlaufes und seiner Effizienz. Die Akzeptanz des Kopfschmerzkalenders ist bei den Kindern aufgrund der kindgerechten Aufmachung durch motivierende Figuren (exklusiv aus der Feder von Janosch) und Belohnungs-Sticker sehr gut. Allein der therapeutische Baseline-Effekt sollte im verhaltenstherapeutischen Sinn genutzt werden, um unnötige Therapieaufwendungen vermeiden zu können.

Literatur

Bärdling J, Erkelmeyer L, Engberding M, Kramer R (1980) Problemanalyse im therapeutischen Prozeß. Kohlhammer, Stuttgart

Besken E, Plump U, Pothmann R, Niederberger U, Sartory G (1992) Metoprolol- und Dihydroergotamin-Prophylaxe kindlicher Migräne. In: Köhler B, Keimer R (Hrsg) Aktuelle Neuropädiatrie. Springer, Berlin Heidelberg New York Tokyo, S. 440–442

Frankenberg v S, Pothmann R, Müller B, Britzelmeier I, Backmerhoff A, Sartory G, Hellmeier B, Wolff M (1992) Epidemiologie von Kopfschmerzen bei Schulkindern. In: Köhler B, Keimer R (Hrsg) Aktuelle Neuropädiatrie. Springer, Berlin Heidelberg New York Tokyo, S. 433–435

Pothmann R (1988) Klinische Schmerzmessung. In: Pothmann R (Hrsg) Chronische Schmerzen im Kindesalter. Hippokrates, Stuttgart

Pothmann R (1990) Smiley analog scale. Raven, New York
Pothmann R (1991) Schmerzmessung. Int Sympos Schmerz bei Kindern. Oberhausen
Pothmann R, Plump U, Maibach G, Frankenberg v S, Besken E, Kröner-Herwig B (1991) Migränetagebuch für Kinder. Arcis, München
Schultz P (1985) Diagnostik in der Verhaltenstherapie. Urban & Schwarzenberg, München
Thompson KL, Varni JW (1986) A developmental cognitive-behavioral approach to pediatric pain assessment. Pain 25:283–296

Metoprolol- und Dihydroergotaminprophylaxe kindlicher Migräne

E. Besken, R. Pothmann, U. Niederberger, U. Plump, G. Sartory

Einleitung

Etwa 11 % der Schulkinder leiden nach neuesten epidemiologischen Untersuchungen in Wuppertal an Migräne (Frankenberg et al. 1991). Da bei ausgeprägtem Leidensdruck eine ausschließlich symptomatische Schmerztherapie bedenklich erscheint, ist ein prophylaktisches Vorgehen angezeigt. Die Erfahrungen bei kindlicher Migräne sind hiermit jedoch noch unbefriedigend. Positive Ergebnisse bei Erwachsenen veranlaßten uns, Betablocker auch in der Migräneprophylaxe von Kindern einzusetzen (z. B.: Pfaffenrath et al. 1985; Soyka 1985).

Methode

In einer doppelblind-placebo-kontrollierten Studie wurde die Wirkungsweise des β_1-selektiven Blockers Metoprolol (MET; Beloc®) mit Dihydroergotamin (DHE) verglichen. Die 23wöchige Untersuchungszeit war aufgeteilt in:

1. eine 4wöchige Baseline, in der die notwendigen diagnostischen Untersuchungen stattfanden,
2. eine 5wöchige Placebophase, nach der die Placebo-Responder und -Non-Responder durch Randomisierung auf beide Behandlungsgruppen verteilt wurden,
3. eine anschließende 10wöchige Therapiephase und
4. eine 4wöchige Posttherapiephase mit Nachuntersuchungen.

Über den gesamten Untersuchungszeitraum von 23 Wochen wurde von den Kindern und ihren Eltern je ein Migränetagebuch geführt, in denen u. a. die Parameter „Kopfschmerzhäufigkeit", „-dauer" und „-intensität" erfaßt wurden. Die Kinder wurden während der Behandlungszeit in regelmäßigen Abständen zur Kontrolluntersuchung in die Klinik einbestellt.

Patienten

Unsere Studie fand mit 8–14jährigen Mädchen und Jungen aus dem Raum Wuppertal statt. Bisher wurden die Daten von 24 Kindern, die die Studie bis Dezember 1990 abgeschlossen hatten, teilweise ausgewertet. Die beiden Gruppen

B. Köhler, R. Keimer (Hrsg.)
Aktuelle Neuropädiatrie 1991

mit je 12 Kindern waren vergleichbar in Alter, Geschlecht, Körpergewicht und auch psychologischen Variablen.

Diagnostik

Die diagnostische Zuordnung des Kopfschmerzgeschehens fand nach den Kriterien der IHS (International Headache Society, 1988) statt. Einschlußkriterien für unsere Studie waren:

1. Bestehen der Störung seit mindestens einem halben Jahr,
2. Auftreten von mindestens zwei Migräneattacken in der 4wöchigen Baseline,
3. Dauer eines Migräneanfalls von mindestens ½ h Stunde, bzw. 4 h inkl. Nachschlaf.

In unserer Stichprobe wurden 14 Kinder als „reine Migräne" diagnostiziert, 10 Kinder als Kombinationskopfschmerz, d. h., Migräne und Spannungskopfschmerz.

Medikation

Die Medikamenteneinnahme erfolgte in Form von Kapseln 1 × tägl. abends. Die Dosierung war abhängig vom Körpergewicht des Kindes, wobei das diskriminierende Gewicht bei 40 kg lag, so daß sich eine Dosierung für MET von 50 bzw. 100 mg und für DHE von 2,5 bzw. 5 mg ergab. In der ersten Therapiewoche wurde die Medikation mit halber Dosierung eingeschlichen, am Ende der Behandlung abrupt abgesetzt. Die Plazebokapseln waren äußerlich identisch.

Ergebnisse

Die Ergebnisse einer zeitreihenanalytischen Auswertung der Tagebücher (ARIMA), sowie vorläufiger Gruppenstatistiken (Wilcoxon, U-Test, ANOVA) zeigen folgende Trends:

Tabelle 1. Responderprozent (ARIMA) Kindertagebuch

	MET			DHE		
	PL	TH	FU	PL	TH	FU
KS-Tage	16,70	33,30*	54,50*	33,30	36,70	41,70
KS-Intens.	16,70	25,00*	45,50**	33,30	36,40	33,30
KS-Dauer	8,30	41,70	45,50*	25,00	27,30	50,00

PL = Plazebophase
TH = Therapiephase
FU = Follow-up-Phase

* $p < 0,05$
** $p < 0,01$

Tabelle 2. Responderprozent (ARIMA) Elterntagebuch

	MET			DHE		
	PL	TH	FU	PL	TH	FU
KS-Tage	18,20	27,30	63,60*	18,20	27,30	9,10
KS-Intens.	18,20	36,40*	45,50*	9,10	9,10	18,20
KS-Dauer	18,20	18,20	27,30*	18,20	36,40	9,10

PL = Plazebophase * $p < 0{,}05$
TH = Therapiephase
FU = Follow-up-Phase

(Phasenvergleich: Wilcoxon-Test bzw. Faktor ‚Phase' ANOVA)
(Gruppenvergleich: U-Test bzw. Faktor ‚Gruppe' ANOVA)

- Beide Therapieformen sind über die Zeit bezüglich der untersuchten Parameter erfolgreich.
- Die Metoprololbehandlung ergibt insgesamt größere Effektmaße als DHE, wobei die Hauptwirkung erst in der Posttherapiephase liegt.
- Bisher zeigen sich allerdings keine statistische bedeutsamen Gruppenunterschiede zwischen den beiden Behandlungsformen.
- Im Interphasenvergleich sind jedoch signifikante Therapieeffekte bei der Metoprololbehandlung, nicht jedoch bei der DHE-Behandlung zu verzeichnen.

Diskussion

Bisher sprechen die Ergebnisse zugunsten einer Metoprololprophylaxe gegenüber Dihydroergotamin. Grundsätzlich kann somit das streßdämpfende Prinzip einer Betablockerprophylaxe mit Metoprolol, wie auch früher schon mit Propanolol (Ludvigsson 1974), auch für das Kindesalter belegt werden. Die Erweiterung der Stichprobengröße, sowie die Ausgrenzung der Spannungskopfschmerzepisoden sind im weiteren Verlauf erforderlich, um aussagekräftigere Daten zu erhalten.

Literatur

Von Frankenberg S, Pothmann R, Müller B, Britzelmaier I, Backmerhoff A, Sartory G, Hellmeier B, Wolff M (1992) Kinderkopfschmerz – Epidemiologie von Kopfschmerzen bei Schulkindern. In: Köhler B, Keimer R (Hg) Aktuelle Neuropädiatrie 1991. Springer, Berlin Heidelberg New York Tokyo, S. 433–435

Ludvigsson J (1974) Propanolol used in prophylaxis of migraine in children. Acta Neurol Scand 50:109–115

Pfaffenrath V, Sjaastad O, Caroll JD (1985) Migräne und Betablockade. Banaschewski, München

Soyka D (1985) Beta-Rezeptorenblocker bei Migräne. DMW 110, 5:185–186

Entspannungstraining und EMG-Biofeedback bei der Behandlung von kindlichen Kopfschmerzen

U. Plump, B. Kröner-Herwig, E. Besken, R. Pothmann

Problemstellung

Chronische Kopfschmerzen stellen ein ernstes, doch oftmals unterschätztes *Gesundheitsproblem* bei Kindern dar; Schätzungen zufolge leiden etwa *15%* der Schüler *wöchentlich* darunter (Frankenberg et al. 1991; Passchier u. Orlebeke 1985). Der *Leidensdruck* und die Auswirkungen rekurrierender Kopfschmerzen sind bereits im Kindesalter erheblich. Kopfschmerzkinder fehlen signifikant häufiger in der Schule (Bille 1962); 80% von ihnen müssen Alltagsbeschäftigungen wegen Kopfschmerzen unterbrechen (Frankenberg et al. 1991). Mehr als die Hälfte der Kinder, die heute von Migräne oder Spannungskopfschmerzen betroffen sind, leiden auch in Zukunft als Erwachsene unter chronischen Kopfschmerzen (Bille 1989; Sillanpää 1983).

Die genannten Zahlen belegen deutlich, daß eine Behandlung chronischer Kopfschmerzen bereits im Kindesalter erforderlich ist. Unser Anliegen war es, zwei psychologische Behandlungen – Biofeedback und Entspannung – auf ihre Wirksamkeit bei Spannungskopfschmerz und Migräne zu untersuchen.

Methoden

An der Studie nahmen 16 *Kinder* im Alter zwischen 8 und 14 Jahren teil. Sie litten unter Spannungskopfschmerz oder Migräne und Spannungskopfschmerz. Die mittlere Erkrankungsdauer betrug 4 Jahre und schwankte zwischen einem halben und 13 Jahren.

Die Untersuchung war in 4 *Phasen* aufgeteilt: Baseline, Therapie, Post-Therapie und Follow-up (ein halbes Jahr nach Ende der Post-Phase). Die Baseline, Post-Therapie und Follow-up-Phasen dauerten jeweils 4 Wochen, die Therapie erstreckte sich über eine Zeitspanne von 6 Wochen. In allen 4 Phasen der Studie wurden verschiedene Kopfschmerzparameter erhoben. Dazu füllten die Kinder täglich abends vor dem Schlafengehen ein Kopfschmerztagebuch aus.

Als *Behandlung* wurde entweder ein Entstpannungstraining oder ein Biofeedbacktraining durchgeführt.

Als *Entspannungstraining* führten wir die progressive Muskelrelaxation von Jacobson durch (vgl. Cautela u. Groden, 1978; McGrath, 1990). Das Training beinhaltete 6 wöchentliche Sitzungen von einer Stunde Dauer. Es handelte sich um ein standardisiertes Einzeltraining, wobei die Kinder außerdem die gelernten Übungen einmal täglich zu Hause trainieren sollten.

Die zweite, alternative Kopfschmerzbehandlung war ein *EMG-Biofeedbacktraining*. Dazu wurde die Muskelspannung am Frontalismuskel abgeleitet und in ein Tonsignal umgewandelt. Das EMG-Biofeedbacktraining bestand aus 12 Sitzungen mit 2 Treffen pro Woche; es wurde ebenfalls standardisiert in Einzelsitzungen vermittelt. Auch bei diesem Verfahren sollten die Kinder das Training täglich zu Hause ohne Feedbackgerät durchführen. Die *Inhalte* der Feedbacksitzungen waren Entspannungsübungen der Stirnmuskeln mit Tonrückmeldung und Übungen ohne Rückmeldung, sogenannte Selbstkontrollversuche. Als Unterstützung und Hilfe zur Entspannung der Muskeln dienten *Imaginationen*.

Ergebnisse

Vor Behandlungsbeginn unterschieden sich die Gruppen nicht in ihrer Kopfschmerzhäufigkeit, der Dauer und Stärke von Kopfschmerzen (Mann u. Whitney U-Test).

In beiden Gruppen zeigen sich *deutliche Behandlungseffekte*.

Die *Kopfschmerzhäufigkeit* ist in den behandelten Gruppen direkt nach Abschluß des Trainings hochsignifikant reduziert ($p < 0{,}01$ Wilcoxon). Dieser positive Effekt ist über ein halbes Jahr *stabil*.

Die *Medikamenteneinnahme* ist in der Post und Follow-up-Phase deutlich (bis zu 75 %) zurückgegangen. Gleichfalls haben die *Einschränkungen in alltäglichen Beschäftigungen* aufgrund von Kopfschmerzen stark abgenommen.

Zusammenfassend läßt sich sagen, daß die beiden Trainings sich als *effizient* in der Behandlung von chronischen Kopfschmerzen im Schulkindalter erwiesen haben.

Literatur

Bille B (1962) Migraine in school schildren. Acta Paediatrica 51, suppl. 136:13–151

Bille B (1989) Migraine in childhood: A 30 year follow-up. In: Lanzi G, Balottin U, Cernibori A (eds) Headache in children and adolescents. Elsevier Science, Amsterdam, pp 19–26

Cautela J, Groden J (1978) Relaxation: a comprehensive manual for adults, children and children with special needs. Research, Champaign

Frankenberg S v, Pothmann R, Müller B, Sartory G, Wolff M, Hellmeier W (1991) Prevalence of headache in school schildren. International Juvenile Headache Congress, 250, III. IHS Pediatric Symposium, Instituto di Neuropsichiatrica Infantile, Università „La Sapienza" Rome, March 6/9, 1991, abstracts volume

McGrath PJ, Cunningham SJ, Lascelles MA, Humphreys P (1990) Help yourself. A treatment for migraine headaches. University of Ottawa Press, Ottawa

Passchier J, Orlebeke JF (1985) Headaches and stress in school children: An epidemiological study. Cephalalgia 5:167–176

Sillanpää M (1983) Changes in the prevalence of migraine and other headaches during the first seven school years. Headache 23:15–19

9. Sonstige Themen

Hemiparesen nach minimalem Schädel-Hirn-Trauma

A. Fiedler, G. Jacobi

Hemiparesen infolge traumatischer Läsionen sind gut bekannt. Eine Sonderform dieser Erkrankung zeigen Kinder, die nach minimalem Trauma eine solche Symptomatik entwickeln. 2 Fälle zeigen exemplarisch die Anamnesen, die den pathophysiologischen Überlegungen zugrunde liegt.

Kasuistik

1. Fall: Es handelt sich um einen zum Zeitpunkt des Unfalles 7 Jahre alten Jungen. Der Junge verunfallte akut in der Schule, wo er von einem Klettergerüst fiel. Er war nicht bewußtlos. 1 Stunde nach dem Unfall wurde er sehr müde und schlief lange. Am Abend zog er das rechte Bein nach, die Sprache war verwaschen und der rechte Arm wurde nicht mehr benutzt. Der Junge war dabei ansprechbar und orientiert. Es fand sich eine Hemiparese rechts mit Fazialisbeteiligung. Unter rheologischer Therapie war die Parese rückläufig. Die Kernspintomographie zeigte einen lokalen Insult im Ponsbereich (Abb. 1). In der Zwischenzeit hat sich die Symptomatik gebessert, obwohl der kernspintomographische Befund geblieben ist.

2. Fall: Das Kind war zum Zeitpunkt des Unfalles $3\frac{7}{12}$ Jahre alt. Im Kindergarten fiel er kopfüber von einer Wippe auf gefrorenes Erdreich. Der Junge klagte über Kopfschmerzen, war den ganzen Nachmittag über müde und schlief viel. Am nächsten Vormittag konnte er seine Tasse mit der rechten Hand nicht mehr festhalten. Er knickte beim Laufen mit dem rechten Fuß ein. Bei der Computertomographie zeigte sich im Verlauf ein kleines hypodenses Areal im Bereich der linken Hypothalamus und der Capsula interna (Abb. 2).

Klinisch zeigte sich der Verlauf einer diskreter werdenden spastischen Hemiparese.

Diskussion und Ergebnisse

Pathogenetisch stellen diese Fälle sicher eine seltene Komplikation eines leichten Schädelhirntraumas dar, sind in ihrer Genese aber völlig eigenständig zu betrachten. In der Literatur sind derartige Fälle beschrieben. So berichtet unter anderen Autoren Brett 1981 über solche Fälle bei Kindern.

Als Ursache der Schädigungen ist eine Störung der regionalen Blutversorgung infolge lokal sich konzentrierender Druckwellen anzunehmen. Bedeutsam ist dabei die genaue Einwirkrichtung des Traumas. Direkt von parasagittal einwirkende Perkussionstraumen sind die Ursache. Sie verursachen eine via Kalotte übertragene Druckwelle, die in die Tiefe des Gehirns sich fortpflanzt. Durch das sagittal einwirkende Trauma gelangt die Druckwelle auch durch den Tentoriumschlitz in die tieferen Hirnabschnitte. Dieser Mechanismus ist aufgrund tierexpe-

B. Köhler, R. Keimer (Hrsg.)
Aktuelle Neuropädiatrie 1991

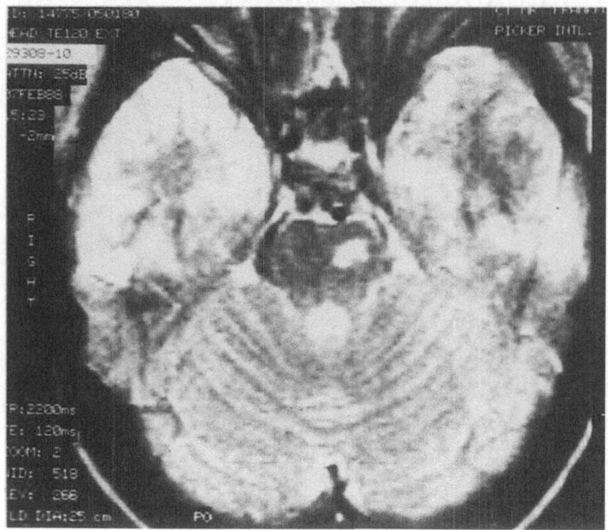

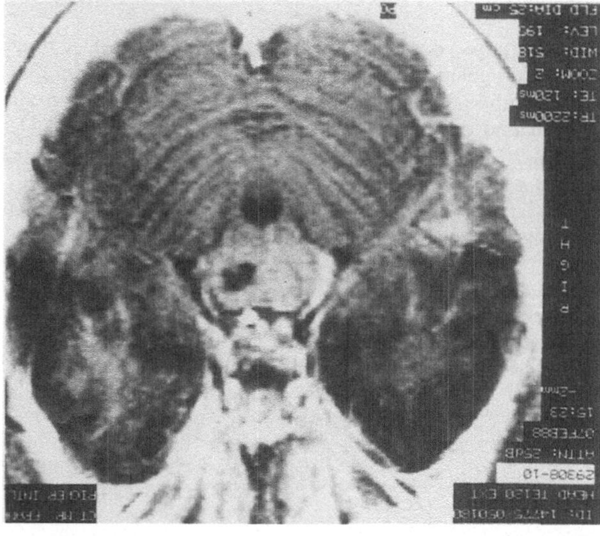

Abb. 1

rimenteller Modelle gut untersucht. So zeigte Dixon 1987 in einer Untersuchung an Mäusen anschaulich, wie solche Traumafolgen entstehen, die in den Beispielen zuvor geschildert wurden. Die Druckwelle pflanzt sich von sagittal durch das Gewebe bis in tiefere Hirnabschnitte fort und trifft auf den Übergang zwischen Medulla oblongata und Halsmark. Das obere Halsmark ist hier durch feine Filamente angeheftet und bewirkt so eine Verschiebung des Pons-Hirnstammwinkels mit Beugung des Hirnstammes ventral und Überstreckung dorsal (Abb. 3). Dadurch werden im Gewebe Scherkräfte wirksam, die an kleineren Gefäßen lokale Intimaverletzungen mit Verschluß verursachen. Der Knochen scheint bei der Heftigkeit und Schnelligkeit des einwirkenden Traumas die Druckwelle, ähn-

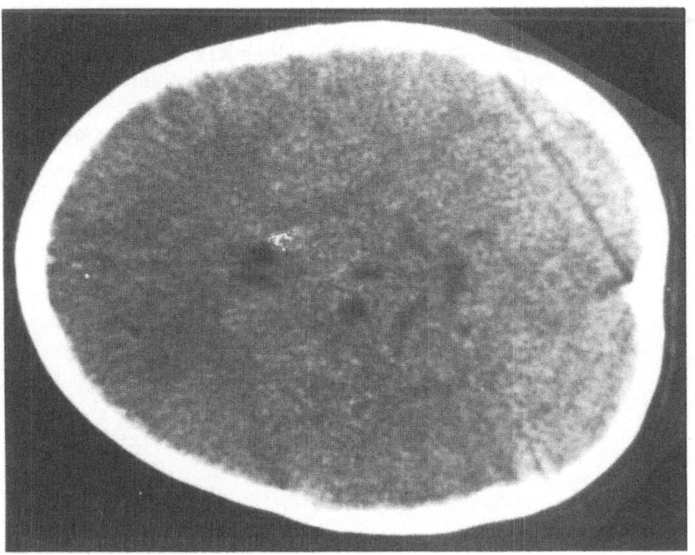

Abb. 2

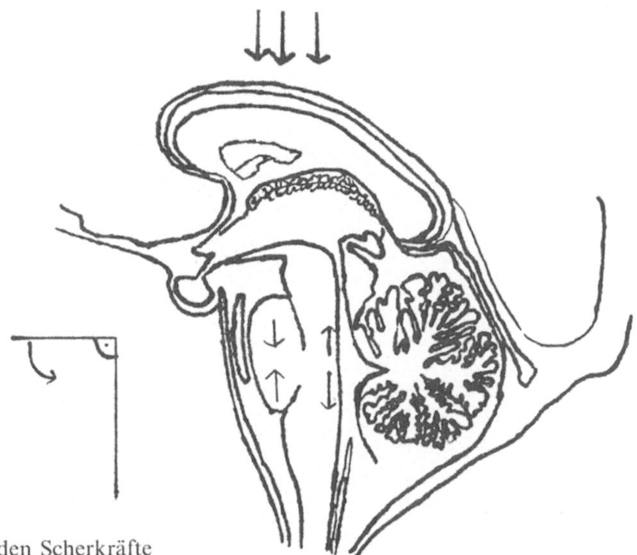

Abb. 3. Schema der auftretenden Scherkräfte

lich einer „Pingpong-Fraktur“ weiterzugeben ohne selbst zu brechen. Die Weiterleitung wird durch den „weichen“ Knochenaufbau beim kindlichen Knochen begünstigt.

Ausgeprägte neurologische Ausfälle als Folge minimaler Hirntraumata sind eine Rarität, im Vergleich zur Quantität solcher sogenannter „Minimaltraumata“. Sie stellen aber eine beachtenswerte Komplikation bei entsprechender Anamnese dar. Entsprechende Diagnostik ist beim Vorliegen klinischer Symptome daher notwendig.

Literatur

Dixon CE, Lyeth BG, Povlishock JT, Findling RL, Hamm RJ, Marmarou A, Young HF, Hayes RL (1987) A fluid percussion model of experimental brain injury in the rat. J Neurosurg 67:110–119

Brett et al. (1981) Severe injury after mild head trauma. Case report. J Neurol Neurosurg Psychiatry 44(5):460

Computertomographischer Retinoblastomverdacht beim Neugeborenen mit familiärer vitreoretinaler Dysplasie

K. Oexle, K. Bentele, R. Meinecke, F. Dannheim

Einleitung

Die primäre vitreoretinale Dysplasie ist ein sehr seltener, genetisch heterogener Befund. Er kommt bei Chromosomenaberrationen vor, speziell Trisomie 13, aber auch im Rahmen verschiedener Syndrome mit auto- oder gonosomalen Erbgang [11, 12, 4, 14].

Wir berichten hier über ein neugeborenes Mädchen mit beidsetiger vitreoretinaler Dysplasie. Bei einem älteren Bruder war im gleichen Alter das gleiche Symptom aufgefallen. Bei beiden Geschwistern wurde computertomographisch zunächst ein Retinoblastom diagnostiziert.

Kasuistik

Das neugeborene Mädchen: Nach unkomplizierter Schwangerschafts- und Perinatalanamnese fand sich bei Aufnahme ein 1 Monat altes Mädchen in gutem Allgemeinzustand mit normalen Körper- und Kopfmaßen. Beidseitige Leukokorie und irregulärer Nystagmus, geringe muskuläre Hypotonie und eine okzipital weiche Kalotte fielen auf. Die Reaktion auf Schallreize war normal.

Die hintere Linsenkapsel war auf beiden Seiten mit einer weißen, dichten Fibroseplatte überzogen. Echographisch fanden sich im Glaskörper beidseits strangförmige Membranen, die sowohl zur Papille als auch zur Peripherie zogen und trapezförmige Kontakte zur Bulbuswand hatten. Das ERG war beidseits ausgelöscht. Computertomographisch wurde eine beidseitige Linsenverkalkung deutlich. In den Glaskörpern zeigten sich fleckige Verdichtungen. Die linke hintere Bulbuswand war verdickt, was für das Vorliegen eines Retinoblastoms sprach. Intrakraniell fand sich kein pathologischer Befund (Abb. 1). Das EEG war unauffällig.

Die Lebergröße war grenzwertig, ansonsten ergab sich ein normales Abdomen- und Nierensonogramm. Entzündungsparameter und STORCH-Serologie waren negativ. Serumelektroloyte, Glukose, Lipide, alkalische Phosphatase, Leber-, Nieren-, und Pankreasparameter sowie das Blutbild waren normal. Threonin im Serum war mit 4,6 mg% erhöht. Die übrigen Aminosäuren, Galaktose, TSH, Biotinidase, Hexosaminidasen und β-Galaktosidase im Serum sowie die organischen Säuren im Urin waren unauffällig.

Die übrige Familie: Die persischen Eltern sind Cousin und Cousine und haben 3 Kinder. Der älteste Sohn, die Eltern selbst und weiter entfernte Verwandte zeigen keinen pathologischen Augenbefund. Die Karyotypanalyse der Familie war unauffällig.

Der zweitälteste Sohn war nach unkomplizierter Schwangerschaft am Ende der Neugeborenenperiode ebenfalls mit Leukokorie aufgefallen. Auch bei ihm wurden weiche Schädelknochen festgestellt. Im CT wurde ein Retinoblastom diagnostiziert. Das rechte Auge wurde entfernt (Operation im Iran durchgeführt). Histopathologisch fand sich jedoch nur eine dysplastische Retina, die an einen M. Norrie erinnerte.

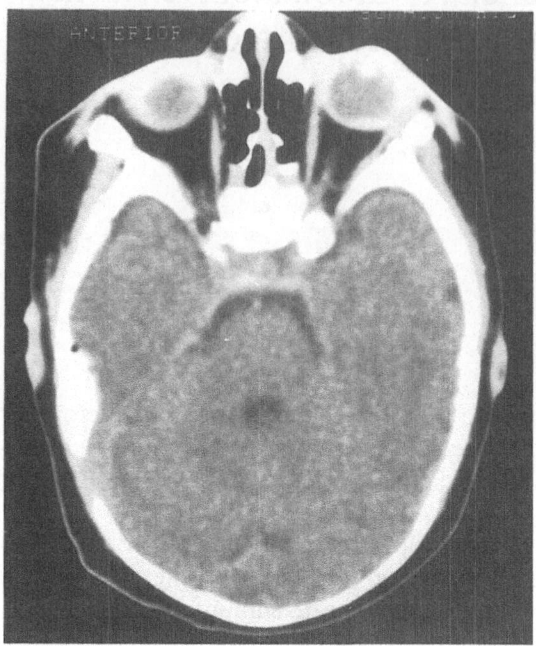

Abb. 1. CCT des betroffenen Mädchens. Zu beachten: die beidseitige Linsenverkalkung, Glaskörperverdichtungen und Bulbuswandverdickung *links*

Das linke Auge war relativ klein mit flacher Vorderkammer. Die hintere Linsenkapsel wurde von einer Fibroseplatte überzogen. ERG und visuell evozierte Potentiale waren ausgelöscht. Hirnstammpotentiale und auditorisch evozierte Potentiale waren normal.

Im Alter von 3¾ Jahren wurden Mikrozephalie und Minderwuchs festgestellt. Bei normaler Phonation und normalem Gehör war die Sprache nicht entwickelt. Stereotypische Bewegungsabläufe waren augenfällig.

Im Alter von 6 Jahren wurde sonographisch eine zystische Dysplasie der linken Niere entdeckt. Verkalkungen lagen nicht vor. Pyelographisch und isotopennephrographisch war diese Niere stumm. Funktion und Struktur der rechten Niere und der Abdominalorgane waren sonographisch und laborchemisch normal. Im Röntgenbild fiel eine Osteoporose insbesondere im Bereich der Beckenschaufeln auf. Kalzium, Phosphat und alkalische Phosphatase im Serum sowie Katecholamine und VMS im Urin zeigten Normalwerte. Röntgen-Thorax, EEG und CCT waren unauffällig. Im „Southern blot" konnten weder Deletionen des DXS7-Lokus noch des mittleren Abschnitts des MAO-A-Gens entdeckt werden. Der X-chromosomale DXS7-Lokus zeigte bei den beiden Brüdern verschiedene Allele.

Diskussion

Bei beiden hier beschriebenen Geschwisterkindern wurde aufgrund des CT-Befunds am Ende der Neugeborenenperiode ein Retinoblastom diagnostiziert. In der Tat ist frühes, beidseitiges Auftreten und familiäre Häufung typisch für eine Untergruppe dieses Tumors, bei der eine erbliche Inaktivierung eines Tumorsuppressorgens (Rb1) auf Chromosom 13 gefunden werden kann [9]. Histologisch hat sich dieser Verdacht im Falle des älteren Bruders aber nicht bestätigt. Deshalb wurde bei der jüngeren Schwester auf die (diagnostische) Enukleation verzichtet.

Histologisch fand sich ein *Pseudogliom*, bzw. *„vitreoretinal dysplasia"* [12, 4, 14]. Man unterscheidet primäre und sekundäre Formen. Frühgeburtlichkeit, Sauerstofftoxizität, Bestrahlung, Entzündung oder Traumatisierung des fetalen Auges, wodurch sekundäre Pseudogliome verursacht werden, lagen in den hier beschriebenen Fällen nicht vor.

Die primäre vitreoretinale Dysplasie ist genetisch heterogen [11, 12, 4, 14]: Chromosomale Aberrationen wie insbesondere Trisomie 13 konnten wir nicht feststellen. Der X-chromosomal rezessive Morbus Norrie ist charakterisiert durch primäre vitreoretinale Dysplasie [5, 10]. Ein weiblicher Patient mit M. Norrie bei balancierter X-Autosom-Translokation und dadurch bedingter einseitiger X-Chromosom-Inaktivierung wurde zwar beschrieben [12], die Erkrankung von Bruder und Schwester schließt den M. Norrie hier jedoch eigentlich aus. Außerdem konnten im Norrie-Genlokus [5] und in den benachbarten MAO-Genen [10] keine Strukturdefekte gefunden werden. Auch die Ausscheidung des MAO-Metaboliten VMS war normal. Incontinentia pigmenti, genetisch in einigen Fällen mit dem Norrie-Lokus Xp11 korreliert [8], kann ebenfalls beidseitige konnatale Pseudogliome verursachen [1]. Betroffen sind jedoch nur Mädchen, weil männliche Feten mit dieser Erkrankung wohl vorzeitig absterben [8].

Verschiedene Fälle von primärer vitreoretinaler Dysplasie mit autosomal-rezessivem Erbgang sind dokumentiert [11, 4, 14, 3]. Dieser Erbgang entspricht am besten der hier beschriebenen Familie. Speziell könnte es sich dabei um das Pseudogliom-Osteoporose-Syndrom handeln [4, 14]. Beide Geschwister hatten als Neugeborene weiche Schädelknochen, beim Bruder wurde im Alter von 6 Jahren die Osteoporose röntgenologisch diagnostiziert. Auch okuläre Gewebsverkalkungen, Mikrozephalie, mentale Retardierung, kleiner Wuchs und muskuläre Hypotonie gehören zum Osteoporose-Pseudogliom-Syndrom. Wie in unserem Fall kann die Knochenerkrankung dabei relativ mild sein. Enge Verwandtschaft zur Osteogenesis imperfecta wird vermutet, der biochemische Beweis steht jedoch aus [13].

Nicht zum Pseudogliom-Osteoporose-Syndrom passend fanden sich zusätzlich beim hier vorgestellten Knaben eine einseitige multizystische Nierendysplasie und beim Mädchen eine Hyperthreoninämie. Beides wurde schon im Rahmen der kongenitalen Amaurose (Morbus Leber) gefunden [6, 7], einer Erkrankung mit ausgelöschtem ERG und häufig normal erscheinendem Fundus, die mit peroxisomaler Dysfunktion in Zusammenhang gebracht wurde [2]. Die Kombination von Retinadysplasie und multizystischer Nierendysplasie ist jedoch vergleichsweise unspezifisch [6].

Literatur

1. Brown CA (1988) Incontinentia pigmenti: The development of pseudoglioma. Br J Ophthalmol 72:452–455
2. Ek J, Kase BF, Reith A, Björkhem I, Pedersen JI (1986) Peroxisomal dysfunction in a boy with neurologic symptoms and amaurosis (Leber disease): Clinical and biochemical findings similar to those observed in Zellweger syndrome. J Pediatr 108:19–24
3. Franceschetti A (1954) Pseudo-gliome familiale du type inflammatoire avec consanguinité des parents. J Genet Hum 3:82–85

4. Frontali M, Stomeo C, Dallapiccola B (1985) Osteoporosis-pseudoglioma syndrome: Report of three affected sibs and an overview. Am J Med Genet 22:35–47
5. Gal A, Wieringa B, Smeets DFCM, Bleeker-Wagemakers L, Ropers HH (1986) Submicroscopic interstitial deletion of the X-chromosome explains a complex syndrome dominated by Norrie disease. Cytogenet Cell Genet 42:219–224
6. Godel V, Iaina A, Nemet P, Lazar M (1980) Hereditary renal-retinal dysplasia. Doc Ophthalmol 49:347–359
7. Hayasaka S, Hara S, Mizuno K, Narisawa K, Tada K (1986) Leber's congenital amaurosis associated with hyperthreoninemia. Am J Ophthalmol 101:475–479
8. Ledbetter DH, Cavenee WK (1989) Molecular cytogenetics: Interface of cytogenetics and monogenic disorders. In: Scriver CR, Beaudet AL, Sly WS, Valle D (eds) The metabolic basis of inherited disease. McGraw-Hill, New York, pp 343–371
9. Mahoney DH Jr (1990) Retinoblastoma. In: Oski FA, DeAngelis CD, Feigin RD, Warshaw JB (eds) Principles and practice of pediatrics. Lippincott, Philadelphia, pp 1596–1598
10. Murphy DL, Sims KB, Karoum F, de la Chapelle A, Norio R, Sankila EM, Breakefield XO (1990) Marked amine and amine metabolite changes in Norrie disease patients with an X-chromosomal deletion affecting monoamine oxidase. J Neurochem 54:242–247
11. Ohba N, Watanabe S, Fujita S (1981) Primary vitreoretinal dysplasia transmitted as an autosomal recessive disorder. Br J Ophthalmol 66:631–635
12. Ohba N, Yamashita T (1986) Primary vitreoretinal dysplasia resembling Norrie's disease in a female: Association with X autosome chromosomal translocation. Br J Ophthalmol 70:64–71
13. Somer H, Palotie A, Somer M, Hoikka V, Peltonen L (1988) Osteoporosis-pseudoglioma syndrome: Clinical, morphological, and biochemical studies. J Med Genet 25:543–549
14. Swoboda W, Grill F (1988) The osteoporosis-pseudoglioma syndrome. Update and report on two affected siblings. Pediatr Radiol 18:399–404

Ornithintranscarbamylase-Mangel als Ursache einer rezidivierenden Enzephalopathie bei einem 5jährigen Mädchen

F. Aksu, Ch. Brack, B. Wilken

Einleitung

Beim Ornithintranscarbamylase (OTC)-Mangel handelt es sich um eine x-chromosomal-dominant vererbte Störung bei der Harnstoffsynthese (s. Abb. 1) mit Hyperammonämie und vermehrter Ausscheidung von Orotsäure im Urin [1, 2, 4]. Bei den nicht neonatal verlaufenden Formen ist die klinische Symptomatik durch Muskelhypotonie, psychomotorische Retardierung, Erbrechensepisoden, Schläfrigkeit und Enzephalopathie charakterisiert [2]. Die pränatale Diagnostik und die Erfassung der Heterozygoten in der mütterlichen Familie ist bei Vorliegen eines Indexfalles anhand der cDNA-Untersuchung möglich (Genlokalisation auf Xp 21.1) [2].

Es wird im folgenden über ein 5jähriges Mädchen berichtet, bei dem als Ursache einer rezidivierenden Enzephalopathie ein OTC-Mangel vorliegt.

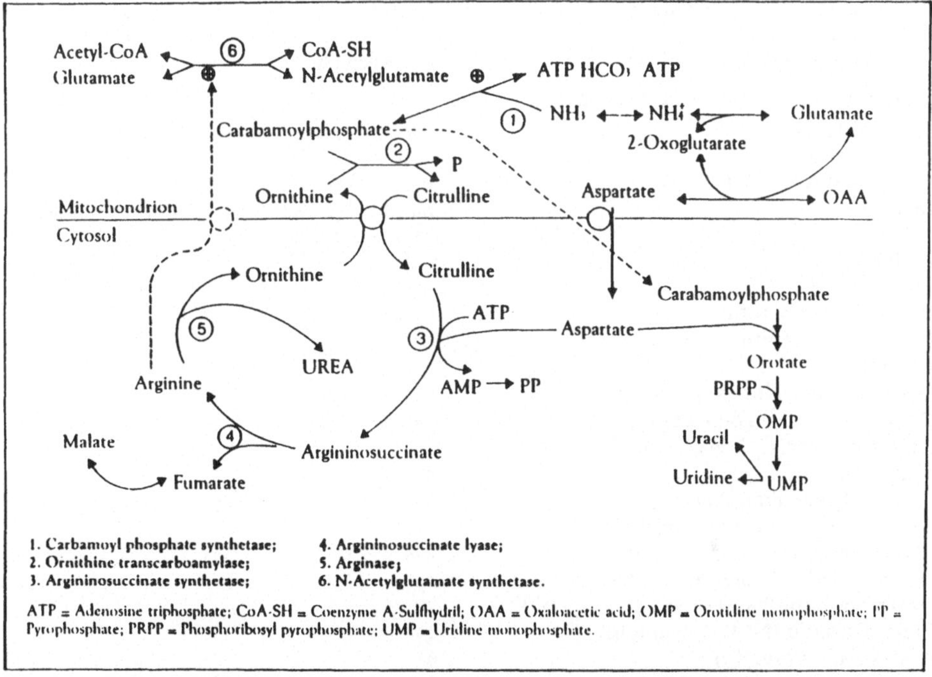

Abb. 1. Schema des Harnstoffzyklus: Stoffwechselstörungen (Möller et al. 1989)

B. Köhler, R. Keimer (Hrsg.)
Aktuelle Neuropädiatrie 1991

Kasuistik (K. G. geb. am 12.04.1985)

Aktuelle Anamnese: K. wurde in unserer Klinik erstmals am 24.08.1990 mit dem Bild einer Enzephalopathie (Gangunsicherheit, verwaschene Sprache, Sehstörungen, zunehmende Schläfrigkeit und zuletzt Bewußtseinstrübung) stationär aufgenommen. Nach Angabe der Eltern kam es bislang schon *achtmal* zu solchen, z. T. weniger ausgeprägten Zuständen, während derer sie sich *dreimal* in auswärtigen Kinderkliniken in stationärer Behandlung befand. Zu allen Zeiten konnte keine ätiologische Erklärung erreicht werden. Es fanden sich im Verlauf völlig reversible EEG-Veränderungen ohne Hinweis auf Infektion oder Intoxikation. Anamnestisch ließ sich eruieren, daß dem Auftreten eines solchen Bildes immer Klagen über Bauchschmerzen nach Speisen von bestimmten Nahrungsmitteln (z. B. Quark) vorausgingen.

Frühere Anamnese: Unauffällige Schwangerschaft und Geburt. Geburtsgewicht 4080 g, Länge: 56 cm. Fünf Tage Fototherapie wegen eines ausgeprägten Neugeborenenikterus. Verzögerte statomotorische Entwicklung. Sie ist noch motorisch unsicher, fährt nicht Rad und ist sehr vorsichtig bei ungewohnten Bewegungsabläufen. Normale Sprachentwicklung.

Familienanamnese: Sie ist das letzte von zwei Kindern gesunder Eltern. Retrospektiv stellt sich allerdings heraus, daß auch die Mutter über gelegentliches Unwohlsein und nächtliche Unruhezustände, für sie unerklärlicher Genese ohne zeitlichen Zusammenhang zu anderen Ereignissen, klagt. Der Bruder ist gesund. Keine Stoffwechselerkrankungen in der Familie. Eine Schwester der Mutter hatte bislang drei Fehlgeburten unklarer Ätiologie.

Tabelle 1. Klinische Symptome und biochemische sowie technische Befunde

Klinische Symptome	K. G., geb. 12. 04. 85
Erbrechensepisoden	+
Zerebrale Anfälle	keine
Lethargie/Koma	+
Neurologische Auffälligkeiten	Mini-CP
Augenhintergrund	o. B.
Psychomotorische Entwicklung	altersgerecht
Technische und biochemische Befunde	
EEG im Koma	AV 3. Grades, kein Herdbefund
Intervall-EEG	o. B.
Nativ- und KM-CCT	o. B.
MRT des Gehirns	pathol. Signalgebung in der grauen Substanz re. temporal
AEP/VEP	o. B.
Liquorstatus	o. B.
Blutzuckertagesprofil	o. B.
Cortisol-Tagesprofil	o. B.
Blutgase	o. B.
Toxikologische Unters. (Blut/Urin)	negativ
Neurotrope Viren (Blut/Liquor)	negativ
Ammoniak (N: 11,2–48,2 μmol/l)	
im Koma	n. u.
am 5. Behandlungstag	46
Aminosäurenanalyse (Serum/Urin)	o. B.
Orotsäureausscheidung im Urin im Koma	274
Intervall (N: 1–9 μmol/mmol Kreat.)	1,2
Gesamtkarnitin/Plasma (N: 22–55 μmol/l)	20
Freies Karnitin (N: 12–45 μmol/l)	14
Acyl-Karnitin (μmol/l)	6
Acyl-Karn./freies Karn. (N: <1)	0,43

Tabelle 2. Aminosäuren-Analyse und Ammoniakspiegel in Plasma sowie Orotsäure-Ausscheidung im Urin vor und nach Proteinbelastung (1 g/kg Körpergewicht oral)[a]

Untersuchungen	Normal (μmol/l)	Proteinbelastung			
		0	+1 h	+2 h	+6 h
Im Plasma:					
Citrullin	10–30	21	12	14	21
Alanin	100–310	288	421	528	710
Glutamin/Asparagin	60–470	868	884	971	1113
Glycin	60–310	174	250	210	244
Prolin	50–190	118	252	330	439
Valin	60–260	127	221	271	312
Cystin	25–65	11	15	13	9
Methionin	5–30	23	28		61
Isoleucin	25–95	47	118	85	132
Lysin	45–145	83	145	200	225
Ornithin	10–110	44	45	53	68
Ammoniak	11,2–48,2	9	22	51	85
im Urin					
Orotsäure	normal 1–9 μmol/ mmol Kreatinin	vermehrte Ausscheidung im 6 h-Sammelurin			

[a] *Danksagung:* Für die Durchführung der Bestimmungen von Orotsäure im Urin und der Aminosäure in Urin und Plasma danken wir Herrn Dr. W. Lehnert, Freiburg und Herrn Prof. Dr. C. Bachmann, Lausanne/Schweiz

Die klinischen Symptome und biochemische sowie technische Befunde wurden in den Tabellen 1 und 2 zusammengefaßt.

Zusammenfassung

Es wird über ein 5jähriges Mädchen berichtet, bei dem zum 8. Mal das klinische Bild einer Enzephalopathie (Gangunsicherheit, verwaschene Sprache, Sehstörungen, zunehmende Schläfrigkeit und zuletzt Bewußtseinstrübung sowie Allgemeinstörung 3. Grades im EEG) auftrat. Die Anamnese legte den Verdacht auf eine ernährungsbedingte Stoffwechselentgleisung nahe. Im Zusammenhang mit vermehrter Ausscheidung von Orotsäure im Urin wurde ein OTC-Defekt vermutet. Schließlich wurde durch die Bestimmungen von Orotsäure im Urin sowie Aminosäuren und Ammoniak im Plasma unter Proteinbelastungstest die Diagnose eines OTC-Mangels indirekt gesichert [1]. Auf die Bestimmung der OTC-Enzymaktivität im Leberpunktat und die Durchführung eines Allopurinoltests [3] wurde verzichtet. Die Ergebnisse der Familien-cDNA-Untersuchungen stehen noch aus. Unter der Therapie mit Restriktion der Proteinzufuhr auf 0,7 g/kgKG Tag, Zufuhr von essentiellen Aminosäuren (UCD 2 Milupa) und Karnitinsubstitution ist die Patientin seit 14 Monaten beschwerdefrei [1, 2].

Literatur

1. Bachmann C, Colombo JC (1982) Hyperammonämie: Ein Vorschlag für das diagnostische und therapeutische Vorgehen. Pädiat Pädol 17:141–148
2. Brusilow SW, Horwich AL (1989) Urea cycle enzymes. In: Scriver CR et al. (eds) The metabolic basis of inherited disease, Mc Graw-Hill, Inc. New York, vol I, pp 629–663
3. Hauser ER et al. (1990) Allopurinol-induced orotidinuria. A test for mutations at the ornithine carbamoyl transferase locus in women. N Engl J Med 322:1641–1645
4. Möller JC, Püst B, Aksu F (1989) The influence of valproic acid therapy on the levels of urea cycle related amino acids. Int Pediatr 4:333–337

Infantile Form des Morbus Krabbe mit Leberbeteiligung

F. Bosch, Ch. Schultze, W. Koelfen, K. Harzer, H. Koch, L. Bianchi

Einleitung

Bei der Globoidzell-Leukodystrophie (GLD, Morbus Krabbe) handelt es sich um eine autosomal-rezessiv vererbte neurodegenerative Erkrankung, der ein genetischer Aktivitätsdefekt des Enzyms Cerebrosid-β-galactosidase zugrunde liegt. Sowohl Galactosylceramid als auch Galactosylsphingosin (Psychosin) stellen das natürliche Substrat des lysosomalen Enzyms dar [5]. Für den ungewöhnlich progredienten Verlauf einer lysosomalen Speicherkrankheit mit Untergang von Oligodendro- und Mikroglia könnte das nachweislich erhöhte und zytotoxische Galactosylsphingosin verantwortlich sein [4–6]. Deutlich erhöhte Psychosin-Konzentrationen fanden Svennerholm et al. [6] bei der GLD im Nervengewebe und Kobayashi et al. [2] neben mehreren anderen Organen auch im Lebergewebe. Dies kann als Hinweis dafür gesehen werden, daß es sich bei der GLD um eine generalisierte Galactosylsphingosin-Speicherkrankheit handelt.

Kasuistik

Wir berichten von einem bei Aufnahme 4 Monate alten männlichen Säugling, welcher zur Abklärung von Schreiattacken stationär aufgenommen wurde. Nach der stationären Aufnahme traten bei dem Kind therapieresistente Krampfanfälle auf. Es handelte sich um ein türkisches Kind bei Konsanguinität der Eltern (Cousine/Cousin). Die Familienanamnese, Schwangerschaft, Geburt, als auch die ersten Lebensmonate des Kindes waren unauffällig. (1. Kind einer 21jährigen gesunden Mutter; Spontangeburt in der 39. SSW; GG 3200 g; KU 36 cm, APGAR 8/9/10.) Klinisch neurologisch fiel eine auffallende Rigidität, ein Fäusteln der Hände bei Beugehaltung der Arme und eine zunehmende, mit wiederholtem Schreien beantwortete Berührungs- und Geräuschempfindlichkeit auf. Das Kind zeigte eine deutliche Ophistotonushaltung und einen positiven Babinski beidseits. Die MER der Segmente C5–C8 waren lebhaft, PSR und ASR jedoch nicht auslösbar. Es fand sich eine ausgeprägte muskuläre Hypertonie der oberen Extremitäten und eine muskuläre Hypotonie der unteren Körperregion. Im Verlauf von Wochen wurde ein rasch progredienter Abbau der psychomotorischen Entwicklung und der bis dahin erlernten perzeptiven Fähigkeiten beobachtet. Ein entzündlicher Prozeß sowie eine intrakranielle Raumforderung konnte ausgeschlossen werden.

Labordiagnostisch wurden folgende Befunde erhoben: Routinelabor und Virusserologie unauffällig; Lumbalpunktion nach Aufnahme: Pandy neg., 410/3 Zellen (ca. 100 Erys), Gluc. 64 mg/dl, Eiw. 303 mg/dl, Bakt. neg.; Kontrollpunktion: Pandy +, 8/3 Zellen, Eiw. 286 mg/dl, mittelgradige Schrankenstörung; keine oligoklonalen Banden in Serum und Liquor, keine autochthone Ig(G)-Produktion. Laktat: Serum 1,58 mmol/l, Liquor 1,34 mmol/l; E-lyte (Mg, Cu, Ca), Vit. B 6, Galactose, Immunglob., α1-Antitrypsin im Normbereich; Carnitin, Caeruloplasmin, lysosomale Enzyme, Mukopolysaccharide und Oligosaccharide, VLCFA und Phytansäure ohne pathologischen Befund. Chromosomenanalyse: regelrechter männlicher Karyotyp; Ammoniak ven. 270 μg/dl, art. wdh. ~170 μg/dl; γ-GT 66 U/l, GPT 42 U/l, GOT 48 U/l, CHE 6870. Urin: anorganische und organische Aminosäuren unauffällig.

An neurophysiologischer und bildgebender Diagnostik konnten folgende Befunde erhoben werden: EEG: Zunehmend schwere Allgemeinveränderung mit hochamplitudigen poly-/monomorphen 1,5–2 Hz-Deltawellen und vereinzelt eingestreuten Sharp-waves, betont über zentrookzipital; Motorische Nervenleitgeschwindigkeit mit 24,9 ms/s im N. ulnaris deutlich verlangsamt; CT: relativ weite basale Zisternen bzw. Subarachnoidalräume; NMR (T 2-gewichtet) im Alter von 6 Monaten: Myelinisierung der Basalganglien, einschließlich Thalamus, entspricht einer normalen Myelinisierung von etwa 17 Wochen. Deutliche Erweiterung der basalen Zisternen; Hörprüfung (BERA): unspezifisch veränderte BERA-Kurve; Augenhintergrund unauffällig.

Wegen einer konstanten Hyperammonämie, grenzwertig erhöhten Transaminasen und unauffälligem Ausscheidungsmuster der Aminosäuren, insbesondere negativer Orotsäureausscheidung und unauffälligem Citrullin und Ornithin wurde zum Ausschluß einer primären Hyperammonämie eine Leberkeilbiopsie durchgeführt. Es fanden sich unauffällige Enzymaktivitäten der Ornithincarbamyltransferase, der Carbamylphosphatsynthetase und der N-Acetylglutamatsynthetase. Die Leberhistologie zeigte das Bild einer gering reaktiven Hepatitis mit feintropfiger Leberzellverfettung und einer ausgeprägten perivenösen Sklerose. Bei dem zunehmend typischen klinischen Bild im Sinne eines Morbus Krabbe vom infantilen Typ [1, 3], dem erhöhtem Liquoreiweiß und der verminderten motorischen Nervenleitgeschwindigkeit erbrachte die Bestimmung der Enzymaktivität der Cerebrosid-β-galactosidase schließlich die Diagnose der Globoidzell-Leukodystrophie, Morbus Krabbe. Die Enzymaktivität der Cerebrosid-β-galaktosidase war mit nur ~0,6 Substratabbau (Norm ~10–30%, Prof. Harzer, Tübingen) deutlich pathologisch.

Im weiteren Verlauf zeigte sich bei dem Kind eine zunehmend bulbäre Symptomatik mit Schluckstörungen und Schleimverhalten. Im Alter von 10 Monaten Wiederaufnahme des Kindes im Stadium der Dezerebration mit raschem Exitus letalis.

Diskussion

Die bei unserem Fall histologisch und insbesondere elektronenmikroskopisch zu beobachtenden morphologischen Leberveränderungen könnten mit dem zytoto-

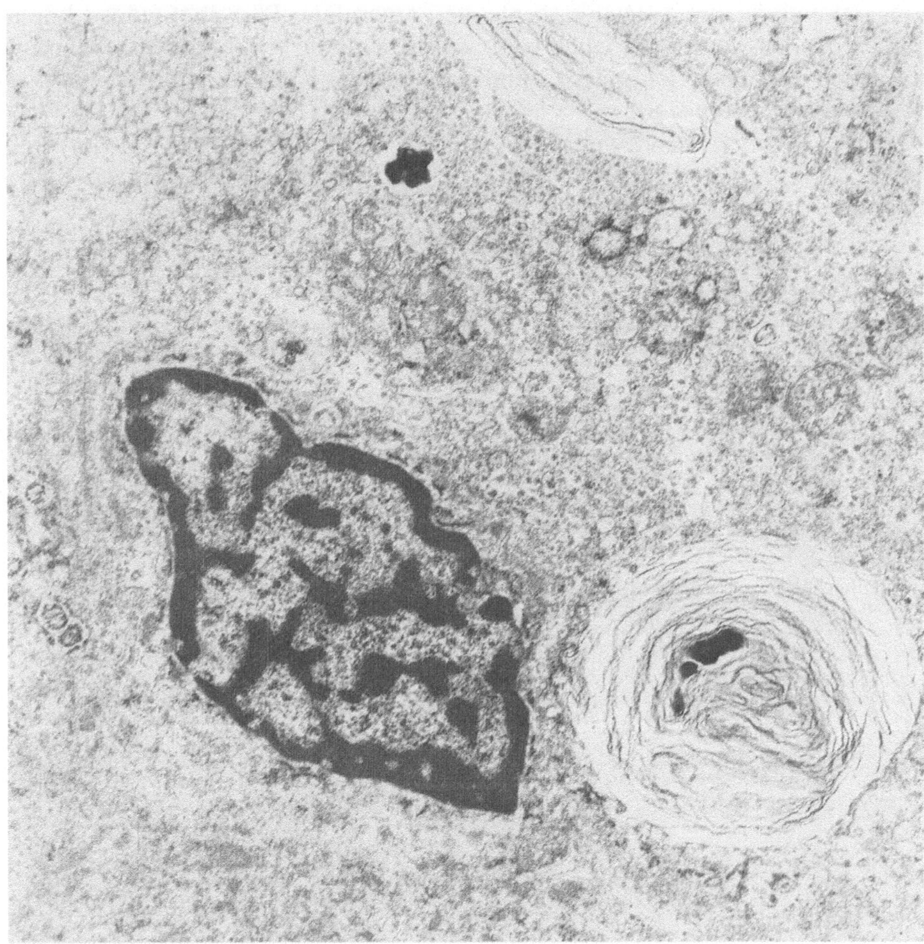

Abb. 1. Leberzelle: Eine fingerprintartige intrazytoplasmatische Myelinfigur neben einem Leberzellnukleolus. (Vergrößerung 17500fach, Prof. Bianchi, Universitätsinstitut für Pathologie Basel)

xischen Galactosylsphingosin und somit mit der Grundkrankheit der Globoidzell-Leukodystrophie zusammenhängen. Bei der elektronenmikroskopischen Aufarbeitung der Leberbiopsie fanden sich in den Kupfferzellen und in den Leberzellen lamelläre oder fingerprintartige Einschlüsse bzw. Myelinfiguren (Abb. 1), die zum Teil von einer Membran umgeben sind, stellenweise aber auch frei im Zytoplasma zu liegen scheinen. Die phospholipidartigen Myelinfiguren sind in Kupfferzellen und Leberzellen weitgehend unspezifisch. Dieser Befund läßt sich jedoch vereinbaren mit einer primären oder sekundären Phospholipidose. Eine solche kann im vorliegenden Fall bedingt sein:

1. Primär durch eine Speicherkrankheit (z. B. einer Sphingolipidose wie Morbus Niemann-Pick, einer Gangliosidose GM2, einer Ceramid-Lactosid-Lipidose bzw. eventuell einem Morbus Krabbe);

2. Sekundär durch Medikamente.
Eine sekundäre durch Medikamente hervorgerufene Phospholipidose konnte ausgeschlossen werden. Möglich wäre jedoch, daß die vorliegenden Myelinfiguren im Zusammenhang mit der Grundkrankheit des Kindes, dem Morbus Krabbe, zu interpretieren sind.

Literatur

1. Hagberg B (1984) Krabbe's disease: Clinical presentation of neurological variants. Neuropediatrics 15 Supp, pp 11–15
2. Kobayashi T, Goto I, Yamaka T, Suzuki Y, Nakano T, Suzuki K (1988) Infantile and fetal globoid cell leukodystrophy: Analysis of galactosylceramide and galactosylsphingosine. Ann Neurol Vol 24, 4: 517–522
3. Krabbe K (1916) A new familial, infantile form of diffuse brain-sclerosis. Brain 39: 74–114
4. Myatake T, Suzuki K (1972) Globoid cell leukodystrophy: Additional deficiency of psychosine galactosidase. Biochem Biophys Res Commun 48: 538–543
5. Suzuki K, Suzuki Y (1983) Galactosylceramide lipidosis: Globoidcell leukodystrophy (Krabbe's disease). In the metabolic basis of herited disease. In: Stanbury JB, Wyngaarden JB, Fredrickson DS, Goldstein JL, Brown MS (eds) 5th edn. McGraw-Hill, New York, pp 857–880
6. Svennerholm L, Vanier MT, Mansson JE (1980) Krabbe disease: a galactosylsphingosine (psychosine) lipidosis. J Lipid Res 21: 53–64

Morbus Gaucher Typ II und Ichthyosis congenita

A. Irtel v. Brenndorff, M. Ball

Einleitung

Der Morbus Gaucher ist eine lysosomale Speicherkrankheit und charakterisiert durch eine Anreicherung von Glucocerebrosiden in den Zellen des reticuloendothelialen Systems auf Grund eines autosomal-rezessiv vererbten Mangels an Glucocerebrosidase. Histopathologisches Korrelat ist die lipidbeladene Gaucher-Zelle, die durch ihr typisches Aussehen mit exzentrischem Zellkern und „zerknülltem Seidenpapier" ähnlichem Zytoplasma als diagnostisches Kriterium gelten kann. Sie reichert sich besonders in der roten Pulpa der Milz, den Sinusoiden von Leber und Lymphknoten und im Knochenmark an, konnte jedoch auch in Hypophyse, Pankreas, Schilddrüse, Nieren und Choroidea nachgewiesen werden. Nicht zu finden ist die Gaucher-Zelle in der Haut. Als Hautveränderung wurden lediglich für einen Teil der nichtneuropathischen Typ I-Form des Morbus Gaucher diffuse gelb-braune Hyperpigmentierungen und flüchtige braune Flecken beschrieben. Es war daher keine Beziehung herzustellen zwischen der Ichthyosis congenita eines Neugeborenen und dem gleichzeitig vorliegenden Morbus Gaucher vom akuten neuropathischen Typ II. Interessanterweise stießen wir jedoch bei Literaturrecherchen auf die Beschreibung von drei unabhängigen Fällen eben dieser Kombination, beobachtet in Australien. Wir möchten daher zur Diskussion stellen, ob die Ichthyosis congenita eine mögliche Hautmanifestation des Morbus Gaucher Typ II sein könnte oder ob doch nur ein zufälliges Zusammentreffen zweier unabhängiger Krankheitsbilder vorliegt.

Kasuistik

St. R., * 24.12.90, kam als 3. Kind einer 31jährigen Mutter termingerecht nach komplikationsloser Schwangerschaft mit 3130 g Gewicht, 50 cm Größe und 37 cm Kopfumfang zur Welt. Apgar 6/8/8. Typischer Aspekt eines Kollodiumbabys. Der ganze Körper schien in einer Zellophanhülle zu stecken. Wegen gleichzeitig bestehender pulmonaler Adaptationsstörung erfolgte die Übernahme auf die Kinderabteilung. Wesentliche klinische Befunde waren neben der Hautveränderung eine zunehmende Hepatosplenomegalie, eine muskuläre Hypertonie, träge Spontanbewegungen, Hyperexzitabilität und opisthotone Haltung. Auffälligste Laborwerte waren eine Thrombopenie (24000) und ein erhöhter GOT-Wert (91 U/l). Pränatale Infektionen wurden ausgeschlossen. Der Chromosomensatz war normal. Im Knochenmarksausstrich konnten typische Gaucher-Zellen nachgewiesen werden. Die Bestimmung der Cerebrosid-Beta-Glucosidase-Aktivität des Leukozyten unter Standardbedingungen ergab deutlich erniedrigte Werte mit 0,9 % und 0,5 % Substratabbau in 2 Messungen (Normbereich 5–15 % Substratabbau). Damit war in Verbindung mit der Klinik die Diagnose Morbus Gaucher Typ II (akut neuropathische Form) gestellt. Der weitere Verlauf war gekennzeichnet durch eine ausgeprägte Muskelhypertonie, durch Ernährungsprobleme bei fehlendem Schluckreflex und Koordinationsstörungen der Schlundmuskulatur, durch zunehmende Splenomegalie mit intestinalen Kompressionssyndromen, durch Bradykardien und Apnoen mit Zyanoseanfällen. Das Kind verstarb im Alter von fast 4 Monaten an einem Herzstillstand bei zentral bedingter Apnoe.

Diskussion

Beim Morbus Gaucher werden drei Subtypen unterschieden. Der nicht neuropathische Typ I, der akute neuropathische Typ II und der subakute neuropathische Typ III. Der entscheidende Unterschied zwischen diesen 3 Typen liegt in dem Vorhandensein und Fortschreiten neurologischer Komplikationen. Als Grund für diese phänotypischen Unterschiede werden unterschiedliche Mutationen des Glucocerebrosidase-Gens vermutet. Durch direkten Vergleich der Nukleinsäuresequenzen eines Morbus Gaucher Typ II Glucocerebrosidase-Gens, das der Chromosomenregion lq21–lq31 zugeordnet wird, mit einem normalen Gen, konnte der Austausch einer einzelnen Base Zytosin gegen Thymin festgestellt werden, was zu einem Ersatz von Leucin durch Prolin in der Aminosäuresequenz führt. Dies ist mit einem Verlust der Glucocerebrosidase-Aktivität verbunden. Nachdem jedoch auch für die phänotypisch differenten Typen I und II des Morbus Gaucher der gleiche Gentyp gefunden werden konnte und eine Typ II Zellinie auftrat, welche die zu erwartende Mutation nicht trug, mußte die Theorie, daß jeder Phänotyp *einer* Genmutation eindeutig zuzuordnen sei, aufgegeben werden. Verschiedene Phänotypen können den gleichen Genotyp haben, sowie verschiedene Mutationen zum gleichen Phänotyp führen. Unsere Überlegung war nun, ob die Ichthyosis congenita eine charakteristische Hautmanifestation eines Morbus Gaucher Typ II sein könnte, welcher durch eine bisher nicht lokalisierte spezifische Genmutation ausgelöst wird. Eine Unterstützung für unsere Hypothese fanden wir in der bereits bekannten Verknüpfung einer hereditären Ichthyosis congenita mit einer Lipidstoffwechselstörung im Krankheitsbild des Refsum-Syndroms, der X-chromosomal-rezessiven Ichthyosis, des Sjögren-Larsson-Syndroms, der Neutralfettspeicherkrankheit und der Harlekin-Ichthyosis. Dies könnte zu einer Unterteilung des Morbus Gaucher Typ II in eine Form mit und ohne Ichthyosis congenita führen. Die Typ II-Erkrankung vom akut neuropathischen Typ endet meist schon im ersten Lebensjahr tödlich. Es kommt zu einer vermutlich toxischen Schädigung der Hirnnervenkerne und des extrapyramidalen Systems. Die klassische Trias von Trismus, Strabismus und Retroflexion des Kopfes zeigt sich bei der Mehrheit der Patienten und ist begleitet von fortschreitender Spastik und pathologischen Reflexen. Der Tod tritt meistens ein durch Apnoe oder Aspirationspneumonie. Im Gegensatz hierzu hat der Morbus Gaucher vom nichtneuropathischen Typ I eine sehr gute Prognose, vor allem seit durch das Enzympräparat Ceredase seit ca. 2 Jahren eine Therapiemöglichkeit mit frappantem klinischem Erfolg besteht.

Literatur

1. Barranger JA et al. (1989) Gaucher disease. In: Scriver CR (ed) The metabolic basis of inherited disease
2. Goldblatt J et al. (1984) Cutaneous manifestations of Gaucher disease. Brit J Dermatology 111:331
3. Kemper E, Taylor F (1991) Approval of Alglucerase by FDA. HHS New, U.S. Dep of Health and Human services, 8.4.1991
4. Lipson AH et al. (1991) Collodion babies with Gaucher's disease – a further case. Arch Dis Childh 66:667
5. Lui K et al. (1988) Collodion babies with Gaucher disease. Arch Dis Childh 63:854
6. Tsuji SMD et al. (1987) A mutation in the human glucocerebrosidase gene. New Engl J Med 316:570

DiGeorge-Sequenz und kompliziertes neurologisches Residualsyndrom nach Herzoperation

M. Feuerhahn, U. Stephani, J. Nawracala, W. Ruschewski, A. Wessel

Einleitung

Die DiGeorge-Sequenz gilt als embryologischer Entwicklungsdefekt eines morphogenetischen Feldes. Diese Störung resultiert aus einer Defizienz von Zellen aus der Neuralleiste (Neurocristopathie) [5, 4]. Die Pathogenese betrifft in erster Linie Organe, die aus der 3. und 4. Kiementasche und dem 4. Kiemenbogen hervorgehen, bezieht aber variabel auch die/den 1. bis 6. Kiementasche/-bogen ein.

Klassische diagnostische Kriterien sind: 1) eine T-Zell-Immundefizienz mit rezidivierenden Infektionen bei Thymushypo-/-aplasie, 2) ein Hypoparathyreoidismus bei Nebenschilddrüsenhypo-/-aplasie und 3) kongenitale Herzfehler im Bereich der großen Gefäße und der Herzbasis. Aufgrund der heterogenen Ätiologie (toxisch, metabolisch, Mendelscher Erbgang, chromosomal), variablen Ausdehnung und Polytopie des Defektes sind die klassischen Symptome unterschiedlich manifest (partielle bzw. komplette Formen [7]) und andere Gewebe/Organe betroffen.

Die DiGeorge-Sequenz kann mit multiplen funktionellen und strukturellen Anomalien des Zentralnervensystems (ZNS) assoziert sein [2, 1]. Hierzu gehören mentale Retardierung, EEG-Veränderungen, Mikrozephalie, Arhinenzephalie, Lissenzephalie, Hirnatrophie, Holoprosenzephalie und Balkenhypoplasie. Diese Assoziation zu Anomalien des ZNS ist ätiologisch und pathogenetisch bisher ungeklärt.

Kasuistik

Wir stellen ein Kind mit einer partiellen DiGeorge-Sequenz und einer ungewöhnlichen neurologischen Symptomatik vor. Es handelt sich um einen 1 10/12 Jahre alten Jungen, der nach unauffälliger Schwangerschaft spontan und komplikationslos geboren wurde. Das Reifgeborene war mikrozephal (33 cm), zeigte diskrete faziale Auffälligkeiten (Hypertelorismus, dysplastische Ohren) und entwickelte eine zentrale Zyanose. Es wurde ein Truncus arteriosus communis und ein Ventrikelseptumdefekt diagnostiziert. Postpartal sowie im 6. Lebensmonat mußten passagere Hypokalzämien (minimal 5,7 mg/dl) substituiert werden. Es fand sich ein Hypoparathyreoidismus mit minimaler Parathormonkonzentration von 10 ng/ml (Norm 20–80). Im 5. Monat war eine geringgradige mentale Retardierung auffällig.

Mit 6 Monaten erfolgte die operative Korrektur des Herzfehlers mit kardial suffizientem Ergebnis. Ein intraoperatives Ereignis wie Hypoxie, Blutdruckabfall oder eine Luftembolie ist nicht zu eruieren. Radiologisch und intraoperativ wurde eine Thymushypoplasie diagnostiziert.

Die Zahl der CD3- und CD4-positiven Zellen waren reduziert (538 bzw 349/µl). Postoperativ manifestierte sich eine schwer therapierbare Epilepsie mit fokalen tonischen und klonischen Komponenten sowie vegetativen Symptomen. Die akustisch evozierten Potentiale ergaben den Verdacht auf eine kaudale pontine Läsion. Wechselnde Kombinationen von Phenobarbital (PHB), Phenytoin (DPH), Diazepam und Clonazepam blieben ohne überzeugende Wirkung. Eine befriedigende Therapie gelang mit einer Kombination aus PHB, DPH und Acetazolamid. Die weitere Entwicklung war durch eine statomotorische Retardierung bei Zerebralparese gekennzeichnet.

Zudem trat postoperativ eine Visusreduktion auf. Es wurde eine zentrale Sehstörung diagnostiziert. Die visuell evozierten Potentiale waren 2 Monate postoperativ amplitudenreduziert und latenzverzögert. Nach 13 Monaten fand sich eine weitere Zunahme der Latenzen. Die Computer- und Kernspintomographie zeigten biokzipitoparietale Läsionen, eine mäßiggradige Hirnatrophie und eine partielle Ausdünnung des Corpus callosum (Abb. 1). Zytogenetisch fanden sich Auffälligkeiten am chromosomalen Locus 22q12 (Institut für Humangenetik, Göttingen). Nach vorläufigen molekulargenetischen Untersuchungen besteht der Verdacht auf eine interstitielle Deletion (Dr. Scambler, London).

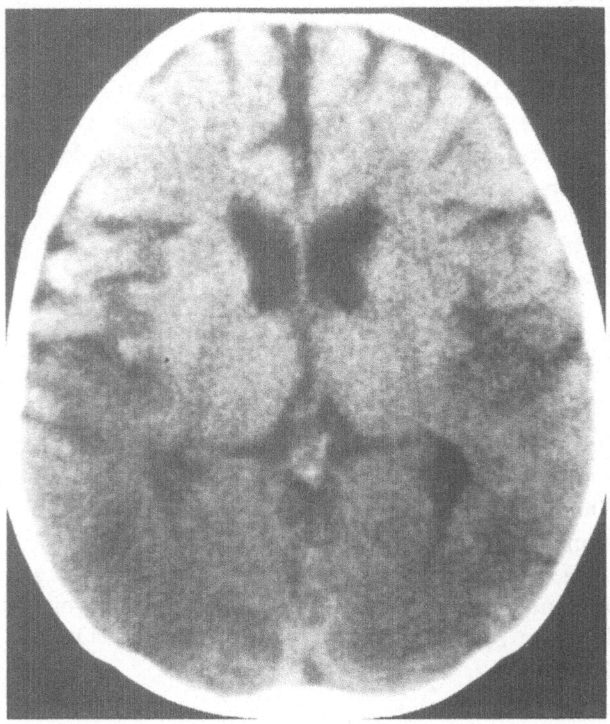

Abb. 1. Computertomographie des Gehirns am 11. postoperativen Tag

Diskussion

Die Diagnose einer partiellen DiGeorge-Sequenz bei unserem Patienten ist durch die Konstellation eines Hypoparathyreoidismus, einer T-Zell-Reduktion bei Thymushypoplasie und eines typischen kongenitalen Herzfehlers gesichert.

Ungewöhnlich ist die komplexe neurologische Symptomatik nach erfolgreicher operativer Korrektur des Herzfehlers. Obwohl eine intra-/perioperative Komplikation mit möglicher ZNS-Schädigung nicht dokumentiert oder zu eruieren ist, muß ein unerkanntes perioperatives Ereignis wirksam gewesen sein. Möglicherweise hat eine präoperative Störung der ZNS-Entwicklung in Form funktioneller und struktureller Anomalien disponierend gewirkt, Kompensationsmechanismen des ZNS reduziert und seine Vulnerabilität erhöht. Diese Spekulation erscheint zumindest durch folgende Indizien zulässig:

1. Eine bei Geburt manifeste Mikrozephalie,
2. eine bereits präoperativ vorhandene mentale Retardierung und
3. neben diesen Symptomen sind weitere Befunde unseres Patienten bei DiGeorge-Sequenz bekannt (Balkenhypoplasie, Hirnatrophie, abnormes EEG).

Der zytogenetische Befund unseres Patienten mit Auffälligkeiten am chromosomalen Locus 22q12 ist bisher nicht mit der DiGeorge-Sequenz assoziiert worden. Erste molekulargenetische Analysen weisen auf eine interstitielle Deletion hin. Um die Bedeutung dieses Befundes für die Pathogenese der DiGeorge-Sequenz bzw. der neurologischen Symptomatik zu beurteilen, muß eine genaue Lokalisation der molekularen Alteration und ggf. eine Affektion bekannter Gene im Bereich 22q12 (c-sis, Interleukin-2-Rezeptor-beta-Gen „leukemia inhibitory factor-gene") abgewartet werden. Dabei erscheint es interessant, daß das Proto-Oncogen c-sis in der Entwicklung des ZNS bei der Differenzierung von Neuronen und bei Hirntumoren bedeutsam ist [3, 6, 8].

Schlußfolgerungen

Die ungewöhnliche und komplexe neurologische Symptomatik unseres Patienten unterstreicht die Bedeutung der assozierten funktionellen und strukturellen Anomalien des ZNS bei DiGeorge-Sequenz. Die neurologische Symptomatik ist bisher ungenügend erforscht und charakterisiert. Hieraus ergibt sich die Empfehlung einer detaillierten neurologischen, neurophysiologischen und bildgebenden Diagnostik bei DiGeorge-Sequenz, insbesondere vor einer korrigierenden Operation.

Der zytogenetische und vorläufige molekulargenetische Befund bei unserem Patienten unterstützt die Hypothese, daß eine genetische Alteration für die neurologische Symptomatik in Assoziation zur DiGeorge-Sequenz bedeutsam sein kann.

Literatur

1. Bowen P, Pabst H, Berry D, Collins-Nakai R, Hoo JJ (1986) Thymus deficiency in an infant with a chromosome t(18;22)(q12.2;11.2)pat rearrangement. Clin Genet 29:174–177
2. Conley ME, Beckwith JB, Mancer JFK, Tenckhoff L (1979) The spectrum of DiGeorge syndrome. J Pediatr 94:883–890
3. Ingraham CA, Cox ME, Ward DC, Fults DW, Maness PF (1989) C-src and other protooncogenes implicated in neuronal differentiation. Mol Chem Neuropathol 10:1–14
4. Jones MC (1990) The Neurocristopathies: Reinterpretation based upon the mechanism of abnormal morphogenesis. Cleft palate J 27:136–140

5. Lammer EJ, Opitz JM (1986) The DiGeorge anomaly as a developmental field defect. Am J Med Gen Suppl 2:113–127
6. Maxwell M, Naber SP, Wolfe HJ, Galanopoulos T, Hedley-Whyte ET, Mcl Black P, Antoniades HN (1990) Coexpression of Platelet-derived Growth Factor (PDGF) and PDGF-receptor genes by primary human astrocytomas may contribute to their development and maintenance. J Clin Invest 86:131–140
7. Müller W, Peter HH, Wilken M, Kallfelz HC, Krohn HP, Miller K, Rieger CHL (1988) The DiGeorge syndrome I. Clinical evaluation and course of partial and complete forms of the syndrome. Eur J Pediatr 147:496–502
8. Smidt M, Kirsch I, Ratner L (1990) Deletion of Alu sequences in the fifth c-sis intron in individuals with meningeomas. J Clin Invest 86:1151–1157

Opitz-Trigonozephaliesyndrom. Ein Fallbericht zur Differentialdiagnose der Dysmorphieretardierungssyndrome

A. Renneberg, A. Rackowitz, A. RoyChoudhury, U. Stephani, F. Hanefeld

Einleitung

Bei der Trigonozephalie handelt es sich um eine Form der Kraniosynostosen. Der vorzeitige Verschluß der Sutura metopica führt zu einer Dreieckform des Hirnschädels mit spitz zulaufender Stirn bei normal breitem Hinterhaupt.

Diese Schädelform tritt entweder als isolierte Trigonozephalie, im Zusammenhang mit chromosomalen Störungen oder bei dem Opitz-Trigonozephaliesyndrom auf (Sargent et al. 1985). Seltene Syndrome, die mit einem Trigonozephalus assoziiert sein können, z. B. das Ullrich-Fremerey-Dohna-Syndrom (Ullrich et al. 1953) oder familiär auftretende Kombinationen von Trigonozephalus und dysmorphen Stigmata (Frydman et al. 1984), sind anhand der weiteren Symptome abzugrenzen. Das Opitz-Trigonozephaliesyndrom (OTS) oder C-Trigonozephaliesyndrom (das C steht für den Anfangsbuchstaben des Familiennamens der zuerst beschriebenen Patienten (Opitz et al. 1969)) ist ein seltenes Krankheitsbild und durch folgende Symptome charakterisiert (Antley et al. 1981, Sargent et al. 1985):

- Trigonozephalus, Mikrozephalus,
- Mongoloide Lidachsenstellung, Strabismus convergens,
- Epikanthus, breite Nasenwurzel, langes Philtrum,
- Mikrognathie, hoher, schmaler Gaumen, breite Alveolarleisten,
- Ohrmuscheldysplasie und -tiefstand,
- Cutis laxa, kurzer Hals,
- Hand- und Fußdysplasien (Hexa-, Brachy-, Syndactylie),
- Herzfehlbildungen, Fehlbildungen innerer Organe,
- Entwicklungsverzögerung.

Die Chromosomen sind strukturell und numerisch unauffällig. Die Ätiologie ist ungeklärt. Aufgrund von Stammbaumanalysen wird ein autosomal-rezessiver Erbgang vermutet. Bisher sind 24 Patienten mit dieser Erkrankung in der Literatur beschrieben worden.

Die Prognose ist unterschiedlich: Todesfälle in den ersten Lebenstagen oder -jahren aufgrund schwerer Herzfehler oder unklarer Ursache sind ebenso beschrieben wie eine 20jährige Patientin mit dieser Erkrankung (Flatz et al. 1984; Sargent et al. 1985; Lalatta et al. 1990). Außer bei drei Kindern im Alter zwischen acht Monaten und vier Jahren mit nur geringer Entwicklungsverzögerung (Antley et al. 1981; Lalatta et al. 1990; Stratton et al. 1990), besteht bei den beschriebenen Patienten eine erhebliche Retardierung.

Wir berichten über einen jetzt 20 Monate alten Patienten, bei dem wir im Alter von 10 Monaten ein Opitz-Trigonozephaliesyndrom diagnostizierten.

Kasuistik

Familienanamnese unauffällig. Erstes Kind gesunder, nicht verwandter Eltern. Geburt nach unauffälliger Schwangerschaft in der 41. Schwangerschaftswoche durch Sectio caesarea aus Beckenendlage. Apgarwerte und Geburtsmaße normal. Im Alter von 2½ Monaten stationäre Behandlung wegen Pneumonie. Fontanelle fast geschlossen, Kopfumfang auf der 3. Perzentile.

Im weiteren Verlauf Dystrophie und muskuläre Hypotonie bei fehlender Kopfkontrolle. Beginn einer krankengymnastischen Therapie.

Vorstellung in unserer Klinik im Alter von zehn Monaten wegen Dystrophie, Muskelhypotonie, Entwicklungsverzögerung und dysmorphem Aussehen. Die Mutter war zu diesem Zeitpunkt erneut schwanger.

Befund: Länge 73,5 cm (<3. Perzentile), Gewicht 7280 g (25. Perzentile), Kopfumfang 44 cm (3. Perzentile). Dysmorphes Aussehen mit Trigonozephalus (Abb. 1), prominentem Hinterhaupt, mongoloider Lidachsenstellung, Epikanthus, Strabismus convergens, tief sitzenden und nach hinten rotierten Ohrmuscheln mit unvollständiger Verknorpelung, breiter Nasenwurzel, Mikrognathie und hohem, schmalem Gaumen mit breiten Alveolarleisten. Cutis laxa im Nakkenbereich. Scapulae lateralisiert, Trichterbrust. Finger und Zehen breit und plump. Systolisches Herzgeräusch.

Rumpf- und Kopfhaltung opisthoton, Muskeltonus niedrig, Kopfkontrolle schlecht. Freies Sitzen nicht möglich, geringe Reaktion auf akustische Reize. Muskeleigenreflexe seitengleich schwach auslösbar, keine Pyramidenbahnzeichen. Auffallend schrilles Schreien, dabei vereinzelt Zyanoseattacken.

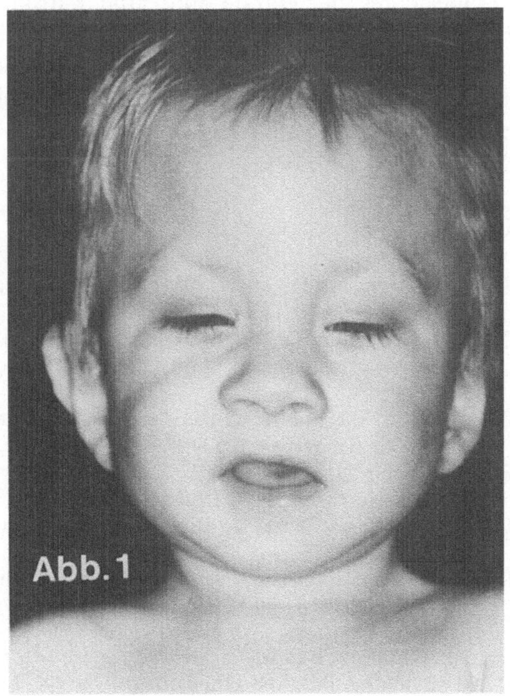

Abb. 1. Der Patient im Alter von 10 Monaten

Frühe akustisch evozierte Potentiale: cochleäre Schwerhörigkeit leichten Ausmaßes rechts, mittelgradig links. Kraniale Computertomographie: vorzeitige Sklerosierung der Sutura metopica, keilförmige Ausziehung des Os frontale, innere und äußere Liquorräume sowie Hirnparenchym unauffällig. Echokardiographie: Kleiner Ventrikelseptumdefekt. EEG, Sonographie der inneren Organe sowie Thoraxröntgenbild unauffällig. Standardserumwerte, Aminosäuren und organische Säuren im Urin sowie Chromosomenanalyse einschließlich Bandentechnik ohne pathologischen Befund.

Verlauf: Unter krankengymnastischer Therapie Entwicklungsfortschritte. Freies Sitzen möglich. Entwicklungsstand im Alter von 14,5 Monaten: ca. 6 Monate.

Diskussion

Bei dem beschriebenen Patienten liegt ein OTS vor. Chromosomale Anomalien konnten ausgeschlossen werden. Da die diagnostischen Mindestkriterien bisher nicht festgelegt sind, erfolgte die Zuordnung anhand der von Sargent et al. (1981) sowie Antley et al. (1985) beschriebenen Charakteristika.

Die Prognose dieses Krankheitsbildes wird unterschiedlich beurteilt und ist auch bei diesem Patienten trotz der Entwicklungsfortschritte fraglich. Der Einfluß einer frühzeitig durchgeführten Kraniosynostectomie auf die Entwicklung kann wegen der geringen Zahl der bisher operierten Patienten und der kurzen Nachbeobachtungszeit (Lalatta et al. 1990) noch nicht abgeschätzt werden. Einzelne Stigmata können auch bei anderen Krankheitsbildern vorkommen, so daß die Gefahr von Fehldiagnosen besteht. Es ist denkbar, daß das Krankheitsbild häufiger ist, als die geringe Zahl der bisher beschriebenen Patienten dies vermuten läßt. Bei jedem Patienten mit Trigonozephalus, dysmorphen Stigmata im Bereich des Gesichtes, der Hände und Füße, kardialen Vitien und Entwicklungsverzögerung sollte an dieses Krankheitsbild gedacht werden. Feinstrukturelle chromosomale Veränderungen, v. a. der Chromosomen 3, 7, 9, 11 und 13 sollten ausgeschlossen werden (Sargent et al. 1985; Dörr 1986; Schwyzer et al. 1987; Calzolari et al. 1988).

Literatur

Antley RM, Hwang DS et al. (1981) Further delineation of the C (trigonocephaly) syndrome. Am J Med Genet 9:147–163

Calzolari C, Seracini D, Burgio D, Gaeta G, Pacini M (1988) A case of 9p partial monosomy caused by paternal translocation. Clinical and cytogenetic aspects. Pediatr Med Chir 10:531–534

Dörr U (1986) Das klinische Erscheinungsbild der partiellen Monosomie von Chromosom 11q. Monatsschr Kinderheilkd 134:808–811

Flatz SD, Schinzel A, Doehring E, Kamran D, Eilers E (1984) Opitz trigonocephaly syndrome: report of two cases. Eur J Pediatr 141:183–185

Frydman M, Kauschansky A, Elian E (1984) Trigonocephaly: a new familial syndrome. Am J Med Genet 18:55–59

Lalatta F, Clerici-Bagozzi D, Salmoiraghi MG, Tagliabue P, Tischer C, Zollino M, DiRocco C, Neri G, Opitz JM (1990), "C" trigonocephaly syndrome: clinical variability and possibility of surgical treatment. Am J Med Genet 37:451–456

Opitz JM, Johnson RC, McCreadie SR, Smith DW (1969) The C syndrome of multiple congenital anomalies. Bergsma D (ed) Birth Defects Orig Art Ser V(2):161–166

Sargent C, Burn J et al. (1985) Trigonocephaly and the Opitz C syndrome. J Med Genet 22:39–45
Schwyzer U, Binkert F, Caflisch U, Baumgartner B, Schinzel A (1987) Terminal deletion of the short arm of chromosome 3, del (3pter-p25): a recognizable syndrome. Helv Paediat Acta 42:309–315
Stratton RF, Sykes NJ, Hassler TW (1990) C syndrome with apparently normal development. Am J Med Genet 37:460–462
Ullrich O, Frehmerey-Dohna H (1953) Dyskephalie mit Cataracta congenita und Hypotrichose als typischer Merkmalskomplex. Ophthalmologica 125:73–90

Ungewöhnlicher Verlauf einer hereditären Lichtdermatose: De Sanctis-Cacchione-Syndrom?

A. Hort, G. Kurlemann, H. Traupe, G. Greiving, D. G. Palm

Einleitung

Bei dem *De Sanctis-Cacchione-Syndrom* (Xerodermische Idiotie) handelt es sich um eine äußerst seltene congenitale neurokutane Erkrankung, die erstmalig 1932 von De Sanctis und Cacchione beschrieben wurde [5]. Aus der Literatur sind seitdem rund 20 Fälle bekannt.

Das De Sanctis-Cacchione-Syndrom ist eine schwere Verlaufsform der Xeroderma pigmentosum kombiniert mit zentralnervösen Ausfallserscheinungen mit autosomal-rezessivem Erbgang [4]. Infolge von UV- und Röntgenstrahlenexpostion [1] treten an der Haut rasch progrediente Manifestationen in Form von Erythemen, Blasenbildungen, Schuppungen, Hyperpigmentierungen, Teleangiektasien und Atrophien auf. Eine Beteiligung der Schleimhäute führt zu Ektropien, Konjunktivitiden und Ulzerationen. Die Hauteffloreszenzen neigen zur malignen Entartung, wobei insbesondere Basaliome, Kaposi-Sarkome und Melanome auftreten. Die neurologischen Dysfunktionen sind sehr variabel [2]: Mikrozephalie, mentale und statomotorische Retardierung, Paresen, ataktische Koordinationsstörungen, Choreoathetose, Störungen der Funktionen des Hypothalamus, EEG-Veränderungen, Krampfanfälle und erweiterte Liquorräume in den bildgebenden Verfahren des Schädels sind beschrieben [3]. Neben den Hauterscheinungen und den neurologischen Symptomen können auch Knochenreifungsstörungen und ein Hypogonadismus auftreten [6]. Der Verlauf der Erkrankung wird durch die maligne Entartungstendenz der Hauteffloreszenzen und durch die Progredienz der neurologischen Dysfunktionen bestimmt. In der Regel sind bereits in frühester Kindheit die Symptome vorhanden, dementsprechend ist die Lebenserwartung sehr gering. Der molekulargenetische Defekt wird in einer Störung des Exzisionsmechanismus der DNA nach Einwirkung von UV- bzw. Röntgenstrahlen vermutet. Ein therapeutischer Ansatz besteht in einem prophylaktischen Sonnen- und Lichtschutz.

Patient

Im folgenden stellen wir den Krankheitsverlauf einer mittlerweile 10jährigen Patientin dar, die wir seit dem Alter von 11 Monaten betreuen. Zu dem damaligen Zeitpunkt untersuchten wir das Kind erstmalig aufgrund einer ausgeprägten Lichtempfindlichkeit mit dem Bild einer solaren Dermatitis in Form einer Gesichtsrötung, einer Ödembildung an den Extremitäten und einer Cheilitis. Es wurde eine *polymorphe Lichtdermatose* diagnostiziert. Anamnestisch war zu erfahren, daß sich der Großvater mütterlicherseits zuvor mit der gleichen Symptomatik (juckende Hauteffloreszenzen, später auch Bläschenbildung) in Behandlung befand.

Im Alter von 2 Jahren stellte sich das Kind bei uns erneut vor. Neben den bisher beobachteten Hauteffloreszenzen entwickelten sich nach Lichtexposition nun zusätzlich Bläschen im Gesichtsbereich sowie an den Armen (Abb. 1). Die Hauterscheinungen traten auch im Schatten auf, in den Wintermonaten waren sie dagegen kaum nachweisbar. Immer in den Sommermonaten wurde von den Eltern ferner ein Entwicklungsrückschritt und eine vermehrte Aggressivität des Kindes bemerkt. Klinisch zeigte das Kind neben der Photodermatose eine Gangunsicherheit, eine erhebliche Fallneigung, nach innen rotierte Beine, eine allgemeine Muskelhypotonie, abgeschwächte Muskeleigenreflexe sowie eine verzögerte Sprachentwicklung. Die Nervenleitgeschwindigkeit war deutlich vermindert. Differentialdiagnostisch wurde anhand der klinischen Symptomatik zu diesem Zeitpunkt an eine *erythropoetische Porphyrie* gedacht. Durch wiederholte Porphyrinbestimmungen und einen Erythrozytenfluoreszenztest konnte jedoch dieses Krankheitsbild ausgeschlossen werden.

Im Alter von 7 Jahren entwickelte sich neben der weiterhin ausgeprägten Lichtdermatose (großflächige Blasenbildung) eine zunehmende psychomotorische Retardierung, die in erster Linie die sprachliche Entwicklung betraf. Insbesondere war der aktive Sprachbereich betroffen, das Sprachbild war verwaschen. Mit Mühe wurden 3-Wort-Sätze artikuliert. Innerhalb der Sommermonate war weiterhin ein Entwicklungsrückschritt zu beobachten, wähernd das Kind in den Wintermonaten deutliche Fortschritte machte. Zunehmend wurde das Kind schnell ermüdbar. An körperlichen Befunden fanden sich eine deutliche Gangataxie, eine Areflexie, ein positiver Babinski beidseits, eine Rumpfhypotonie, eine Koordinationsstörung für die Grob- und Feinmotorik, sowie eine Hohlfußbildung beidseits auf. Mehrfach abgeleitete motorische Nervenleitgeschwindigkeiten waren deutlich pathologisch und wiesen eine Progredienz auf. Ein durchgeführtes Wach-EEG zeigte eine für Alter und Ableitbedingungen dysrhythmische θ-α-Wellen-Mischaktivität mit langsamen höheren bi- und triphasischen Abläufen aus dem θ-Wellenfrequenzband im Sinne der allgemeinen ausgeprägten Dysrhythmie. Abschließend wurde zum damaligen Zeitpunkt eine *familiäre Lichtdermatose unklare Genese*, eine *psychomotorische Retardierung* und eine *Gangataxie* diagnostiziert.

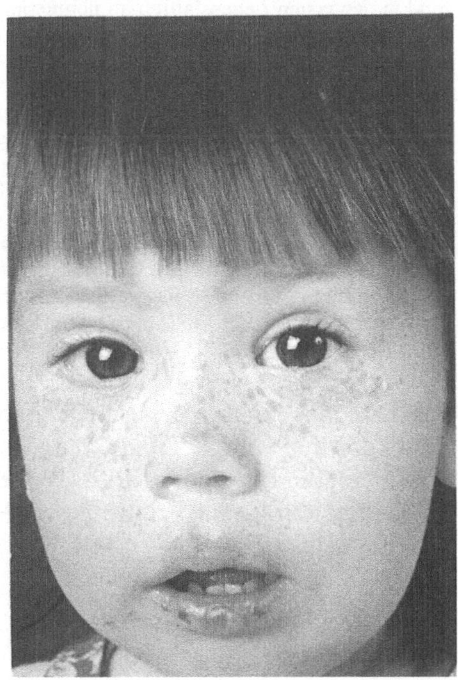

Abb. 1

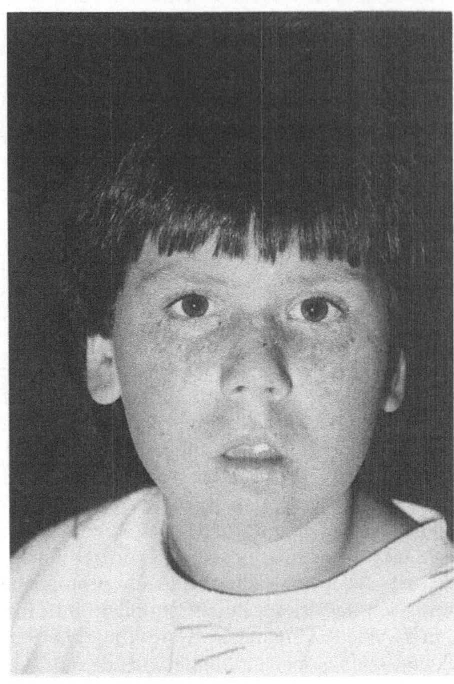

Abb. 2. Patientin im Alter von 10 Jahren

Zum jetzigen Zeitpunkt zeigen sämtliche Befunde eine starke Progredienz, die Patientin ist mittlerweile 10 Jahre alt. Insbesondere das Bild der Photodermatose hat sich gewandelt: Während in den ersten Lebensjahren an lichtexponierten Stellen Hautrötungen, Ödem- und Blasenbildungen im Vordergrund standen, imponiert nun ein buntes Bild aus Hyperkeratosen, aus Hyperpigmentierungen in Form eines „sommersprossigen" Aussehens, aus atrophischen Hautarealen und aus papulösen Veränderungen (Abb. 2). Die Cheilitis besteht weiterhin. Maligne Entartungen der Haut sind bislang nicht aufgetreten. Auffallend sind erhebliche Gleichgewichtsstörungen, die sich in einer ausgeprägten Gangataxie und in einer häufigen Fallneigung äußern. Das Mädchen wirkt sehr adynam und verlangsamt. Die Sprache ist undeutlich verwaschen als Ausdruck einer Artikulationsstörung, die Grob- und Feinmotorik ist deutlich eingeschränkt, die Hohlfußbildung zunehmend. Es besteht jetzt eine Areflexie, eine Dysdiadochokinese beidseits, ein Ein-Bein-Hüpfen ist nicht möglich. Im Rahmen der weiterführenden Diagnostik fertigten wir eine Kernspintomographie des Schädels an. Es konnte eine allgemeine Atrophie mit Erweiterung der äußeren Liquorräume nachgewiesen werden. Nebenbefundlich fand sich eine Arachnoidalzyste im Bereich des linken Temporallappens. Die Nervenleitgeschwindigkeit war weiterhin erniedrigt.

Die Therapie besteht derzeit bei dem Mädchen in einer konsequenten Meidung der Exposition von UV- und Röntgenstrahlen. Die Haut wird lokal mit Solabor Faktor 17, die Lippen mit Ilrido-Lippenstift behandelt. Als interne Lichtschutzmaßnahme erfolgt im Frühsommer (Mai–Juni) die Einnahme von Carotaben plus-Kapseln.

Schlußfolgerung

Zusammenfassend und retrospektiv schließen wir aus den jetzt vorhandenen klassischen klinischen Symptomen, daß es sich bei der Erkrankung des 10jährigen Mädchens um den ungewöhnlichen Verlauf eines *De Sanctis-Cacchione-Syndroms* handelt. In den bisher publizierten Fällen war das Ausmaß der Hauterscheinungen schon zu Beginn der Erkrankung vorhanden, der Verlauf der neurologischen Dysfunktionen hingegen war schleichender. Bei unserer Patientin waren jedoch über einen langen Zeitraum nur diskrete Hautveränderungen nachweisbar, während die neurologische Symptomatik im Vordergrund stand.

Literatur

1. Cleaver JE (1970) DNA damage and repair in light-sensitive human skin disease. J Invest Dermatol 54:181
2. Fukuhara N, Kumamoto T, Takasawa H, Tsubahi T, Orguchi Y (1982) The peripheral neuropathy in De Sanctis-Cacchione syndrome. Histological, ultrastructural and morphometric studies. Acta Neuropathol Berl 56:194
3. Handa J, Narkano Y, Akiguchi I (1978) Cranial computed tomography findings in xeroderma pigmentosum with neurologic manifestations (De Sanctis-Cacchione syndrome). J Comput Assist Tomogr 2:456
4. Reed WB, May SB, Nickel WR (1965) Xeroderma pigmentosum with neurological complications. The De Sanctis-Cacchione syndrome. Arch Dermatol 91:224
5. De Sanctis C, Cacchione A (1932) L'idiozia xerodermia. Riv Sper Fremiatr 56:269
6. Shimasaki M et al. (1978) Three cases of De Sanctis-Cacchione syndrome with endocrinological abnormalities. Acta Paediatr Jap 20:100

Sachverzeichnis